U0233451

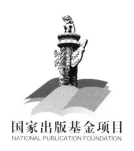

国家出版基金项目
NATIONAL PUBLICATION FOUNDATION

"十二五"国家重点图书

中华临床医学影像学

胸 部 分 册

CHINESE CLINICAL MEDICAL IMAGING
CHEST

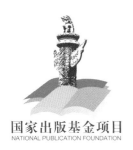

国家出版基金项目
NATIONAL PUBLICATION FOUNDATION

"十二五"国家重点图书

中华临床医学影像学
胸部分册

CHINESE CLINICAL MEDICAL IMAGING

CHEST

丛书主编　郭启勇

分册主编　刘士远

北京大学医学出版社

ZHONGHUA LINCHUANG YIXUE YINGXIANGXUE XIONGBU FENCE

图书在版编目（CIP）数据

中华临床医学影像学. 胸部分册 / 刘士远主编.
—北京：北京大学医学出版社，2015.8
国家出版基金项目 "十二五"国家重点图书
ISBN 978-7-5659-0797-5

Ⅰ. ①中… Ⅱ. ①刘… Ⅲ. ①呼吸系统疾病 –
影像诊断 Ⅳ. ① R445 ② R560.4

中国版本图书馆 CIP 数据核字（2014）第 043428 号

中华临床医学影像学 胸部分册

主　　编：刘士远
出版发行：北京大学医学出版社
地　　址：（100191）北京市海淀区学院路38号　北京大学医学部院内
电　　话：发行部 010-82802230；图书邮购 010-82802495
网　　址：http://www.pumpress.com.cn
E - m a i l：booksale@bjmu.edu.cn
印　　刷：北京强华印刷厂
经　　销：新华书店
责任编辑：许　立　　责任校对：金彤文　　责任印制：罗德刚
开　　本：889mm×1194mm　1/16　　印张：36.25　　字数：1115千字
版　　次：2015年8月第1版　2015年8月第1次印刷
书　　号：ISBN 978-7-5659-0797-5
定　　价：328.00元

版权所有，违者必究
（凡属质量问题请与本社发行部联系退换）

中华临床医学影像学
编审委员会

主 任 委 员 郭启勇

副主任委员 戴建平　冯晓源

委　　　员（按姓名汉语拼音排序）

黄　钢　李坤成　刘士远　孟悛非

王振常　周　诚　周纯武　朱　铭

秘　　　书 廖　伟　卢再鸣

胸部分册编委会

分 册 主 编　　刘士远

分册副主编　韩　萍　吴　宁

编　　委　　（按姓名汉语拼音排序）

陈起航　　卫生部北京医院

董伟华　　第二军医大学长征医院

韩　萍　　中国医学科学院肿瘤医院

贺　文　　北京友谊医院

黄　遥　　中国医学科学院肿瘤医院

刘　芳　　华中科技大学附属协和医院

刘士远　　第二军医大学长征医院

刘　瑛　　中国医学科学院肿瘤医院

李　蒙　　中国医学科学院肿瘤医院

宋　伟　　北京协和医院

王建卫　　中国医学科学院肿瘤医院

吴　宁　　中医医学科学院肿瘤医院

萧　毅　　第二军医大学长征医院

杨志刚　　四川大学华西医院

于　红　　第二军医大学长征医院

曾庆思　　广州医科大学附属第一医院

张敏鸣　　浙江大学医学院附属第二医院

赵世俊　　中国医学科学院肿瘤医院

赵振军　　广东省人民医院

分册主编简介

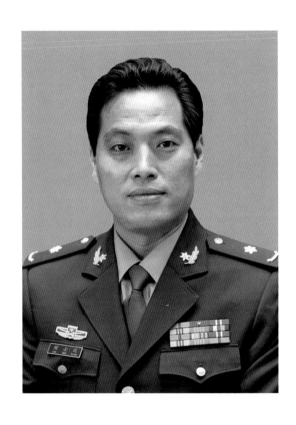

刘士远，第二军医大学长征医院影像医学与核医学科主任，教授、主任医师，博士生导师。擅长胸部疾病的诊断和鉴别诊断以及分子影像学，主要研究方向：①肺癌的早期诊断及鉴别诊断，中晚期肺癌的综合介入治疗；②肺部机遇性感染的基础和临床研究；③慢性阻塞性肺疾患（COPD）及功能影像学研究（CT、MRI、核医学）；④分子影像学。作为课题第一负责人获得国家自然科学基金重点项目1项，面上项目4项，上海市科委重大科技专项2项，上海及军队重点及面上项目等20项近2000万元资助。发表学术论文230余篇，SCI论文40余篇，主译专著3部，主编专著4部，副主编3部，主审专著2部，参编专著7部。获得省部级二等以上医疗成果及科技进步奖6项，国家发明专利授权4项。主持国家级继续教育项目2项10期，举办全国性学术会议4次。担任中华医学会放射学分会副主任委员、中华医学会放射学分会心胸专业学组前任组长、中国医师协会放射医师分会副会长、中国医学影像技术研究会放射学分会常务委员、中国抗癌协会肿瘤影像专业委员会委员、中华医学会医疗鉴定专家库成员、中华医学科技奖第三届评审委员会委员、中国人民解放军第九届医学科学技术委员会放射医学专业委员会常务委员、上海市医学会放射学分会主任委员、上海生物工程协会放射分会副会长、上海肿瘤影像专业委员会副主任委员、上海医学信息集成协会副理事长、上海市医学会第35届理事会理事等二十余个学术兼职；担任《中国医学计算机成像杂志》《中华放射学杂志》《实用放射学杂志》及《临床放射学杂志》副主编以及其他11本杂志编委。同时担任山东中医药大学客座教授、国家自然科学基金委员会医学科学部影像医学与生物医学专家评审组初审和二审评审专家、国家及上海市继续教育项目评审专家、解放军总后勤部及上海市设备招标评审专家、上海市高级职称评定委员会终审专家以及中华医学会和上海市医学会医疗事故鉴定专家等工作。入选上海市优秀学科带头人计划及上海市21世纪优秀人才计划。

序 1

近年来，医学影像学发展迅速，作为现代临床医学体系的重要组成部分，在传统成像技术基础上新技术、新方法的应用不断涌现，使现代医学影像学内涵不断刷新、扩展。迄今，国内医学影像学著作出版颇多，多属有关专著，尚缺少系统性丛书。欣闻"中华临床医学影像学"丛书问世，倍感欣慰。

"中华临床医学影像学"丛书由新闻出版总署立项，国家出版基金资助，并获批国家"十二五"重点图书。保证了本丛书具有高起点和权威性。丛书总主编、各分册主编、副主编及编著者均为我国当前在医学影像学领域第一线工作的有影响力的专家、学者，通过他们的努力，保证了丛书的专业性和时代性。

这套丛书共十二分册，涵盖传统影像学各系统、各专业领域的内容，同时将全身综合性疾病、分子影像学、医学影像信息学及质量控制等重要内容进行专门编著，对于医学影像学知识体系的阐述更较全面，内容更为充实、完整。另外，丛书的编辑特点可以概括为结合临床、病种齐全、纲领清晰、文图并重、检索方便，做到继承传统和开拓创新的适当结合，具有明显的时代性。

祝愿并相信"中华临床医学影像学"丛书的出版，对我国医学影像学进而临床医学和医学科学的发展将起到积极推进作用，谨此对总主编郭启勇教授、各分册主编、副主编及参与编写的各位专家和同道们的辛勤努力表示衷心敬意和感谢！

中国工程院院士

中国医学科学院阜外心血管病医院放射科　教授　主任医师

序 2

医学影像学诞生已百余年，各种影像学新技术、新方法、新应用日新月异、层出不穷。近年来，影像学已从主要依靠形态学诊断发展为集形态、功能、代谢等信息为一体的综合诊断体系，介入诊疗技术、计算机信息技术、分子影像技术等使影像学的范畴不断发展延伸，医学影像学新知识的更新速度已经到了让人应接不暇的程度，医学影像工作者和相关临床医生对系统、全面、实用的医学影像学工具书的需求已经达到渴望的地步，"中华临床医学影像学"丛书的出版恰逢其时！

"中华临床医学影像学"是由国家出版基金资助，由中华放射学会主任委员、国内影像学知名专家、中华医学会放射学分会专业学组组长组成的专家团队主持撰写的专业影像学丛书。丛书共包括十二分册，内容涵盖神经、头颈、心血管、胸部、乳腺、消化、泌尿生殖、骨关节与软组织、儿科等诸多系统及专业领域，同时涉及全身综合疾病影像学、PET与分子影像学、医学影像信息学与质量控制等诸多新角度、新内容。在继承传统经典影像学内容的基础上，丛书更体现了影像学的进展和现状，从而保证本丛书的实用性和时代性。

本丛书的特点是传统现代并重，临床影像兼顾，纲领脉络清晰，文字简明扼要，内容充分翔实，典型图像丰富。各分册收录的疾病种类齐全，分类清晰。各疾病相关临床内容全面，包括发病率、病因、临床诊断要点、疾病的演变治疗和随诊等，为读者呈现出立体化的临床诊断思路。影像学表现按检查方法分别阐述，诊断与鉴别诊断要点突出。每节配有大量示范病例图像，以加深理解，方便参考。书后配专业索引，便于根据各种关键词检索到需要的内容。这些特点体现了丛书的系统性、实用性、易读性、方便性。

"中华临床医学影像学"是一套兼顾影像学和临床医学的系统性丛书，以各专业影像学科医生及临床各科室医生为主要读者对象而量身定制的，它同时着眼于目前广大读者在临床工作和拓展学习的实际需求，相信大家会发现这是一部内容丰富、精炼易读、高效实用的影像学丛书，相信它会成为大家爱不释手的重要参考书。

丛书主编

中国医科大学　副校长

中国医科大学附属盛京医院　院长

前 言

年轻医生和学生常常会提出这样的问题：肺部疾病的诊断刚开始觉得好像挺容易的，可为什么越深入越觉得没底？老医生也都会有同感，肺部疾病临床上碰见最多，诊断最难，属于越钻进去越困惑的领域。为什么会这样呢？主要原因是呼吸系统为开放性器官，不同的人群会有不同的肺组织暴露环境，这就决定了肺部疾病高发，规律难寻，加之各种良恶性疾病之间征象重叠，造成很大的诊断难度，临床的误诊率居高不下。因此，胸部疾病影像学诊断临床工作量最大，诊断最困难。肺部疾病影像学诊断在全国虽已普及但因临床医师掌握程度不一，是诊断理论有待梳理，诊断水平有待提高的领域。

年轻医生还感觉困惑的是，目前影像方面的优秀图书很多，专著的种类也多，但由于临床工作压力大，很难定下心来把所有的书读完，读的时候也很难从厚厚的文字中总结提炼出易于掌握的诊断信息。他们迫切需要条理清楚、贴近临床、实用方便、易于掌握的专著来指导临床繁杂的工作。

本书正是基于以上需求，特邀请全国胸部影像学理论知识扎实、又有丰富临床经验的知名专家共同编写而成的，希望成为读者学习和工作的知心朋友。该呼吸分册具有以下特点：

1. 系统介绍了除心脏大血管以外的胸部疾病影像诊断与鉴别诊断问题。全书分为胸部正常影像解剖、气道疾病、肺先天性疾病、肺血管性疾病、肺部感染、肺霉菌病、肺结核病、肺寄生虫病、肺恶性肿瘤、肺良性肿瘤、造血与淋巴组织增生性病变、结缔组织病及肺血管炎、肺出血性疾病、职业性肺病、其他弥漫性肺部疾病、纵隔疾病、胸壁胸膜、膈肌疾病、胸部外伤、胸部介入治疗等20章。

2. 所有内容都是目前临床较新的、实用的检查方法和影像学诊断与鉴别诊断内容，已经淘汰的方法和内容不再叙述，因此具有新颖性。

3. 每章的编写包括概述、病因、临床表现、影像诊断，以及鉴别诊断精要、典型病例及重点推荐文献几个部分，每章的最后集中介绍所有重要的文献，内容全面，编排独具匠心。

4. 编写方式首次采用条目式，简明扼要、条理清楚；在影像诊断后面，诊断和鉴别诊断精要对本病的核心特点进行了提炼和总结，便于读者快速抓住重点，便于记忆和掌握。

5. 图像包括X线平片、CT及MRI等，对大部分病变和相关的重要结构进行了标注，便于正确认识、理解和掌握影像学表现。

6. 书后附有中英文专业词汇索引及图、表目录，方便读者查阅和检索。

尽管我们非常渴望本书是一本能够满足影像科初中级医师及临床医生的需求，具有条理清楚、贴近临床、实用方便、易于掌握的好书，但由于时间仓促，作者水平有限，难免存在一些错误和不当之处，敬请各位前辈、专家和同行批评指正。

目　　录

胸部正常影像解剖

第1节　概　述

- 胸部由肺、胸膜、纵隔、横膈和胸廓构成，肺和纵隔以及相关的血管和淋巴系统是呼吸系统生理和病理的主要成分
- 胸壁由骨性胸廓支架和软组织组成，构成呼吸动力之一，其骨性支架由脊柱胸段、肋骨、肋软骨、胸骨和肩胛骨组成
- 由于肺组织含气，气体低密度与邻近的胸壁、纵隔及横膈形成良好的天然对比，从而构成了检查胸部疾病极为有利的条件。大多数胸内病变，都能产生密度增加或减低的阴影，影像检查可以直接显示病变的部位、范围及其性质
- 胸膜是由三种不同的组织构成的多层浆膜结构，分为脏层和壁层，脏层覆于肺表面，紧密而不能分离，并伸入肺裂内，两层脏层胸膜组成肺裂；壁层覆于胸壁内面、纵隔表面；两层胸膜于肺门处和下肺韧带处移行相接。两层胸膜围成封闭的胸膜腔，内含少量液体，通常不足 5ml
- 横膈为一肌腱性结构，上为胸膜，下为腹膜；中央马蹄形腱膜为中央腱，四周为放射状的肌性部。正常横膈呈穹隆状向胸腔突出，横膈面上有三大孔：腔静脉孔、食管裂孔、主动脉裂孔，分别通过对应结构

第2节　X线正常解剖

- X线（X ray）检查对胸部疾病的诊断有重要价值，在日常工作中应用最普遍。但胸部 X线检查亦有一定的限制，对早期及过于细小的病变尚不能完全显示。随着 CT、MRI 的发展，在许多方面突破了 X 线的限度，在胸部疾病诊断中与普通 X 线相互补充
  - 常用的 X 线胸片（chest X-ray）主要是正侧位胸片（图 1-2-1，图 1-2-2），正确认识正侧位胸片上的正常解剖结构是辨析病变的基础

典型病例

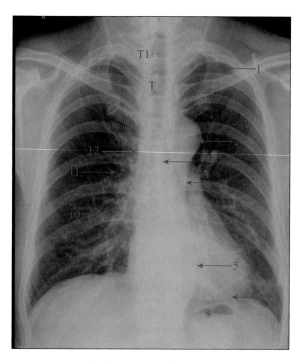

图 1-2-1　正常胸部 X 线正位片

T1. 第一胸椎 1st thoracic vertebra；T. 气管 trachea；1. 第一前肋 1st fore rib；2. 主动脉弓 aortic arch；3. 气管隆嵴 carina of trachea；4. 左主支气管 left principal (main) bronchus；5. 降主动脉 descending aorta；6. 膈 diaphgram；7. 肋膈角 costophrenic angle；8. 胃泡 gastric vacuole；9. 心膈角 cardiophrenic angle；10. 右肺下动脉 right inferior pulmonary a；11. 肺门角 hilar point；12. 奇静脉 azygous v

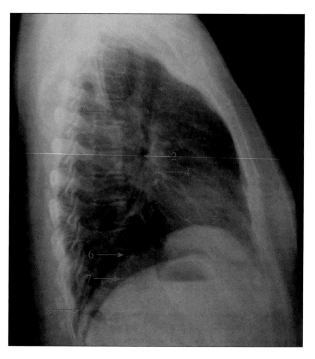

图 1-2-2　正常胸部 X 线侧位片

1. 气管 trachea；2. 左主支气管 left main bronchus；3. 降主动脉 descending aorta；4. 右肺动脉 right pulmonary a；5. 斜裂 oblique fissure；6. 右膈 right hemidiaphragm；7. 左膈 left hemidiaphragm；8. 后肋膈角 posterior costophrenic angle

重点推荐文献

[1] Kotzé SH, Mole CG, Greyling LM. The translucent cadaver: an evaluation of the use of full body digital X-ray images and drawings in surface anatomy education [J]. Anat Sci Educ, 2012, 5 (5): 287-294.

[2] Ukil S, Reinhardt JM. Anatomy-guided lung lobe segmentation in X-ray CT images [J]. IEEE Trans Med Imaging, 2009, 28 (2): 202-214.

[3] Golovach GG, Abramov ShI. X-ray anatomy of the maxillary sinuses [J]. Arkh Anat Gistol Embrio, 1976, 70 (6): 21-26.

第 3 节　CT、MRI 正常解剖

一、CT 正常解剖

自计算机断层摄影引入放射学以来，横断面图像逐渐成为常规影像，同样，确认横断面上的解剖结构也成为辨析异常的基础。对于 CT 而言，需要 2 个视窗方能观察到全部解剖结构，即肺窗（窗宽 1500Hu，窗中心 -500Hu）和纵隔窗（窗宽 400Hu，窗中心 40Hu）

- 典型肺窗横断面解剖
  - 气管隆嵴层面（图 1-3-1）。相当于右侧的尖段、左侧的尖后段支气管层面，右侧气管或右主支气管外侧的肺野内可见环形影，此即尖段支气管断面，左侧尖后段支气管在该层面呈环形影，若切面稍高，可见其分为尖段和后段两个环形
  - 右主支气管层（图 1-3-2）。该层可见水平由

内向外走行的右上叶支气管，外侧可见右上叶支气管几乎同时分出的三个分支。向前的为前段，向后的为后段，常在前段支气管开口处见到其内更低的环形密度影，此为尖段支气管开口处

○ 中间支气管层面（图 1-3-3）。相当于左上叶支气管层面。中间支气管介于上叶支气管开口与中叶支气管开口之间，约 2 ~ 3cm，在层厚 10mm 的 CT 扫描像中可在 2 ~ 3 个相邻层面上显示，多数为 2 个层面，呈环形阴影。

　■ 左肺可见左主支气管分出左上叶支气管，由内走向前外，约 75% 正常人远端前段和尖后段支气管共干，其余的左上叶支气管类似右侧呈三叉状分出尖段、前段和后段支气管

○ 右中叶支气管层面（图 1-3-4）。相当于左下叶支气管层面。右肺门在该层面可见由中间支气管发出的走向前外侧的右中叶支气管，在该层面或稍偏下可见走向外后的右下叶背段支气管与中叶支气管呈一夹角，其间的三角形软组织影称为中叶嵴，内含右下肺动脉，它分别向前外和后外发出中叶动脉和右下叶背段动脉。在中叶动脉和纵隔缘间部分人可显示右中叶静脉。该层面约 50% 的人可显示左下叶背段支气管，部分人可与右下叶背段显示于同一层面，背段支气管走向后方

○ 右下叶基底段支气管层面（图 1-3-5）。该层面往往可见 1 ~ 3 支基底段支气管分支，能显示全部 4 支者罕见。可根据其位置关系大致判定，各基底段肺动脉与相应支气管之间的关系不恒定，常呈树枝状或圆形断面影。该层面左侧与右侧基本相似

● 典型纵隔窗横断面解剖

○ 胸骨切迹层面（图 1-3-6）。无名动脉位于气管前 1/3 的外侧，然后分为右颈总动脉和右锁骨下动脉，前者仍紧贴气管右侧上行，而后者行向外侧。右头臂静脉位于气管中或后 1/3 的右侧接收右颈内静脉和右锁骨下静脉。左颈总动脉位于气管中后 1/3 的左侧，左锁骨下动脉走行同右侧，左头臂静脉位于气管和动脉的前外侧

○ 主动脉弓层面（图 1-3-7）。由气管前弓状走向外后，右侧是上腔静脉，左侧为左肺。其中部与气管左前壁紧邻，后部右侧是食管，上腔静脉位于气管的前方，两者之间是气管前间隙。胸内唯一与气管右壁紧贴的血管是奇静脉弓。它由右腰升静脉延续而来，沿脊柱前方正中线稍偏右上升，在气管隆嵴水平或上方 1 ~ 2cm 向右前方绕过右主支气管从后方汇入上腔静脉

○ 主-肺动脉窗层面（图 1-3-8）。主-肺动脉窗位于主动脉弓和左肺动脉之间。内侧以气管、食管为界，外侧为左肺，内外可分别与气管前间隙和血管前间隙相通

○ 隆凸和左肺动脉层面（图 1-3-9）。主肺动脉在上下 1 ~ 2cm 的横断面上可显示，位于升主动脉的左侧，前外侧与左肺相邻。左肺动脉较右肺动脉高 1 ~ 2cm，在隆突下 1cm 处绕过左主支气管入肺门

○ 右肺动脉层面（图 1-3-10）。肺动脉于升主动脉左侧分出右肺动脉后行向后方，呈半弧状穿过上腔静脉与中间支气管进入右肺门，右肺动脉宽径约（2.0±0.4）cm。中间支气管后方为奇食窝

○ 主动脉根部层面（图 1-3-11）。该部位主要结构包括心脏、降主动脉、奇-半奇静脉。在进入膈肌后脚间隙之前，降主动脉渐靠近中线

典型图片

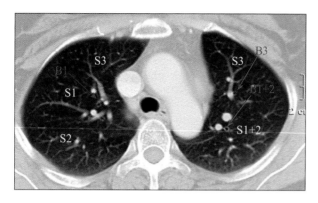

图 1-3-1　胸部 CT 气管隆突层面

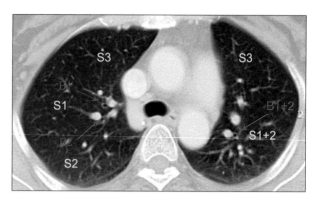

图 1-3-2　胸部 CT 右主支气管层面

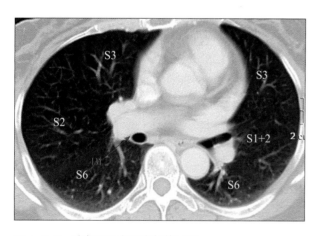

图 1-3-3　胸部 CT 中间支气管层面

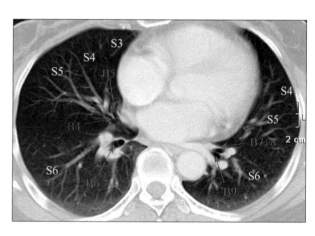

图 1-3-4　胸部 CT 右中叶支气管层面

图 1-3-1 ~ 图 1-3-5 图注：B1. 尖段支气管；B2. 后段支气管；B3. 前段支气管；B4. 中叶外侧段支气管 / 上舌段支气管；B5. 中叶内侧段支气管 / 下舌段支气管；B6. 下叶背段支气管；B7. 内基底段支气管；B8. 前基底段支气管；B9. 外基底段支气管；B10. 后基底段支气管；B1+2. 左上叶尖后段支气管；B7+8. 左下叶内前基底段支气管；Bi. 右肺中间支气管；S1. 尖段；S2. 后段；S3. 前段；S4. 上舌段 / 外侧段；S5. 下舌段 / 内侧段；S6. 背段；S7. 内基底段；S8. 前基底段；S9. 外基底段；S10. 后基底段；S1+2. 尖后段；S7+8. 内前基底段

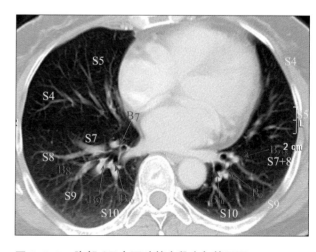

图 1-3-5　胸部 CT 右下叶基底段支气管层面

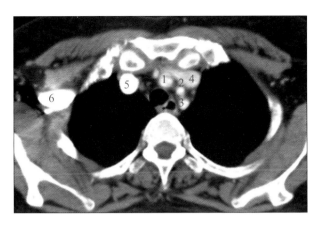

图 1-3-6 胸部 CT 胸骨切迹层面
1. 头臂干 brachiocephalic trunk（brachiocephalic a.）；2. 左颈总动脉 left common carotid a；3. 左锁骨下动脉 left subclavian a；4. 左头臂静脉 left brachiocephalic v；5. 右头臂静脉 right brachiocephalic v；6. 右腋静脉 axillary v

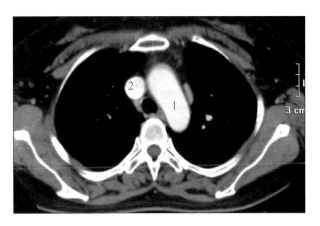

图 1-3-7 胸部 CT 主动脉弓层面
1. 主动脉弓 aortic arch；2. 上腔静脉 superior vena cava

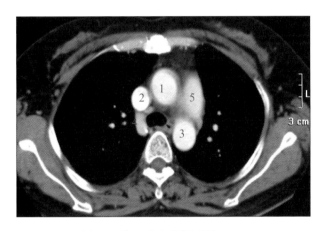

图 1-3-8 胸部 CT 主-肺动脉窗层面
1. 升主动脉 ascending aorta；2. 上腔静脉 superior vena cava；3. 降主动脉 descending aorta；4. 奇静脉弓 azygos v. arch；5. 肺动脉干 pulmonary a

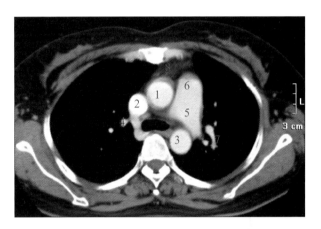

图 1-3-9 胸部 CT 隆凸和左肺动脉层面
1. 升主动脉 ascending aorta；2. 上腔静脉 superior vena cava；3. 降主动脉 descending aorta；4. 右上肺静脉分支 branch of right superior pulmonary v；5. 左肺动脉 left pulmonary a；6. 肺动脉干 pulmonary trunk；7. 左上肺静脉分支 branch of left superior pulmonary v；8. 胸腺 thymus

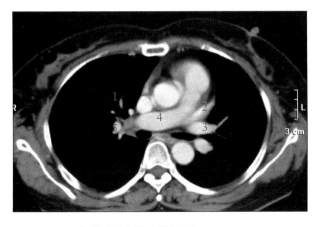

图 1-3-10 胸部 CT 右肺动脉层面
1. 右上肺静脉分支 branch of right superior pulmonary v；2. 左上肺静脉分支 branch of left superior pulmonary v；3. 左肺动脉 left pulmonary a；4. 右肺动脉 right pulmonary a；5. 右上肺动脉分支 branch of right superior pulmonary a

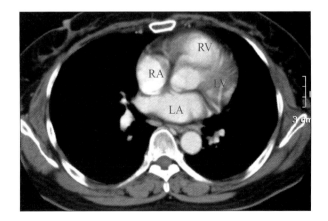

图 1-3-11 胸部 CT 主动脉根部层面
RA. 右心房；RV. 右心室；LA. 左心房；LV. 左心室

二、MRI 正常解剖

常规 MRI 图像包括断面和序列两个方面，断面包括横断面、冠状面和矢状面以及斜面多种位置，其中横断面与 CT 对应，最为常用，冠状面次之，是最有效的补充；而从序列上讲，主要有 T1W 图像和 T2W 图像，虽然序列非常多，图像也不仅是上述两种，却始终不脱离 T1W 和 T2W 图像，就解剖结构而言，这两者也是一致的。最基本的成像方位，相关脉冲序列为：横断面 T1W、T2W 成像；冠状面 T1W 成像。推荐组合：横断面 SE-T1WI、TSE-T2WI 和冠状面 SE-T1WI。

● 正常 MRI 解剖（图 1-3-12 ～图 1-3-21）

典型图片

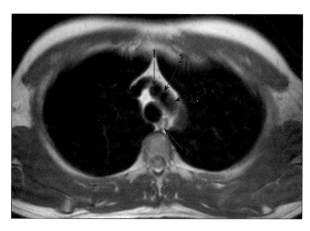

图 1-3-12　胸部 MRI 胸骨切迹层面
1. 头臂干 brachiocephalic trunk；2. 左颈总动脉 left common carotid；3. 左锁骨下动脉 left subclavian a.；4. 右头臂静脉 right brachiocephalic v.；E. 食管 esophagus

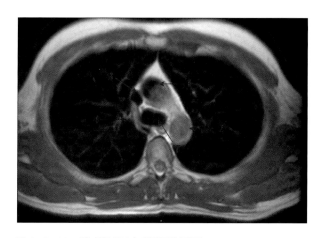

图 1-3-13　胸部 MRI 气管隆嵴层面
1. 升主动脉 ascending aorta；2. 降主动脉 descending aorta；3. 上腔静脉 superior vena cava；4. 奇静脉弓 azygos v. arch；T. 气管隆嵴 carina of trachea

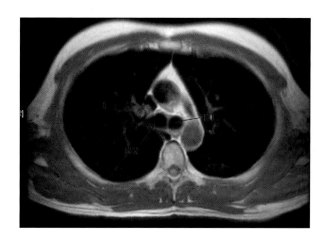

图 1-3-14　胸部 MRI 主 - 肺动脉窗层面
1. 右上肺动脉 right superior pulmonary a.；BR. 右主支气管 right principal bronchus；BL. 左主支气管 left principal bronchus

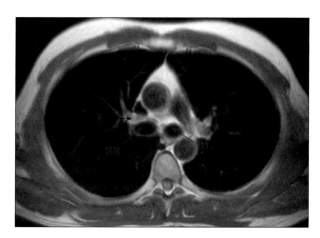

图 1-3-15　胸部 MRI 左、右主支气管及左肺动脉层面
1. 奇静脉 azygos v.；2. 右上肺动脉 right superior pulmonary a.；3. 左肺动脉 left pulmonary a.；BR. 右主支气管 right principal bronchus；BL. 左主支气管 left principal bronchus

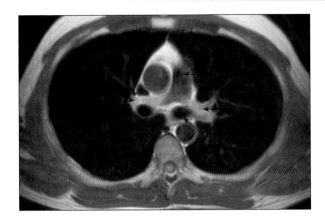

图 1-3-16　胸部 MRI 中间支气管层面
1. 上腔静脉 superior vena cava；2. 奇静脉 azygos v；3. 右肺动脉 right pulmonary a；4. 左肺动脉 left pulmonary a；5. 肺动脉干 pulmonary trunk；B. 中间支气管 bronchus intermedius；BL. 左主支气管 left principal bronchus

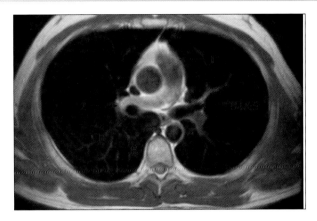

图 1-3-17　胸部 MRI 肺动脉干及右肺动脉层面
1. 肺动脉干 pulmonary trunk；2. 右肺动脉 right pulmonary a；B. 中间支气管 intermediate bronchus；B4&5. 左舌段支气管 lingular bronchus；E. 食管 esophagus

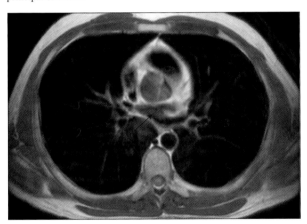

图 1-3-18　胸部 MRI 主动脉根部层面
1. 右中叶支气管 right middle lobe bronchus；2. 右下叶支气管 right lower lobe bronchus；3. 左下叶支气管 left lower lobe bronchus；4. 左心房 left atrium

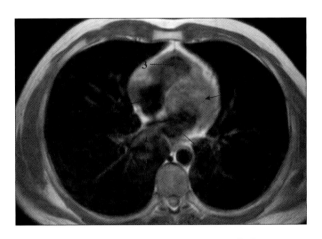

图 1-3-19　胸部 MRI 心房、心室及右下肺静脉层面
1. 左心室 left ventricle；2. 左心房 left atrium；3. 右心室 right ventricle；4. 右心房 right atrium；5. 右下肺静脉 right inferior pulmonary v

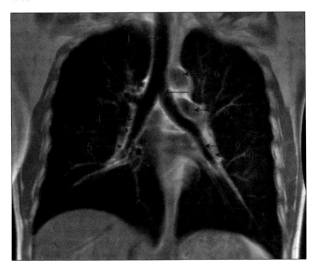

图 1-3-20　胸部 MRI 气管、主支气管冠状面
1. 气管 trachea；2. 奇静脉 azygos v；3. 右肺上叶支气管 right upper lobe bronchus；4. 中间支气管 intermediate bronchus；5. 右肺下支气管 right lower lobe bronchus；6. 主动脉弓 aortic arch；7. 气管隆嵴 carina of trachea；8. 左肺动脉 left pulmonary a；9. 左肺下叶支气管 left lower lobe bronchus；10. 左下肺动脉 left inferior pulmonary a

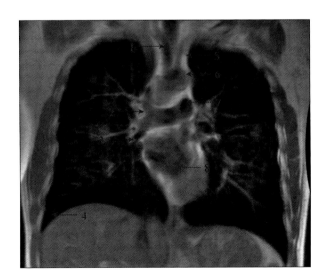

图 1-3-21　胸部 MRI 肺动脉主干及左心房冠状面
1. 头臂干 brachiocephalic trunk；2. 右上叶肺动脉 right superior pulmonary a；3. 右下叶肺动脉 right inferior pulmonary a；4. 肋膈角 costophrenic angle；5. 左锁骨下动脉 left subclavian a；6. 主动脉弓 aortic arch；7. 肺动脉主干 pulmonary trunk；8. 左心房 left atrium

（于　红）

重点推荐文献

[1] Conway J．Lung imaging-two dimensional gamma scintigraphy，SPECT，CT and PET［J］．Adv Drug Deliv Rev．2012，64（4）：357-368．

[2] Gopalan D．Right heart on multidetector CT［J］．Br J Radiol．2011，84（3）：306-323．

[3] Suga K．Pulmonary function-morphologic relationships assessed by SPECT-CT fusion images［J］．Ann Nucl Med．2012，26（4）：298-310．

主要参考文献

[1] Kotzé SH，Mole CG，Greyling LM．The translucent cadaver：an evaluation of the use of full body digital X-ray images and drawings in surface anatomy education［J］．Anat Sci Educ，2012，5（5）：287-294．

[2] Ukil S，Reinhardt JM．Anatomy-guided lung lobe segmentation in X-ray CT images［J］．IEEE Trans Med Imaging，2009，28（2）：202-214．

[3] Golovach GG，Abramov ShI．X-ray anatomy of the maxillary sinuses［J］．Arkh Anat Gistol Embrio，1976，70（6）：21-26．

[4] Conway J．Lung imaging - two dimensional gamma scintigraphy，SPECT，CT and PET［J］．Adv Drug Deliv Rev，2012，64（4）：357-368．

[5] Gopalan D．Right heart on multidetector CT［J］．Br J Radiol，2011，84（3）：306-323．

[6] Suga K．Pulmonary function-morphologic relationships assessed by SPECT-CT fusion images［J］．Ann Nucl Med，2012，26（4）：298-310．

[7] 刘士远，陈起航，吴宁．实用胸部影像诊断学［M］．北京：人民军医出版社，2012．

[8] 李惠民，于红．胸部影像诊断图谱［M］．上海：上海科技出版社，2010．

[9] 刘士远，陈起航．胸部影像诊断必读［M］．北京：人民军医出版社，2007．

[10] Dallas MH，Qutayba H，Charles GI，et al；Anatomy，pathology，and physiology of the tracheobronchial tree；Emphasis on the distal airways．J Allergy Clin Immunol，2009，124（6）：72-77．

[11] Paul C，Barry HG，Aine MK，et al．Normal and accessory fissures of the lung：Evaluation with contiguous volumetric thin-section multidetector CT．European Journal of Radiology，2010，75（2）：1-8．

[12] Fleckenstein P，Tranum-Jensen．Anatomy in diagnostic imaging［M］．Blackwell publishing，Oxford copyright，2001．

气道病变

第 1 节　先天性支气管源性囊肿

【概念与概述】

先天性支气管源性囊肿（congenital bronchial cyst）是先天性支气管肺发育异常，与肺芽等发育障碍有关，可分为中央型和周围型

- 囊肿以支气管组织成分为囊壁，内含黏液或气体
- 分类：支气管源性囊肿、肺泡源性囊肿和先天性囊肿性支气管扩张

【病理与病因】

一般特征

- 病因学
  - 先天性肺发育异常
- 发病机制
  - 肺胚胎发育过程中，肺芽远端小块肺实质细胞脱离、异位发育而成
    - 在大气管附近发育，囊肿位于纵隔或肺门，形成支气管囊肿
    - 异常胚芽停留在肺内，囊肿多位于肺内，形成肺囊肿
    - 个别囊肿可异位在胸腔外
  - 囊肿与支气管的关系
    - 囊肿与支气管不通，形成闭合囊肿或液性囊肿
    - 囊肿与支气管交通，形成含气囊肿

大体病理及手术所见

- 囊肿大小不等，多为单发，也可多发
- 可位于肺内，也可位于纵隔，个别病例可异位在胸腔外

- 直径多在 2 ~ 10cm
- 分为气性、含气（液 - 气平面）和液性囊肿 3 种
- 位于纵隔内者常有一蒂与气管、支气管相连

显微镜下特征

- 外层为平滑肌纤维、黏液腺、软骨组织及结缔组织
- 内层覆以柱状或假复层呼吸道纤毛上皮
- 继发感染时上皮可化生为扁平上皮，伴肉芽组织形成

【临床表现】

表现

- 最常见体征 / 症状
  - 部分患者无症状，常在胸部 X 线检查中偶然发现
  - 根据囊肿发生的部位、大小以及有无感染，可有不同的临床表现
    - 压迫症状：干咳、气急、呼吸困难等
    - 感染症状：咳嗽、咳痰、咯血、发热及咳大量脓痰
- 临床病史：一般发病年龄轻或有较长病史

疾病人群分布

- 年龄：可发生于任何年龄段，但以 10 岁以下最为常见
- 性别：男女发病率相当

自然病史与预后

- 良性囊性病变，预后良好
- 大部分患者无症状，尸检或胸部 X 线检查时偶尔发现

- 随着囊肿增大，可反复继发感染和出血，或压迫周围组织器官

治疗

- 体积较小，无继发感染时，不需要治疗
- 手术切除病灶是支气管囊肿有效的治疗方法
  - 纵隔型和异位型可行囊肿摘除术
  - 囊肿局限于肺段或肺叶者行单纯囊肿切除、肺段或肺叶切除
  - 多发性囊肿累及一侧全肺时应行全肺切除
- 药物治疗不但不能根治，而且多次感染后囊壁周围炎症反应会引起胸膜广泛粘连，致手术较为困难，易发生并发症

【影像表现】

概述

- 最佳诊断依据：圆形或类圆形，密度较均匀的病灶，有蒂与气管或支气管相通
- 部位
  - 70% 位于肺内
  - 30% 位于纵隔及其他部位
- 大小：直径多在 2 ～ 10cm
- 形态学：圆形或类圆形

X 线表现

- 胸部 X 线
  - 多表现为圆形或类圆形，密度尚均匀，边界清楚
  - 合并感染者病变边界模糊不清
  - 空腔样病变，或见液 - 气平面
  - 病程长者可有钙化
- 胃肠透视：纵隔型气管源性囊肿可见食管受压移位

CT 表现

- 平扫
  - 肿块型（即液囊肿）：多为圆形或类圆形，低密度，边界清楚
  - 空腔型：单个或多个圆形空腔，空腔多者呈蜂窝状改变
  - 气液囊肿：液 - 气平面（图 2-1-1）
  - 合并感染者，囊壁增厚，边缘模糊
  - 病程长者可有钙化
- 增强 CT：囊肿无强化（图 2-1-2）

MRI 表现

- T1WI 呈低信号，含黏液者可呈等或稍高信号
- T2WI
  - 呈高信号：液性囊肿和含液囊肿
  - 呈低信号：空腔型
- T1WI 增强扫描，囊肿无强化

推荐影像学检查

- 最佳检查方法：薄层 CT

【鉴别诊断】

肺脓肿

- 肺脓肿壁较厚，周围的炎性浸润较明显
- 脓腔内液体一般较多，形态不规整
- 抗感染治疗后肺脓肿逐渐减小及吸收
- 支气管囊肿继发感染吸收后囊壁不会消失

局限性肺大疱

- 多发生在肺尖、肺底及肺外带胸膜下
- 壁菲薄如纸或无壁
- 一般没有液 - 气平面

结核性空洞

- 常发生在上叶，壁较厚
- 周围常有结核浸润阴影，伴有钙化，卫星灶
- 临床上可有结核中毒症状

肺隔离症

- 肺下叶后基底段多发
- 异常的体循环动脉供血

诊断与鉴别诊断精要

- CT 显示肺内或纵隔内圆形或类圆形边缘光滑锐利的均匀一致的致密影，有蒂与气管或支气管相通
- 囊肿内可呈液体、气体及液 - 气平面，增强扫描无强化

典型病例

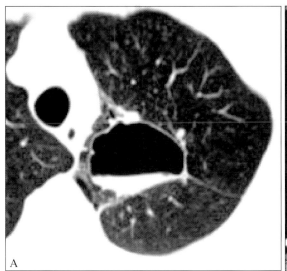

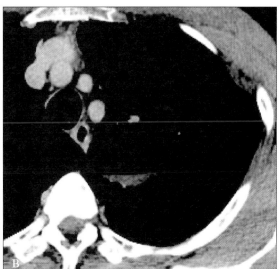

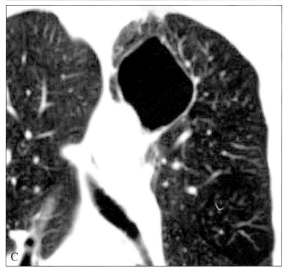

图 2-1-1　支气管囊肿合并感染
男性，41岁，职员，反复咳嗽、咳痰1月余，抗感染治疗效果不佳。A. CT 横断位肺窗显示左上肺单发类圆形液 - 气囊腔，囊壁薄，可见液 - 气平面，边界较清楚；手术病理为支气管囊肿合并感染；B. CT 增强扫描示左上肺薄壁囊性占位，增强扫描无强化；C. CT 肺窗 MPR 重建示左上肺尖后段类圆形液气囊腔，可见邻近肺组织受压

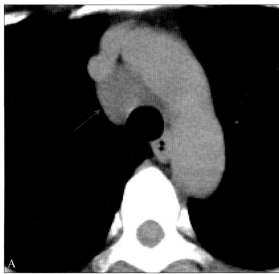

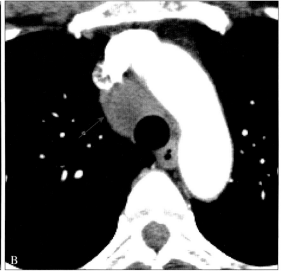

图 2-1-2　纵隔型支气管囊肿
女性，23岁，因上呼吸道感染行 CT 检查。A. CT 纵隔窗横断位显示上纵隔、主动脉窗、气管前方囊状低密度灶（箭头），密度较均匀，CT 值约为10Hu，边界较清楚；手术病理为纵隔型支气管囊肿；B. 增强 CT 纵隔窗示病灶无强化，边界清楚（箭头）

（曾庆思　朱光斌）

重点推荐文献

[1] Pu J, Gu S, Liu S, et al. CT based computerized identification and analysis of human airways: a review [J]. Med Phys, 2012, 39 (5): 2603-2616.

[2] Wang Y, Dai W, Sun Y, et al. Congenital bronchial atresia: diagnosis and treatment [J]. Int J Med Sci,

2012, 9 (3): 207-212.

[3] Sakamoto J, Kosaka S, Hijiya K. Bronchogenic cyst with a high computed tomography number [J]. Kyobu Geka, 2009, 62 (13): 1158-1161.

第 2 节　气管性支气管

【概念与概述】

气管性支气管（tracheal bronchus）是指叶或段支气管直接开口于气管的一种气道先天发育异常

- 因完整的右上叶支气管移位型气管性支气管的结构与猪等蹄类动物支气管类似，又称为"猪支气管"

【病理与病因】

病因学

- 气道的先天发育异常

流行病学

- 少见，纤维支气管镜检查的检出率约为 0.1% ~ 2.0%
- 可见于心血管异常的患者，如先天性心脏病、食管闭锁、先天性肺发育不良以及 Down 综合征、VACTERL 联合征等患儿

【临床表现】

症状与体征

- 大部分无症状
- 少数可表现为喘息和咳嗽
- 其他症状 / 体征
  - 右上叶肺炎、肺不张或气肿等

【影像表现】

概述

- 最佳诊断依据：CT 冠状面重建显示异常支气管起源于气管壁
- 部位
  - 绝大多数发生在气管右侧壁，少数可发生在左侧或双侧
- 形态学

- 两种分型
  - 额外多支型：正常位置正常分支的上叶支气管与气管性支气管并存
  - 移位型或迷走型：上叶支气管的所有分支或部分分支起源于隆突上方气管侧壁，正常的上叶支气管分支部位缺少上述分支

X 线表现

- X 线胸片
  - 绝大多数胸片不能显示异常的支气管

CT 表现

- 隆突上方气管侧壁发出额外的或异位的上叶或段支气管（图 2-2-1）
- 多平面重建（MPR）、容积重建（VR）、仿真内镜（CTVE）能全面、多角度的显示气管性支气管（图 2-2-2）

推荐影像学检查

- 最佳检查法：薄层 CT，MPR 重建

【鉴别诊断】

气管憩室

- 是气管局部先天性缺陷，薄弱处膨出的一种良性病变
- 与气管相连，远端为盲端
- 一般见于气管软骨环的缺口处或气管的膜部

支气管桥

- 自左主支气管发出形成分叉，位置较正常气管隆突低，约位于 T5、T6 水平，左主支气管起始部至桥支气管开口的距离较长，这段支气管一般向左倾斜，伴先天性气道均一性狭窄

> **诊断与鉴别诊断精要**
>
> - 气管侧壁发出额外的或异位的上叶支气管或段支气管，气管右侧壁多见
> - 气道的先天发育异常

典型病例

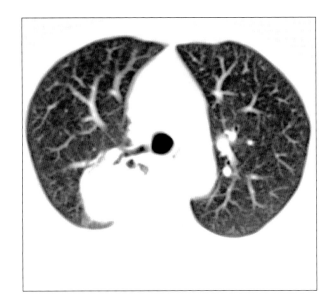

图 2-2-1　气管性支气管
男性，20 岁，反复咳嗽 3 个月。横断位 CT 显示气管隆突上方气管右侧壁发出右上叶尖段支气管（移位型），合并肺炎

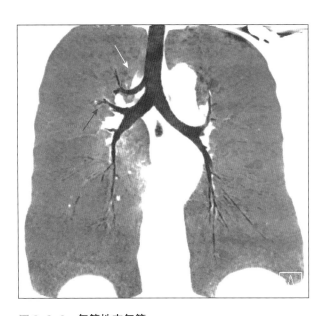

图 2-2-2　气管性支气管
男性，15 岁，咳嗽、气促 1 年多，MSCT 冠状位最小密度投影（MinIP）重建，显示右上叶支气管分为前段和后段（红箭头），缺少尖段，尖段位于右上叶支气管开口上方（白箭头），直接从气管右侧壁发出

（曾庆思　蓝日辉）

重点推荐文献

[1] Srivastava A，Warrier G，Trehan M，et al. Tracheal bronchus：a cause of unexplained prolonged hypoxemia during ventilation [J] . Pediatr Cardiol.2010，31（8）：1229-1231.

[2] Doolittle AM，Mair EA. Tracheal bronchus：classification，endoscopic analysis，and airway management [J]. Otolaryngol Head Neck Surg，2002，126（3）：240-243.

[3] 包玉玲，唐珩，赵德育. 儿童气管性支气管 20 例临床分析 [J]．临床儿科杂志，2012，30（6）：562-564，567.

第 3 节　气管支气管巨大症

【概念与概述】

气管支气管巨大症（tracheobronchomegaly）是伴有反复呼吸道感染的气管和大支气管的显著扩张

- 气管和中央支气管扩张，与周围气道正常管径的过渡相对突然
- 本病亦称 Mounier - Kuhn 综合征、巨大气管、气管支气管病软化

【病理与病因】

遗传学

- 大多数病例为先天性，可能为常染色体隐性遗传

病因学

- 病因不明
  - 先天性：气管和支气管的先天性缺陷或者平滑肌萎缩
  - 后天获得性
    - 成人弥漫性肺间质纤维化和机械性通气障碍
    - 新生儿挤压伤，接受高压氧支持和通气治疗

大体病理及手术所见

- 气管和中央支气管扩张，气道壁变薄

- 气管软骨环和膜部扩大，气管壁向外膨出，形成宽大的憩室样凸出
- 气管球状膨胀，管腔异常柔软及过度扩张
- 远端支气管分泌物排出困难，导致反复感染及支气管扩张

显微镜下特征

- 肌肉组织和结缔组织萎缩，纵向弹力纤维缺乏

【临床表现】

表现

- 最常见症状 / 体征
  - 从无症状到严重的呼吸系统症状
    - 发热，剧烈咳嗽，咳痰
  - 临床上可有肺源性心脏病
  - 肺功能检查：残气量、潮气量、全肺容积及无效腔量均增加，呼气流速降低

疾病人群分布

- 年龄
  - 30 ～ 40 岁较常见
- 性别
  - 男性多见

治疗

- 保守治疗：感染时抗感染治疗，辅以物理治疗排痰
- 外科治疗：严重气管软化者，可考虑气管成形术或支架放置术

【影像表现】

概述

- 最佳诊断依据：气管及中央支气管管腔扩张
- 部位
  - 气管和 1 ～ 4 级支气管均可累及
- 大小
  - 男性
    - 气管横径 > 25mm，矢状径 > 27mm
    - 右主支气管横径 > 21.1mm，左主支气管横径 > 18.4mm
  - 女性
    - 气管横径 > 21mm，矢状径 > 23mm
    - 右主支气管横径 > 19.8mm，左主支气管横径 > 17.4mm

X 线表现

- X 线胸片
  - 正位胸片：气管管腔弥漫性扩大，若超过椎体宽度，则可明确诊断
  - 侧位胸片：较容易显示扩大的气管
- 透视：动态观察气道病变，吸气时气管管腔异常扩大，呼气时塌陷

CT 表现

- 吸气末 CT，气管和中央支气管管腔扩张，有时气管管径比升主动脉宽（图 2-3-1）
- MPR 重建容易显示管壁波浪状改变，有时可显示气管、主支气管憩室
- 呼气末 CT，显示气管、主支气管管腔显著变小或完全塌陷
- 继发肺内改变：肺气肿、肺大泡、肺炎、支气管扩张

MRI 表现

- 气管和中央支气管管腔扩张，儿童和青年可行 MR 检查，减少 X 线辐射

推荐影像学检查

- 最佳检查法：薄层 CT、MPR 重建

【鉴别诊断】

- 剑鞘样气管
  - 胸段气管从胸廓入口至气管分叉全程横径变小，矢状径不变或增大，横径与矢状径之比小于 2/3，气管变成剑鞘状
  - 与慢性阻塞性肺疾病有关
- 获得性气管巨大症
  - 见于弥漫性肺间质纤维化患者
  - 两肺纤维化使肺弹性回缩力明显增加，长期牵引支气管导致气管扩大

诊断与鉴别诊断精要

- 气管和 1 ～ 4 级支气管扩张，与周围正常气道管径的过度较突然
- 气管支气管的各径线都增加
- 薄层 CT 和 MPR 重建显示较好

典型病例

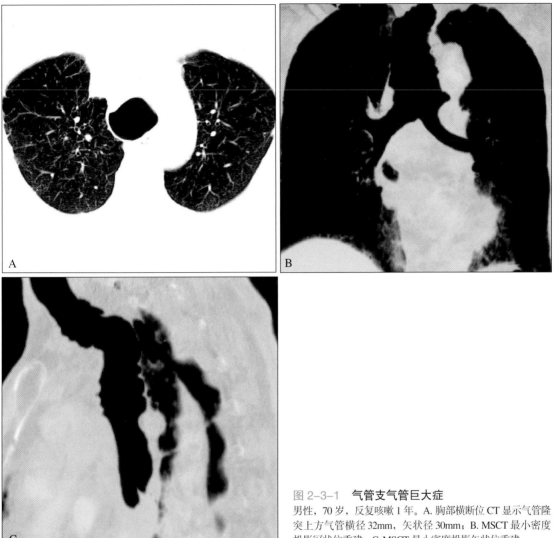

图 2-3-1　气管支气管巨大症
男性，70岁，反复咳嗽 1 年。A. 胸部横断位 CT 显示气管隆突上方气管横径 32mm，矢状径 30mm；B. MSCT 最小密度投影冠状位重建；C. MSCT 最小密度投影矢状位重建。

（曾庆思　蓝日辉）

重点推荐文献

[1] Menon B，Aggarwal B，Iqbal A．Mounier-Kuhn syndrome：report of 8 cases of tracheobronchomegaly with associated complications [J]．South Med J，2008，101（1）：83-87.

[2] 杨天芸，韩锋锋，宋琳，等. 气管支气管巨大症临床特征及影像学表现 [J]．国际呼吸杂志，2011，31（24）：1873-1876.

[3] Woodring JH，Howard RS 2nd，Rehm SR，et al．Congenital tracheobronchomegaly（Mounier-Kuhn syndrome）：a report of 10 cases and review of the literature．[J]．J Thorac Imaging，1991，6（2）：1-10.

第 4 节 剑鞘状气管

【概念与概述】

　　剑鞘状气管（saber-sheath trachea）是胸腔内气管的一种变形，也称为刀鞘状气管或剑鞘状变形，诊断主要依靠影像学检查
- 定义：胸廓外气管正常，胸廓内气管冠状径 / 矢状径（气管指数）≤ 2/3

【病理与病因】

发病机制
- 剑鞘状形态的病因及生理学机制尚不明确
  - 胸外气管正常（不受胸内压力影响）
  - 未见于儿童，绝大多数年龄 > 50 岁，且 95% 患有 COPD
  - COPD 患者，过度充气迫使气管自身重塑

大体病理及手术所见
- 无明显的病理学改变
- 但常发现气管壁的钙化或骨化，无管壁增厚

【临床表现】

表现
- 该病变本身通常不引起临床症状
- 大多数患者并发 COPD，可有咳嗽、咳痰甚至气短
- 肺功能相关
  - 剑鞘状变形为肺过度充气征象
  - 气管指数与功能残气量相关

自然病程及预后
- 预后与伴随的 COPD 严重度有关

治疗
- 气管球囊扩张治疗
- 气管支架放置
- 外科治疗
  - 气管固定术
  - 气管重建
  - 气管切除
- 治疗 COPD 及戒烟

【影像表现】

概述
- 最佳诊断依据
  - 气管横径显著减小，而矢状径增大
  - 用力呼气时，气管侧壁可向管内弓起，使

横径更小
- 发病部位
  - 胸内气管、主支气管
- 大小形态
  - 气管指数：气管横径 / 矢状径；常在主动脉弓上方 1cm 处测量
  - 剑鞘状气管：气管指数 ≤ 2/3
  - 形态学：剑鞘样改变，正位显示气管狭窄，侧位显示气管增宽

X 线表现
- 正位片显示胸内气管横径弥漫性狭窄（图 2-4-1）
- 胸外气管管径正常

CT 表现
- 管腔形态
  - 胸廓入口以下，气管横径变窄（图 2-4-2、图 2-4-3）
  - 气管指数 ≤ 2/3
    - COPD 特异性 95%
    - COPD 敏感性 < 10%
  - 用力呼气或 Valsala 实验时进行 CT 扫描，可见气管管径进一步变小
  - 肺减容术后，气管指数可增加，但不能恢复正常
- 气管壁
  - 无气管壁增厚
  - 气管内壁常光滑
  - 气管软骨常见钙化
- 肺
  - 肺气肿征象，主要是小叶中央型肺气肿

推荐影像学检查
- 最佳检查方法：薄层螺旋 CT、MPR 重建

【鉴别诊断】

气管支气管软化
- 在呼气期间引起胸内气管狭窄
- 气管壁软化，是由先天性支气管软骨发育不良引起
- 累及大部分气管及其他主支气管
- 常见于婴儿及新生儿

气管支气管淀粉样变性

- 特征为自身纤维蛋白及其蛋白衍生物的变性沉积
- 病变可累及气管支气管任何部位
- CT 显示气管壁全周增厚，管壁可见多发钙化，管腔狭窄

气管狭窄

- 较短或较长的一段气管狭窄

- 可为先天性或获得性
- 获得性气管狭窄最常见的原因是由于气管插管引起的医源性损伤
- 其他原因包括感染和肺移植
  - 前者最常见于结核
  - 后者典型的狭窄部位发生在支气管联合水平

诊断与鉴别诊断精要

- CT 或胸片检查显示胸内气管横径显著减小，而矢状径增大
- 气管横径/矢状径（气管指数）≤ 2/3
- 胸外气管正常，病变管壁无增厚
- 多见于中老年人，常伴有肺气肿

典型病例

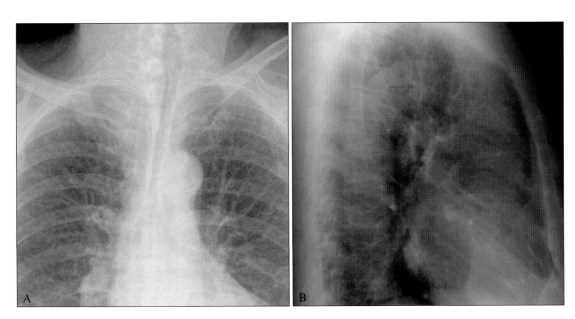

图 2-4-1　剑鞘状气管
A. 男性，68 岁，COPD 病史 12 年。剑鞘状气管，正位胸片示胸内气管横径变窄；B. 侧位胸片显示胸内气管矢状径增宽（箭头）

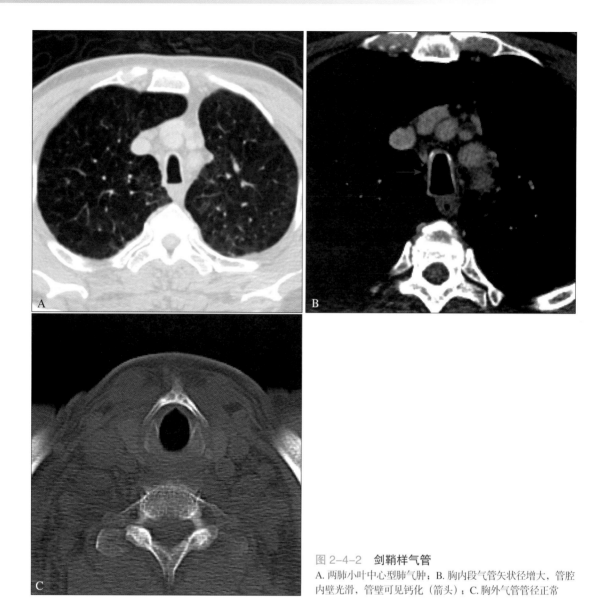

图 2-4-2 剑鞘样气管
A. 两肺小叶中心型肺气肿；B. 胸内段气管矢状径增大，管腔内壁光滑，管壁可见钙化（箭头）；C.胸外气管管径正常

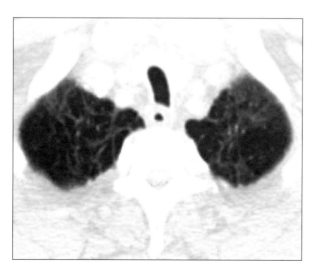

图 2-4-3 剑鞘样气管，气管指数约 0.33

（曾庆思 刘勇彬）

重点推荐文献

[1] Trigaux JP, Hermes G, Dubois P, et al. CT of saber-sheath trachea. Correlation with clinical, chest radiographic and functional findings [J]. Acta Radiol, 1994, 35（3）：247-250.

[2] 张铁栓、忽新刚、夏熙郑，等. 纤维支气管镜下剑鞘状气管观察及其与COPD关系 [J]. 医药论坛杂志, 2009，30（2）：7-9.

[3] Greene R."Saber-sheath" trachea：relation to chronic obstructive pulmonary disease [J]. AJR Am J Roentgenol, 1978, 130（3）：441-445.

第5节 复发性多软骨炎

【概念与概述】

复发性多软骨炎（relapsing polychondritis，RP）是一种少见的原因不明的感染性疾病，可累及全身多个部位的软骨，常以呼吸道为最严重

- 是一种罕见多系统性疾病，病变部位包括耳、鼻、喉、支气管树及外周关节的软骨组织
- 为自身免疫系统疾病
- 又称复发性多发性软骨炎、多发性软骨病

【病理与病因】

病因学

- 目前病因仍不明
- 多数学者认为是一种在一定的遗传易感性基础上由多种诱发因素刺激导致的自身免疫性疾病，包括体液免疫和细胞免疫

发病机制

- 软骨基质受外伤、炎症、过敏等因素的影响暴露出抗原性
- 机体对软骨局部或有共同基质成分的组织产生免疫反应

大体病理及手术所见

- 软骨溶解、软骨炎及软骨周围炎
- 软骨体积缩小

显微镜下特征

- 正常软骨组织嗜碱性消失、软骨细胞固缩、软骨周围多种炎症细胞浸润
- 软骨组织被肉芽组织替代、纤维化
- 免疫荧光染色可能显示免疫球蛋白和C3的沉积

流行病学

- 发病率约为3.5/100万人
- 总体男女发病率均等，但在气道病变中，男女比例约为3：7
- 任何年龄均可发病，发病高峰年龄在40~60岁

【临床表现】

症状与体征

- 50%以上患者以呼吸道症状为主
- 呼吸道症状
  - 进行性呼吸困难、咳嗽、喘鸣、声音嘶哑、哮喘
  - 最后出现呼吸衰竭
- 其他脏器病变
  - 耳部软骨炎：听力下降、耳郭反复红肿，后期耳郭变形
  - 鼻部软骨炎：鼻窦炎、鼻软骨炎后鼻梁塌陷，表现为鞍状鼻
  - 眼部受累：巩膜外层炎、虹膜炎，白内障
  - 单发或多发关节炎：关节痛、关节积液，尤其是肋软骨关节

支气管纤维镜

- 气管、支气管普遍狭窄、软骨环变形
- 黏膜增厚、充血水肿及坏死
- 管腔内可见肉芽肿样改变及黏膜苍白萎缩

治疗

- 主要是减轻症状及延迟病情进一步恶化
  - 大剂量皮质类固醇激素，逐渐减量，长期维持
  - 其他免疫抑制剂治疗
- 病变后期主要采用球囊扩张术及气管内支架放置

【影像表现】

概述

- 最佳诊断依据：气管、支气管壁增厚，管腔狭窄
- 部位
  - 气管病变以声门下方较多见

- 多累及叶、段支气管
- 形态学
  - 局限性或弥漫性管壁增厚
  - 管壁钙化仅局限于气管软骨环处

X线表现

- X线胸片无明显特异性征象，对气道病变敏感性差
- 中重度病变可见气管支气管管腔不规则狭窄
- 其他继发表现
  - 肺不张、阻塞性肺炎

CT表现

- 气道管壁增厚（图2-5-1）
  - 弥漫性，内壁和外壁轮廓光滑
  - 局限性或结节样增厚少见
- 气道管壁密度增高，密度从轻度增高到钙化
  - 钙化常呈泥沙样或布丁样，仅累及气道的软骨部位
- 气道管腔狭窄
  - 广泛狭窄，占50%
  - 局限性狭窄，占50%，以声门下方较多见
- 晚期动态呼吸CT扫描下可出现气管软化，即呼气末扫描气管塌陷
- 肺部合并症
  - 肺气肿
  - 肺小叶炎症，轻度支气管扩张
- MPR重建清楚显示病变的范围和分布

MRI表现

- 轻度病变无异常

- 中重度病变
  - T1WI和T2WI像显示弥漫性不规则气管和大支气管管壁增厚
  - 病变管壁表现为中等强度信号
  - 管壁点状低强度信号，提示钙化

推荐影像学检查

- 最佳检查法：薄层CT、MPR重建

【鉴别诊断】

支气管结核

- 管腔狭窄范围较长，呈多叶段分布
- 管腔狭窄和扩张相间隔
- CT显示管壁多为中心性环状增厚，可有点、条状钙化
- 管腔内常有不强化的软组织或钙化物充填
- 肺部可发现结核病灶

气管支气管淀粉样变

- CT显示管壁波浪状不均匀弥漫/局限增厚
- 管腔环状或不对称狭窄
- 可出现管壁弥漫性或结节性的钙化，不向管腔内突入，可累及后壁

骨化性气管支气管病

- 主要特征是黏膜下层多个骨软骨样结节
- 结节主要分布在气管下2/3及近端主支气管
- 结节主要位于前壁及两侧壁，后壁黏膜未见钙化影

诊断与鉴别诊断精要

- 薄层CT上典型表现为气管、支气管壁增厚并钙化
- 晚期动态呼吸CT扫描下可出现气管软化
- 如合并耳郭或鼻梁变形，帮助诊断
- 支气管镜检查确诊

典型病例

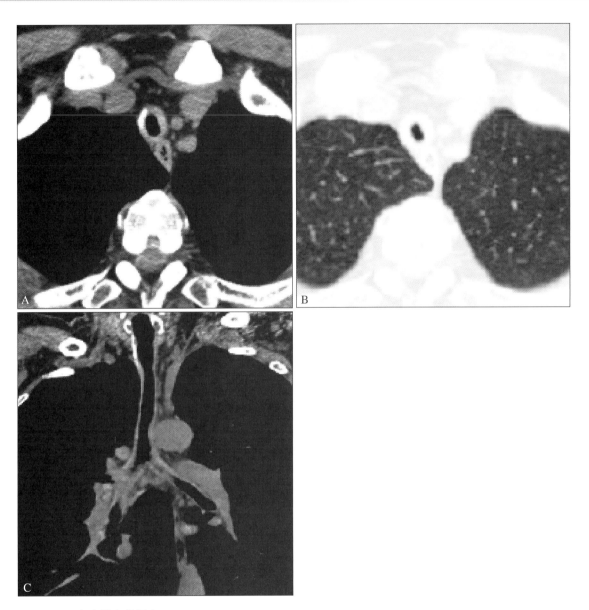

图 2-5-1 复发性多软骨炎

男性，48 岁，反复咳嗽、气促 1 年。喉部及胸骨正中可闻及呼吸双相干啰音及痰鸣音。A. 胸部横轴位 CT，平扫纵隔窗示：气管上段管壁明显增厚，增厚管壁以前壁及两侧壁为主，后壁亦可见稍增厚，内缘较光滑。增厚管壁上可见小条状钙化影；B. 与 A 同一层面，肺窗示：气管管腔明显狭窄；C. CT 纵隔窗冠状位三维重建显示：气管及左右主支气管管腔明显狭窄，管壁弥漫增厚

（曾庆思　陈　淮）

重点推荐文献

[1] Rovenský J，Sedláčková M．Relapsing polychondritis [J]．Cas Lek esk，2012，151（2）：64-68.

[2] Kemta Lekpa F，Kraus VB，et al．Biologics in relapsing polychondritis：a literature review [J]．Semin Arthritis Rheum，2012，41（5）：712-719.

[3] Deng H，Chen P，Wang L，et al．Relapsing polychondritis on PET/CT [J]．Clin Nucl Med，2012，37（7）：712-715.

第6节　气管支气管软化

【概念】

气管支气管软化（tracheobronchomalacia）是由于气管缺乏应有的软骨硬度和支撑力造成管腔不同程度的塌陷，分先天性和继发性两种

【病理与病因】

一般特征

- 病因学
  - 先天性气管软化有两种类型
    - 自限型：多发生于婴儿，与缺钙有关
    - 成年型：幼儿时无症状，少年期常因严重的呼吸道及肺部感染后出现呼吸梗阻，甚至导致死亡
  - 继发性气管软化症
    - 多由管外压迫所致，如胸腺肥大、肿大淋巴结、甲状腺肿瘤等
    - 是甲状腺肿的一种极其严重的合并症
    - 气管切开术后，长期戴套管
    - 胸外伤：气管外伤合并胸腔挤压伤，可产生有症状的局灶性气管软化
    - 慢性刺激：吸烟、支气管慢性炎症常引起剧烈咳嗽，使气管壁变软
- 病理生理
  - 钙磷代谢障碍
  - 管外压迫，引起软骨环变细、变薄，弹性减弱
  - 使局部供血不足或局部缺血，造成缺血性无菌坏死，使气管环局部消失
  - 气管软化症的患者，在切除甲状腺后软化的气管壁失去牵拉和支撑而塌陷
- 流行病学
  - 先天性自限型气管软化，多发生于婴儿
  - 成年型气管软化，多发生于少年期后
  - 继发性气管软化症可发生于各年龄段

大体病理及手术所见

- 软骨环变细、变薄，弹性减弱
- 晚期可造成软骨环吸收消失，呈膜性组织
- 气道膜部扩张及薄弱

显微镜下特征

- 气管软骨碎裂

- 膜部纵向纤维减少

【临床表现】

表现

- 先天性气管软化的常见体征/症状
  - 自限型：多发生于婴儿
    - 常于生后不久发病
    - 呼吸急促、咳嗽及呼气喘鸣
    - 哭闹时加重，安静时减轻；咳嗽、进食时加重
    - 反复发生肺部感染，可伴肺气肿、支气管扩张
  - 成年型
    - 幼儿时常无症状或症状较轻
    - 少年期后常因严重的呼吸系统感染，出现呼吸梗阻，甚至导致死亡
- 继发性气管软化症的常见体征/症状
  - 呼吸困难、咳嗽、咳痰
  - 可产生高调、单音性喘鸣
  - 患者持续存在阵发性发绀和呼吸困难
  - 呼气、屏气时症状加重或因引流不畅而反复肺部感染
  - 最终形成肺气肿
- 肺功能检查
  - 呼吸流量祥：吸气曲线正常，呼气曲线截断
- 纤维支气管镜检查
  - 气管膜部增宽，皱褶
  - 用力呼气气道塌陷，称为气管动力性塌陷

疾病人群分布

- 年龄
  - 先天性气管软化多发生于儿童、青少年
  - 继发性气管软化症可发生于各年龄阶段
- 性别：男女发病率相近

自然病史与预后

- 自限型于生后不久发病，常反复发生肺部感染，可伴肺气肿、支气管扩张
- 成年型常因严重的呼吸道及肺部感染后出现呼吸梗阻，甚至导致死亡
- 继发性患者可持续存在呼吸困难、反复肺部感

染，最终形成肺气肿

治疗

- 多数患者不需治疗
- 如果能对病因进行早期根治，是治疗的首要选择
- 无法手术根治或术后仍有严重的气管、支气管软化患儿，主要依靠气管造瘘术和长期的机械通气
- 对于难治性的病例，可行气道内支架置入

【影像表现】

概述

- 最佳诊断依据
  - 气道狭窄，管径缩小＞50%
  - 呼气时气道狭窄加重
- 部位
  - 可累及整个气管，也可为局限性，或只累及支气管
  - 常累及胸内段气管
- 形态学：气管后壁膜部内凹，管腔呈新月形

X线表现

- 平片可完全正常；其灵敏度低，仅60%
- 气管软化试验：瓦氏试验法和米勒氏试验法
  - 瓦氏试验法拍片：患者尽力吸气后关闭声门，并强力屏气后迅速拍片
  - 米勒氏试验法拍片：患者尽力呼气后关闭声门再做吸气动作后快速拍片
  - 甲状腺肿大者，管径相差3.0mm或3.0mm以上者，提示为气管软化症
  - 甲状腺肿大，气管内径小于7.0mm，则发生气管软化的可能性较大
  - 气管径相差也可能甚小，甚至固定不变，不能排除气管软化可能

CT表现

- CT平扫及重建（图2-6-1）
  - 在吸气末和呼气末扫描
  - 吸气末CT，管壁厚度正常，部分人管腔狭窄
  - 呼气末CT，管腔缩小，气管横断面积缩小
    - 吸气与呼气之间变化，在上段气管＞18%或（和）在中段气管＞28%，气管软化可能性为90%～100%
  - 气管冠状径超过矢状径，呈"新月"形
  - 气管周围结构的评价，排除外源性压迫

- 纵隔肿块，包括甲状腺肿大，支气管源性囊肿
- 大血管发育异常，包括双主动脉弓形成的血管环，左肺动脉发育异常，肺动脉吊带的压迫等

- 呼吸气双相多层螺旋CT扫描
  - 第一次扫描在深吸气相进行，然后进行呼气相扫描
  - 所有病例的动态呼吸CT均显示气道塌陷
  - 气道局部变形，呈新月形、刀状
  - 咳嗽期间成像，是观察气管塌陷最敏感的方法
    - 气道管径缩小＞50%

MRI表现

- 较好评价纵隔病变，包括纵隔肿瘤，纵隔大血管畸形

推荐影像学检查

最佳检查方法：多层螺旋CT呼、吸气双相扫描，MPR重建

【鉴别诊断】

喉软骨软化

- 由先天性喉部发育不良引起
- 吸气时喉部组织陷入声门而发生喘鸣及呼吸困难
- 出生时或生后数天出现持续吸气性喘鸣
- 重者吸气困难，并有胸骨上窝及肋间凹陷
- 在俯卧位或被抱起时喘鸣有时可消失；喘鸣一般在6个月～2岁消失

支气管淋巴结核

- 由肿大淋巴结压迫支气管或结核病变累及管壁导致部分或完全阻塞
- 出现阵发性痉挛性咳嗽伴喘息
- 常伴有疲乏、低热、盗汗、体重减轻
- PPD、X线检查、痰结核分枝杆菌检查和测定血清抗体可鉴别
- 疑有支气管内膜结核引起的气道阻塞应做支气管镜检查

先天性气道畸形

- 先天性气道发育异常，若完全阻塞者，出生后可因窒息而死亡
- 若喉部部分阻塞，会出现哭声减弱、声嘶或失声、呼吸困难及青紫

- 喉镜检查可见喉蹼、息肉及血管瘤等
- X线检查及支气管镜检查有助诊断

环状血管压迫

- 为先天性畸形，多发生于主动脉弓处，有双主动脉弓或有环状血管畸形

- 由一前一后血管围绕气管和食管，随后两者又汇合成降主动脉
- 右侧主动脉弓和左侧主动脉韧带形成一个环，前者压迫气管及食管
- DSA 或 CTA 有助诊断

诊断与鉴别诊断精要

- 呼吸气双相多层螺旋 CT 扫描，气管支气管管径在呼气相较吸气相时缩小 > 50%
- 在甲状腺肿大患者，瓦氏试验法和米勒氏试验法拍片，气管径相差 3.0mm 或 3.0mm 以上者，提示为气管软化症
- 纤维支气管镜可直接见到气管动力性塌陷，被称为气管、支气管软化诊断的"金指标"

典型病例

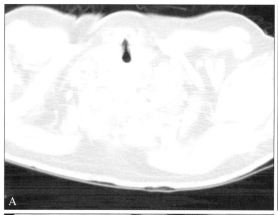
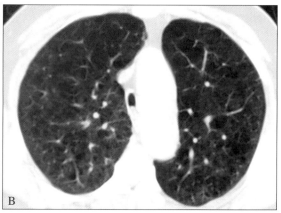
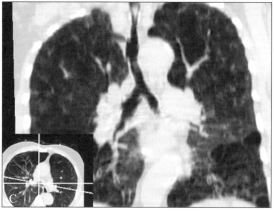

图 2-6-1　气管支气管软化症
A ~ C. 显示气道塌陷，局部变形，气管横断面积缩小（本例由新疆维吾尔自治区人民医院火忠教授提供）

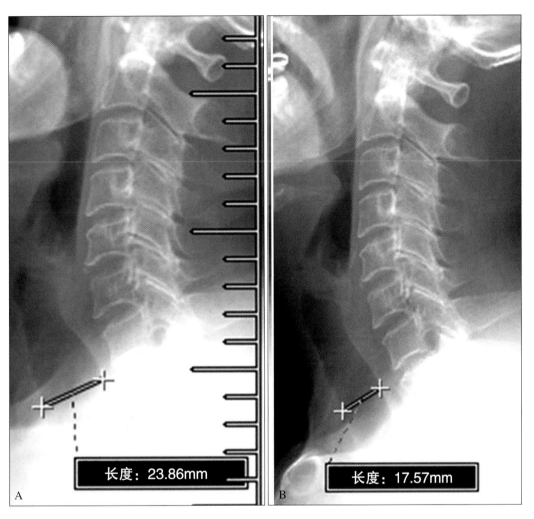

图 2-6-2　支气管软化症

男，45 岁，外院诊断"甲状腺肿"入院，进行术前检查。瓦氏试验法和米勒氏试验法拍片，气管像均显示粗细不一；测量第七颈椎平面气管横径，吸气相（A）为 23.86mm，呼气相（B）为 17.57mm，两者相差大于 3.0mm 以上，提示为气管软化症

（曾庆思　朱光斌）

重点推荐文献

[1] Majid A，Fernández L，Fernández-Bussy S，et al．Tracheobronchomalacia [J]．Arch Bronconeumol，2010，46（4）：196-202.

[2] Lee EY，Litmanovich D，Boiselle PM．Multidetector CT evaluation of tracheobronchomalacia [J]．Radiol Clin North Am，2009，47（2）：261-269.

[3] Ridge CA，O'donnell CR，Lee EY，et al．Tracheobronchomalacia：current concepts and controversies [J]．J Thorac Imaging，2011，26（4）：278-289.

第7节 骨化性气管支气管病

【概念与概述】

骨化性气管支气管病（tracheobronchopathia osteochondroplastica，TO）是指气管和大支气管黏膜下多发性骨质或（和）软骨组织结节状增生的良性病变，是一种原因不明的少见病变

- 又称为气管支气管骨化病，骨软骨沉着性气管支气管病，骨沉着性气管病

【病理与病因】

一般特征

- 病因
  - 病因不明
  - 可能与慢性炎症、退行性变、先天异常、机械/化学物质刺激、遗传、代谢紊乱等有关
- 发病机制
  - 气管、支气管黏膜下层和固有层的弹力层中未分化的结缔组织细胞化生
  - 形成软骨细胞
  - 钙质聚积，骨化

大体病理及手术所见

- 主要特征是黏膜下层多个骨软骨样结节

显微镜下特征

- 透明纤维胶原组织伴有纤维化
- 软骨、骨及造血组织
- 结节黏膜表面完整，常有黏膜上皮鳞状化生

流行病学

- 在无主诉的患者中，常规支气管镜检查其发病率为 0.2% ~ 0.7%
- 北欧国家，特别是芬兰发病率稍高

【临床表现】

症状与体征

- 少部分患者无症状
- 临床症状
  - 主要是慢性咳嗽
  - 其他体征/症状
    - 咯血、气促、呼吸困难、喘息、声嘶
- 气管、支气管黏膜多发小颗粒样突起，呈卵石样
- 黏膜充血，部分见脓性分泌物

疾病人群分布

- 年龄：发病高峰位于 50 岁左右
- 性别：男女发病率约 3：1

治疗

- 无特异性治疗
- 主要是姑息性对症治疗

【影像表现】

概述

- 最佳诊断依据：气管支气管壁高密度钙化小结节
- 部位
  - 气管病变见于前壁及两侧壁，后壁膜部未见
  - 主要位于气管下 2/3 及近端主支气管
  - 可见于叶、段支气管
- 形态学
  - 局限性或弥漫性
  - 类圆形小结节，或斑块样，可融合
  - 大小约 1 ~ 5mm

X 线表现

- X 线胸片多数无异常征象，对气道病变敏感性差
- 中重度病变可见气管呈扇贝样或结节样或不规则不对称性狭窄
- 其他继发表现
  - 肺膨胀不全、阻塞性肺炎、支气管扩张

CT 表现

- 气管、支气管壁增厚和黏膜边缘不规则
- 管壁圆形或不规则高密度钙化小结节
- 结节只出现在气管两侧壁和前壁，气管后壁不受累
- 中重度病变时管腔狭窄、变形
- MPR 重建清楚显示病变的范围和分布，及有无合并症存在（图 2-7-1、图 2-7-2）

MRI 表现

- 轻度病变无异常
- 中重度病变
  - T1 和 T2 加权像显示弥漫性不规则气管和大支气管管壁增厚

- ○ 病变管壁表现为中等强度信号
- ○ 管壁点状低强度信号，提示钙化

推荐影像学检查

- 最佳检查法：薄层 CT、MPR 重建

【鉴别诊断】

支气管结核

- 管腔狭窄范围较长，呈多叶段分布
- 管腔狭窄扩张相间隔
- CT 显示管壁多为中心性环状增厚，可有点、条状钙化
- 管腔内常有不强化的软组织或钙化物充填

- 肺部可发现结核病灶

气管支气管淀粉样变

- CT 显示管壁波浪状不均匀弥漫 / 局限增厚
- 管腔环状或不对称狭窄
- 可出现管壁弥漫性或结节性的钙化，可累及后壁

气管支气管复发性多软骨炎

- 病变以声门下方较多见
- 管壁增厚，管腔狭窄
- 管壁钙化仅局限于气管软骨环处，较弥漫，很少呈结节状

诊断与鉴别诊断精要

- 薄层 CT 显示气管支气管壁高密度小结节
- 结节出现在气管两侧壁和前壁，后壁不受累
- 支气管镜检查确诊

重点推荐文献

[1] Al-Busaidi N，Dhuliya D，Habibullah Z．Tracheobronchopathia Osteochondroplastica：Case report and literature review [J]．Sultan Qaboos Univ Med J，2012，12（1）：109-112．

[2] Tatar D，Senol G，Demir A，et al. Tracheobronchopathia osteochondroplastica：four cases[J]．Chin Med J(Engl)，

2012，125（16）：2942-2944．

[3] Jabbardarjani HR，Radpey B，Kharabian S，et al．Tracheobronchopathia osteochondroplastica：presentation of ten cases and review of the literature [J]．Lung，2008，186（5）：293-297．

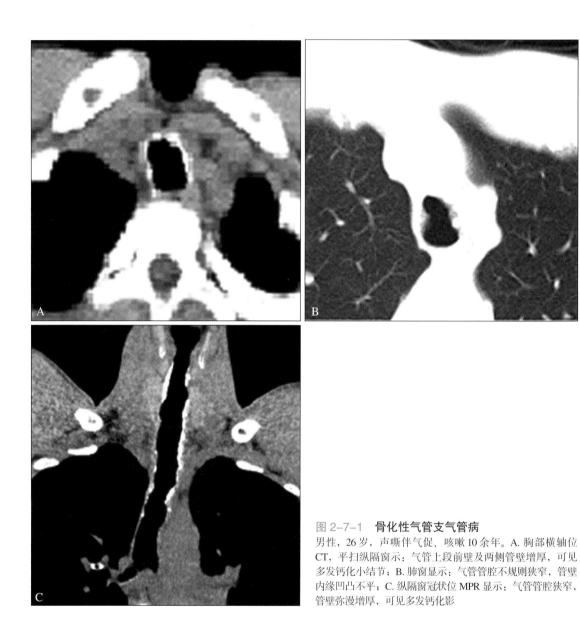

图 2-7-1　**骨化性气管支气管病**

男性，26 岁，声嘶伴气促、咳嗽 10 余年。A. 胸部横轴位 CT，平扫纵隔窗示：气管上段前壁及两侧管壁增厚，可见多发钙化小结节；B. 肺窗显示：气管管腔不规则狭窄，管壁内缘凹凸不平；C. 纵隔窗冠状位 MPR 显示：气管管腔狭窄，管壁弥漫增厚，可见多发钙化影

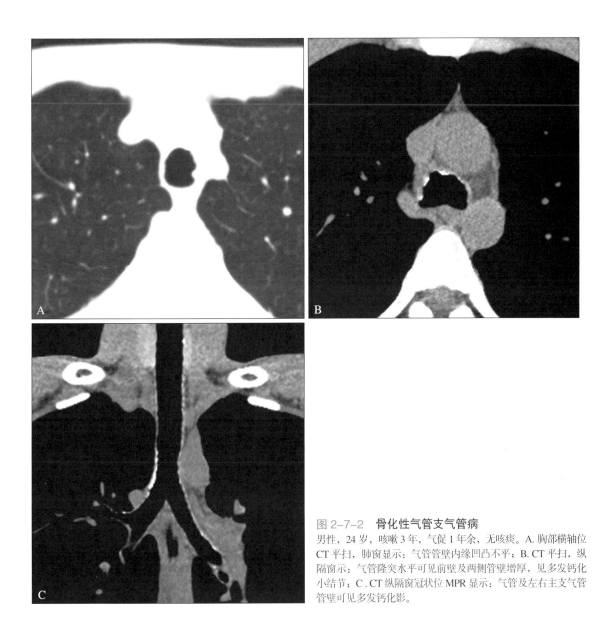

图 2-7-2　骨化性气管支气管病

男性，24 岁，咳嗽 3 年，气促 1 年余，无咳痰。A. 胸部横轴位 CT 平扫，肺窗显示：气管管壁内缘凹凸不平；B. CT 平扫，纵隔窗示：气管隆突水平可见前壁及两侧管壁增厚，见多发钙化小结节；C. CT 纵隔窗冠状位 MPR 显示：气管及左右主支气管管壁可见多发钙化影。

（曾庆思　陈　淮）

第8节 气管支气管异物

【概念与概述】

气管支气管异物（foreign body in trachea and bronchus）是指经口吸入到气管支气管内的物体

- 耳鼻咽喉科常见急危疾病之一
- 多见于5岁以下儿童
- 严重性取决于异物的性质和造成气道阻塞的程度，轻者可致肺部损害，重者可窒息死亡

【病理与病因】

一般特征

- 一般发病机制
  - 解剖学特点决定了呼吸道异物较易进入右主支气管
    - 气管、支气管由软骨环、结缔组织与平滑肌组成，呈长期开放的管腔
    - 左主支气管长，稍细，位置较水平，与气管纵轴延长线约成40°～55°
    - 右主支气管较粗短，较倾斜，与气管纵轴的延长线约成20°～30°
- 病因学
  - 常见吸入异物的种类
    - 小玩件：玻璃珠、钢珠、钱币、笔套、珍珠、塑料小件、义齿
    - 食物：动物骨头（鸡骨、鱼骨）、花生米、黄豆、玉米粒、瓜子
- 病理生理
  - 异物占据管腔，引起气管支气管阻塞
    - 不完全性阻塞：肺炎，肺气肿
    - 完全性阻塞：肺不张
  - 局部黏膜刺激，充血、炎症，长期可致肉芽组织增生
    - 光滑性异物如玻璃球、不锈钢珠，因对气管黏膜刺激轻，炎症反应轻
    - 矿物性异物如珠宝，炎症反应较轻
    - 动物性异物如鸡骨，炎症反应较重
    - 植物性异物如花生，因含游离脂肪酸，对黏膜刺激重，炎症反应较重
    - 尖锐异物如图钉，进入气管时，可损伤黏膜，出现局部黏膜出血，继之充血肿胀

流行病学

- 多见于5岁以下儿童

【临床表现】

表现

- 最常见体征/症状
  - 突然剧烈呛咳、短暂憋气
  - 感染时，发热、咳嗽、咳痰
  - 气管内较大且活动的异物，在颈部气管部位有时可听到异物拍击音
  - 触诊时可有异物碰撞气管壁而引起的轻微振动感
  - 主支气管内的异物偏于一侧，听诊时患侧肺呼吸音降低或消失
  - 并发肺部炎症时，可闻及水泡音，大多数病例可闻及哮鸣音
- 临床分期
  - 异物进入期：进食中突然发生呛咳、剧烈阵咳，严重者窒息、死亡
  - 安静期：若异物较小，刺激性不大，或进入支气管内，症状可轻微，甚至消失
  - 刺激或炎症期：如异物对气管黏膜有明显的刺激作用，出现持续性咳嗽
  - 并发症期：异物嵌顿在一侧支气管内，造成支气管阻塞、感染、肺不张或肺气肿，引起呼吸困难和缺氧

纤维支气管镜

- 气管支气管内异物，如玻璃珠、鸡骨、花生等
- 黏膜充血、肿胀
- 长期异物存留者，肉芽组织或纤维组织增生，将异物包绕，引起支气管堵塞

疾病人群分布

- 年龄：可发生于任何年龄段，但以5岁以下最为常见
- 性别：男女发病率相近

自然病史与预后

- 多有异物吸入史及典型异物吸入症状
- 重者可窒息死亡
- 气管异物停留越久危害越大，易引起继发感染、肺不张或肺气肿等
- 气管异物均应尽早取出，以避免或减少发生窒息和其他并发病的机会

治疗

- 直接喉镜或支气管镜取出异物
- 支气管镜钳取有困难者需开胸取出
- 抗感染、支持治疗
- 有并发症者应迅速作出相应的治疗

【影像表现】

概述

- 最佳诊断依据：X线或CT见高密度异物或肺不张、肺气肿（图2-8-1、图2-8-2）
- 部位
  - 呼吸道异物较易进入右主支气管

X线表现

- 常规X线检查在气道异物诊断中起着重要作用
  - 不透X线异物可在透视或摄影时直接显示其大小、形状及部位
  - 透视下见到异物在气管内随呼吸上下移动
  - 根据肺气肿、肺不张的位置及范围，以及纵隔摆动等情况，可间接推断异物的位置
- 切忌在常规X线检查未见明显异常后而草率作出无气管异物的诊断

CT表现

- 平扫
  - CT扫描能清晰地显示气管支气管内异物的大小、形态、密度和所在的位置
    - 小玩件异物常为高密度
    - 食物如花生、玉米、肉类常为软组织密度
  - 异物所在管腔狭窄，管壁增厚，部分见黏液和或软组织影
  - 异物阻塞支气管征象
    - 不完全阻塞：肺气肿、肺炎
    - 完全阻塞：肺不张
  - MPR重建能够更直观、更清楚地显示气管内异物及肺气肿、肺不张等

推荐影像学检查

最佳检查方法：薄层螺旋CT扫描，MPR重建

【鉴别诊断】

支气管炎症

- 幼儿，因支气管炎症，黏液阻塞叶、段支气管，引起肺炎或肺气肿
- 无呛咳史
- 无高密度异物影
- 较难与食入异物如花生、瓜子鉴别，后者有异物吸入史或呛咳史

支气管结核

- 幼儿少见，成年多见，尤其是年轻妇女
- 管腔狭窄范围较长，呈多叶段分布
- 管腔狭窄与扩张相间隔
- CT显示管壁多为中心性环状增厚，可有点、条状钙化
- 管腔内常有不强化的软组织或钙化物充填
- 肺部发现结核病灶

诊断与鉴别诊断精要

- 多有异物吸入史及典型异物吸入症状，如呛咳
- 薄层CT显示气管支气管腔内高密度异物影
- 支气管镜检查确诊

典型病例

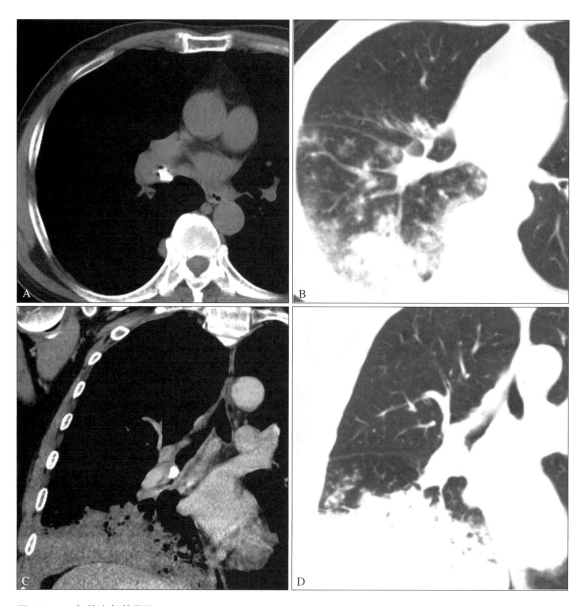

图 2-8-1　气管支气管异物

A. 患者，男性，32 岁，反复呛咳 1 月余，外院诊断为"右下肺炎"，抗感染治疗效果不佳。CT 纵隔窗横断位显示右下肺支气管开口处高密度影；B. CT 肺窗横断位显示右下肺阻塞性肺炎、肺不张；C. CT 纵隔窗 MPR 重建示支气管异物位于右下肺支气管开口处；D. CT 肺窗冠状位 MPR 重建显示右下肺阻塞性肺炎、肺不张

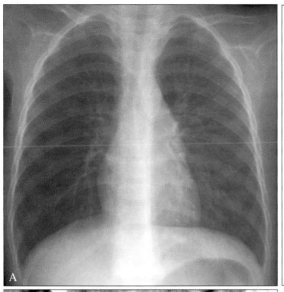

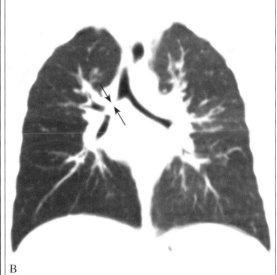

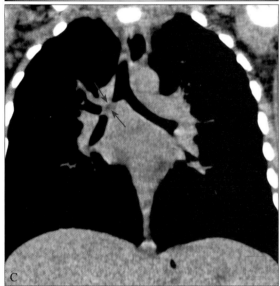

图 2-8-2　气管支气管异物

A. 男性，2 岁，因"进食花生后剧烈呛咳，反复咳嗽、喘息 3 月余，加重伴发热 5 天"入院。X 线显示右肺透亮度明显较对侧增加，肺气肿；右肺上下叶支气管显示不清；B. CT 扫描肺窗示右肺上、下支气管分叉处连续性中断（箭头）；右肺充气过度，较对侧透亮度明显增高；CT 扫描纵隔窗示右肺上、下支气管分叉处软组织密度影占据，考虑等或稍低密度异物占据（箭头）（该患者后经支气管镜在右侧段支气管分叉处取出 0.8cm×0.5cm 花生米一粒）

（曾庆思　朱光斌）

重点推荐文献

[1] Sentürk E，Sen S. An unusual case of foreign body aspiration and review of the literature [J]. Tuberk Toraks，2011，59（2）：173-177.

[2] Fidkowski CW，Zheng H，Firth PG. The anesthetic considerations of tracheobronchial foreign bodies in children：a literature review of 12，979 cases [J]，Anesth Analg，2010，111（4）：1016-1025.

[3] Swanson KL，Edell ES.Tracheobronchial foreign bodies [J]. Chest Surg Clin N Am，2001，11（4）：861-872.

第9节　医源性气管缩窄

【概念与概述】

医源性气管缩窄（iatrogenic tracheal stenosis）是由医疗行为导致气管腔局限性狭窄
- 主要以气管壁局限性增厚或塌陷及纤维肉芽组织增生为特征

【病理与病因】

一般特征
- 病因学
  - 气管切开
  - 气管插管术
- 发病机制
  - 气管切开后气管狭窄
    - 部位过高，损伤第1软骨环，致环状软骨炎性坏死
    - 切除过多的气管前壁组织
    - 气管导管压迫气管前壁，引致切口上方组织向内塌陷
    - 气管导管外连接的管道过重压迫气管壁，致组织受压坏死
    - 用以封闭气管腔的气管导管外气囊充气过多、压力过高或未定时放气，压迫气管壁导致组织糜烂坏死
  - 气管插管术后气管狭窄
    - 穿透性或钝性的气管损伤、撕裂，气管壁修复时纤维性增生
    - 应用免疫抑制剂后吻合口继发感染，约占术后患者12%～17%

大体病理及手术所见
- 气管壁局限性增厚
- 气管塌陷
- 纤维肉芽组织增生
- 黏膜糜烂或水肿

显微镜下特征
- 炎性细胞浸润，气管纤毛细胞凋落，黏膜上皮化生
- 纤维肉芽组织增生

流行病学
- 气管切开及插管术后超过7天者气管局部损伤发生率高达94.5%

- 约9%患者临床证实为显著狭窄需要进一步处理

【临床表现】

表现
- 大部分患者无症状
- 常见体征/症状
  - 气促、刺激性干咳、喘鸣、呼吸困难
  - 体力活动时加重
  - 药物治疗无明显效果
- 临床病史：有气管切开或气管插管病史

纤维支气管镜
- 气管管腔偏侧性或环状狭窄
- 黏膜充血水肿
- 息肉样结节突出

疾病人群分布
- 无特殊发病年龄
- 发病与性别无明显差异

治疗
- 一般行纤维支气管镜烧灼
- 严重的需放气管支架

【影像表现】

概述
- 最佳诊断依据：气管管腔偏侧性或环状狭窄，腔内见息肉状结节（图2-9-1）
- 部位
  - 气管上段前壁
- 形态学
  - 局限性管壁塌陷
  - 局限性管壁增厚

X线表现
- X线胸片
  - 多数无异常征象
  - 中重度病变表现为气管上段狭窄
- CT表现
  - 气管腔偏心性或环状狭窄
  - 气管壁局部增厚，边缘较规则
  - 管腔内息肉样结节
  - MPR重建显示清楚
- MRI表现

○ 轻度病变无异常

○ 中重度病变管腔狭窄

○ T1WI 和 T2WI 像显示局部病变管壁为中等强度信号

推荐影像学检查

● 最佳检查法：薄层 CT、MPR 重建

【鉴别诊断】

支气管结核

● 管腔狭窄范围较长，多累及多个叶段支气管

● 管腔狭窄与扩张相间隔

● CT 显示管壁多为中心性环状增厚，可有点、条状钙化

● 管腔内常有不强化的软组织或钙化物充填

气管支气管淀粉样变

● 管腔弥漫性狭窄多见，局部狭窄少见

● CT 显示管壁波浪状不均匀增厚

● 管壁弥漫性或结节性的钙化

气管支气管复发性多软骨炎

● 局限性病变较少见，以声门下方较多

● 弥漫性病变多见，管壁增厚，管腔狭窄

● 管壁钙化仅局限于气管软骨环处

气管肿瘤

● 气管壁局限性或广泛性病变

● 管壁不对称性增厚，管腔不规则性狭窄

● 良性肿瘤边缘光整

● 恶性肿瘤常呈菜花状

● 腔内或腔外或腔内外可见偏侧性软组织肿块

● 增强后软组织肿块有较明显强化

诊断与鉴别诊断精要

● CT 显示气管上段局部管腔狭窄

● 有气管切开或气管插管病史

典型病例

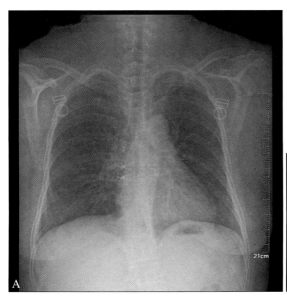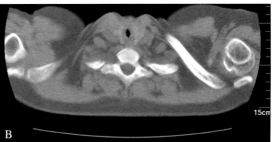

图 2-9-1　气管缩窄

女性，23 岁，开颅血肿清除术后 4 个月，气管狭窄 2 个月，既往曾行气管切开术。A. 胸部平片示气管上段明显狭窄；B. 横断位，中间窗，气管最狭窄平面

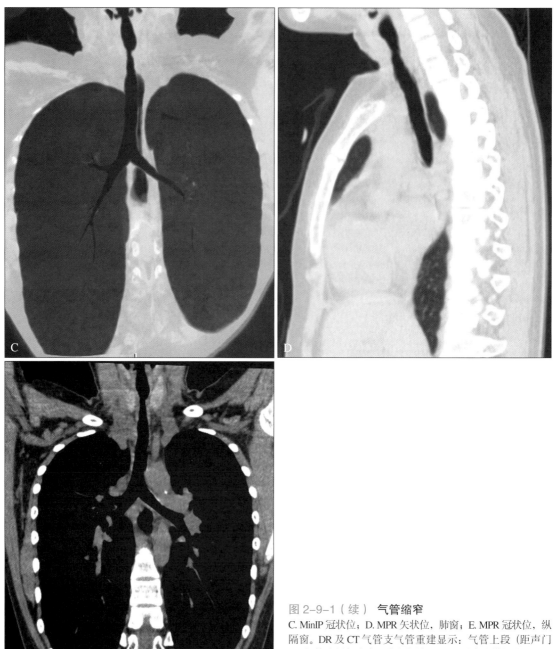

图 2-9-1（续） 气管缩窄

C. MinIP 冠状位；D. MPR 矢状位，肺窗；E. MPR 冠状位，纵隔窗。DR 及 CT 气管支气管重建显示：气管上段（距声门 2cm）管腔局部变窄，病变长约 2.5cm，最窄处横径约 0.8cm，以冠状面狭窄为主，管壁轻度均匀增厚，狭窄内壁光滑

（曾庆思　胡文清）

重点推荐文献

[1] Szyfter W，Wierzbicka M，Gawecki W，et al. The reasons of laryngo-tracheal stenosis：a review of literature and analysis of 124 patients [J]. Otolaryngol Pol，2009，63（4）：338-342.

[2] Brigger MT，Boseley ME. Management of tracheal stenosis [J]. Curr Opin Otolaryngol Head Neck Surg，

2012.doi：10.1097/MOO. 0b013e328358566d.

[3] Ahn D，Heo SJ，Park JH，et al. Tracheoesophageal fistula with tracheal stenosis resulting from retained esophageal foreign body [J]. Auris Nasus Larynx，2011，38（6）：753-756.

第 10 节 气管憩室

【概念】

气管憩室（tracheal diverticulum）是指气管壁局部向外膨出的良性病变。

- 气管壁先天性薄弱，是一种先天性气管发育畸形
- 又称为气管囊样膨出、气管黏膜疝样突出、先天性气管憩室

【病理与病因】

一般特征

- 病因
  - 先天性气管壁发育不良，壁薄弱
    - 大部分位于气管右后壁，气管左后壁因与食管紧邻，不易发生
    - 气管后壁气管软骨环的缺口处或气管的膜部亦为好发部位
  - 后天性憩室的形成与长期咳嗽、肺气肿等管腔内压增高有关

大体病理及手术所见

- 气管黏膜通过气管软骨间或管腔后壁肌层薄弱处向外形成囊状突出

显微镜下特征

- 先天性憩室壁包含复层纤毛柱状上皮、平滑肌、软骨 3 种正常气管壁的结构
  - 气管、支气管的弹力纤维及肌纤维缺损
- 后天性憩室内衬复层纤毛柱状上皮，不含平滑肌、软骨等其他成分
  - 多为宽开口，可沿气管各处发生

【临床表现】

表现

- 最常见症状 / 体征
  - 常无症状
  - 合并感染时出现咳嗽、咳痰、咯血、胸痛
  - 部分患者易反复继发肺炎或支气管肺炎
- 其他症状 / 体征
  - 可与肺部或其他脏器先天性畸形并存，如支气管囊肿、巨大支气管、右位心、肝囊肿等

治疗

- 合并感染，出现症状时进行抗感染治疗

【影像表现】

概述

- 最佳诊断依据：气管旁不规则或类圆形气体密度影，与气管相通
- 部位：大部分位于气管右后部，有时在气管隆突处可见

X 线表现

- X 线胸片
  - 常规胸部 X 线检查对气管憩室的诊断价值不大

CT 表现

- 表现为气管旁不规则或类圆形气体密度影（图 2-10-1、图 2-10-2）
  - 薄层扫描及三维重建图像示低密度气体影与气管相通，为特征性表现
  - 一般大小 3 ~ 35mm，多为单发，少数多发
  - 憩室内均为气体，无液体及气液平，壁菲薄，外缘光整，壁内缘光整或不整，可有皱褶样或分隔状改变

推荐影像学检查

- 薄层 CT、MPR 重建

【鉴别诊断】

气管性支气管

- 叶或段支气管直接开口于气管的一种气道的先天发育异常
- 气管右侧壁多见

气管囊肿

- 气管旁类圆形密度增高影，绝大多数为水样密度，极少数为软组织密度
- 边缘光滑
- 增强 CT 扫描不强化

颈部皮下气肿

- 外伤或肺部及胸膜病变致胸膜破裂，气体进入颈部肌肉间隙所致
- 为散在、形态不一气体阴影，触诊时呈握雪感
- 多有外伤史，伴有气胸和纵隔气肿等

肺尖疝

- 肺组织突出于胸膜外的良性病变
- 又称颈疝、肺尖膨出征
- 因 Sibson's 筋膜缺损或薄弱，肺组织向上突破而疝入颈部常呈"山峰"样，其底部与肺组织相连，一般与气管距离较远

> **诊断与鉴别诊断精要**
> - CT 显示气管旁不规则或类圆形气体密度影，与气管相通
> - 无外伤史

典型病例

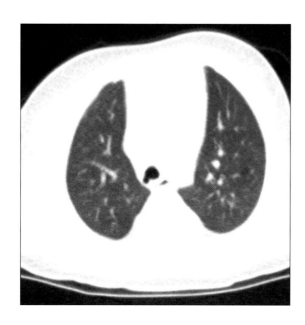

图 2-10-1 气管憩室
女性，55 岁，咳嗽 2 个月，胸部横轴位 CT 显示气管右后方小圆形气体密度影，与气管相通（本例由中国医科大学附属盛京医院放射科林爱军教授提供）

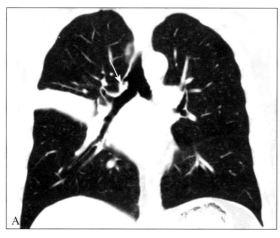
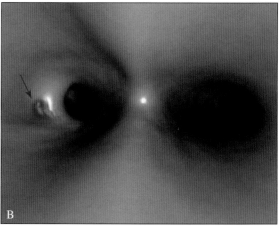

图 2-10-2 气管憩室
男性，62 岁，胸痛 3 个月，咳嗽 2 个月。A. MSCT 冠状位 MPR 重建显示气管右旁不规则气体影（箭头），远端为盲端；近端与气管腔相通；B. MSCT 仿真内镜显示右上叶气管壁局部凹陷（箭头）

（曾庆思 蓝日辉）

重点推荐文献

[1] Sharma BG. Tracheal diverticulum：a report of 4 cases [J]. Ear Nose Throat J，2009，88（1）：E11.

[2] Soto-Hurtado EJ，Peñuela-Ruíz L，Rivera-Sánchez I，et al. Tracheal diverticulum：a review of the literature [J]. Lung，2006，184（6）：303-307.

[3] Smelley CL，Bowen R，Nathan CO. Intermittently symptomatic tracheal diverticulum：a case of a rare clinical phenomenon [J]. Ear Nose Throat J，2011，90（9）：E10-12.

第11节　先天性支气管闭锁

【概念与概述】

先天性支气管闭锁（congenital bronchial atresia）是指段或亚段支气管先天性局部闭塞畸形，而远端支气管结构正常，是一种较常见的气管支气管发育畸形

- 通常为1个段支气管受累
- 闭塞支气管的远端为发育正常的支气管，常被黏液充填扩张形成支气管囊肿

【病理与病因】

一般特征

- 病因学
  - 学说之一：胎儿发育期间，支气管芽的不连续细胞
    - 在妊娠5～6周期间，发育中的细胞集簇与支气管芽不通，但仍继续分支
  - 学说之二：胎儿发育期间，血管损伤
    - 在妊娠5～15周期间，血管损伤导致支气管局部损伤
- 发病机制
  - 局部支气管闭锁，远端支气管发育正常，肺组织通过肺泡的Kohn孔、支气管肺泡管（Lambert管）、细支气管间小管（Martin管）进行侧支通气
  - 呼气时侧支通气量比吸气时明显减少，形成活瓣样结构，肺泡内逐渐产生过量气体并潴留，导致局部肺气肿
  - 由于支气管黏膜分泌正常，却不能正常排出，因此闭锁处远端支气管内聚集形成黏液栓，并形成囊肿
- 流行病学
  - 是较常见的先天性气管支气管畸形

大体病理及手术所见

- 闭锁的支气管结构紊乱，管腔消失
- 闭锁远端支气管内黏液栓、支气管囊肿，肺气肿

显微镜下特征

- 闭锁远端支气管及肺组织表现为非特异性炎症

【临床表现】

表现

- 大部分无症状
- 部分患者出现反复感染
  - 咳嗽，咳痰
- 其他临床症状/体征
  - 受累肺段呼吸音减低或出现哮鸣音

疾病人群分布

- 多见于青年
- 男：女 =2

治疗

- 合并感染时抗感染治疗
- 反复感染，抗炎效果不佳，可行手术切除

【影像表现】

概述

- 最佳诊断依据：支气管闭锁
- 部位：常见段支气管，也可是叶支气管或亚段支气管
  - 左肺上叶尖后段最常见（50%）
  - 其次为右肺上叶（20%），再次两下叶（15%），右肺中叶较少见
- 形态学
  - 段支气管闭锁
  - 闭锁远端支气管黏液栓、支气管囊肿、肺气肿

X线表现

- X线胸片
  - 三联征
    - 肺门附近圆形或卵圆形的致密肿块，边缘清楚
    - 相应肺段过度充气
    - 相应肺段的肺纹理稀疏

- 支气管囊肿
  - 肺门附近圆形肿块，有时肿块远端可见指套样结构（为扩张支气管内的黏液栓）
  - 分支状密影，类似指套征
  - 囊肿纵轴指向肺门
  - 气 – 液平面不常见

CT 表现

- 三联征：支气管囊肿、肺过度充气和肺纹理变细、灌注减少
- 薄层 CT 有时显示段支气管狭窄、闭锁
- 肺门旁类圆、分支状密度增高影或呈多发、按支气管树分布的指套样密度增高影（图 2-11-1）
  - 因内含黏液样物质，密度常较低
  - 也可钙化
  - 增强扫描不强化
- 相应肺叶肺气肿，CT 呼气相空气潴留
- 薄层 CT 扫描、MPR 和三维重建有利于显示病变

MRI 表现

- T1WI
  - 囊肿呈高信号，提示囊肿内含有较高的蛋白质成分
- T2WI
  - 囊肿呈高信号，提示内容物为液体

推荐影像学检查

- 最佳检查法：薄层 CT、MPR 重建

【鉴别诊断】

支气管肺癌合并黏液阻塞

- CT 增强显示强化的肿瘤组织
- 远端支气管黏液栓不强化
- 相应肺叶阻塞性肺炎，或膨胀不全
- MRI 可见支气管内肿瘤组织信号（T1WI 等信号、T2WI 高信号），远端支气管黏液栓信号（T1WI 低信号、T2WI 高信号）

叶内型肺段隔离症

- 常见两肺下叶
- 肿块较大，可为不规则肿块
- 体循环动脉供血
- 可有远侧肺气肿

支气管内异物

- CT 显示不透 X 线异物，其远端可继发支气管黏液栓形成
- 可有阻塞性肺气肿，无支气管囊肿
- 有异物吸入史

支气管囊肿

- 多为光滑的圆形囊肿或空腔，可含液、含气增强扫描不强化

诊断与鉴别诊断精要

- 薄层 CT 显示段支气管狭窄、闭锁，远端支气管黏液栓或囊肿，相应肺叶肺气肿
- 病变常局限在一个肺段

典型病例

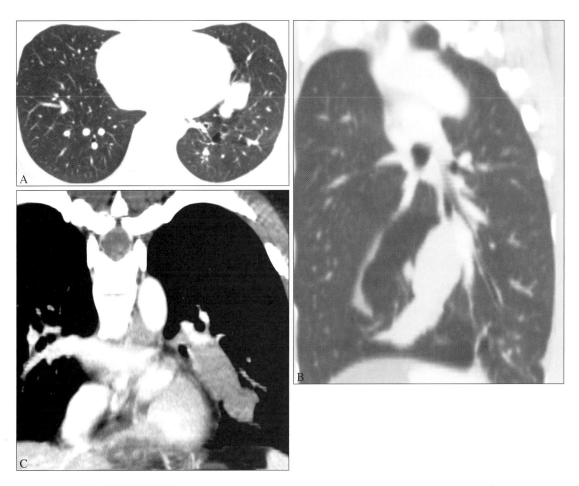

图 2-11-1　先天性支气管闭锁

女性，34 岁，咳嗽，咳痰 1 周。A. 胸部横轴位 CT 显示左下叶前基底段树枝状结节影，水样密度，周围可见肺气肿；B. 矢状位 MPR 重建，左下肺条形分支状水样密度影，周围肺段见肺气肿，肺纹理稀疏；C. 冠状位 MPR 重建，左下肺条形分支状水样密度影，增强后无强化

（曾庆思　蓝日辉）

重点推荐文献

[1] Pedicelli G，Ciarpaglini LL，De Santis M，et al.
Congenital bronchial atresia（CBA）. A critical review of
CBA as a disease entity and presentation of a case series [J].
Radiol Med.2005，110（5-6）：544-553.

[2] Mori M，Kidogawa H，Moritaka T，et al. Bronchial
atresia：report of a case and review of the literature [J].

Surg Today，1993，23（5）：449-454.

[3] Matsushima H，Takayanagi N，Satoh M，et al.
Congenital bronchial atresia：radiologic findings in nine
patients [J]. J Comput Assist Tomogr，2002，26（5）：
860-864.

第 12 节 支气管扩张症

【概念与概述】

支气管扩张症（bronchiectasis）是指支气管及其周围肺组织的慢性炎症破坏管壁，导致支气管变形和管腔扩张

- 临床表现为慢性咳嗽、咳脓痰和反复咯血
- 多见于儿童和青年
- 大多数继发于急、慢性呼吸道感染和支气管阻塞后

【病理与病因】

一般特征

- 病因
  - 感染是最常见原因
    - 炎症破坏支气管管壁各层组织，尤其是平滑肌和弹性纤维，致管壁的支撑力量减弱，而发生管腔扩张
    - 炎症产生的大量分泌物淤积于支气管腔内，致管腔内压力升高，加重管腔扩张
  - 阻塞
    - 病因较多，包括支气管肿瘤、支气管肺结核、支气管异物、肿大淋巴结等导致支气管腔部分或完全阻塞
    - 阻塞远端引流不畅发生感染，导致支气管扩张
  - 先天性，少见
    - 先天性支气管发育障碍，包括 Kartagener 综合征、Williams-Campbell 综合征、气管支气管巨大症、黄指甲综合征等

大体病理及手术所见

- 支气管扩张分为柱状、囊状及混合状扩张
- 支气管腔内黏液栓

镜下特征

- 支气管黏膜表面溃疡形成，纤毛柱状上皮细胞鳞状化生或萎缩
- 支气管壁炎症细胞浸润，肌层、弹力组织及软骨遭受破坏，被纤维组织代替
- 支气管周围肺组织炎症变化、纤维化、机化和肺气肿

【临床表现】

表现

- 最常见体征 / 症状

- 典型症状：慢性咳嗽、咳大量脓痰及反复咯血
- 轻度支气管扩张可无症状
- 部分患者仅表现为反复咯血
- 其他体征 / 症状
  - 当反复感染，病变范围较广时，可并发阻塞性肺气肿、肺源性心脏病，并出现相应临床症状

自然病程及预后

- 预后取决于疾病病因的治疗，一般预后较好

治疗

- 病因治疗
  - 预防或去除引起支气管扩张的病因
- 保持呼吸道通畅，积极排痰
- 控制感染
- 手术
  - 支气管动脉栓塞以控制严重的咯血
  - 反复大咯血和感染，经药物治疗不易控制，全身情况良好，可行手术切除病灶
  - 个别病例，肺移植

【影像表现】

一般特征（图 2-12-1 ~ 图 2-12-12）

- 最佳诊断依据：支气管直径大于相邻肺动脉
- 形态：囊状、柱状、静脉曲张样
- 内容物：空气、液体或黏液

X 线表现

- X 线平片：无特征性
  - 轻度者表现正常
  - 感染时受累肺纹理增粗、模糊
  - 较严重者，支气管壁增厚明显，呈平行的线状，即"轨道征"
  - 病变严重者，支气管管腔充盈浓液或黏液时
    - 管状或卵圆形致密影
    - 指套征
    - 多发薄壁的环状影，可见气液平面
    - 蜂窝征
  - 其他表现：炎症、段或亚段肺不张
    - 斑片状模糊影

CT 表现

- 支气管管腔扩张

- ○ 支气管／肺动脉比率增加，即印戒征
  - 正常人群中，支气管／肺动脉比率（B/A）为 0.62±0.13
  - 当 B/A 比率＞1.5 时，提示支气管扩张
- 支气管轮廓异常
  - ○ 柱状扩张：扩张支气管近端和远端内径均匀
  - ○ 囊状扩张：呈类圆形，可呈软组织密度或见气液平面
    - 多个囊腔集成一簇时，可呈"葡萄样"
  - ○ 静脉曲张样扩张：呈"串珠样"，扩张与狭窄相互交替
- 支气管逐渐变细征象消失
  - 是支气管扩张最早、最敏感的征象
- 周围细支气管扩张
  - ○ 肺外周胸膜下 2cm 区域内见支气管影，或呈结节状"V"和"Y"形致密影
    - 正常情况下，肺外周胸膜下 2cm 区域内的气道一般不显示
- 并发征象
  - ○ 支气管管壁炎症致管壁增厚，无特异性
  - ○ 支气管黏液栓塞，呈"Y"形、"V"形或分支状致密影
  - ○ 扩张支气管远端肺组织的改变
    - 肺实变：呈斑片状致密影
    - 树芽征：常见于扩张支气管的周围，但无特异性
    - 马赛克灌注和空气潴留
    - 肺叶或段不张：继发于支气管阻塞或其周围纤维瘢痕性肺不张
- 阻塞病因的影像
  - ○ 中央型肺癌：管腔内或外肿块，可强化
  - ○ 肺结核：纤维、增殖灶，阻塞和牵拉同时存在
  - ○ 支气管异物、支气管结石：管腔内见高密度影
  - ○ 变态反应性支气管肺曲霉菌病（allergic bronchopu-lmonary aspergillosis，ABPA）：中央支气管扩张和黏液嵌塞，外周支气管正常
  - ○ 肺门淋巴结增大：压迫支气管

推荐影像学检查
- 最佳检查方法：薄层 CT 平扫

【鉴别诊断】

肺炎
- 急性肺炎实变肺组织内常见支气管扩张
  - ○ 并非真正支气管扩张，为假性支气管扩张或功能性支气管扩张
  - ○ 炎症吸收 3～4 个月后，支气管可恢复正常

肺内囊性疾病
- 囊状支气管扩张可与囊性肺疾病相混淆
- MPR 重建，了解是否与支气管相通，有助于鉴别
- 多发肺囊肿
  - ○ 囊相对较大，囊壁较薄，较少有液平面
  - ○ 囊不与气管相通，周围肺纹理清晰
- 肺气囊
  - ○ 多见于金黄色葡萄球菌肺炎
  - ○ 变化快，常随炎症吸收而消失
  - ○ 病变周围常伴肺内浸润灶或脓肿
- 朗格汉斯细胞增生症
  - ○ 多发不规则囊，类似支气管扩张，但与支气管走向不一致
  - ○ 主要位于上肺
  - ○ 常伴有实性结节

诊断与鉴别诊断精要

- 薄层 CT 显示支气管直径比伴行肺动脉宽，支气管／肺动脉比率大于 1.5
- 支气管扩张分三型：柱状、囊状、静脉曲张状
- 阻塞因素所致的支气管扩张，注意病因的查找

典型病例

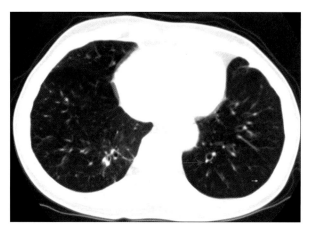

图 2-12-1　左下肺支气管扩张症
印戒征，左下肺箭头所指

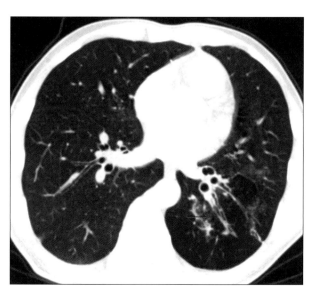

图 2-12-2　左下肺柱状支气管扩张症
箭头所指

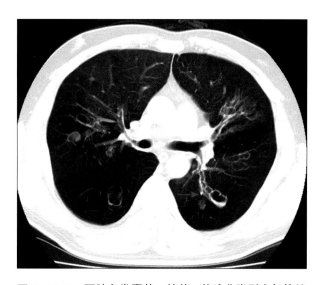

图 2-12-3　两肺多发囊状、柱状、静脉曲张型支气管扩张症

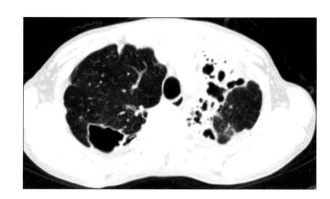

图 2-12-4　结核性支气管扩张症
两上肺见囊状和柱状支气管扩张

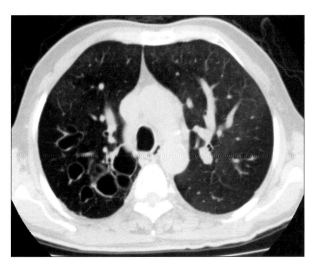

图 2-12-5　双上肺马赛克灌注、右肺上叶囊状支气管扩张症

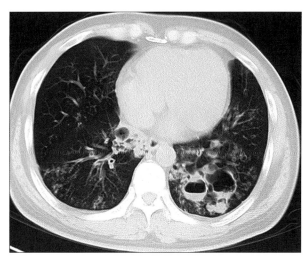

图 2-12-6　左下肺囊状支气管扩张症
两下肺树芽征，左下肺囊状支扩，部分伴气液平

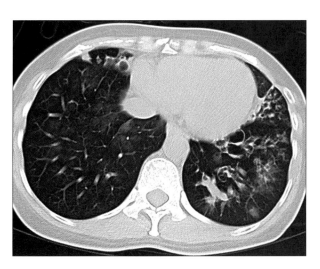

图 2-12-7　右中叶、左舌叶、左下肺支气管扩张症
印戒征，左下肺后基底段支气管黏液栓

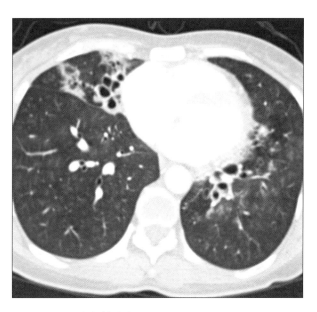

图 2-12-8　支气管扩张症
右肺中叶支气管扩张症、实变，左下肺支气管扩张症

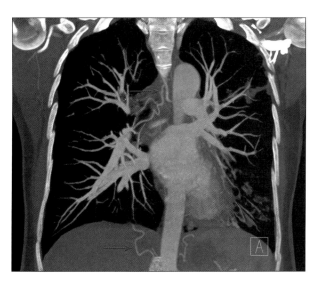

图 2-12-9　右侧支气管动脉增粗

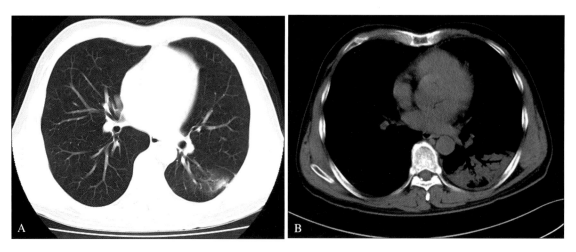

图 2-12-10　假性支气管扩张症
A. 假性支气管扩张症治疗前，女性，发热 5 天，左下肺背段实变影中见支气管充气征；B. 肺炎治疗后，炎症大部分吸收，支气管充气征消失

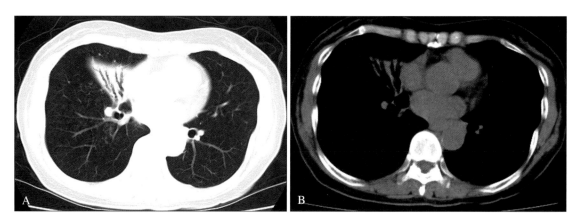

图 2-12-11　支气管扩张症
A. 右肺中叶炎症伴支气管扩张；B. 同 11A，纵隔窗，右中肺支气管扩张

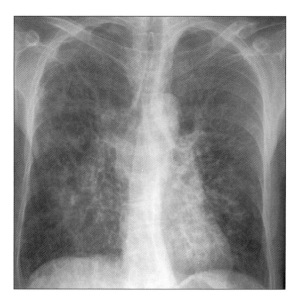

图 2-12-12　两肺多发支气管扩张症
两中下肺野呈蜂窝状或卷发状

（曾庆思　刘勇彬）

重点推荐文献

[1] Rademacher J, Welte T. Bronchiectasis-diagnosis and treatment [J]. Dtsch Arztebl Int, 2011, 108 (48): 809-815.

[2] Feldman C. Bronchiectasis: new approaches to diagnosis and management [J]. Clin Chest Med, 2011, 32 (3):

535-546.

[3] Martínez García MÁ, Máiz Carro L, et al. Treatment of non-cystic fibrosis bronchiectasis [J]. Arch Bronconeumol, 2011, 47 (12): 599-609.

第13节　肺囊性纤维化

【概念与概述】

囊性纤维化（cystic fibrosis，CF）是一种侵犯多脏器的遗传性疾病

- 囊性纤维化，也称为黏液黏稠病
- 常染色体隐性遗传性疾病，是调控氯离子转运的基因突变
- 外分泌腺功能紊乱，黏液腺增生，分泌液黏稠
  - 外分泌腺的分泌物异常（如唾液腺、汗腺、胰腺、支气管树、大肠）
  - 黏稠的黏液分泌物可影响多个器官，主要为肺及胰腺
- 白种人发病率较高，约占成人支气管扩张病的25%；非洲裔及亚洲裔罕见

【病理与病因】

一般特征

- 遗传性：常染色体隐性遗传
  - 位于第7对染色体长臂上的基因突变
  - 调节氯离子通过细胞膜的转运发生障碍

病因学

- 氯离子跨膜转运异常
  - 气道内氯离子的分泌减少，钠离子的过度重吸收致水分不足
  - 气道黏液黏稠

发病机制

- 出生时呼吸道无病变发现
- 最早的病灶为小支气管和毛细支气管被黏稠的黏液阻塞，导致气道感染
- 支气管炎及细支气管炎反复发作，破坏支气管壁，引起支气管扩张、肺不张
- 病变反复发作，逐渐引起肺部广泛纤维化和阻塞性肺气肿，同时引起肺动脉高压，肺源性心脏病，最后导致心肺功能衰竭

显微镜下特征

- 无特异性组织学特征，主要是炎症改变

【临床表现】

表现

- 最常见体征/症状
  - 新生儿即可出现症状
  - 如患者病变较轻，可无明显症状，直到成人才可能被诊断
  - 症状与疾病的演变相并行
    - 反复发作咳嗽、咳痰，黏痰不易咳出
    - 大量脓痰、咯血，提示支气管扩张和肺脓肿可能
    - 后期肺部广泛纤维化、肺气肿：喘鸣、活动后气促、呼吸困难
- 病程后期常合并难治性感染
  - 铜绿假单胞菌、不典型分枝杆菌、假丝酵母菌、曲霉菌
- 其他症状/体征
  - 汗液氯离子检测试验阳性

自然病程及预后

- 多数患者可生存至40岁或以上
- 死亡多由于肺源性心脏病或咯血

治疗

- 控制感染、稀释呼吸道分泌物、体位引流痰液等
- 基因治疗
- 对咯血者可行支气管动脉栓塞
- 对严重的支气管扩张，可行手术治疗
- 肺移植

【影像表现】

概述

- 最佳诊断依据：弥漫性支气管扩张
- 部位
  - 主要位于上叶
  - 部分病例以右肺上叶为主

X线表现

- X线胸片
  - 对病变早期改变不敏感

- 主要用来随访动态观察病灶变化

CT 表现

- 最早表现：支气管壁增厚
- 最常见表现：支气管扩张（图 2-13-1）
  - 弥漫受累，以双上叶为主
  - 主要累及中央支气管或肺门旁支气管
  - 约 1/3 的支气管扩张仅限于中央支气管，即"中央支气管扩张"
  - 2/3 的病例中央和外周支气管同时存在异常
- 支气管黏液栓塞
  - 表现为小叶中央结节、管状、"V"形或"Y"形阴影
- 肺
  - 空气潴留征，常见于呼气相扫描
    - 过度充气为早期表现
    - 肺马赛克样灌注
  - 肺实变
    - 合并肺炎或肺不张
  - 后期可见肺气肿或肺大泡，主要分布在肺上叶胸膜下，易发生气胸
- 心脏
  - 病史较长的病例可出现肺动脉高压、肺源性心脏病

血管造影表现

- 支气管动脉造影：支气管动脉增粗、迂曲

推荐影像学检查

- 最佳检查方法：HRCT

【鉴别诊断】

Kartagener 综合征

- 原发性纤毛运动障碍，纤毛对黏液的处理差，形成支气管扩张
- 多数患者于儿童期起病
- 支气管扩张，好发于中叶、舌叶和下叶
- 常合并内脏转位及鼻窦炎

变应性支气管肺曲霉菌病

- 上叶中央支气管扩张为主
  - 早期支气管扩张是可逆的
- 早中期病灶呈游走性
- 支气管痰栓较多
- 有哮喘史，嗜酸性粒细胞增多
- 10% 的 CF 患者同时合并此病

感染后支气管扩张

- 反复发作的肺部感染史
- 常单侧、叶或亚段，下叶较多

结核

- 在两上肺、下肺背段多见
- 支气管扩张病变周围常有纤维、增殖、钙化灶
- 常有上叶体积缩小
- 常合并有肺门、纵隔淋巴结钙化

> **诊断与鉴别诊断精要**
> - CT 上显示上肺为主的重度支气管扩张、黏液栓、支气管壁增厚

典型病例

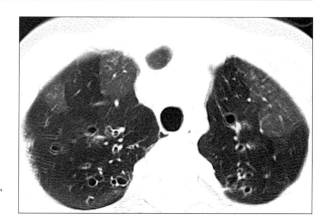

图 2-13-1　肺囊性纤维化
患者，10 岁，已确诊为肺囊性纤维化，横轴位 CT 示两上肺支气管扩张，并见马赛克征。

（曾庆思　刘勇彬）

重点推荐文献

[1] Amin R，Charron M，Grinblat L，Shammas A，et al. Cystic fibrosis：detecting changes in airway inflammation with FDG PET/CT [J]. Radiology，2012，264（3）：868-875.

[2] Klein M，Cohen-Cymberknoh M，Armoni S，et al. 18F-fluorodeoxyglucose-PET/CT imaging of lungs in patients with cystic fibrosis [J]. Chest，2009，136（5）：1220-1228.

[3] Vult von Steyern K，Björkman-Burtscher I，et al. Tomosynthesis in pulmonary cystic fibrosis with comparison to radiography and computed tomography：a pictorial review [J]. Insights Imaging，2012，3（1）：81-89.

第 14 节　慢性支气管炎

【概念与概述】

慢性支气管炎（chronic bronchitis）是气管、支气管黏膜及周围组织的慢性非特异性炎症

- 临床上以咳嗽、咳痰为主要症状，每年发病持续 3 个月，连续 2 年或以上
- 排除具有咳嗽、咳痰、喘息症状的其他疾病

【病理与病因】

病因

- 本病的病因尚不完全清楚，可能是多种因素长期相互作用的结果
  - 有害气体和有害颗粒
  - 感染因素：病毒、支原体、细菌等
  - 其他因素：如免疫、年龄和气候

显微镜下特征

- 支气管黏液腺肥大、增生，分泌亢进，并有大量黏液潴留
- 上皮杯状细胞增生和鳞状上皮化生
- 黏膜下炎症细胞浸润
- 晚期，支气管平滑肌增生，纤维组织增生，软骨退变、骨化，导致管腔狭窄或扩张

流行病学

- 随着年龄增长，患病率递增，50 岁以上的患病率达到 15% 以上
- 吸烟患者患病率远高于不吸烟者
- 北方气候寒冷患病率高于南方
- 大气污染严重的地区患病率较高

【临床表现】

表现

- 常见症状 / 体征
  - 咳嗽、咳痰，或伴有喘息
  - 早期多无异常体征
  - 急性发作期可闻及干、湿啰音
- 其他症状 / 体征
  - 合并哮喘，可闻及广泛哮鸣音

- 肺功能检查：当有小气道阻塞时，最大呼气流速 – 容量曲线可明显降低

自然病程及预后

- 部分可控制，不影响工作、学习
- 部分发展成 COPD，甚至肺心病，预后不良

治疗

- 急性加重期
  - 控制感染
  - 镇咳祛痰
  - 解痉平喘
- 缓解期
  - 戒烟，避免有害气体和其他有害颗粒的吸入
  - 增强体质，预防感冒
  - 反复呼吸道感染者，可试用免疫调节剂或中医中药

【影像表现】

概述

- X 线平片检查通常为阴性且无特异性，诊断意义不大
- CT 表现同样无特异性，更重要的目的是排除其他病变
- 最佳诊断依据：两侧中下肺支气管壁增厚，管腔狭窄

X 线表现

- 平片表现
  - 肺纹理增多、增粗
  - 支气管壁增厚，套袖征，轨道征
  - 肺过度充气，肺纹理减少

CT 表现

- 支气管管壁增厚（图 2-14-1）
- 空气潴留和黏液嵌塞
- 小叶中央型肺气肿或全小叶型肺气肿
- 晚期：支气管扩张

推荐影像学检查

- 最佳检查法：薄层CT、MPR重建
  - 慢性支气管炎的诊断主要依靠临床，影像学检查不能直接作出诊断

【鉴别诊断】

- 影像学检查无特异性，主要根据临床表现作出

诊断和鉴别诊断

- X线平片上，注意与轻度柱状支气管扩张鉴别
  - 受累肺组织体积缩小，或出现囊状阴影，提示支气管扩张可能
- CT检查的目的主要是除外支气管扩张及其他病变

诊断与鉴别诊断精要

- 咳嗽、咳痰为主要症状，每年发病持续3个月，连续2年或2年以上
- 影像表现可正常，可表现支气管壁增厚，肺气肿
- 诊断主要依据临床症状，影像学检查用于排除其他疾病

典型病例

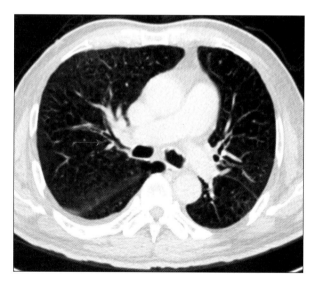

图 2-14-1　**慢性支气管炎**
支气管管壁增厚，小叶中央型肺气肿，临床诊断慢性支气管炎

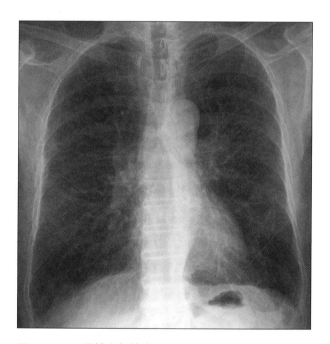

图 2-14-2　**慢性支气管炎、肺气肿**
两肺纹理增粗，肺透亮度增加，临床诊断慢性支气管炎、肺气肿

（曾庆思　刘　勇）

重点推荐文献

[1] Grydeland TB, Dirksen A, Coxson HO, et al. Quantitative computed tomography measures of emphysema and airway wall thickness are related to respiratory symptoms [J]. Am J Respir Crit Care Med, 2010, 181（4）：353-359.

[2] Choromańska A, Macura KJ. Role of computed tomography in uantitative assessment of emphysema [J].

Pol J Radiol, 2012, 77（1）：28-36.

[3] Jögi J, Ekberg M, Jonson B, et al. Ventilation/perfusion SPECT in chronic obstructive pulmonary disease：an evaluation by reference to symptoms, spirometric lung function and emphysema, as assessed with HRCT [J]. Eur J Nucl Med Mol Imaging, 2011, 38（7）：1344-1352.

第 15 节　支气管哮喘

【概念与概述】

支气管哮喘（bronchial asthma）是由嗜酸性粒细胞、肥大细胞和 T 淋巴细胞等多种炎症细胞参与的气道慢性炎症

- 是一种常见的慢性呼吸道疾患
- 气道慢性炎症与气道高反应有关

【病理和病因】

- 病理生理学
  - 气道重塑
    - 管壁炎性细胞（嗜酸性粒细胞、单核细胞、淋巴细胞和浆细胞）浸润
    - 黏液腺增生并分泌过多
    - 平滑肌肥厚
    - 上皮细胞下纤维化
  - 气道高反应性
  - 广泛多变的可逆性气流受限
- 发病机制
  - 免疫 - 炎症机制
  - 神经机制
  - 气道高反应性
- 遗传学
  - 有明显家族聚集倾向的多基因遗传病
  - 位于不同染色体上多对基因变异
- 病因学
  - 宿主因素（遗传）
  - 环境因素
    - 吸入物、感染、食物、气候变化、精神因素、运动、药物等
- 流行病学
  - 全球约 1.55 亿名患者
  - 美国约 2 千万人患有哮喘，每年约 50 万人住院，其中约 5 千人死亡
  - 我国城市 0 ～ 14 岁儿童 1990 年患病率为

0.9%，2000 年平均累计患病率达 1.5%，10 年间上升 64.8% 以上

【临床表现】

表现
- 常见症状、体征
  - 反复发作性的喘息、气急、胸闷或咳嗽
  - 发作时双肺可闻及散在或弥漫性、以呼气相为主的哮鸣音，呼气相延长
- 临床病史
  - 接触变应原
  - 冷空气、物理或化学性刺激
  - 病毒性上呼吸道感染
  - 运动
- 辅助检查
  - 支气管激发试验或运动试验阳性
  - 支气管舒张试验阳性
  - 最大呼气流量（PEF）日内变异率或昼夜波动率 ≥ 20%

疾病人群分布
- 年龄：儿童患者多在 2 岁前起病，但大多为 30 ～ 40 岁的患者
- 性别：20 岁前，男＞女；20 ～ 40 岁，男 = 女；大于 40 岁，男＜女

治疗
- 脱离变应原
- 药物治疗
  - 控制药物：糖皮质激素、白三烯调节剂等
  - 缓解药物：β_2 激动剂、抗胆碱药、茶碱类等
- 免疫疗法

预后
- 转归与预后因人而异
- 经过积极规范的治疗，临床控制率可达 95%
- 可并发 COPD、肺源性心脏病

【影像表现】

概述

- 最佳诊断依据
  - 支气管壁增厚
  - 空气潴留
- 部位
  - 无倾向性
  - 段及段以下支气管

X 线表现

- 胸部平片（图 2-15-1）
  - 诊断作用有限
  - 非特异性表现
    - 支气管壁增厚
    - 肺透亮度增高
    - 肺纹理稀疏

CT 表现

- 高分辨率 CT（HRCT）（图 2-15-2、图 2-15-3）
  - 直接征象
    - 支气管壁增厚
    - 可有支气管扩张
  - 间接征象
    - 肺透亮度增高
    - 空气潴留致马赛克改变（呼气相为著）

MRI 表现

- 超极化 ^{3}He 通气成像：通气缺损

推荐影像学检查

- 最佳检查法：吸气相及呼气相 CT 扫描

【鉴别诊断】

缩窄性细支气管炎

- 吸气相及呼气相上肺密度减低区范围更广泛
- 马赛克改变更多见

全小叶型肺气肿

- 弥漫性肺密度减低，下叶严重，临床表现类似哮喘的疾病如大气道梗阻、支气管异物及心源性哮喘等
- 临床症状类似，但影像学表现明显不同于哮喘

诊断与鉴别诊断精要

- 诊断主要依据临床症状、体征及肺功能检查
- 影像学表现为支气管壁增厚及空气潴留
- 主要与缩窄性细支气管炎及全小叶型肺气肿鉴别

典型病例

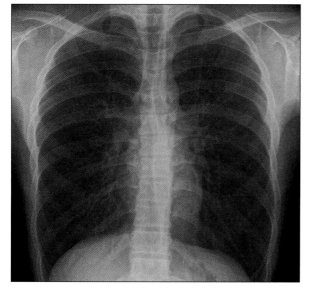

图 2-15-1 支气管哮喘胸片
男性，22 岁，咳嗽、呼吸困难 2 年。胸部正位片，显示两肺透亮度增高，肺纹理稀疏，肋间隙增宽，膈肌低位

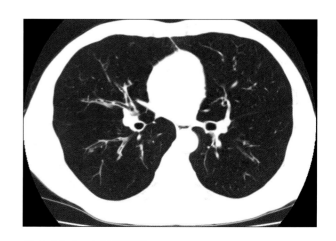

图 2-15-2 支气管哮喘
男性，53 岁，反复咳嗽、气喘 3 年。横轴位胸部 CT 显示右肺透亮度增高，右中叶及右下叶支气管管腔轻度柱状扩张，支气管壁增厚

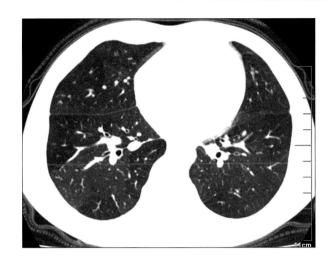

图 2-15-3　支气管哮喘

女性，7岁，反复咳喘5个月。横轴位胸部CT显示两肺透亮度不均匀，部分肺野空气潴留，透亮度增加，致两肺呈"马赛克"样改变，部分支气管壁增厚。

（曾庆思　邓　宇）

重点推荐文献

[1] Montaudon M，Lederlin M，Reich S，et al. Bronchial measurements in patients with asthma：comparison of quantitative thin-section CT findings with those in healthy subjects and correlation with pathologic findings. Radiology，2009，253（3）：844-853.

[2] Walker C，Gupta S，Hartley R，et al. Computed tomography scans in severe asthma：utility and clinical implications [J]. Curr Opin Pulm Med，2012，18（1）：42-47.

[3] Gupta S，Siddiqui S，Haldar P，et al. Quantitative analysis of high-resolution computed tomography scans in severe asthma subphenotypes [J]. Thorax，2010，65（9）：775-781.

第 16 节　小气道病变

- 小气道是指直径小于 2 mm 的气道，包括第 9 级分支以下的小支气管、小叶细支气管、终末细支气管及呼吸性细支气管。

- 小气道病变（small airways disease）指发生在直径小于 2 mm 以下细支气管的病变，实际上与细支气管炎（bronchiolitis）为同义词。小气道病变可以是本身的病变，也可以是大的支气管和肺实质疾病扩散的结果，常见的病因有肺部感染、吸烟、结缔组织和自身免疫性疾病、毒气吸入、药物毒性和包括肺在内的器官移植等。虽然针对细支气管炎的临床或病理学特点有多种不同的分类法，但目前尚无某种分类获得广泛的认可，本节主要阐述细胞性细支气管炎，弥漫性泛细支气管炎，呼吸性细支气管炎，缩窄性细支气管炎，隐源性机化性肺炎

一、细胞性细支气管炎

【概念与概述】

　　细胞性细支气管炎（cellular bronchiolitis）是炎症细胞累及细支气管壁及管腔，并伴有一定程度纤维化的一组疾病

　　依病程分为急性、亚急性和慢性，也可根据细胞类型来进行分类，常见的有感染性细支气管炎和伴过敏性肺炎的细支气管炎，少见的为吸入性及滤泡性细支气管炎等

【病理和病因】

- 显微镜下特征
  - 急性
    - 细支气管腔为坏死碎屑及脓性渗出物充填
    - 细支气管黏膜细胞脱落
    - 细支气管黏膜及管壁为中性粒细胞浸润
  - 亚急性
    - 细支气管腔内可见脓性渗出物，脱落的

细支气管黏膜细胞碎屑和黏液
- 细支气管壁及黏膜有中性粒细胞及淋巴细胞、浆细胞为主的慢性炎性细胞浸润，并可延伸至细支气管旁组织
- 可有水肿
  - 慢性
    - 细支气管及周围组织为慢性炎症细胞浸润
    - 可伴或不伴有纤维化
- 发病机制
  - 细胞介导的免疫反应
  - IL-8 相关的气道炎症
- 遗传学
  - 婴儿中约 22% 疾病的严重程度与遗传有关
  - IL13-IL14 位点的单倍型与 IL-13 生成有关，导致严重急性呼吸道合胞体病毒细支气管炎患病风险增加
- 可能病因
  - 感染：细菌，病毒，支原体
  - 过敏性肺炎
  - 呼吸性细支气管炎
  - 吸入性肺炎
  - 胶原血管病
  - 器官移植
  - Wegener 肉芽肿
  - 支气管中心性肉芽肿
  - 弥漫性泛细支气管炎
  - 吸入刺激性气体和毒素
  - 哮喘
  - 炎症性肠病相关性小气道病变
  - 肺 Langerhans 细胞组织增生病
  - 淋巴增生性异常
  - 特发性
- 流行病学
  - 急性者多见于婴幼儿
  - 亚急性多见于成人

【临床表现】

常见症状、体征
- 急性
  - 气促
  - 哮鸣
  - 心动过速
  - 严重者有胸廓塌陷及鼻翼翕动
- 亚急性

- 症状轻
- 不同程度气促
- 咳嗽

肺功能检查
- 阻塞性肺通气功能障碍

治疗
- 对症治疗
- 严重缺氧者予以氧疗
- 哮喘者皮质激素治疗有一定效果
- 雾化吸入生理盐水可减少患病率及住院时间

预后
- 急性
  - 大部分预后良好
  - 很少发展为慢性或死亡
- 亚急性
  - 预后良好，可完全康复
  - 特发性患者抗生素及免疫抑制药物治疗有效，但常有肺功能受损

【影像表现】

概述
- 最佳诊断依据
  - 小叶中心结节及"树芽征"
- 部位
  - 肺野外带
- 大小
  - 数毫米
- 形态
  - 点状
  - 线状
  - 分枝状

X 线表现
- 胸部平片
  - 肺透亮度增高
  - 某些病例可见片状磨玻璃密度影或小结节影

CT 表现
- HRCT（图 2-16-1、图 2-16-2）
  - 直接征象
    - 小叶中心结节
    - 分枝线状影
    - "树芽征"
    - 局灶性实变影（支气管肺炎）
  - 间接征象

■ 空气潴留
■ 亚段肺不张

推荐影像学检查
- 最佳检查法：HRCT
- 治疗后随访复查方法：HRCT

【鉴别诊断】
- 外周肺动脉肿瘤栓塞
  - 有原发肿瘤（乳腺癌、肝癌、肾癌、胃癌、前列腺癌、卵巢癌等）病史
  - 外周肺动脉增粗

诊断与鉴别诊断精要

- 小叶中心结节及树芽征是细胞性细支气管炎的主要征象
- 病因多种多样

典型病例

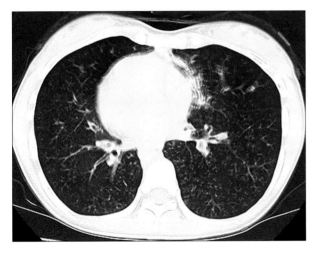

图 2-16-1　Katargener 综合征
女性，17 岁，反复咳嗽、咳痰伴喘息 8 年余。胸部横轴位 CT 示双下肺基底段可见多发 "Y" 形、"V" 形分枝状阴影，呈 "树芽状" 改变

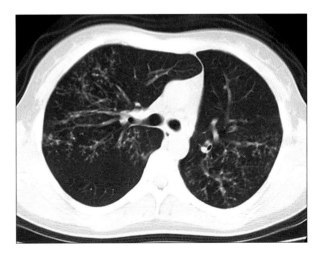

图 2-16-2　支气管内膜结核并支气管播散
女性，23 岁，无明显诱因咳嗽、咳痰 7 个月。胸部横轴位 CT 示右上肺前、后段及左肺上叶尖后段可见多发分枝状密度增高影，呈 "树芽状" 改变

二、弥漫性泛细支气管炎

【概念与概述】

　　弥漫性泛细支气管炎（diffuse panbronchiolitis, DPB）也称弥漫性全细支气管炎，是首先由 Yamanaka 等日本学者于 1969 年提出的一种独立性疾病，是弥漫存在于呼吸性细支气管的气道慢性炎症性疾病，该病的确切病因及发病机制未明。

【病理和病因】

- 可能发病机制
  - 遗传因素
  - 铜绿假单胞菌
  - 炎症细胞：中性粒细胞，淋巴细胞，树突状细胞（DC）等增多
  - 炎症介质：细胞因子如白介素 -8（IL-8），白三烯 B_4（LT-B_4），巨噬细胞炎性蛋白 -1α（MIP-1α）等及黏附分子
  - 鼻腔一氧化氮（NO）浓度降低
- 遗传学
  - HLA I 类（HLA-A 和 HLA-B 位点之间，

HLA-B54 和 HLA-A11）和 Ⅱ 类基因（HLA-DRB1 基因）与 DPB 的发病有显著的相关性

- 可能与 IL-8 基因相关
- 黏蛋白（MUC）基因的过度表达与 DPB 中气道黏液的高分泌有关

- 可能病因
  - 感染：80% 合并慢性鼻窦炎
  - 与遗传因素有关的免疫异常
  - 刺激性有害气体吸入与大气污染
- 病理学
  - 大体标本
    - 肺表面弥漫分布多个细小灰白色结节，触之有细沙样，颗粒样不平感
    - 切面可见广泛细支气管为中心的结节，有时可见支气管扩张
  - 显微镜下特征
    - 病变定位于细支气管和呼吸性细支气管
    - 以呼吸性细支气管为中心的细支气管炎及细支气管周围炎
    - 呼吸性细支气管壁全层、肺泡间隔和间质可见淋巴细胞，浆细胞、组织细胞及"泡沫细胞"浸润，导致细支气管狭窄、阻塞
- 流行病学
  - 有人种和地域的差异，以日本、韩国、中国为代表的东亚地区较为常见，但最近也有意大利、法国、英国、德国、挪威及美国的高加索人，西班牙人及黑种人的报道
  - 高发年龄为 20 ~ 50 岁（从 10 ~ 70 岁，平均发病年龄为 40 岁）
  - 日本流行病学调查显示，DPB 的发病率约为 11/10 万人，没有明显的性别差异，男：女约为 1.4 ~ 2 : 1
  - 发病与吸烟及吸入刺激性气体无密切关系

【临床表现】

- 常见症状、体征
  - 持续咳嗽、咳痰及活动时呼吸困难
  - 胸部听诊有湿啰音
- 肺功能检查
  - 一秒钟用力呼气容积（FEV_1）占预计值百分比低下（< 70%）以及低氧血症（PaO_2 < 80mmHg）
- 实验室检查

- 血清冷凝集试验（CHA）效价增高（> 1 : 64）
- 临床病史
  - 慢性鼻窦炎
- 治疗
  - 红霉素
  - 皮质激素
  - 其他措施：抗生素、祛痰、治疗副鼻窦炎等
- 预后
  - 早期诊断，早期治疗，可治愈
  - 红霉素应用前 5 年生存率仅 42%，出现铜绿假单胞菌感染后仅为 8%；应用红霉素后，5 年生存率达 91%，死亡率也从 10% 下降到 2% 左右

【影像表现】

概述

- 最佳诊断依据
  - 树芽征及细支气管扩张
- 部位
  - 两肺弥漫
- 大小
  - 数毫米
- 形态学
  - 小点状
  - 分枝状
  - 果树状

X 线表现

- 胸部平片
  - 征象
    - 两肺弥漫性散在分布的颗粒样结节状阴影（图 2-16-3）
    - 肺透亮度增高
    - 疾病进展期可见环状、双轨样阴影

CT 表现

- HRCT
  - 直接征象
    - 细支气管壁增厚
    - 细支气管扩张
  - 间接征象
    - 空气潴留
    - 马赛克改变
  - 分型
    - Ⅰ 型：小结节位于支气管血管束分支末

端的周围（图 2-16-4）

- Ⅱ型：小结节位于小叶中心区域，并与分支约 1mm 的细线状影相连（图 2-16-5）
- Ⅲ型：小结节并环状或小管状阴影，后者与近端支气管血管束相连（图 2-16-6）
- Ⅳ型：大的囊状影并近端支气管扩张（图 2-16-7）

核医学表现

- PET
  - PET $^{13}Na_2$ 肺通气成像显示肺野外带通气时间常量（time constants，TC）延长，提示通气障碍

推荐影像学检查

- 最佳检查法：HRCT

- 治疗后随访复查方法：HRCT

【鉴别诊断】

- 支气管扩张
  - 多有咯血
  - 中央支气管扩张为主，细支气管扩张不明显
  - 小叶中心性结节与树芽征少见
- 结核性支气管播散
  - 有原发播散病灶如结核性空洞或支气管内膜结核
  - 病灶可为多形性，有纤维、钙化或渗出灶
  - 查痰结核杆菌阳性
- 肺囊性纤维化
  - 弥漫性支气管扩张，主要位于上叶
  - 右上叶常先累及，且病变最严重

典型病例

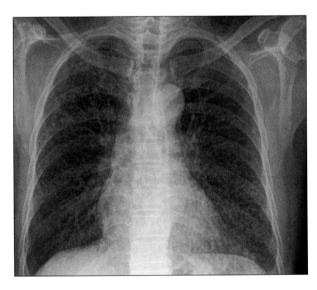

图 2-16-3 弥漫性泛细支气管炎
胸部后前位 X 线片。男性，57 岁，反复咳嗽、咳黄白痰 10 年。右上肺及左下肺纹理增多、增粗、模糊，并见多发小点状、小结节状模糊影

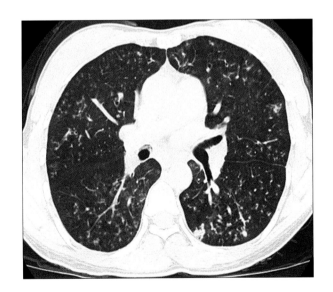

图 2-16-4 Akira Ⅰ型
男性，23 岁，咳嗽、咳痰、气促 2 个月。胸部横轴位 CT 示右上叶、右下叶背段肺外带可见多发边缘模糊的小叶中心性结节，位于支气管血管分支末端周围，无融合倾向

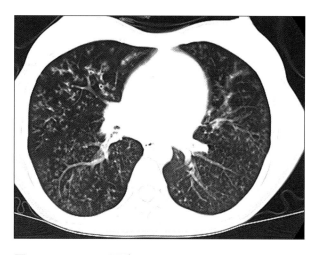

图 2-16-5　Akira Ⅱ 型
女性，20 岁，咳嗽、咳痰伴喘息 3 年。胸部横轴位 CT 示右中、下叶弥漫的小叶中心结节与短条状细支气管影相连，呈"树芽状"改变

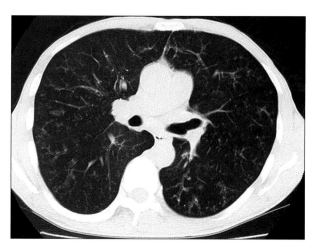

图 2-16-6　Akira Ⅲ 型
男性，46 岁，咳嗽、咳黄脓痰 6 年。胸部横轴位 CT 示左下叶可见小叶中心性结节与呈管状扩张的细支气管相连

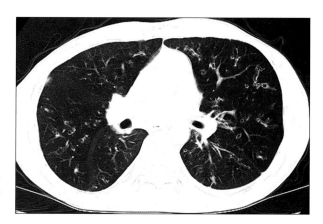

图 2-16-7　Akira Ⅳ 型
男性，50 岁，反复咳嗽 18 年，气促 10 年。胸部横轴位 CT 示左上叶舌段可见远端终末细支气管较近端气道扩张更为显著（囊状），两者相连呈"果树样"改变

三、呼吸性细支气管炎

【概念与概述】

呼吸性细支气管炎（respiratory bronchiolitis，RB）多发生于吸烟者，故也称为吸烟者细支气管炎（smokers' bronchiolitis），其组织学特征为呼吸性细支气管及邻近肺泡内有含色素的巨噬细胞聚集。

【病理和病因】

- 病理学
  - 显微镜下特征
    - 膜性细支气管及呼吸性细支气管腔内有淋巴细胞和组织细胞浸润，并累及到细支气管周围结构
    - 呼吸性细支气管及邻近肺泡内有色素沉着的巨噬细胞聚集
    - 支气管壁和邻近肺泡间隔可有轻度间质纤维化
    - 可有细支气管上皮化生及 Ⅱ 型肺泡细胞增生
    - 膜性细支气管可有平滑肌增生和外膜纤维化
- 可能发病机制
  - 小颗粒物质引起的气流动力学改变
  - 颗粒沉积
- 病因
  - 吸烟
- 流行病学
  - 见于吸烟者，患者有 2 年以上烟龄
  - 男：女约 2：1

【临床表现】

- 常见症状、体征
  - 多无症状
- 肺功能检查
  - 正常或有阻塞性改变

- 治疗
  - 戒烟
  - 皮质激素治疗
- 预后
  - 戒烟后病变无进展甚至逐渐吸收

【影像表现】

概述

- 最佳诊断依据
  - 磨玻璃密度的小叶中心性结节
- 部位
  - 多分布于上叶，也可弥漫分布
- 大小
  - 结节至小片状
- 形态学
  - 类圆形结节状
  - 小片状

X 线表现

- 胸部平片
  - 无异常

CT 表现

- HRCT
  - 边缘模糊的小叶中心结节（细支气管炎），直径约 3 ~ 5mm（图 2-16-8）
  - 小片状磨玻璃样影（肺泡炎）
  - 可进展为小叶中心型肺气肿

推荐影像学检查

- 最佳检查法：HRCT

【鉴别诊断】

- 脱屑性间质性肺炎
  - 病灶分布以中下叶为主，而 RB 以上叶为主
  - 小叶中心性结节影较 RB 少见
  - RB 的磨玻璃样影为片状，边界模糊
- 非特异性间质性肺炎
  - 磨玻璃样影较 RB 广泛
  - 多伴有细网状影
- 过敏性肺炎
  - 患者多不吸烟
  - 有过敏原接触史
  - 小叶中心结节及磨玻璃样影较 RB 更为弥漫

诊断与鉴别诊断精要

- 边缘模糊的小叶中心结节及轻度片状磨玻璃样影，多见于上肺
- 可进展为小叶中心型肺气肿

典型病例

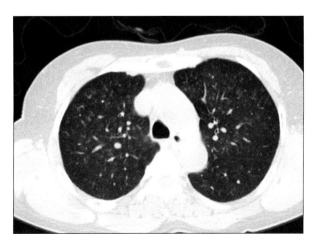

图 2-16-8　**呼吸性细支气管炎**

男性，61 岁，咳嗽、咳痰、气促 1 个月余。胸部横轴位 CT 示两上肺可见多发边界模糊的小叶中心性结节影

四、缩窄性细支气管炎

【概念与概述】

缩窄性细支气管炎（constrictive bronchiolitis，CB）也称闭塞性细支气管炎（bronchiolitis obliterans，BO），是以终末细支气管受累为主，表现为严重的、不可逆的阻塞性通气功能障碍的一种小气道病变。国际心脏与肺移植协会（The International Society for Heart & Lung Transplantation，ISHLT）建议使用根据肺功能的变化定义来替代 BO 的概念，即闭塞性细支气管炎综合征（bronchiolitis obliterans syndrome，BOS）

【病理和病因】

- 病理学
  - 特征为膜性和呼吸性细支气管黏膜下和管周炎症和向心性纤维化
  - 早期主要为细支气管黏膜、黏膜下及周围组织淋巴细胞浸润
  - 进展期为细支气管周围向心性纤维化，不伴成纤维细胞增生
  - 严重时细支气管管腔完全闭塞
- 可能发病机制
  - 免疫介导的上皮细胞和内皮细胞损伤
  - 非免疫性炎症
- 病因
  - 移植相关性
    - 骨髓、心脏、肺移植
  - 非移植相关性
    - 结缔组织病：类风湿性关节炎，系统性红斑狼疮，硬皮病等
    - 吸入性损伤：有毒的烟雾
    - 感染：病毒，肺炎支原体
    - 副肿瘤天疱疮
    - Stevens-Johnson 综合征
- 流行病学
  - 肺移植术后 BO 的发生率约为 34%～65%

【临床表现】

- 常见症状、体征
  - 起病隐匿，无特异性
  - 进行性劳力性呼吸困难伴慢性刺激性咳嗽
  - 早期无阳性体征
  - 晚期可闻及吸气末期爆裂音及哮鸣音
- 肺功能检查

- FEV_1 下降至移植术后间隔 3～6 周两次最高 FEV_1 的平均值的 20%
- 分级
  - BOS0：基础值 FEV_1 值 90% 以上及基础 $FEF_{25\%～75\%}$ 值 75% 以上
  - BOS0-p：基础值 FEV_1 值 81%～90% 和（或）基础 $FEF_{25\%～75\%}$ 值 75% 以下
  - BOS1：基础值 FEV_1 值 66%～80%
  - BOS2：基础值 FEV_1 值 51%～65%
  - BOS3：基础值 FEV_1 值 50% 以下
- 实验室检查：相应的实验室检查异常有助于病因诊断
- 治疗
  - 移植相关
    - 增强免疫抑制治疗
    - 大环内酯类药物：阿奇霉素
  - 非移植相关
    - 激素
    - 大环内酯类药物
- 预后
  - 个体差异性大
  - 平均生存率为 66%（1 年），37%（5 年）和 10%（10 年）
  - 总体死亡率约 25%～56%

【影像表现】

概述

- 最佳诊断依据
  - 空气潴留及马赛克改变
- 部位
  - 移植相关性则发生于移植肺
  - 余无倾向性
- 形态学
  - 片状

X 线表现

- 胸部平片
  - 早期无异常
  - 透亮度增加，肺野外带肺纹理稀疏
  - 疾病进展期可有肺膨胀不全，亚段肺不张

CT 表现

- HRCT
  - 空气潴留及马赛克改变（图 2-16-9）
    - 呼气相 CT 更敏感
  - 支气管壁增厚

- ○ 支气管扩张：多发生在近端支气管
- ○ 轻度疾病的肺吸气相CT：表现为正常或接近正常
  - ■ 马赛克征仅见于呼气相CT
- ○ 严重疾病，肺表现为弥漫性的密度减低

推荐影像学检查

- ● 最佳检查法：HRCT

【鉴别诊断】

- ● 支气管哮喘

- ○ 气流梗阻为可逆性
- ○ 吸气相及呼气相上肺密度减低区范围较CB局限
- ○ 马赛克改变较CB少见
- ● 全小叶型肺气肿
  - ○ 肺实质破坏
  - ○ 下叶为主

诊断与鉴别诊断精要

- ● 薄层CT显示两肺马赛克密度或呼气相空气潴留
- ● 有器官移植或感染、结缔组织病等病史

典型病例

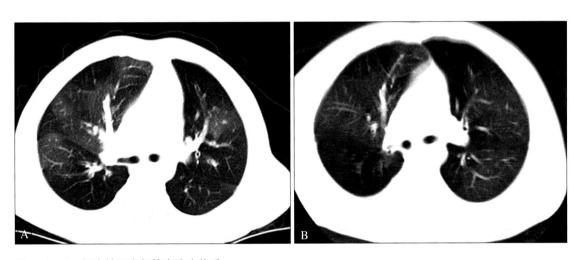

图2-16-9　闭塞性细支气管炎治疗前后

男性，2岁，咳嗽、喘息3天。A.为治疗前胸部横轴位CT，吸气相，两肺野透亮度不均匀，呈马赛克密度，低密度区为空气潴留，其内血管稀疏；B.为治疗后胸部横轴位CT，吸气相，高密度区较治疗前减少，马赛克密度不如治疗前明显

五、隐源性机化性肺炎

【概念与概述】

隐源性机化性肺炎（cryptogenic organizing pneumonia，COP）也称闭塞性细支气管炎并机化性肺炎（bronchiolitis obliterans with organizing pneumonia，BOOP）、闭塞性细支气管炎伴腔内息肉（bronchiolitis obliterans with intraluminal polyps）及增生性细支气管炎（proliferative bronchiolitis）。

2002年，美国胸科协会（ATS）/欧洲呼吸学会（ERS）关于特发性间质性肺炎（idiopathic interstitial pneumonia，IIP）的多学科专家共识意见中，建议使用COP替代BOOP。

- ● 临床病理实质特征为气腔内呈息肉样的疏松肉芽组织填塞

【病理和病因】

- ● 病理学
  - ○ 大体标本

- 肺胸膜轻度增厚，切面可见不同程度的灰白色实变，无纤维化
  - 显微镜下特征
    - 病变以小气道为主，肺结构无破坏
    - 肺泡管及肺泡腔内机化性肺炎，可伴或不伴细支气管腔内息肉
    - 肺间质轻度炎性浸润，结缔组织为同一时相
    - Ⅱ型肺泡上皮增生，肺泡内巨噬细胞增多，部分为泡沫状
- 发病机制
  - 尚不清楚，可能是细支气管上皮和（或）肺泡膜的损伤启动肺组织的病理反应，肺组织的修复又造成气道内肉芽组织的过度增生和肺泡渗出物的机化
- 病因
  - 感染（病毒）
  - 器官移植或造血干细胞移植
  - 结缔组织病（类风湿性关节炎、系统性红斑狼疮）
  - 吸入性肺疾病（毒气、地窖装卸工病）
  - 弥漫性原发性肺神经内分泌细胞增生
- 流行病学
  - 发病率约 1/10 万
  - 非吸烟者与吸烟者约为 2：1

【临床表现】
- 常见症状、体征
  - 患者多为亚急性起病（病程平均小于 3 个月）
  - 不同程度的咳嗽、气促
  - 全身症状有持续性体重减轻，出汗，畏寒，间隙发热及肌痛等
  - 肺部可闻及捻发音
  - 多无杵状指
- 疾病人群分布
  - 男女发病率相当
  - 发病年龄在 50～60 岁之间，儿童少见
- 肺功能检查
  - 轻到中度限制性通气功能障碍
  - 也可以为限制性及阻塞性混合
- 实验室检查
  - 红细胞沉降率 ESR 加快
  - C 反应蛋白及中性粒细胞增多
- 治疗

- 皮质类固醇激素
- 大环内酯类药物如克拉霉素、红霉素
- 细胞毒药物如环磷酰胺和硫唑嘌呤
- 预后
  - 少部分患者可自行缓解
  - 大部分经激素治疗后能完全缓解
  - 部分患者在激素减量或停用后 1～3 个月内复发

【影像表现】
概述
- 最佳诊断依据
  - 两侧、外周的结节状实变，可呈游走性
- 部位
  - 肺野外带、胸膜下区，主要在中下肺野
- 大小
  - 结节至大叶实变
- 形态学
  - 斑片状
  - 结节状
  - 网结节状

X 线表现
- 胸部平片（图 2-16-10）
  - 局灶性或多灶性实变
  - 具游走性

CT 表现
- 典型征象（图 2-16-11、图 2-16-12）
  - 两肺多发斑片状非肺段性分布气腔实变（机化性肺炎）
    - 实变大小从几厘米至一个肺叶
  - 磨玻璃影（肺泡炎）
  - 多发结节影（小结节、大结节）或肿块影
    - 直径小于 5mm 占 40%，直径大于 5mm 占 60%
  - 病灶内支气管气相，可有轻度柱状支扩
  - 病灶呈胸膜下或支气管旁分布
  - 病灶可呈游走性，数周至数月内增大及缩小
  - 一般无胸腔积液
- 不典型征象
  - 小叶周围线状影
    - 类似特发性肺纤维化或非特异性间质性肺炎表现
  - 线带状阴影
    - 一种表现为与支气管平行的线状影

- 另一种为胸膜下线
○ 铺路石征（crazy paving sign）
○ 环礁征（atoll sign）：或反晕征（reversed halo sign）
  - 磨玻璃密度影外缘为厚度至少 2mm 的实变包绕，半圆至圆形
○ 纵隔淋巴结增大（＜ 1.5cm）

核医学
- PET-CT
  ○ 实变灶及结节灶摄取 18- 氟化脱氧葡萄糖（^{18}F-FDG）增加

推荐影像学检查
- 最佳检查法：HRCT
- 治疗后随访复查方法：HRCT

【鉴别诊断】
- 慢性嗜酸细胞性肺炎
  ○ 以上肺为多

○ 以实变为主，磨玻璃影较 COP 多见，结节、网结节影较 COP 少见
○ COP 中病灶以支气管周围分布更常见
○ 外周血及支气管肺泡灌洗液中嗜酸性粒细胞增加
- 细支气管肺泡癌
  ○ 白色泡沫样痰
  ○ 实变区内"支气管气相"呈"枯枝样"改变，支气管僵硬、扭曲、狭窄
  ○ 增强后血管造影征阳性
  ○ 可沿支气管播散形成小叶中心结节
  ○ 病变进展快，激素治疗无效
- 肺栓塞
  ○ 起病急，患者有胸痛、气促
  ○ 胸膜下楔形实变影，增强后无强化
  ○ 常有胸腔积液
  ○ 肺动脉 CTA 可出现充盈缺损

诊断与鉴别诊断精要

- 两肺多发胸膜下及支气管旁分布的斑片状气腔实变或结节、肿块影
- 病灶呈游走性，包括位置、大小、形态均可变化

典型病例

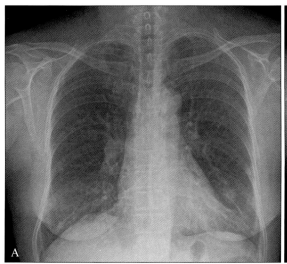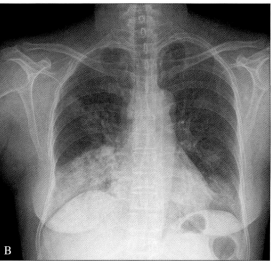

图 2-16-10　隐源性机化性肺炎

女性，56 岁，体检发现两肺多发结节。A. 第 1 次胸片，右中肺野及左下肺野分别可见一类圆形结节影，边界较光滑；B. 第 2 次胸片，原右中肺野及左下肺野结节影呈斑片状，右下肺野新见大片状实变影。病灶大小、形态及位置均发生变化，呈游走性

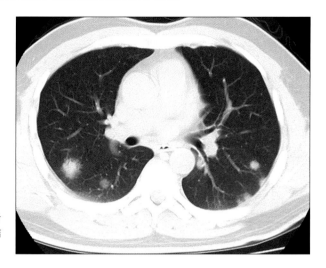

图 2-16-11　**隐源性机化性肺炎**
女性，16岁，咳嗽、咳痰3年。胸部CT示右上肺后段及两下肺背段均可见棉团样结节影，右上肺后段结节内可见支气管气相

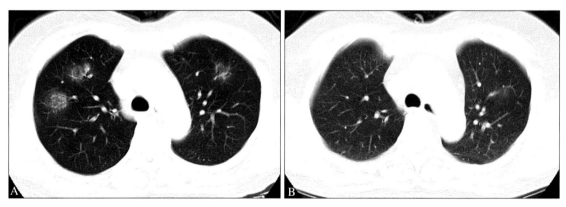

图 2-16-12　**隐源性机化性肺炎**
男性，58岁，反复咳嗽1年，再发伴加重1天。A.治疗前CT。显示两肺多发斑片状磨玻璃影，分布于支气管旁，边缘模糊；B.激素治疗后CT相应层面，原两肺多发磨玻璃影基本吸收、消散，仅残留左上肺小片磨玻璃影

（曾庆思　邓　宇）

重点推荐文献

[1] Chen Y，Kang J，Wu M，et al. Differential association between HLA and diffuse panbronchiolitis in Northern and Southern Chinese [J]. Intern Med，2012，51（3）：271-276.

[2] Drakopanagiotakis F，Paschalaki K，Abu-Hijleh M，et al. Cryptogenic and secondary organizing pneumonia：clinical presentation，radiographic findings，treatment response，and prognosis [J]. Chest，2011，139（4）：893-900.

[3] Rom WN. Role of oxidants in interstitial lung diseases：pneumoconioses，constrictive bronchiolitis，and chronic tropical pulmonary eosinophilia [J]. Mediators Inflamm，2011 October 30. doi：10.1155/2011/407657.

第 17 节　气管支气管淀粉样变

【概念与概述】

气管支气管淀粉样变（tracheobronchial amyloidosis，TBA）是指蛋白 – 多糖复合体组成的淀粉样物质异常沉积于气管支气管壁的病变

- 淀粉样变是指一组表现各异的临床综合征，可累及全身多器官，也可局限于某一器官
- 主要是淀粉样蛋白及自体纤维样蛋白物质在细胞外异常沉着，局部或弥漫性的沉积脏器内
- 以肾、膀胱、脾和呼吸道多见
- 胸部淀粉样变性：气管支气管、肺实质结节、弥漫性肺泡间隔、淋巴结、胸膜
- 局部气管支气管淀粉样变性罕见，但为原发性肺淀粉样变性的最常见类型

【病理与病因】

一般特征

- 病因学
  - 原发性淀粉样变性，病因尚未明，可能与遗传因素有关，常累及中胚层组织如心血管系统、平滑肌、骨骼肌和肺
  - 继发性淀粉样变常伴发于慢性疾病如结核、结缔组织疾病、风湿性关节炎、肿瘤和浆细胞恶病质，常累及脾、骨髓、肝、小肠、肾和肾上腺等
- 发病机制
  - 淀粉样变性的形成机制还不十分清楚
  - 推测与免疫球蛋白的分泌有关
  - 大多数的学者认为与不完善的游离轻链的过度分泌有关
  - 这些蛋白轻链不明原因水解和（或）加工形成低聚物
  - 最终形成没有分支的纤维（8 ~ 10nm）并沉积在微循环
- 流行病学
  - 在美国发病率约为每年 8.9/10 万
  - 气管支气管淀粉样变发病无种族区别

大体病理及手术所见

- 支气管镜表现
  - 气道壁不规则增厚，多处或单灶隆起，或普遍性狭窄
  - 黏膜隆起呈光滑无蒂结节，大小不等，大者约 1cm，颜色从黄色到红色不等
  - 黏膜可出现脓性分泌物及黏液分泌物

显微镜下特征

- 黏膜下有不规则结节状或弥漫片状均质物沉积，HE 染色呈粉红色无细胞物质

- 刚果红染色阳性：特征性苹果绿
- 可见钙化及浆细胞和多核巨细胞浸润

【临床表现】

表现

- 常无症状
- 出现临床症状时
  - 主要是呼吸困难、喘鸣、咳嗽、咯血，呼吸困难以活动后为著
  - 其他体征 / 症状
    - 累及喉部：声嘶、吞咽困难
    - 累及气道近段：气道阻塞症状
    - 累及气道中段：肺不张
    - 累及气道远段：反复感染

疾病人群分布

- 年龄：发病年龄跨度较大，可从 9 ~ 94 岁，高峰主要在 50 ~ 60 岁
- 性别：无明显性别差异，以男性稍多见

治疗

- 目前无固定治疗方法
- 主要包括：支气管镜再通术，药物治疗及放射治疗

【影像表现】

概述

- 最佳诊断依据：气管支气管管壁弥漫性或局灶性结节样增厚，常合并钙化（图 2-17-1、图 2-17-2）
- 部位
  - 气管、主支气管、叶支气管、段支气管
- 形态学
  - 局限性或弥漫性管壁增厚
  - 软组织密度
  - 钙化

X 线表现

- X 线胸片多数无异常征象
- 气道阻塞引起其他继发表现
  - 肺气肿、肺不张、阻塞性肺炎、支气管扩张

CT 表现

- 气管支气管管壁增厚，管腔狭窄
  - 分弥漫性和局灶性，可累及膜部
  - 弥漫性：管壁波浪状不均匀增厚
  - 局灶性：结节样或肿瘤样

○ 增强扫描无强化或轻度强化
- 增厚的管壁上可见多发钙化影，斑片状或斑点状，不向管腔内突出
- 可累及喉部，典型的位于真声带：声带增厚，喉腔狭窄
- 管腔阻塞引起的并发症
  ○ 肺气肿、肺不张、肺炎、支气管扩张
- 纵隔及肺门可见轻度增大的淋巴结，直径多小于 1cm，无融合，钙化多见；
- MPR 重建清楚显示病变的范围和分布，及有无合并症存在

MRI 表现

- 轻度病变无异常
- 中重度病变
  ○ T1 和 T2 加权显示弥漫性或局灶性气道壁不规则增厚
  ○ T2 加权病变管壁信号比骨骼肌低

推荐影像学检查

- 最佳检查法：薄层 CT、MPR 重建

【鉴别诊断】

支气管结核

- 管腔狭窄范围较长，呈多叶段分布
- 狭窄与扩张相间隔
- CT 显示管壁多为中心性环状增厚，可有点、条状钙化
- 管腔内常有不强化的软组织或钙化
- 肺部相应叶段可有结核播散病灶

骨化性气管支气管

- 主要特征是黏膜下层多个骨软骨样结节，向管腔内突出
- 结节主要位于气管下 2/3 及近端主支气管
- 结节主要位于前壁及两侧壁，后壁黏膜未见钙化影

复发性多软骨炎

- 病变以声门下方较多见
- 管壁增厚，管腔狭窄，狭窄更为显著
- 管壁钙化仅局限于气管软骨环处

诊断与鉴别诊断精要

- 薄层 CT 显示气管支气管管壁增厚，管腔狭窄，膜部可受侵犯
- 增厚的管壁内见钙化
- 支气管镜检查及活检确诊

重点推荐文献

[1] Poovaneswaran S，Razak AR，Lockman H，et al. Tracheobronchial amyloidosis：utilization of radiotherapy as a treatment modality [J]．Medscape J Med，2008，20；10（2）：42.

[2] Onrubia JA，Mayol MJ，Martínez C，et al. Tracheo-bronchial amyloidosis. A rare form of amyloidosis restricted to the lower respiratory tract [J]．Arch Bronconeumol，1995，31（4）：188-189.

[3] Serraj M，Kamaoui I，Znati K，et al. Pseudotumoral tracheobronchial amyloidosis mimicking asthma；a case report [J]．J Med Case Rep，2012，30；6（1）：40.

典型病例

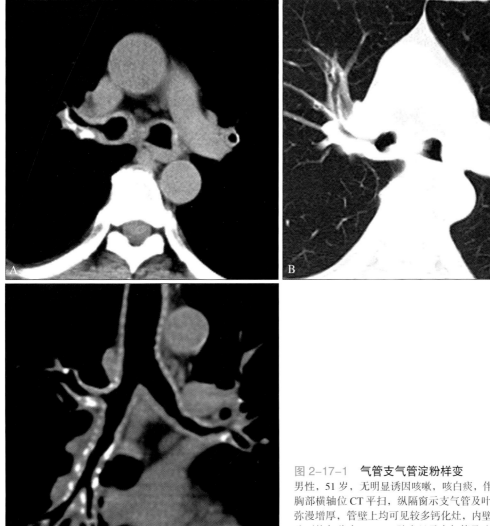

图 2-17-1　气管支气管淀粉样变

男性，51 岁，无明显诱因咳嗽，咳白痰，伴气促半年。A. 胸部横轴位 CT 平扫，纵隔窗示支气管及叶段支气管管壁弥漫增厚，管壁上均可见较多钙化灶，内壁凹凸不平，管腔不均匀狭窄；B. CT 肺窗显示支气管及叶段支气管管腔不均匀狭窄；C. CT 三维重建显示气管及左右主支气管弥漫增厚及钙化，管腔变窄，以两侧主支气管更明显

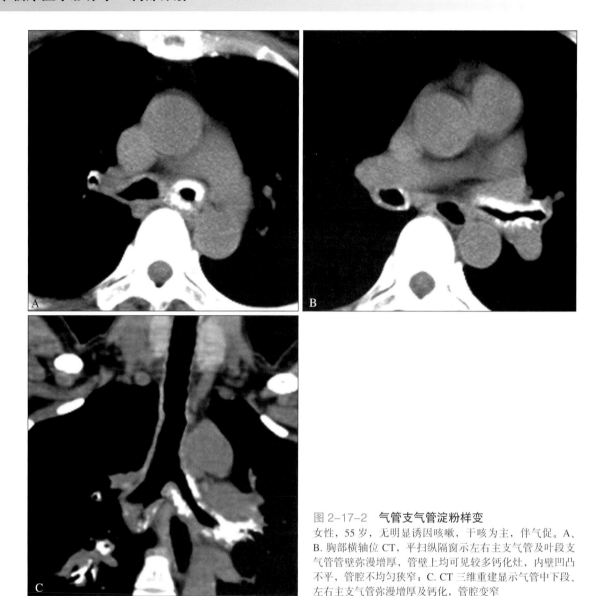

图 2-17-2　气管支气管淀粉样变

女性，55 岁，无明显诱因咳嗽，干咳为主，伴气促。A、B. 胸部横轴位 CT，平扫纵隔窗示左右主支气管及叶段支气管管壁弥漫增厚，管壁上均可见较多钙化灶，内壁凹凸不平，管腔不均匀狭窄；C. CT 三维重建显示气管中下段、左右主支气管弥漫增厚及钙化，管腔变窄

（曾庆思　陈 淮）

主要参考文献

[1] 张永. 先天性支气管囊肿的临床及病理分析 [J]. 中华结核和呼吸杂志，2003，10：619-622.

[2] 洪应中. 纵隔支气管囊肿的 X 线表现与特征 [J]. 中华放射学杂志，1990，24：138-140.

[3] McAdams HP, Kirejczyk WM, Rosado-de-Christenson ML, et al. Bronchogenic cyst: imaging feature with clinical and histopathologic correlation [J]. Radiology, 2000, 217: 441-446.

[4] 韩素芳，唐文伟，高修成，等. MSCT 气道重建诊断先天性气管性支气管及分型 [J]. 中国医学影像技术，2009，25（9）：1595-1597.

[5] 龙斌，徐凯，胡春峰，等. 气管性支气管的 MSCT 诊断 [J]. 医学影像学杂志，2009，19（2）：233-236.

[6] 张琳，朱铭，李玉华，等. 小儿先天性气管性支气管

的多层螺旋 CT 诊断 [J]. 中华放射学杂志，2007，41（8）：837-840.

[7] Yu ZH, Wang KA, Yin HB, et al, Tracheal bronchus: MSCT manifestations [J]. Radiol Practice, 2007, 22（6）：562-565.

[8] 赵绍宏等译. 肺部高分辨率 CT（解剖基础、影像特征、鉴别诊断）[M]. 北京：人民卫生出版社，2010.

[9] 李松年. 唐光健. 现代全身 CT 诊断学 [M]. 北京：中国医药科技出版社，1999：412.

[10] 李铁一，吴恩惠. 中华影像医学（呼吸系统卷）[M]. 北京：人民卫生出版社，2002：64-65.

[11] 刘士远，陈起航主编. 胸部影像诊断必读. 北京：人民军医出版社，2007：10.

[12] Carden KA, Boiselle PM, Waltz DA. et al.

Tracheomalacia and tracheobronchomalacia in children and adults：an in-depth review [J]．Chest，2005，127（3）：984-1005.

[13] Faix LE, Branstetter BF 4th. Uncommon CT findings in relapsing polychondritis [J]．AJNR Am J Neuroradiol，2005，26（8）：2134–2136.

[14] Lee KS, Ernst A, Trentham D, et al. Relapsing polychondritis：prevalence of expiratory CT airway abnormalities [J]．Radiology，2006，240（2）：565–573.

[15] Behar JV, Choi YW, Hartman TA, et al. Relapsing polychondritis affecting the lower respiratory tract [J]．AJR Am J Roentgenol，2002，178（1）：173–177.

[16] Hanno H, Beat W, Martin S, et al. Multidetector CT virtual bmnehoseopy to grade tracheobronchial Stenosis [J]．AJR，2002，178（5）：1195-1200.

[17] Litmanovich D, O'Donnell CR, Bankier, A A., et al. BoiselleBronchial Collapsibility at Forced Expiration in Healthy Volunteers：Assessment with Multidetector CT [J]．Radiology，2010，257（2）：560-567.

[18] McDermott S, Barry S C, Judge EE, et al. Tracheo-malacia in Adults with Cystic Fibrosis：Determination of Prevalence and Severity with Dynamic Cine CT [J]．Radiology，2009，252（2）：577-586.

[19] Lee EY, Boiselle PM, Tracheobronchomalacia in Infants and Children：Multidetector CT Evaluation [J]．Radiology，2009，252（1）：7 - 22.

[20] Boiselle PM, O'Donnell CR, Bankier AA, et al. Tracheal Collapsibility in Healthy Volunteers during Forced Expiration：Assessment with Multidetector CT. [J]．Radiology，2009，252（1）：255-262.

[21] 曾庆思，陈苓，李时悦．骨化性气管支气管病的CT诊断 [J]，中华放射学杂志，2003，37（3）：255-257.

[22] JabbardaIjani HR, Radp y B, Kharabian S, et al. Tracheobronchopathia osteochondmplastica：presentation of ten cases and review of the literature [J]．Lung，2008，186（5）：293-297.

[23] Zack JR, Rozenshtein A. Tracheobronchopathia osteochondroplastic：report of three cases [J]．J Comput Assist Tomogr，2002，26（1）：33-36.

[24] 徐赛英．实用儿科放射诊断学 [M]．北京：北京出版社，1998：22.

[25] 代燕增，邱树芬，张巧权．多层螺旋CT后处理技术对气管支气管异物的诊断价值 [J]．CT理论与应用研究，2010，19（1）：98-104.

[26] 丁娟，肖湘生，李惠民，等．多层螺旋CT胸部低剂量扫描对气道三维重建的应用研究 [J]．中国医学计算机成像杂志，2006，12（1）：23-27.

[27] 韩英，马大庆．多层螺旋CT仿真支气管镜对气管支气管病变的诊断价值 [J]．中华放射学杂志，2006，40（9）：150-152.

[28] 钟涛，于红光，李月敏等．多层螺旋CT诊断小儿气管支气管异物 [J]．中国医学影像学杂志，2008，16（2）：138-140.

[29] Prince JS, Duhamel DR, Levin DL, et al. Nonneoplastic lesions of the tracheobronchial wall：radiologic findings with bronchoscopic correlation [J]．Radiographics，2002，22，215-230.

[30] Saito M, Kobayashi J, Takashima Y, et al. Tracheo-stenosis caused by blunt thoracic trauma [J]．Kyobu Geka．2009，62（6）：485-487.

[31] 沈亚芝，朱时锵，方雄，等．气管憩室的螺旋CT诊断及相关误诊分析．实用放射学杂志 [J]，2010，26（5）：664-667.

[32] 廉宗澂．X线诊断学基本功 [M]．天津．科学技术出版社，1991：28.

[33] Moller GM, TenBerge EJ, Stassen CM. Tracheocele：a rare Cause of difficult endotracheal intubation and subsequent pneumonmediastinum [J]．Eur Respir J，1994，7（7）：1376.

[34] 赵绍宏，赵红，蔡祖龙，等．先天性支气管闭锁的多层螺旋CT和X线表现．中华放射学杂志，2006，40（1）：68-71.

[35] Castaner E, Gallardo X, Rimola J, et al. Congenital and acquired pulmonary artery anomalies in the adult：radiologic overview [J]．Radiographics，2006，26（2）：349-371.

[36] Naidich DP（美）等主编，王振光等译．气道影像学：功能成像与影像评价 [M]．北京：人民军医出版社，2009：8.

[37] 段承祥，潘纪戍，张火俊．胸部疾病影像鉴别诊断 [M]．北京：中国协和医科大学出版社，2010：1.

[38] Bilton D. Update on non-cystic fibrosis bronchiectasis [J]．Curr Opin Pulm Med，2008，14（6）：595- 599.

[39] 陆再英，钟南山．内科学．7版，[M]．北京：人民卫生出版社，2007：10.

[40] De jong PA, Lindblad A, Rubin L. et al. Progress of lung disease on computed tomography and pulmonary function tests in children and adults with cystic fibrosis [J]．Thorax，2006，61（1）：80-85.

[41] Sleiman PM, Hakonarson H. Recent advances in the genetics and genomics of asthma and related traits [J]．Curr Opin Pediatr，2010，22（3）：307-312.

[42] 张晓岩，林江涛．支气管哮喘的流行病学及发病危险因素 [J]．中华结核和呼吸杂志，2007，30（7）：538-541.

[43] 中华医学会呼吸病学分会哮喘学组．支气管哮喘防治指南（支气管哮喘的定义、诊断、治疗和管理方案）[J]．中华结核和呼吸杂志，2008，31（3）：177-185.

[44] Woods AQ, Lynch DA. Asthma：an imaging update [J]．Radiol Clin N Am，2009，47（2）：317-329.

[45] Sung A, Naidich D, Belinskaya I, et al. The role of chest radiography and computed Tomography in the diagnosis and management of asthma [J]．Curr Opin Pulm Med，2007，13（1）：31-36.

[46] 曾庆思，关玉宝，邓宇．高分辨率CT在小气道病变中的应用 [J]．中华生物医学工程杂志，2008，14（1）：72-74.

[47] 潘纪戍译．高分辨率肺部CT [M]．北京：人民军医出版社，2007：383-393.

[48] Allen TC. Pathology of small airways disease [J]．Arch Pathol Lab Med，2010，134（5）：702-718.

[49] Waitches GM, DO, Stern EJ. High-resolution CT of peripheral airways diseases [J]．Radiol Clin North Am，

2002，40（1）：21-29.

[50] Abbott GF，Rosado-de-Christenson ML，Rossi SE，et al. Imaging of small airways disease [J]. J Thorac Imaging，2009，24（4）：285-298.

[51] Poletti V，Casoni G，Chilosi M，et al. Diffuse panbronchiolitis [J]. Eur Respir J，2006，28（4）：862-871.

[52] Akira M，Kitatani F，Lee YS，et al. Diffuse panbronchiolitis：evaluation with high-resolution CT [J]. Radiology，1988，168（2）：433-438.

[53] 佘君，沈策. 弥漫性泛细支气管炎相关基因的研究进展 [J]. 国际呼吸杂志，2006，26（7）：518-521.

[54] 李惠萍，何国钧. 弥漫性泛细支气管炎研究进展 [J]. 国际呼吸杂志，2004，24（2）：48-51.

[55] Murata K，Itoh H，Senda M，et al. Stratified impairment of pulmonary ventilation in "diffuse panbronchiolitis：" PET and CT studies [J]. J Comput Assist Tomogr，1989，13（1）：48-53.

[56] Worthy SA，Muller NL. Small airways diseases [J]. Radiol Clin North Am，1998，36（1）：163-173.

[57] 赵绍宏，聂永康，主译. 肺部高分辨率CT：解剖基础、影像特征、鉴别诊断 [M]. 北京：人民卫生出版社，2010：154-160.

[58] Pipavath SJ，Lynch DA，Cool C，et al. Radiologic and Pathologic Features of Bronchiolitis [J]. AJR，2005，185：354-363.

[59] 樊晓红，许文兵. 闭塞性细支气管炎. 中国呼吸与危重监护杂志，2007，6（1）：70-73.

[60] Chan A，Allen R. Bronchiolitis obliterans：an update [J]. Current Opinion in Pulmonary Medicine 2004，10：133-141.

[61] 蔡后荣，张湘燕，周贤梅. 肺弥漫性疾病-影像学·病理·临床 [M]. 贵阳：贵州科技出版社，2003：150-155.

[62] American Thoracic Society，European Respiratory Society. American Thoraeic Society/European Respiratory Society International Multidisciplinary Consensus Classification of the Idiopathic Interstitial Pneumonias [J]. Am J Respir Crit Care Med，2002，165（2）：277-304.

[63] 赵峰，章士正. 隐源性机化性肺炎的病理及临床影像学表现 [J]. 临床放射学杂志，2009，28（8）：1173-1176.

[64] Ryu JH，Myers JL，Swensen SJ. Bronchiolar Disorders [J]. Am J Respir Crit Care Med，2003，168：1277-1292.

[65] 卢宏志，刘长恩. 隐源性机化性肺炎 [J]. 国际呼吸杂志，2008，28（16）：1012-1015.

[66] 周艳，赵弘卿. 隐源性机化性肺炎的诊治进展. 中国呼吸与重症医学杂志，2011，10（1）：96-98.

[67] Merlini G，Bellotti V. Molecular mechanisms of amyloidosis [J]. New England Journal of Medicine，2003，349（6）：583-596.

[68] 潘纪戍，张国桢，蔡祖龙. 胸部CT鉴别诊断学 [M]. 北京：科学技术文献出版社，2006：278.

肺先天性疾病

3

支气管肺先天性疾病指呼吸系统及其所属血管的畸形或发育异常。这类疾病出生前已存在，多数在婴幼儿期发病，部分在查体时发现。支气管肺先天性疾病可源于原始前肠或其附件、肺胚芽、第6动脉弓或静脉基及其附件。

第1节　肺不发育与发育不良

【概念与概述】

肺不发育（pulmonary agenesis）与肺发育不良（pulmonary dysgenesis）是少见的先天性肺部疾病，通常认为是由于先天缺陷引起的
- 肺不发育同义词：肺缺如、肺未发生、肺未发育

【病理与病因】

流行病学
- 年龄：新生儿至中年
- 无性别差异
- 常合并其他先天异常：膈疝、先天性心血管畸形（动脉导管未闭、房间隔缺损、大血管转位等）、骨骼畸形（半椎体、蝴蝶椎、颈肋等）

发病机制
- 胚芽原形质先天缺陷引起的肺发育障碍
- 胚浆先天缺陷引起的肺发育障碍
- 分为三型：Ⅰ型、Ⅱ型属于肺不发育，Ⅲ型属于肺发育不良

病因学
- 维生素 A 缺乏
- 药物
- 环境等因素

大体病理及手术所见
- Schneider 分型
  - Ⅰ型：患侧无肺、支气管及血管，健侧支气管为气管的延续，无主支气管及气管分叉
  - Ⅱ型：患侧有一段支气管，但远端闭锁
  - Ⅲ型：患侧支气管、肺发育极差，气道、血管和肺泡的大小和数量均减少。可发生于一侧全肺或一侧的一叶、多叶、一段或多段肺，左右皆可见。可伴同侧肺动脉畸形和异常肺静脉引流，并可合并其他的先天性畸形

【临床表现】
- 与畸形程度以及是否合并呼吸道感染有关
  - 反复发热、咳嗽、咳痰、咯血、胸痛
  - 无症状（极少数）
  - 两侧胸廓不对称，患侧呼吸运动减弱，患侧肺呼吸音减低 / 消失
- 肺功能检查：最大通气量减低，肺活量减低

【治疗与预后】
- 双侧肺不发育或发育不良的患儿长期存活的概率低
- 合并感染时，应积极给予抗感染治疗
- 手术切除

【影像表现】

X 线表现

- 胸片
  - 一侧肺不发育
    - 患侧肺密度增高（图 3-1-1）
    - 纵隔向患侧移位，患侧膈肌抬高
    - 健侧代偿性肺气肿
  - 大叶性肺发育不良：类似大叶性肺不张
    - 患侧肺体积缩小
    - 叶间裂向患肺移位
  - 肺段性发育不良
    - 无征象
    - 局限小实变 / 含气或含液囊肿
- 心血管造影 /DSA
  - 肺不发育：患侧肺动脉缺如
  - 肺发育不良：患侧肺动脉发育不良或分支畸形

CT 表现

- 患侧胸廓缩小
- 肺萎缩
- 含液囊肿
- 气管支气管三维重建 / 仿真支气管镜（图 3-1-1）
  - Ⅰ型：患侧支气管缺如，气管直接延续为健侧主支气管
  - Ⅱ型：患侧主支气管末端闭锁
  - Ⅲ型：患侧主支气管狭窄、纤细；叶段支气管闭锁；亚段以下支气管不规则扩张

- 增强 CT/CTA
  - 肺不发育：患侧肺动脉缺如
  - 肺发育不良：患侧肺动脉发育不良或分支畸形

MRI 表现

- T1WI
  - 肺不发育：患侧肺组织呈中等信号
  - 肺发育不良：患侧肺组织呈低信号，信号不均
- T2WI
  - 肺不发育：患侧肺组织呈高信号
  - 肺发育不良：患侧肺组织呈高信号，信号不均

超声表现

- 肺不发育：患侧肺动脉缺如
- 肺发育不良：患侧肺动脉发育不良或分支畸形
- 其他心血管畸形

核医学表现

- 肺灌注显像：一侧或局部肺灌注缺损

推荐影像学检查

- 最佳检查法：胸部平扫及增强 CT，同时进行气管支气管三维重建、胸部 CTA

【鉴别诊断】

一侧肺不张和叶段性肺不张

- 气管支气管三维重建：患侧主支气管缺如 / 闭锁
- 胸部 CTA：患侧肺动脉缺如 / 发育不良或分支畸形

诊断与鉴别诊断精要

- 肺叶或肺段支气管缺如、末端闭锁或狭窄、纤细
- 患侧肺动脉缺如 / 患侧肺动脉发育不良或分支畸形

典型病例

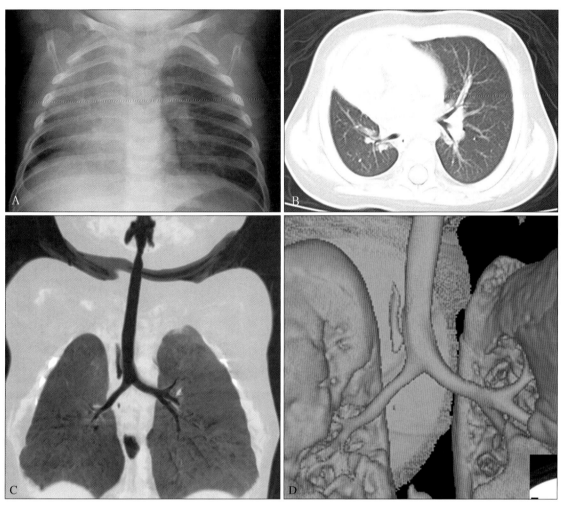

图 3-1-1　右肺发育不良

A. 正位胸片；B. 平扫胸部 CT 肺窗；C. 胸部 CT MinIP；D. 胸部 CT VR。A，B 示右肺体积小，纵隔心影右移，左肺门血管增粗；C，D 示右侧支气管较对侧稍细，右上中叶气管和肺组织未见显示（图像由首都医科大学附属北京儿童医院彭芸提供）

（宋　伟　刘　靖）

重点推荐文献

[1] Cunningham ML，Perry RJ，Eby PR，et al. Primary pulmonary dysgenesis in velocardiofacial syndrome：a second patient [J]. Am J Med Genet A，2003，30，121A（2）：177-179.

[2] Conway K，Gibson R，Perkins J，et al. Pulmonary agenesis：expansion of the VCFS phenotype [J]. Am J Med Genet，2002，15，113（1）：89-92.

[3] Hadchouel-Duvergé A，Lezmi G，et al. Congenital lung malformations：natural history and pathophysiological mechanisms [J]. Rev Mal Respir，2012，29（4）：601-611.

第 2 节　肺透明膜病

【概念】

　　肺透明膜病（hyaline membrane disease）是指新生儿生后不久即出现进行性呼吸困难、青紫、呼气性呻吟、吸气性三凹征和呼吸衰竭，常认为先天缺陷引起，为自限性疾病

- 同义词：新生儿特发性呼吸窘迫综合征（idiopathic respiratory distress syndrome）

【病理与病因】

流行病学

- 早产儿（生后～ 12 小时）
- 无性别差异

发病机制

- 表面活性物质能降低肺泡壁与肺泡内气体交界处的表面张力，使肺泡张开
- Ⅱ型肺泡细胞产生的肺表面活性物质缺乏 / 减少→肺泡壁表面张力增高（肺泡回缩力增高）→半径最小肺泡最先萎陷→进行性肺不张→缺氧、酸中毒→肺小动脉痉挛→肺动脉压力增高→卵圆孔及动脉导管开放→右向左分流（持续胎儿循环）→肺灌流量下降→肺组织缺氧更重→毛细血管通透性增高→纤维蛋白沉着→透明膜形成→缺氧、酸中毒加重

病因学

- 早产
- 缺氧、酸中毒、低温
- 糖尿病孕妇的胎儿
- 剖宫产
- 通气失常
- 肺部感染

大体病理及手术所见

- 肺大小正常，光滑、质韧如肝，切面挤压无气泡溢出

显微镜下特征

- 肺泡、肺泡管以及终末细支气管壁覆盖透明膜
  - 透明的均匀无结构或颗粒状嗜伊红膜样物
  - 由损坏脱落的肺泡上皮细胞、纤维素和含蛋白质的基质组成
- 肺泡萎陷
- 肺泡管以及终末细支气管扩张

【临床表现】

- 气促、鼻翼翕动、吸气性肋间凹陷、呼气性呻吟、发绀、昏迷
- 体温不稳定
- 低氧血症、代谢性酸中毒
- 死亡多发生在出生后 48 小时内
- 特殊病史
  - 几乎均是早产儿
  - 产妇可有贫血、产前子宫出血、剖宫产、臀位产和多胎儿或妊娠高血压综合征、糖尿病和分娩异常

【治疗及预后】

- 保持呼吸道通畅、吸氧和机械呼吸
- 表面活性物质（PS）替代疗法
- 对症治疗：纠正水、电解质和酸碱平衡紊乱、控制心力衰竭等
- 患儿若能度过 72 小时，则可能自愈

【影像表现】

X 线表现

- 胸片
  - 双肺野透亮度普遍减低（图 3-2-1）
    - Ⅰ期：伴细小结节或细网状影，心影与膈肌清晰
    - Ⅱ期：伴细小结节或细网状小结节影，心影、膈肌显示不清
    - Ⅲ期：心影、膈肌不能分辨
  - 气管、支气管充气征
  - 胸廓形态、横膈位置正常
  - 少量气胸：仅见重症者
  - 恢复期：透亮度减低的肺野中逐渐出现充气、透亮

CT 表现

- Ⅰ期：两肺透亮度轻微减低、肺内淡薄磨玻璃样阴影伴轻微的支气管充气征
- Ⅱ期：两肺透亮度减低、肺内磨玻璃样阴影伴支气管充气征
- Ⅲ期：两肺透亮度明显减低、肺内磨玻璃阴影伴明显的支气管充气征、白肺
- 并发气胸、胸腔积液

推荐影像学检查

- 最佳检查法：X 线胸片
- 检查建议
  - 短期（1～2 小时）复查 X 线胸片以便连续观察
  - Ⅰ 期 X 线胸片易漏诊，可行胸部 CT

【鉴别诊断】

新生儿原发性肺不张

- 临床无呼吸困难

- 无气管、支气管充气征
- 生后 2 天内膨胀完全

新生儿急性呼吸窘迫综合征

- 常在严重感染、休克、手术后发生
- 体温多正常
- 肺充气正常或过度充气
- 无支气管充气征

诊断与鉴别诊断精要

- 新生儿，尤为早产儿
- 呼吸困难、低氧血症、代谢性酸中毒
- 双肺野弥漫分布的透亮度普遍减低

典型病例

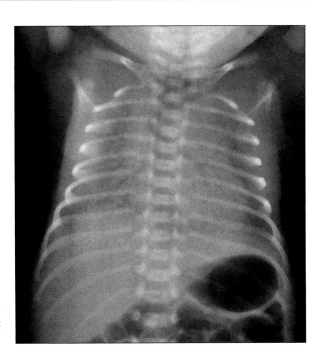

图 3-2-1　新生儿特发性呼吸窘迫综合征（IRDS）Ⅲ期

正位胸片示两肺野透光度明显减低，肺内弥漫颗粒影，支气管充气征广泛，心脏及横膈面模糊不清（图像由首都医科大学附属北京儿童医院彭芸提供）

（宋　伟　刘　靖）

重点推荐文献

[1] 李会超，冯娜，高明，等．55 例新生儿肺透明膜病计算机 X 线摄影的影像学表现分析 [J]．中国实验诊断学，2012，16（1）：136-137.

[2] Peschechera R，Andrisani MC，Reale F，et al. Diagnostic imaging of hyaline membrane disease [J]．Rays，2004，29（2）：175-178.

[3] Reynolds EO．et al. Hyaline membrane disease [J]．Am J Obstet Gynecol，1970，106（5）：780-797.

第3节 肺囊性纤维化

【概念】

肺囊性纤维化（cystic fibrosis）是家族性先天性遗传疾病，主要累及外分泌腺

【病理与病因】

流行病学

- 白人多见，发病率 1/3300 ~ 32000，尚未见中国儿童发病报道
- 儿童多见
- 无性别差异
- 其他相关异常
  ○ 累及鼻窦黏液腺，引起慢性鼻窦炎、鼻息肉
  ○ 累及胰腺，引起胰腺囊肿与纤维化
  ○ 累及小肠腺与十二指肠腺

遗传学

- 7号染色体长臂的一个基因突变，隐性遗传

发病机制

- 仍不清楚
  ○ 外分泌腺自主神经功能失调，改变细胞膜通透性，使黏蛋白与钠泵产生缺陷，改变盐类结晶构形
  ○ 黏液中钙含量增高，使黏液通透性增加，黏液中水分在腺管内重吸收增多
  ○ 黏多糖合成增加，改变细胞膜的通透性，分泌细胞的钠、水转运受抑制
  ○ 汗腺、唾液中的钠转移抑制因子，阻滞钠在脉管中重吸收
- 黏液腺分泌物黏稠度增加，黏液清除能力下降，气道黏液栓塞，易并感染

大体病理及手术所见

- 早期：支气管腺体肥大，杯状细胞变性
- 支气管黏液腺分泌出黏稠分泌物，黏液引流不畅
- 支气管堵塞引起肺不张、继发性感染、支气管扩张、肺纤维化、阻塞性肺气肿

【临床表现】

- 汗液 Na^+、Cl^- 明显增高
- 呼吸系统
  ○ 初发症状：干咳、痰黏稠不易咳出
  ○ 阵发性咳嗽、咳痰、呼吸困难，伴哮鸣音
  ○ 反复咯血、咳脓痰
  ○ 发绀、杵状指

- 消化系统
  ○ 新生儿胎粪性肠梗阻（10%）
  ○ 肠套叠、直肠脱垂
  ○ 胰腺功能不全或吸收不良（80%）：慢性脂肪腹泻、营养不良、发育差

【治疗及预后】

- 对症处理
  ○ 预防、减慢肺功能恶化
  ○ 控制感染
  ○ 改善营养状态：高蛋白、高热量、低脂肪、富含维生素饮食
- 肺移植：用于肺功能严重损害者
- 预后较差：多数于婴幼儿期死亡

【影像表现】

X 线表现

- 胸片
  ○ 早期：过度通气、多发小叶性实变
  ○ 柱状、囊状支气管扩张、支气管壁增厚
  ○ 黏液栓、肺不张、肺实变
  ○ 纤维化、肺气肿

CT 表现

- 支气管管壁增厚、支气管周围间质增厚（图 3-3-1）
- 柱状支气管扩张最常见，囊状扩张次之，曲张型扩张最少见
- 黏液栓
- 树芽征、空气潴留、马赛克征

推荐影像学检查

- 最佳检查法：胸部 HRCT
- 检查建议：必要时可加行深吸气相与深呼气相 CT

【鉴别诊断】

感染性支气管扩张症（bronchiectasis）

- 发病年龄较晚
- 无家族遗传史
- 曲张状或囊性支气管扩张较多
- 多位于下叶

变态反应性支气管肺曲霉菌病（allergic bronchopulmonary aspergillosis，ABPA）

- 发病年龄较晚
- 无家族遗传史

- 支气管扩张多位于上叶和肺中央区，远侧支气管多正常
- 囊状支气管扩张多见
- 黏液栓密度较高
- 常伴有肺实变、空洞
- 糖皮质激素治疗有效

诊断与鉴别诊断精要

- 儿童多见
- 家族遗传
- 汗液 Na^+、Cl^- 明显增高
- 柱状或囊状支气管扩张
  - 早期以双肺上叶受累为主（尤为右上叶），进展期则所有肺叶均可受累
  - 多累及中心支气管、肺门旁支气管

典型病例

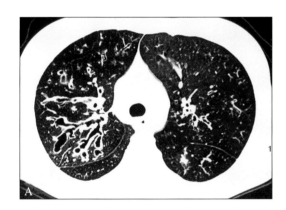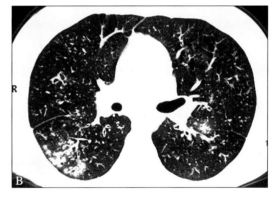

图 3-3-1 肺囊性纤维化

HRCT 示双侧支气管柱状扩张，以右上叶为著，支气管壁及周围间质增厚，支气管周围斑片状实变影（本例由北京世纪坛医院放射科王仁贵教授提供）

（宋 伟 刘 靖）

重点推荐文献

[1] Waugh N, Royle P, Craigie I, et al. Screening for cystic fibrosis-related diabetes: a systematic review [J]. Health Technol Assess, 2012, 16（24）: iii-iv, 1-179.

[2] Jaffé A, Bush A. Cystic fibrosis: review of the decade [J]

. Monaldi Arch Chest Dis, 2001, 56（3）: 240-247.

[3] O'Sullivan BP, Freedman SD. Cystic fibrosis [J]. Lancet, 2009, 30, 373（9678）: 1891-1904.

第4节　肺先天性囊性腺样畸形

【概念】

肺先天性囊性腺样畸形（congenital cystic adenomatoid malformation of lung）是先天性肺叶发育不全，局限性肺组织结构紊乱的疾病

【病理与病因】

流行病学

- 年龄：婴儿多见
- 无性别差异
- 可伴发肺恶性肿瘤：肺癌、肺母细胞瘤、横纹肌肉瘤等
- 约20%伴有其他先天畸形（双肾发育不全、叶外型肺隔离症、膈疝、心血管畸形等）

遗传学

- 神经胶质细胞衍生神经营养因子的异常表达、甲状腺转录因子1（TTF1）及Hoxb-5的基因表达

发病机制

- 支气管肺芽和分支过程中局限停止或缺损引起支气管闭锁，引起支气管缺失，形成其错构瘤样发育畸形
- 细支气管过度生长，一般无软骨组织

大体病理及手术所见

- 累及一个肺叶（多为下叶）
- 囊内含有气体、液体，与支气管不通
- 分型
  - Ⅰ型
    - 最常见
    - 多房性大囊肿（3～10cm），伴有邻近肺实质内小囊肿
  - Ⅱ型
    - 多个小于2cm的薄壁囊
    - 常伴其他畸形
  - Ⅲ型
    - 海绵状肿块，囊多小于0.5cm

显微镜下特征

- Ⅰ型
  - 大囊被覆假复层纤毛柱状上皮有乳头状突起，壁含有平滑肌、弹力组织、散在软骨板
  - 周围的小囊被覆纤毛立方或柱状上皮
- Ⅱ型：囊壁被覆立方或柱状上皮，假复层少见，病变由扩张的支气管组成
- Ⅲ型：弯曲的管与微囊构成，囊壁被覆立方或柱状上皮呈腺瘤样不规则细支气管样结构

【临床表现】

- 呼吸窘迫综合征

【治疗及预后】

- 及早切除病变肺叶
- 严重者，婴儿早产、死产

【影像表现】

X线表现

- 胸片
  - 肺内局限性大小不等的透亮区，内可见气液平面（图3-4-1）
  - 病灶挤压同侧组织结构

CT表现

- Ⅰ型：多房性大囊肿（3～10cm），伴有邻近肺实质内小囊肿（图3-4-1）
- Ⅱ型：多个小于2cm的薄壁囊
- Ⅲ型：海绵状肿块，囊多小于0.5cm

推荐影像学检查

- 最佳检查法：胸部平扫CT

【鉴别诊断】

叶外型肺隔离症

- 供血动脉源于体循环

支气管囊肿（bronchogenic cyst）

- 多以单房性为主，囊壁较厚
- 常发生于纵隔、肺门

诊断与鉴别诊断精要

- 婴儿多见
- 呼吸窘迫
- 同一肺叶多发囊性病变
- 大小：0.5～10cm

典型病例

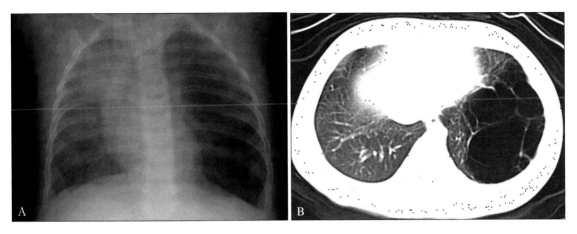

图 3-4-1　**肺先天性囊性腺瘤样畸形Ⅰ型**
A. 正位胸片；B. 平扫胸部 CT。A 示左肺野体积增大，左肺大部分区域透光度增高，内见不规则分隔影，纵隔心影右移。B 示左肺下叶占位病变由多个大小不等聚集之囊腔组成，纵隔心影右移（图像由首都医科大学附属北京儿童医院彭芸提供）

（宋　伟　刘　靖）

重点推荐文献

[1] Stocker JT，Madewell JE，Drake RM．Congenital cystic adenomatoid malformation of the lung．Classification and morphologic spectrum [J]．Hum Pathol，1977，8（2）：155-171．

[2] Chaouachi S，Ben Hamida E，Ben Fraj N，et al．Congenital cystic adenomatoid malformation of the lung：two case reports [J]．Tunis Med，2011，89（1）：55-58．

[3] Oh BJ，Lee JS，Kim JS，et al．Congenital cystic adenomatoid malformation of the lung in adults：clinical and CT evaluation of seven patients [J]．Respirology，2006，11（4）：496-501．

主要参考文献

[1] Rush E. Netterville．Agenesis of the Lung：Case Report With Five Year Follow-Up [J]．Dis Chest，1957，31（4）457-461．

[2] N T Griscom，W B Wheeler，N B Sweezey，et al．Bronchopulmonary dysplasia：radiographic appearance in middle childhood [J]．Radiology，1989，171：811-814．

[3] Leonard E. Swischuk．Bubbles in Hyaline Membrane Disease：Differentiation of Three Types [J]．Radiology 1977，122：417-426．

[4] 朱长耀、魏兆阳、刘永熙，等．新生儿肺透明膜病及并发症的影像分析 [J]．医学影像学杂志，2005，15（3）：201-203．

[5] Martine Loeve，Maarten H. Lequin，Marleen de Bruijne，et al．Cystic Fibrosis：Are Volumetric Ultra-Low-Dose Expiratory CT Scans Sufficient for Monitoring Related Lung Disease [J]．Radiology，2009，253：223-229．

[6] Pim A. de Jong，Mark D. Ottink，Simon G. F. Robben，et al．Pulmonary Disease Assessment in Cystic Fibrosis：Comparison of CT Scoring Systems and Value of Bronchial and Arterial Dimension Measurements [J]．Radiology，2004，231：434-439．

[7] Edward Y. Lee，Phillip M. Boiselle，Robert H. Cleveland．Multidetector CT Evaluation of Congenital Lung Anomalies [J]．Radiology，2008，247：632-648．

[8] 刘鸿瑞．肺非肿瘤性疾病诊断病理学 [M]．北京：人民卫生出版社，2010．

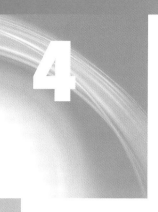

4 肺血管性疾病

第 1 节　肺静脉曲张

【概念】

　　肺静脉曲张（pulmonary varices）为肺内静脉的局限性扩张，为罕见的先天性肺血管疾病

- 同义词：肺静脉瘤

【病理与病因】

流行病学

- 各年龄段均有发生
- 无性别差异
- 近 50% 患者合并先天或后天性心脏病

病因学

- 病因不明
- 可能为先天性因素

大体病理及手术所见

- 肺静脉进入左心房前扩张，血管壁薄，平滑肌组织萎缩由纤维组织替代
- 以左肺多见
- 常无血流动力学异常

【临床表现】

- 多无症状
- 咯血、呼吸困难及脑血管意外等
- 胸骨后疼痛及杵状指可能与其他心脏疾病有关

【治疗及预后】

- 无并发症者，可随诊
- 出现咯血、栓塞等症状时，应积极手术。合并二尖瓣病变者行二尖瓣置换术后，肺静脉曲张可随之缓解
- 曲张静脉内栓子脱落造成栓塞者很少见
- 曲张静脉破裂造成支气管或胸膜腔大出血导致突发死亡

【影像表现】

X 线表现

- 胸片（透视）
  - 肺门旁或肺门圆形、卵圆形阴影，边缘可呈浅分叶
  - 透视下可见阴影搏动并随 Valsalva 而大小改变
- DSA
  - 动脉段正常，无分流
  - 肺静脉段曲张充盈
  - 曲张静脉直接回流到左房
  - 病变处造影剂排空延迟
  - 仅累及近端静脉

CT 表现

- 肺门区团块，多与心影相连
- 增强后：近端肺静脉进入左房开口处局限性扩张，并与左心房相连（图 4-1-1）

推荐影像学检查

- 最佳检查法：CT 和 MRI 可明确诊断，DSA 为金标准

【鉴别诊断】

中央型肺癌、肺门肿大淋巴结

- 增强 CT（MRI）示肺门肿块为局限性扩张的近端肺静脉

肺动静脉瘘（pulmonary arterio-venous fistula）

- 增强 CT 显示有粗大的肺动脉、肺静脉与之相连
- DSA：动脉期显影，粗大的肺动脉、肺静脉同时显影

> 诊断与鉴别诊断精要
> ● 风湿性心脏病的二尖瓣病变患者多见
> ● 肺门区团块，多与心影相连
> ● 增强后：近端肺静脉进入左房开口处局限性扩张，并与左心房相连

典型病例

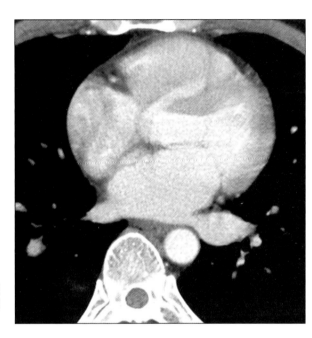

图 4-1-1　肺静脉曲张 CT
患者：男性，45 岁，无明显临床症状，胸部体检时见肺静脉增粗，增强 CT 图像示左肺静脉近端局限性扩张（本例由第二军医大学附属长征医院放射科刘士远教授提供）

（宋　伟　周　莹）

重点推荐文献

[1] Nafees M，Abbas G，Amin MU．Pulmonary varices-rare cause of haemoptysis [J]．J Coll Physicians Surg Pak，2011，21（7）：437-438．

[2] Lentschig MG，Roos N，Löser H，et al．Pulmonary varicose veins．Case report and review of the literature [J]．Radiologe，1995，35（1）：67-71．

[3] Anzai M，Kawamura M，Matsunaga S．et al．A case of pulmonary varices demonstrated by three-dimensional computed tomography [J]．Nihon Kokyuki Gakkai Zasshi，2011，49（8）：619-622．

第 2 节　肺静脉畸形引流

【概念】

　　肺静脉畸形引流（anomalous pulmonary venous connection）是指部分或全部肺静脉不进入左心房，而直接引流至右心房 - 腔静脉系统。

● 同义词：肺静脉异位引流、肺静脉异位连接

【病理与病因】

流行病学

● 占先天性心血管畸形的 1% 左右
● 多见于婴幼儿
● 无性别差异

- 完全性肺静脉畸形引流：约75%合并卵圆孔未闭，25%合并房间隔缺损，也可合并动脉导管未闭、主动脉缩窄、永存动脉干、大动脉错位、单心室、肺动脉闭锁等
- 部分性肺静脉畸形引流常合并二孔型房间隔缺损

发病机制

- 胚胎期来自共同肺静脉发育障碍，使来自肺芽的内脏静脉丛与体静脉系统的交通未闭合

大体病理及手术所见

- 完全性
  ○ 分型
    ■ 心上型：多见，肺静脉在左心房后方汇合后经垂直静脉引流至左无名静脉、上腔静脉或奇静脉；肺静脉梗阻较常见，发生在垂直静脉经左肺动脉和左总支气管前方进入无名静脉处
    ■ 心内型：全部肺静脉直接引流至右心房或冠状静脉窦；肺静脉梗阻发生在肺静脉总干和冠状静脉窦间
    ■ 心下型：全部肺静脉在心脏后方汇合后经垂直静脉下行经膈肌食管裂孔引流至门静脉、下腔静脉等；肺静脉梗阻较常见，发生在垂直静脉下行途中或肝
    ■ 混合型：全部肺静脉经过多种通道进入右心房
  ○ 多数无肺静脉总干梗阻
- 部分性
  ○ 右肺多见
  ○ 引流至下腔静脉、右上腔静脉、右心房以及左上腔静脉、无名静脉

病理生理

- 完全性：全部肺静脉血引流至右心房（左向右分流），体循环血又需经卵圆孔未闭或房间隔缺损流入左心房得以维持（右向左分流）。大量左向右分流，右心及肺动脉内的腔静脉、肺静脉混合血流增加
  ○ 合并卵圆孔未闭，右心房流入左心房的血流量小，再经左心室入体循环。右侧心腔及肺循环血流量大，肺动脉压力升高
  ○ 合并房间隔缺损，右心房流入左心房的血流量大，而肺循环高压则延迟出现
  ○ 肺静脉回流梗阻：肺淤血、肺水肿

- 部分性：心房水平的少～中等量的左向右分流

【临床表现】

- 症状取决于肺静脉有无梗阻，房间隔缺损大小和合并的其他心血管畸形
  ○ 合并卵圆孔未闭，发绀轻，患儿多在出生后数月内死于右心衰竭
  ○ 合并房间隔缺损，发绀明显，多数患儿可生存1年以上
  ○ 肺静脉回流梗阻者，发绀程度重，肺淤血，肺水肿，患儿多在出生后数周死亡
  ○ 心血管杂音不典型，杵状指（趾）较轻

【治疗及预后】

- 应手术治疗，疗效取决于患者年龄、畸形连接部位、有无肺静脉梗阻和房间隔缺损大小等因素
- 预后差
  ○ 如不手术治疗，75%的患儿在出生后1年内死亡
  ○ 大多数心下型和混合型的患者在婴幼儿期死亡

【影像表现】

X线表现

- 胸片
  ○ 完全性
    ■ 无肺静脉总干梗阻：心房水平的左向右分流的影像特征
      □ 肺血管影增多，肺动脉段凸出，右心室、右心房增大，主动脉结多缩小
      □ 肺静脉畸形引流入左上腔静脉或左无名静脉：双上纵隔增宽，与下方心影相连呈"8"字形心脏（雪人征）
      □ 肺静脉引流至右心房或冠状静脉窦：类似较大的房间隔缺损的表现
    ■ 伴有肺静脉总干梗阻
      □ 心脏不大或右心房、心室轻度增大
      □ 肺淤血、间质性肺水肿
  ○ 部分性
    ■ 少或中等量的心房水平左向右分流的影像征象
    ■ 上肺静脉引流至上腔静脉：上腔静脉膨凸，沿上纵隔旁自上而下的带状影
    ■ 下肺静脉引流至下腔静脉：沿右心缘，自肺门向膈下的带状影

- DSA
  - 腔静脉和右心房显影时，左心房早期显影
  - 肺静脉充盈时，左上腔静脉或左无名静脉以及右上腔静脉、右心房再度充盈
  - 右心房、右心室增大，对比剂排空延时，肺动脉及分支扩张，左心房不与肺静脉相连
- 右心导管检查
  - 上腔静脉、无名静脉的血含氧量与肺静脉相等且近饱和
  - 右心血含氧量与外周动脉相等且不饱和

CT 表现

- 横轴位：4 支肺静脉全部或部分未与左心房连接（图 4-2-1）
- 共同静脉位于右心房后方或上方，与上腔静

脉、冠状静脉窦或右心房异常连接

MRI 表现

- 与 CT 表现近似

推荐影像学检查

- 最佳检查法：增强 CT 与 CTA 为首选，心血管造影（右心造影）检查

【鉴别诊断】

房间隔缺损

- 症状、体征上有相似之处
- 超声、心血管造影有助鉴别

上纵隔肿瘤（胸腺瘤、肿大淋巴结等）

- 可出现上纵隔增宽
- 气管、食管常有受压移位
- 无搏动
- 增强 CT 示肿块轻中度强化

诊断与鉴别诊断精要

- 肺静脉未与左心房相连，而与上腔静脉、冠状静脉窦或右心房异常连接

典型病例

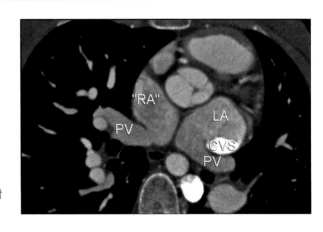

图 4-2-1　**肺静脉畸形引流**
增强 CT 示右肺静脉从右心房后方引流至右心房（图像由首都医科大学附属北京安贞医院于薇提供）

（宋　伟　周　莹）

重点推荐文献

[1] Seale AN, Uemura H, Webber SA, et al. Total anomalous pulmonary venous connection: morphology and outcome from an international population-based study [J]. Circulation, 2010, 122 (25): 2718-2726.

[2] Gustafson RA, Warden HE, Murray GF, et al. Partial anomalous pulmonary venous connection to the right side of the heart [J]. J Thorac Cardiovasc Surg, 1989, 98 (5 Pt 2): 861-868.

[3] Sahay S, Krasuski RA, Tonelli AR. Partial anomalous pulmonary venous connection and pulmonary arterial hypertension [J]. Respirology, 2012, 17 (6): 957-963.

第3节 肺动静脉畸形

【概念与概述】

肺动静脉畸形（pulmonary arteriovenous malformation）是肺动脉与肺静脉间异常的先天交通形成。上呼吸道黏膜、消化道黏膜、皮肤和脑内有动静脉瘘则称为遗传性毛细血管扩张症（hereditary telangiectasis，Rendu-Osler-Weber disease）

- 同义词：肺动静脉瘤、动静脉瘘

【病理与病因】

流行病学

- 好发于青壮年
- 无性别差异

遗传学

- 遗传性毛细血管扩张症为常染色体显性遗传，常染色体 ENC 基因异常

发病机制

- 胚胎期肺血管发育障碍引起

病因学

- 先天性
- 继发性：肝硬化、血吸虫病、甲状腺癌肺转移、胸部创伤累及肺血管

大体病理及手术所见

- 肺动脉与肺静脉直接交通
  - 一个或多个较大动脉分支不经肺毛细血管网而直接与肺静脉分支相通
  - 瘘处血管壁薄，呈囊状扩张，外观呈暗紫红色
  - 瘘可单发、多发或弥漫分布
- 体循坏与肺静脉直接交通
  - 输出静脉呈蔓状扩张的血管团

【临床表现】

- 口唇青紫、杵状指（趾）
  - 未经氧合的血液直接经肺静脉进入体循环达到肺循环的 25% 以上
- 咯血 / 血性胸腔积液
  - 瘘破裂
- 血栓形成
  - 红细胞增多
  - 血流淤滞
- 胸壁上血管杂音
- 实验室检查
  - 红细胞增多
  - 动脉血氧分压降低

【治疗及预后】

- 治疗目的：改善缺氧症状、预防出现脑卒中、咯血等并发症
- 有症状、病灶进行性增大、供血动脉直径 ≥ 3mm 的无症状患者应外科手术治疗、导管栓塞，双肺多发性动静脉瘘不宜手术
- 预后良好，严重畸形可能危及生命

【影像表现】

X 线表现

- 胸片
  - 结节、肿块型
    - 边界清晰，可见浅分叶
    - 密度均匀
    - 一支或多支粗大的血管纹理与结节、肿块相连
  - 弥漫型
    - 肺纹理增粗、迂曲，呈网状、逗点样
  - 肺动脉高压、肺心病
- DSA（图 4-3-1）
  - 肺动脉及其分支显影后，肺静脉提前显影
    - 结节、肿块型：病灶内对比剂充盈，排空延迟，输入与输出血管粗大
    - 弥漫型：肺内弥漫小圆形血管池、肺动脉与静脉直接交通处呈囊状
  - 主动脉及其分支显影后，肺静脉提前显影
    - 病灶呈迂曲血管团

CT 表现（图 4-3-2）

- 边界清晰，密度均匀的结节、肿块
- 一支或多支粗大的血管纹理与结节、肿块相连
- 增强 CT
  - 结节、肿块型：结节、肿块迅速强化，若有血栓则病灶强化不均匀；相连的粗大血管明显强化；肺动脉显影时，左心房提前显影；排空延迟，持续至主动脉显影后
  - 弥漫型：肺内明显强化的小结节及扭曲的血管

MRI 表现

- SE 序列：显示不佳或呈等信号肿块，内见流空信号
- 梯度回波序列：呈高信号，周围可见弧形走形

的引流静脉
- 三维增强MRA：能够显示供血动脉以及引流静脉与肿块的关系

超声表现
- 常规超声心动图检查往往无异常发现
- 右心声学造影
  - 正常：含微气泡的超声造影剂在通过肺毛细血管时被过滤、吸收，肺静脉及左室系统无气泡反射显示
  - 左心系统显影迟发：肺动静脉瘘时微气泡可自肺动脉直接进入肺静脉系统，通常在右心显影3～5个心动周期，左心系统才显影，有一定特征性
  - 不能确定病变位置

核医学表现
- 肺灌注核素扫描能确定病变的部位和范围，并能测定分流分数
  - 正常：标记微粒不能通过肺毛细血管
  - 肺动静脉瘘：标记微粒可经"瘘"随血流到达脑、肾等，扫描肺和肾的核素可测定分流分数

推荐影像学检查
- 最佳检查法：增强胸部CT最佳
- 检查建议：MRI的梯度回波序列有一定鉴别诊断作用

【鉴别诊断】

肺内囊性结节
- 无搏动
- 增强后无强化或仅囊壁强化
- 无左心房提前显影

肺内实性结节
- 多为轻中度强化
- MRI的GRASS图上呈中等信号
- 无左心房提前显影

诊断与鉴别诊断精要

- 多位于肺下叶，胸膜下
- 一支或多支粗大的血管纹理与结节、肿块相连
- 增强后，肿块迅速强化
- 左心房提前显影

典型病例

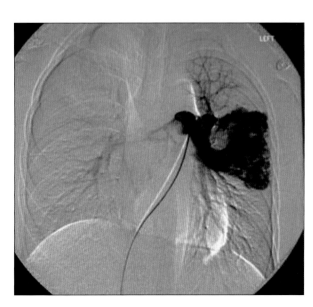

图4-3-1　肺动静脉畸形（弥漫型）
患者，男性，25岁，咳嗽、咯血2月余。DSA示肺动脉及其分支显影后，肺静脉提前显影，肺内弥漫小圆形血管池、肺动脉与静脉直接交通处呈囊状（图像由首都医科大学附属北京安贞医院于薇提供）

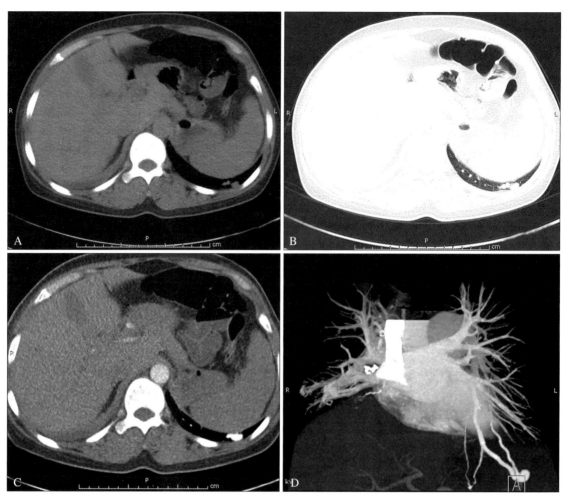

图 4-3-2 肺动静脉瘘

患者，男性，35 岁。无明显临床症状，体检发现左侧背部血管杂音。A. 平扫胸部 CT 纵隔窗；B. 胸部 CT 肺窗；C. 增强胸部 CT；D. CT 肺血管重组 MIP。A，B，C 示左下肺后基底段边界光滑的结节，有粗大的血管纹理与之相连，增强后结节呈明显强化（强化程度近似于血管）。D 示粗大的输入、输出血管与左下肺后基底段的强化结节相连

（宋 伟 周 莹）

重点推荐文献

[1] Cajander S，Eliasson H．Osler-Weber-Rendu syndrome：increased risk of infections and life-threatening complications．Four cases of invasive infectious disease over the same period described [J]．Lakartidningen，2012，109（37）：1613-1615．

[2] Yoldas B，Esme H，Apiliogullari B，et al．Imaging of pulmonary arteriovenous malformation by computed tomography [J]．Asian Cardiovasc Thorac Ann，2012，20（5）：611．

[3] Vernhet H，Sénac JP．Imaging of the pulmonary arteries：when，how and when？[J]．Article in FrenchJ Radiol，2004，85（6 Pt 2）：901-909．

第 4 节 肺动脉发育不良

【概念】

肺动脉发育不良（pulmonary artery agenesis，PAA）为较少见的先天性畸形，包括肺动脉主干缺如，右或左肺动脉近端缺如，肺动脉异常起源和肺动脉缩窄等

【病理与病因】

流行病学

● 各年龄段均有发生

- 无性别差异

发病机制

- 胚胎期第 6 对腮动脉弓发育缺陷和（或）第 5 弓动脉残存所致

大体病理及手术所见

- 肺动脉主干缺如、纤细
  - 肺动脉闭锁或肺动脉段呈残存纤维索条状
  - 左右肺动脉位于正常位置，并与主动脉相连通
- 右或左肺动脉近端缺如、纤细
  - 右侧多见，但左侧肺动脉缺如常伴有法洛四联症、动脉导管未闭、主动脉缩窄、永存动脉干等
  - 常伴同侧肺发育不全
  - 一侧肺动脉血管腔闭锁
  - 肺组织血液供应来源于支气管动脉或主动脉的异常分支
- 肺动脉异常起源
  - 左肺动脉异常起源于右肺动脉
  - 一侧肺动脉起源于主动脉

【临床表现】

- 单发者常无临床症状
- 反复感染、咯血
- 肺动脉高压：呼吸困难、青紫、右心衰竭等
- ECG：右心室肥厚

【治疗及预后】

- 根据病情选择手术治疗方案
- 易继发上呼吸道反复感染
- 肺动脉主干缺如者多为死产或婴儿期死于肺动脉高压

【影像表现】

X 线表现

- 胸片
  - 一侧肺动脉缺如、纤细

- 一侧肺纹理稀疏
- 一侧肺门血管影消失或纤细
  - 肺动脉异常起源：一侧肺血增多
- DSA
  - 一侧肺动脉缺如、纤细
    - 一侧肺动脉及分支不显影，残端呈弧形、杵状，边界光滑；一侧肺动脉纤细，远段显影不清
    - 对侧肺动脉及分支扩张、扭曲
    - 左心充盈期偶见扩张的支气管动脉或侧支循环发自主动脉
    - 肺动脉高压
    - 心血管畸形
  - 肺动脉异常起源
    - 右心室造影：肺动脉主干显影后，一侧肺动脉不显影
    - 升主动脉造影：一侧肺动脉起自升主动脉

CT 表现

- 一侧肺动脉缺如、纤细（图 4-4-1）
  - 一侧肺动脉近端呈光滑的盲端或纤细
  - 侧支血管扩张
  - 患侧肺纹理稀疏
  - 患侧肺发育不良
- 肺动脉异常起源
  - 增强 CT 与 CTA 可显示患侧肺动脉起自主动脉

MRI 表现

- 与 CT 表现相似

推荐影像学检查

- 最佳检查法：增强 CT 与 CTA 为首选，肺动脉造影检查对确定诊断精确定位计划手术均具有重要价值

诊断与鉴别诊断精要

- 一侧肺动脉及大分支缺如，未端呈光滑盲端
- 患侧肺动脉起自主动脉

典型病例

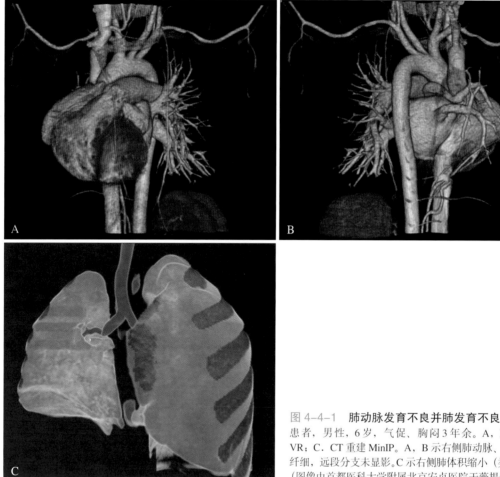

图 4-4-1　肺动脉发育不良并肺发育不良

患者，男性，6岁，气促、胸闷3年余。A，B. CT重建
VR；C. CT重建 MinIP。A，B 示右侧肺动脉、肺静脉主干
纤细，远段分支未显影。C 示右侧肺体积缩小（类似肺不张）
（图像由首都医科大学附属北京安贞医院于薇提供）

（宋　伟　周　莹）

重点推荐文献

[1] Orun UA, Yilmaz O, Bilici M, et al. Congenital right pulmonary artery agenesis with atrial septal defect and pulmonary hypertension [J]. Congenit Heart Dis, 2012，7（3）：E6-9.

[2] Britton J, Sachithcnandan A, Srinivasan L, et al. Pneumonectomy for congenital isolated unilateral

pulmonary artery agenesis [J]. Med J Malaysia, 2011, 66（4）：363-364.

[3] Colson DJ, Mortelliti AJ. Management of pediatric hemoptysis：review and a case of isolated unilateral pulmonary artery agenesis [J]. Int J Pediatr Otorhinolaryngol, 2005, 69（9）：1161-1167.

第5节　肺动脉瘤

【概念】

肺动脉瘤（pulmonary aneurism）为肺动脉及分
支的管腔局部扩张

【病理与病因】

流行病学

● 尸检中发生率为 0.073‰

- 各年龄段均有发生
- 无性别差异

遗传学

- 合并动静脉交通的肺动脉瘤患者中，60% 与遗传缺陷有关，40% 见于单纯遗传性出血性毛细血管扩张症者

发病机制

- 一般先天性
  - 先天性心脏病：动脉导管未闭、房间隔缺损、室间隔缺损、法洛四联症、肺动脉瓣狭窄或缺如等
  - 肺动脉扩张
  - Marfan 综合征
- 获得性
  - 感染：结核、梅毒
  - 外伤
  - 其他：肺动脉高压、动脉硬化、心脏大血管异常、医源性等

大体病理及手术所见

- 分型
  - 按形状分型
    - 囊型、梭型
    - 发病率相等
  - 按部位分型
    - 肺内动脉瘤：真菌、结核或肿瘤所致
    - 肺外动脉瘤
    - 夹层动脉瘤：罕见，多见于肺动脉高压伴先天性心脏病患者
- 动脉壁中层弹力纤维及肌层变性、囊性坏死，血管壁瘤样扩张

- 80% 位于主肺动脉

【临床表现】

- 无临床症状
- 呼吸困难、咳嗽、咯血、胸痛

【治疗及预后】

- 有强烈的手术指征，手术须考虑到瘤体部位和伴发畸形
- 易并发细菌性心内膜炎或血管内膜炎
- 大咯血可造成死亡

【影像表现】

X 线表现

- 胸片
  - 心影局部凸出和（或）肺门影增大（图 4-5-1）
  - 肺内结节，边界光滑
  - 病变迅速增大：合并感染
- DSA
  - 病灶与肺动脉同时显影
  - 病灶对比剂排空延迟

CT 表现

- 肺动脉局部梭形或囊状扩张（图 4-5-1）
- 增强后，肺结节明显强化，强化程度与肺动脉一致

推荐影像学检查

- 最佳检查法：增强 CT 与 CTPA 为首选，既往心血管造影是术前诊断的金标准

【鉴别诊断】

纵隔、肺门肿大淋巴结

- 增强后，轻中度强化

其他疾病所致肺结节（结核、转移瘤、肺癌等）

- 增强后，无强化或轻中度强化

诊断与鉴别诊断精要

- 肺动脉梭形或囊状扩张
- 排除其他导致肺动脉增宽的疾病

典型病例

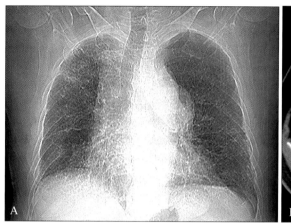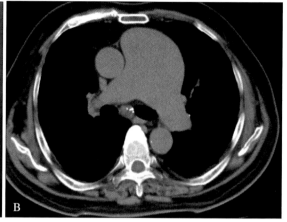

图 4-5-1 **肺动脉瘤**
患者，男性，65 岁，体检胸片示左肺门影增大。A. 胸部 X 线片示肺动脉段明显膨隆，B. CT 横断面纵隔窗示主肺动脉明显增粗（本例由第二军医大学附属长征医院放射科刘士远教授提供）

（宋 伟 周 莹）

重点推荐文献

[1] Moreno JD，Aquino L，Castro E，et al. Aneurism of the pulmonary artery and its crura [J]. Medicina（B Aires），2007，67（2）：159.

[2] Noh HW，Park KJ，Sun JS，et al. Primary pulmonary malignant fibrous histiocytoma mimics pulmonary artery aneurysm with partial thrombosis：various radiologic

evaluations [J]. Eur Radiol，2008，18（8）：1653-1657.

[3] Fernandez A DG，Florez S CF，Bastidas A，et al. Pulmonary artery aneurism in a patient with Behçet disease. Report of one case [J]. Rev Med Chil，2010，138（1）：82-87.

第6节 肺动脉扩张和肺动脉高压

【概念】

　　肺动脉扩张指肺动脉主干扩张，而无明确病理及血流动力学改变，不合并其他畸形。原发性肺动脉高压（primary pulmonary hypertension）指平均肺动脉压在静息时大于 3.33kPa（25mmHg），或运动时大于 4kPa（30mmHg），须除外其他可引起肺动脉高压的原因

【病理与病因】

流行病学

● 原发性肺动脉高压少见：1/100 万

● 原发性肺动脉高压好发于 25 ～ 45 岁

● 原发性肺动脉高压女性多见

遗传学

● 家族性肺动脉高压为常染色体显性遗传，2 号

染色体长臂 31 ～ 32 区带的 BMPR2 基因突变

发病机制

● 肺动脉扩张

　○ 肺动脉壁结构缺陷

　○ 胚胎期动脉干嵴分化主动脉、肺动脉不均所致，肺动脉较大而主动脉较小

● 原发性肺动脉高压病因不清

大体病理及手术所见

● 原发性肺动脉高压与继发性肺动脉高压大致相同

　○ 肺的肌性动脉和细动脉受累，肺血流受阻

　　■ 小动脉中膜肌层增生：最常见，为早期改变

　　■ 细动脉肌化：早期改变

- 内膜增生和同心圆状层状纤维化
- 丛样病变
- 血管扩张及瘤样改变
- 纤维素样坏死及动脉炎

【临床表现】

- 肺动脉扩张
  - 一般无症状，晚期出现肺动脉高压表现
  - 肺动脉瓣区有 3 级以下的收缩期杂音，第 2 心音亢进
  - 心电图正常
- 原发性肺动脉高压
  - 轻度者无症状
  - 气短、晕厥、下肢水肿、不典型胸痛
  - 高尿酸血症

【治疗及预后】

- 原发性肺动脉扩张无需治疗
- 禁忌行穿刺活检
- 肺动脉扩张：预后良好
- 原发性肺动脉高压：预后差

【影像表现】

X 线表现

- 胸片
  - 肺动脉扩张
    - 肺动脉段中度以上凸出
    - 心影不大
    - 肺纹理正常
  - 原发性肺动脉高压
    - 主肺动脉增宽并迅速变窄
    - 周围肺血减少
    - 右心室明显增大
- DSA
  - 肺动脉扩张：肺动脉总干扩张

- 原发性肺动脉高压
  - 主肺动脉及大分支扩张，外周动脉纤细、扭曲
  - 外周动脉对比剂排空延迟，肺实质期充盈延迟

CT 表现

- 肺动脉主干和（或）分支扩张，轮廓光滑（图 4-6-1）
- 增强后呈均匀明显强化，强化程度与其他肺动脉基本一致
- 肺动脉高压：近段肺动脉扩张，远段分支纤细、扭曲

MRI 表现

- TSE、Cine 序列：右心室增大、肥厚，三尖瓣相对关闭不全
- 黑血序列：主肺动脉及大分支管腔扩张
- MRPA：近段肺动脉扩张，远段分支纤细、扭曲
- MRPP：双肺灌注延迟，虫蚀样灌注缺损

推荐影像学检查

- 最佳检查法：首选增强胸部 CT 与 CTPA

【鉴别诊断】

肺动脉狭窄、动脉导管未闭

- X 线表现相似
- 超声、心血管造影检查有助鉴别

纵隔、肺门肿大淋巴结

- 增强 CT 示纵隔、肺门肿块轻中度强化
- 透视：无搏动

继发性肺动脉高压

- 心脏、肺部等原发疾病的表现
- 马赛克征少见

诊断与鉴别诊断精要

- 排除可以引起肺动脉增宽的各种疾病
- 肺动脉扩张：肺动脉主干及一级分支增宽
- 原发性肺动脉高压：主肺动脉增宽并迅速变窄，外周肺血减少

典型病例

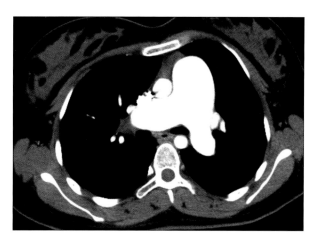

图 4-6-1   **肺动脉高压**
患者，女性，55 岁，气促、胸闷半年余。增强 CT 纵隔窗示肺动脉主干及右肺动脉增粗（本例由中国医科大学附属盛京医院放射科林爱军教授提供）

（宋 伟 周 莹）

重点推荐文献

[1] Launay D，Hachulla E，Hatron PY，et al．Pulmonary arterial hypertension：a rare complication of primary Sjögren syndrome：report of 9 new cases and review of the literature ［J］．Medicine（Baltimore），2007，86（5）：299-315．

[2] Almagro P，Julià J，Sanjaume M，et al．Pulmonary capillary hemangiomatosis associated with primary pulmonary hypertension：report of 2 new cases and review of 35 cases from the literature［J］．Medicine（Baltimore），2002，81（6）：417-424．

[3] Pellicelli AM，Barbaro G，Palmieri F，et al．Primary pulmonary hypertension in HIV patients：a systematic review ［J］．Angiology，2001，52（1）：31-41．

第 7 节   肺隔离症

【概念】

　　肺隔离症（pulmonary sequestration）是相对多见的先天性肺发育畸形，部分肺组织与主体肺分隔，并由体循环供血。该部肺组织无功能。隔离肺组织的支气管多与正常支气管不通

【病理与病因】

流行病学

- 占肺部疾病的 0.15% ～ 6.4%
- 年龄
  - 肺隔离症多见于青少年，发病年龄在 10 ～ 40 岁
  - 先天性支气管肺前肠畸形多在 1 岁前发病
- 性别
  - 叶内型肺隔离症及先天性支气管肺前肠畸形：男女发病率相似

  - 叶外型：男女发病比率约为 4:1
- 叶内型肺隔离症很少合并其他先天性畸形，叶外型肺隔离症常合并其他畸形（膈疝、肺动脉缺失或发育不良、先天性心脏病、马蹄肺、肺不发育、异位胰腺、心包及胃肠畸形等）

发病机制

- Prvce 的牵引学说：背主动脉与肺芽周围的内脏毛细血管间有丰富的侧支，侧支血管的退化不全成为主动脉的异常分支动脉，牵引一部分胚胎肺组织形成肺隔离症。脱离时受到牵引的副肺芽位于胸膜内则形成叶内型肺隔离症；在脱离后受到牵引的肺芽出现在胸膜形成之后则形成叶外型肺隔离症。因肺隔离症的肺循环血管不能发育，致静脉回流不尽一致

- 副肺芽学说

- Smith 血管发育不全学说

大体病理及手术所见

- 叶内型
  - 60% 位于左侧，下叶的后基底段
  - 囊性肿块，内有肺实质分隔，腔内充满黏液或脓液
  - 与周围正常肺组织有共同的胸膜包裹
  - 来自体循环的异常动脉（多数来自胸主动脉）供血，多位于肺下韧带内。常为 1 支，也有 2 支以上，动脉粗细不等
  - 静脉回流至肺静脉
- 叶外型
  - 多位于左后肋膈沟内
  - 病变有自身胸膜
  - 来自体循环的异常动脉供血，多位于肺下韧带内
  - 肺静脉回流至奇静脉、半奇静脉和门脉系统
  - 切面类似正常肺组织，支气管数量很少
- 先天性支气管肺前肠畸形
  - 指与胃肠道交通的肺隔离症，与食管下段或胃底交通最常见
  - 常伴膈疝
- 肺隔离症的支气管与正常的支气管多不相通

显微镜下特征

- 叶内型
  - 常见囊状扩张的细支气管，偶有管壁内软骨板，有呼吸道上皮
  - 肺组织呈慢性炎症，可见纤维化
- 叶外型
  - 单一类型的末端细支气管、肺泡管、肺泡构成
    - 扩张的支气管被覆假复层纤毛柱状上皮，管壁含软骨板
    - 肺泡管、肺泡扩大，被覆扁平或立方上皮

【临床表现】

表现

- 叶内型
  - 占绝大多数
  - 继发肺部感染：多数在 10 岁以前出现，反复发作；发热、咳嗽、咳脓痰、胸痛
  - 局部叩诊浊音，呼吸音减低，有时可听到湿啰音，部分患者有杵状指
- 叶外型
  - 少见
  - 多无症状，常在查体时意外发现
  - 与消化道相通：反复呼吸道感染、乏力、呼吸困难、充血性心力衰竭
- 先天性支气管肺前肠畸形：慢性咳嗽、反复发作的肺炎或呼吸窘迫

【治疗及预后】

- 叶内型肺隔离症易反复继发感染，故应在控制感染后施行手术治疗（多采用肺叶切除）
- 无症状的叶外型肺隔离症可不予治疗，也可行手术治疗（多行肺叶切除）
- 先天性支气管肺前肠畸形行手术治疗
- 预后良好

【影像表现】

X 线表现

- 胸片
  - 边界清晰的圆形肿块，正位位于心膈角区，侧位位于膈肌与脊柱重叠部附近
  - 囊性肿块可随呼吸运动变形
  - 合并感染
    - 肿块边界模糊
    - 囊性肿块内可见气液平面
    - 抗感染治疗后肿块可缩小，但绝不会消失
- DSA
  - 异常供血动脉多发自膈肌上下的降主动脉段，直径为 0.5 ~ 1cm
  - 静脉回流入肺静脉或奇静脉、下腔静脉
    - 异常血管相对较细，对比剂量较少，多数情况下不能显示静脉回流情况

CT 表现

- 平扫
  - 囊性或囊实性肿块、均匀的软组织密度肿块（图 4-7-1）
  - 周围可见支气管扩张、肺气肿、过度通气与空气潴留
  - 合并感染：肿块边界模糊，可见气液平面
  - 异常索条状阴影与主动脉相连（偶见）
- 增强
  - 肿块强化不明显或轻度强化，肿块边缘可见粗大的血管

○ CTA：异常供血动脉多发体循环动脉（自膈肌上下的降主动脉段为多），直径为0.5～1cm

MRI 表现

- T1 加权
  ○ 呈中等信号的肿块
  ○ 合并囊变则呈低信号
  ○ 可含气体
  ○ 肿块内可见血管流空信号
- T2 加权
  ○ 呈中等信号
  ○ 合并囊变则呈高信号
- 三维增强 MRA：能够显示异常供血动脉起源，但不一定显示回流静脉

超声表现

- 边界清楚的圆形或椭圆形肺内团块，内部可见大小不同的囊性区
- 合并感染：可见散在的小光点反射
- 1 支或数支血管进入团块
  ○ 不能显示静脉回流情况，含气囊肿干扰观察小的供血动脉

核医学表现

- 肺动脉期灌注缺失、减少
- 主动脉期有血流灌注

推荐影像学检查

- 最佳检查法：X 线胸片用于首选筛查，平扫与增强 CT 用于诊断最佳
- 检查建议：胸部 CTA 显示异常供血血管

【鉴别诊断】

肺脓肿（lung abscess）

- 典型高热、咳大量脓痰，抗感染治疗多能完全吸收
- 囊实性肿块很少位于下叶贴邻膈面区域
- 无来自体循环的供血动脉

囊状支气管扩张症（bronchiectasis）

- 咯血常见
- 病变范围较广（多个肺叶段）
- 病变肺叶段常有肺膨胀不全 / 肺不张
- 无来自体循环的供血动脉

支气管囊肿（bronchial cyst）

- 单发、薄壁囊肿
- 无来自体循环的供血动脉

肺癌（lung cancer）

- 软组织密度肿块多有深分叶、短毛刺
- 肺门、纵隔淋巴结肿大
- 无来自体循环的供血动脉

后纵隔神经源性肿瘤（neurogenic tnmour）

- 边界光滑的软组织密度肿块，可呈哑铃形
- 相邻椎体或椎间孔骨质异常
- 无来自体循环的供血动脉

诊断与鉴别诊断精要

- 2/3 的肺隔离症位于左侧，多位于下叶的内、后基底段
- 先天性支气管肺前肠畸形多位于右侧
- 由体循环异常供血的肺内实性、囊性或囊实性肿块，0.5~15cm

典型病例

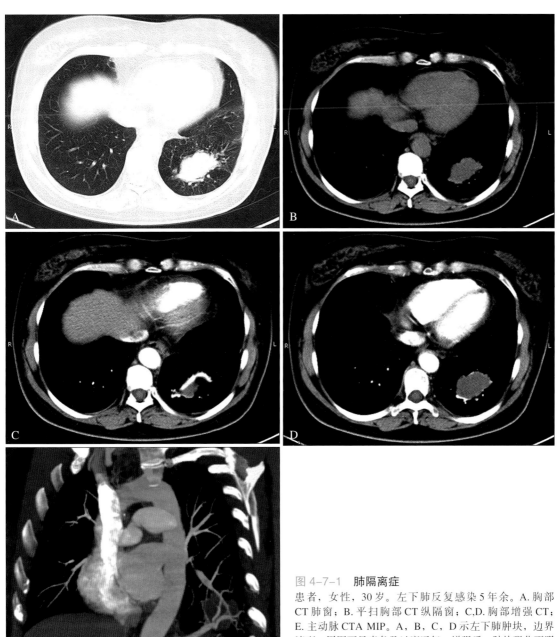

图 4-7-1　肺隔离症

患者，女性，30岁。左下肺反复感染5年余。A.胸部CT肺窗；B.平扫胸部CT纵隔窗；C,D.胸部增强CT；E.主动脉CTA MIP。A，B，C，D示左下肺肿块，边界清晰，周围可见索条及过度通气。增强后，肿块强化不明显，边缘可见粗大血管；E.示供血动脉源于降主动脉

（宋　伟　周　莹）

重点推荐文献

[1] Kang M, Khandelwal N, Ojili V, et al. Multidetector CT angiography in pulmonary sequestration [J]. J Comput Assist Tomogr, 2006, 30 (6): 926-932.

[2] Lee BF, Chang HY, Yan JJ, et al. Carcinoma of the lung misinterpreted as pulmonary sequestration on contrast CT but correctly identified on FDG PET/CT [J]. Clin Nucl Med, 2010, 35 (5): 343-345.

[3] Omori H, Sata K, Saitoh R, et al. Case report of intralobar pulmonary sequestration detected by lung cancer screening with low-dose spiral CT [J]. J UOEH, 2007, 29 (3): 259-263.

第8节　肺动脉栓塞

【概念】

　　肺动脉栓塞（pulmonary embolism，PE）是各种栓子进入肺循环，阻塞肺动脉系统，导致肺循环和呼吸功能障碍为主要的临床、病理生理异常

- 同义词：肺栓塞

【病理与病因】

流行病学

- 好发于 50 ～ 60 岁
- 无性别差异

发病机制

- 栓子进入肺循环，阻塞不同水平的肺动脉
- 肺由支气管动脉和肺动脉双重供血，且肺可与肺泡直接进行气体交换，故肺栓塞引发肺梗死的不足 15%

病因学

- 栓子
  - 血栓：占绝大多数。深静脉血栓、右心房和右心室附壁血栓，以前者最常见
  - 其他栓子：瘤栓、脂肪栓、空气栓、羊水栓等
- 诱发因素
  - 高龄：50 岁以上
  - 疾病：心脏病（心心房颤动合并心力衰竭等）、糖尿病、白塞病、恶性肿瘤等
  - 肥胖
  - 妊娠
  - 药物
  - 其他：术后、长期卧床等

大体病理及手术所见

- 单发或多发
- 双侧多于单侧，右侧多于左侧，下叶多于上叶
- 巨大栓塞：栓子阻塞二级肺叶及以上动脉
  - 肺动脉主要分支受阻，肺动脉扩张，右心室扩大，出现急性右心衰竭
  - 心排出量下降、冠状动脉反射性痉挛、脑血流灌注减少，血压下降、休克
- 若栓子未完全溶解
  - 24 小时后：栓子表面被覆内皮样细胞
  - 2 ～ 3 周：栓子牢固贴覆于动脉壁，血管重建
  - 早期：覆盖于栓子表面的纤维素、血小板凝聚物及纤溶过程，因栓子退缩、血流冲刷可产生新栓子进一步栓塞小动脉

【临床表现】

- 小范围栓塞无症状
- 巨大肺栓塞导致严重休克、猝死
- 三联征：胸痛、呼吸困难、咯血
- 血浆 D－二聚体增高
- 低氧血症
- 病史：静脉炎

【治疗及预后】

- 对症治疗：吸氧、止痛、舒张支气管、纠正休克及心力衰竭
- 抗凝、溶栓
- 未能及时诊断、治疗则病死率高（10% ～ 30%）

【影像表现】

X 线表现

- 胸片
  - 单发的小分支栓塞
    - 无异常
  - 大分支或单发小分支栓塞
    - 肺缺血征（ischemia of lung，westmark）：栓塞血管远侧的肺血管纹理稀疏或消失，肺透亮度增高
    - 病变肺动脉近端增粗，远段变细
    - 肺不张或膨胀不全，患侧横膈抬高
    - 心影增大：右心室增大
- 血管造影
  - 肺动脉腔内充盈缺损
  - 肺动脉截断
  - 肺动脉分支"剪枝征"
  - 未受累及的肺血管增粗、扭曲
  - 肺实质期局限性显像缺损和（或）肺动脉分支充盈、排空延迟
  - 肺动脉高压：中心肺动脉扩张，外周分支变细，右心扩大
    - 有创检查，可能出现致命性并发症

CT 表现

- 直接征象
  - 急性肺栓塞
    - 轨道征：肺动脉管腔中心的低密度充盈

缺损，环以对比剂（图 4-8-1）
- 漂浮征：CT 电影显示栓子在管腔内随血流飘动
- 血管截断征：对比剂突然消失，断端呈杯口状、斜坡状
○ 慢性肺栓塞
- 管壁不规则增厚：附壁栓子
- 栓子钙化
- 栓子再通：管腔中心或偏心性通畅伴充盈缺损
- 肺动脉网：横跨对比剂的低密度线，伴肺动脉狭窄
- 肺动脉大分支突然变窄
- 间接征象
○ 肺动脉高压：近端肺动脉扩张，远端分支扭曲、变细
○ 肺不张或膨胀不全
○ 右心功能不全：右心房室增大等
○ 马赛克征：见于慢性肺栓塞
- 增强胸部 CT、CTPA 与下肢深静脉血栓检查应同时进行

MRI 表现
- 常规 MRI
○ FSE 序列：栓子在 T1WI 和 T2WI 呈中等信号
○ GRE 序列：栓子呈低信号

○ 主肺动脉及大分支扩张
○ 右心功能不全：右心室增大，胸腔积液
- MRPA
○ 与 CTA 相似
- MRPP
○ 节段性或大片状灌注缺损
○ 楔形，尖端指向肺门

超声表现
- 直接征象：右心和肺动脉内血栓回声
- 间接征象
○ 右心室和（或）右心房扩大
○ 右肺动脉、肺动脉主干扩张
○ 肺动脉压增高

核医学表现
- 肺通气/灌注扫描：肺叶、肺段或亚段性分布的灌注缺损，肺通气显像正常，呈不匹配显像征

推荐影像学检查
- 最佳检查法：增强胸部 CT 及肺动脉 CTA 为首选，肺动脉造影仍为诊断"金标准"

【鉴别诊断】
原发性肺动脉高压
- MRPP 呈无节段性分布的虫蚀样灌注缺损
肺动脉原发肿瘤
- 单侧发病
- 增强后：腔内充盈缺损有强化，腔外侵犯

诊断与鉴别诊断精要
- 肺动脉内充盈缺损

典型病例

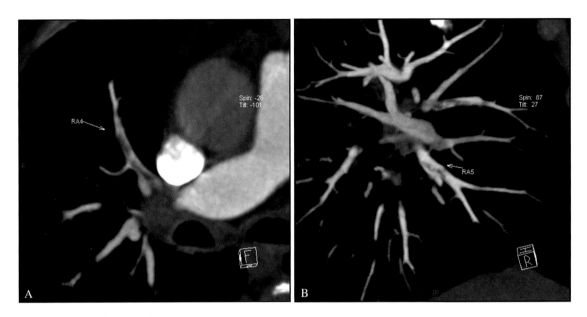

图 4-8-1　**肺动脉栓塞（急性期）**
患者，男性，60岁。胸痛、呼吸困难6小时 A，B.肺动脉 CTA MIP。右中叶内、外侧段肺动脉腔内条状充盈缺损，对比剂环绕

（宋　伟　周　莹）

重点推荐文献

[1] Baloira Villar A，Ruiz Iturriaga LA．Pulmonary thromboembolism [J]．Arch Bronconeumol，2010，46 Suppl 7：31-37．

[2] Robert-Ebadi H，Righini M．Diagnosis of pulmonary embolism [J]．Rev Mal Respir，2011，28（6）：

79079-9．

[3] Kostrubiec M，Niewegłowska N，et al．Diagnosis and treatment of pulmonary embolism in pregnancy [J]．Ginekol Pol，2010，81（4）：283-286．

第 9 节　肺梗死

【概念】

　　肺梗死（pulmonary infarction）指肺动脉发生栓塞后，其供血区的肺组织因血流受阻或中断发生坏死

【病理与病因】

流行病学

- 好发于 50～60 岁
- 无性别差异

发病机制

- 肺动脉系统、支气管动脉系统及气道均参与肺组织供氧，需两个以上供氧来源同时受累才可能出现肺梗死
- 肺动脉栓塞后，肺梗死仅占 10% 左右

- 患有左心衰竭、肺淤血易出现肺梗死

大体病理及手术所见

- 肺栓塞当时或 2 天左右出现梗死
- 下叶多见（肋膈角附近）
- 梗死区呈红色、楔形
  - 早期：缺血区肺表面活性物质消失、水肿导致肺不张、肺间质与肺泡出血
  - 1～2 周：肉芽组织自外向内进行修补，坏死组织吸收，出现纤维化
- 胸膜渗出：浆液性和（或）血性

【临床表现】

- 肺栓塞的常见症状：呼吸困难、胸痛等
- 咯血

【治疗及预后】
- 与肺栓塞基本相同

【影像表现】

X 线表现
- 胸片
  - 肺栓塞的表现
  - 肺实变
    - 好发于下叶后基底段
    - 早期：边界不清
    - 进展期：楔形或锥形实变，尖端指向肺门，基底与胸膜相连，密度均匀。3 周左右吸收
  - 索条：晚期

CT 表现
- 肺栓塞的表现（图 4-9-1）
- 肺实变（图 4-9-1）
  - 早期：边界不清
  - 进展期：楔形或结节状，以胸膜为基底
  - 增强后，无强化
- 索条：晚期

推荐影像学检查
- 最佳检查法：胸部增强 CT 与 CTPA

【鉴别诊断】

其他原因引起的肺实变
- 没有长期卧床等易发生深静脉血栓的诱因
- 不伴有肺栓塞

诊断与鉴别诊断精要

- 肺栓塞征象
- 肺实变

典型病例

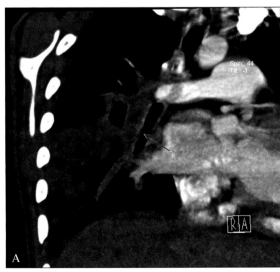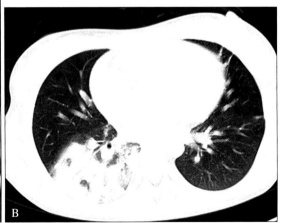

图 4-9-1　肺梗死

患者，女性，65 岁。呼吸困难、胸痛 5 天。A. 肺动脉 CTA MIP；B. 胸部 CT 肺窗。A 示右下肺动脉及其分支充盈缺损，右下肺实变；B 示右下肺基底段实变

（宋　伟　周　莹）

重点推荐文献

[1] He H，Stein MW，Zalta B，Haramati LB．Pulmonary infarction：spectrum of findings on multidetector helical CT [J]．J Thorac Imaging，2006，21（1）：1-7.

[2] Subramaniam RM，Blair D，et al．Computed tomography pulmonary angiogram diagnosis of pulmonary embolism [J]．Australas Radiol，2006，50（3）：193-200.

[3] Schoepf UJ，Schneider AC，Das M，et al．Pulmonary embolism：computer-aided detection at multidetector row spiral computed tomography [J]．J Thorac Imaging，2007，22（4）：319-323.

主要参考文献

[1] Menachem YB，et al．The various forms of pulmonary varices Report of three cases and review of the literature．Am J Roentgenol Radium Ther Nucl Med，1975，125（4）：881-889.

[2] 李晓峰，李仲智，郭志和等．新生儿及婴儿完全型肺静脉异位引流的外科治疗。中华小儿外科杂志，2004，25（3）：245-247.

[3] 杨健萍，周爱卿，李筠等．完全性肺静脉异位引流诊断探讨（附91例报告）．中国医学影像技术，2003，19（8）：1013-1015.

[4] Martine Remy-Jardin，Philippe Dumont，Pierre-Yves Brillet，et al．Pulmonary Arteriovenous Malformations Treated with Embolotherapy：Helical CT Evaluation of Long-term Effectiveness after 2–21-Year Follow-up [J]．Radiology，2006，239：576-585.

[5] 唐光健，等译．肺部疾病放射影像与病理对照 [M]．北京：中国医药科技出版社，2006.

[6] 殷磊，吕滨，韩磊等．双源CT术前定量分析肺动脉闭锁患者固有肺动脉及体肺侧支 [J]．中国医学影像技术，2010，6：1084-1087.

[7] 甘辉立，张健群，罗毅等．儿童右肺动脉异常起源于主动脉的诊断与外科治疗 [J]．中华小儿外科杂志，2009，2：68-71.

[8] Frazier AA，Galvin JR，Franks TJ，et al．Pulmonary vasculature：hypertension and infarction [J]．Radiographics，2000，20：491-524.

[9] Murray TI，Boxt LM，Katz J，et al．Estimation of pulmonary artery pressure in patients with primary pulmonary hypertension by quantitative analysis of magnetic resonance images [J]．J Thorac Imag，1999，9：198-204.

[10] J Ikezoe，S Murayama，J D Godwin，et al．Bronchopulmonary sequestration：CT assessment [J]．Radiology，1990，176：375-379.

[11] Deborah Levine，Carol E. Barnewolt，Tejas S. Mehta，et al．Fetal Thoracic Abnormalities：MR Imaging [J]．Radiology，2003，228：379-388.

[12] Coche E，Muller NL，Kim KI，et al．Acute pulmonary embolism：ancillary findings on spiral CT [J]．Radiology，1998，207：753-758.

[13] 唐光健．肺部疾病放射影像与病理对照．北京：中国医药科技出版社，2006.

肺部感染

5

第1节　大叶性肺炎

【概念】

- 肺炎按解剖分类可分为大叶性肺炎、小叶性肺炎及间质性肺炎
- 大叶性肺炎（lobar pneumonia）是指肺叶或肺段为单位的炎症

【病理与病因】

一般特征

- 一般发病机制
  - 经典的大叶性肺炎，由肺炎链球菌（strep-tococcus pneumoniae）感染引起
  - 正常人中40%～70%鼻咽部带有肺炎链球菌
  - 诱因：受寒、酗酒、感冒、麻醉和疲劳等
- 病因学
  - 既往以肺炎链球菌多见
  - 目前病原谱发生了变化，肺炎支原体引起的儿童大叶性肺炎逐渐增多，肺炎克雷伯杆菌、金黄色葡萄球菌、溶血性链球菌和流感嗜血杆菌等也可引起大叶性肺炎
- 流行病学
  - 冬季和初春好发
  - 青壮年多见

病理特征

- 肺炎链球菌感染引起的大叶性肺炎病理表现典型
- 肺泡内的纤维素性渗出性炎症，一般仅累及单侧肺，以下叶多见，也可先后或同时发生于两个以上肺叶

- 典型的自然发展过程分四期
  - 充血水肿期
    - 发病后1～2天
    - 肉眼观：肺叶肿胀、充血，呈暗红色，挤压切面可见淡红色浆液溢出
    - 镜下：肺泡壁毛细血管扩张充血，肺泡腔内见浆液性渗出物及少量红细胞、中性粒细胞、肺泡巨噬细胞
  - 红色肝样变期
    - 发病后3～4天
    - 肉眼观：肺叶肿大，质地变实，切面灰红色，较粗糙，胸膜表面有纤维素性渗出物
    - 镜下：肺泡壁毛细血管扩张充血，肺泡腔内充满含大量红细胞、一定量纤维素、少量中性粒细胞和巨噬细胞的渗出物，纤维素穿过肺泡间孔与相邻肺泡中的纤维素网相连
  - 灰色肝样变期
    - 发病后第5～6天
    - 肉眼观：肺叶肿胀，质实如肝，切面干燥粗糙，实变区呈灰白色
    - 镜下：渗出物以纤维素为主，纤维素网中见大量中性粒细胞，红细胞较少，肺泡壁毛细血管受压而呈贫血状态
  - 溶解消散期
    - 发病后1周
    - 病原菌被巨噬细胞吞噬、溶解，中性粒

细胞变性、坏死，渗出的纤维素逐渐溶解，肺泡腔内巨噬细胞增多，溶解物部分经气道咳出，或经淋巴管吸收，部分被巨噬细胞吞噬

- 肉眼观：实变的肺组织质地变软，病灶消失，渐近黄色，挤压切面见少量脓样混浊的液体溢出
- 镜下：病灶肺组织逐渐净化，肺泡重新充气，肺泡壁结构完整，无组织坏死

【临床表现】

表现

- 最常见体征 / 症状
  - 起病急，突发高烧、寒战、胸痛、咳嗽、咳铁锈色痰（rusty sputum）
  - 不同病变期间有对应的阳性体征：叩诊浊音、语颤增强、呼吸音减弱、支气管呼吸音、湿啰音等
- 实验室检查
  - 血白细胞计数增高（10 ~ 20）×10^9/ L，中性粒细胞在 80% 以上
  - 年老体弱、酗酒、免疫功能低下者白细胞计数可不高，中性粒细胞百分比升高

自然病史与预后

- 自然病程约 1 周，体温下降，症状消失
- 治疗后大部分病例短期内（2 周）病变可完全吸收，临床症状减轻较病变吸收为早
- 少数可延迟 1 ~ 2 个月吸收，甚至形成慢性炎症

治疗

- 抗菌药物治疗
- 对症治疗
- 支持疗法
- 密切监测病情变化，注意防止休克

【影像表现】

概述

- 影像表现与其病理变化分期有关
- X 线征象的出现较临床症状出现为晚

X 线表现

- 充血期
  - 可无异常发现
  - 病变区肺纹理增粗，透亮度减低或呈边缘模糊的云雾状阴影

- 肝变期
  - 肺实变呈大叶性或占据大叶大部分的密度增高均匀一致阴影（图 5-1-1A、B）
  - 病灶内可见"空气支气管征"
- 消散期
  - 大叶阴影密度减低不均匀，呈散在斑片状阴影

CT 表现

- 充血期
  - 肺纹理增强、透明度减低及呈边缘模糊的云雾状影
- 肝变期
  - 肺叶内或全部或大部分实变，病灶密度可均匀或不均匀，部分病灶内可见"空气支气管征"（图 5-1-1C、D）
  - 增强后病灶内可见结构完整的肺血管影像，称为"血管造影征"（图 5-1-1E、F）
- 消散期
  - 病变范围较实变期小，密度减低，病灶内部密度不均匀，形成大小不等的斑片状病灶

推荐影像学检查

- 首选 X 线胸片，根据临床症状和胸片表现即可作出诊断
- 通常不需要 CT 检查，表现特殊的肺炎与肿瘤鉴别时，需作胸部 CT 检查。

【鉴别诊断】

肿瘤

- 中央型肺癌合并肺不张
  - 支气管不规则狭窄或中断，肺门区肿块，远端肺不张
  - 年龄较大，起病缓慢，中毒症状不明显，可持续有痰中带血
  - 纤支镜检查可协助诊断
- 肺炎型肺癌
  - 实变影内肺动脉分支走行僵直、管壁不规则

感染

- 渗出浸润性肺结核（exudative pulmonary tuberculosis）
  - 肺结核病变表现多样性，合并有纤维、增殖、钙化灶，可见薄壁空洞和卫星播散灶

诊断与鉴别诊断精要

- 大叶性肺炎临床表现典型，实变期影像表现具有特征性，诊断一般不难
- 大片实变内合并多发虫蚀样空洞，需排除结核干酪性肺炎
- 中央型肺癌患者显示支气管狭窄、肺门区肿块，合并远端肺不张与阻塞性肺炎
- 肺炎型肺癌，病灶内部肺动脉分支变细、僵硬

重点推荐文献

[1] Lee JY，Hwang SJ，Shim JW，Jung HL，et al. Clinical significance of serum procalcitonin in patients with community-acquired lobar pneumonia [J]. Korean J Lab Med，2010，30（4）：406-413.

[2] Rowan-Legg A，Barrowman N，Shenouda N，et al. Community-acquired lobar pneumonia in children in the era of universal 7-valent pneumococcal vaccination：a review of clinical presentations and antimicrobial treatment from a Canadian pediatric hospital [J]. BMC Pediatr，2012，28（12）：133.

[3] Lin CJ，Chen PY，Huang FL，et al. Radiographic，clinical，and prognostic features of complicated and uncomplicated community-acquired lobar pneumonia in children [J]. J Microbiol Immunol Infect，2006，39（6）：489-495.

典型病例

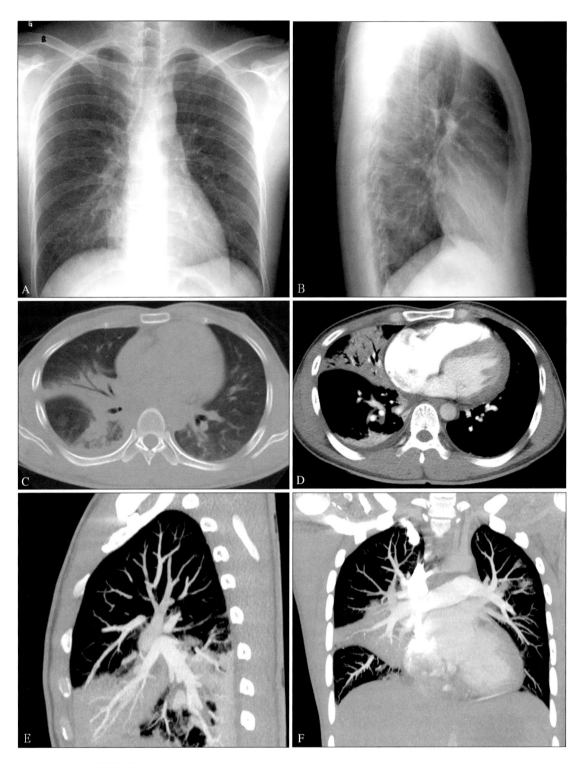

图 5-1-1 大叶性肺炎

患者，男性，35 岁。咳嗽、发热 2 日。A、B：正侧位胸片示右肺中叶、下叶背段密度增高，呈大片实变。C、D：横断位 CT 扫描示右肺中叶、下叶呈大片实变，内部见"支气管充气征"，增强扫描见"血管造影征"；E、F：矢状位、冠状位重组图对"血管造影征"显示清晰

（曾苗雨 赵振军）

第2节　小叶性肺炎

【概念与概述】

- 小叶性肺炎（lobular pneumonia）是指细支气管及其所属或邻近肺组织的急性化脓性炎症，病变范围相当于一个小叶
- 因其病变常以细支气管为中心故又称为支气管肺炎（bronchopneumonia）
- 小叶性肺炎多见于婴幼儿、老年人及极度衰弱的患者或为手术后并发症

【病理与病因】

- 病因
  - 常见的致病菌有葡萄球菌、肺炎链球菌、链球菌及大肠埃希菌等
  - 儿童以革兰染色阴性菌为主

病理特征

- 累及支气管，支气管黏膜发生充血、水肿及浆液性渗出，渗出液中以中性粒细胞为主
- 累及呼吸性细支气管及肺泡
- 通过孔氏孔与兰勃孔向邻近肺泡蔓延累及小叶
- 终末细支气管炎可引起阻塞性肺气肿及小叶肺不张

【临床表现】

表现

- 最常见体征/症状
  - 发热、咳嗽、咳黏液脓性痰
  - 呼吸困难、胸痛及发绀
  - 听诊病变区湿啰音
- 实验室检查
  - 一般血白细胞数升高
  - 极度衰弱老年患者，白细胞总数可不增多，体温可不升高

自然病史与预后

- 经过治疗，多数可以治愈
- 轻型病例1～2周内痊愈
- 重型病例（大多属于体质较弱的婴儿、老年人和久病体衰者）病程迁延，胸部体征消失较慢，易复发
- 常见并发症为心力衰竭、呼吸衰竭、肺脓肿、脓毒血症及脓胸等
- 可导致支气管扩张症

治疗

- 一般肺炎的治疗
  - 积极控制感染
  - 对症治疗包括镇静、止咳平喘等
  - 防止并发症

【影像表现】

概述

- 双肺散在多发、沿肺纹理分布的斑片状影，为典型表现

X线表现

- 肺纹理增多，边缘模糊
- 斑片状阴影，边缘模糊，多位于两肺下野内带，肺叶后部病变较多分布，沿支气管分布，散在斑片影可融合成大片状密度不均匀阴影
- 空洞：以金黄色葡萄球菌及链球菌引起的支气管肺炎多见
- 胸膜病变：肺炎病灶累及胸膜时，可见胸腔积液征象

CT表现

- 多肺叶、多肺段，沿支气管分布（图5-2-1）
- 肺内小结节影，边缘模糊，病变位于肺野外带时呈"树芽征"
- 融合形成小斑片状或较大的斑片状影像，边缘不清，两下肺明显
- 小片状实变影的周围，可伴有阻塞性肺不张及肺气肿表现
- 化脓菌感染，病灶内可出现大小不等的小空洞，边缘模糊
- 部分病例出现胸腔积液

推荐影像学检查

- 最佳检查法：X线胸片
- 一般不需要CT检查，仅在鉴别诊断困难时使用

【鉴别诊断】

- 结核
  - 肺结核表现出病灶的多样性，纤维、钙化、渗出同时存在
  - 需结合临床病史、实验室及病原学检查才能确诊

> **诊断与鉴别诊断精要**
>
> ● 支气管肺炎好发于中、下肺的内、中带，呈散在多发斑片状影，是本病典型表现
> ● 结合临床多见于婴幼儿及年老体弱者，有相应的临床症状和体征，可作出诊断
> ● 仅根据支气管肺炎的影像表现，判断支气管肺炎的病原性质比较困难

典型病例

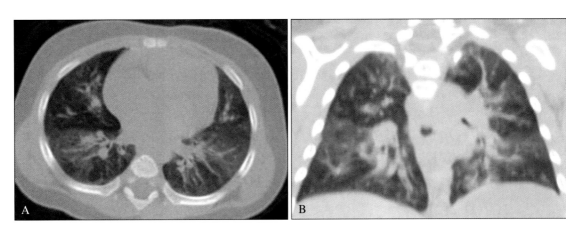

图 5-2-1　小叶性肺炎
女性，8 岁。咳嗽、咳痰 2 周。血白细胞升高。A，B．CT 示双肺纹理增粗，双肺见多发散在斑片状模糊影，沿肺纹理分布

（曾苗雨　赵振军）

重点推荐文献

[1] Lamm CG，Love BC，Krehbiel CR，et al．Comparison of antemortem antimicrobial treatment regimens to antimicrobial susceptibility patterns of postmortem lung isolates from feedlot cattle with bronchopneumonia [J]．J Vet Diagn Invest，2012，24（2）：277-282.

[2] Clarke DL，Holt DE，King LG．Partial resolution of hypoplastic trachea in six english bulldog puppies with bronchopneumonia [J]．J Am Anim Hosp Assoc，2011，47（5）：329-335.

[3] Gilliland MG．Frequency of bronchopneumonia in children with survival interval before death [J]．Am J Forensic Med Pathol，2001，22（2）：200-202.

第3节 支原体肺炎

【概念与概述】

- 支原体肺炎（mycoplasmal pneumonia）过去称原发性非典型肺炎（primary atypical pneumoniae）
- 由肺炎支原体（mycoplasma pneumoniae MP）引起的肺部炎症。肺炎支原体侵入肺内可引起支气管炎、细支气管黏膜及其周围间质充血、水肿、多形核白细胞浸润，侵入肺泡时可引起肺泡浆液性渗出性炎症

【病理与病因】

一般特征

- 一般发病机制
  - 发病前 2～3 天至病愈数周，可在呼吸道分泌物中发现肺炎支原体
  - 接触感染：呼吸道纤毛上皮的细胞膜上有神经氨酸受体，肺炎支原体常吸附在受体上，分泌毒性物质，损害上皮细胞，使黏膜清除功能异常，且持久，导致慢性咳嗽。由于 MP 与人体某些组织存在部分共同抗原，故感染可形成相应组织的自身抗体，导致多系统损害
- 病因学
  - 肺炎支原体是介于细菌与病毒之间能独立生活的最小微生物，其大小为 125～150μm。无细胞壁，仅有由 3 层膜组成的细胞膜
  - 目前已发现的 8 种类型中，只有肺炎支原体肯定对人致病，主要是呼吸系统疾病
- 流行病学
  - 支原体呼吸道感染有咽炎和支气管炎，仅少数累及肺
  - 支原体肺炎约占非细菌性肺炎的 1/3 以上，或各种肺炎的 10%
  - 冬春及夏秋之交为疾病多发季节
  - 小儿患病常见

病理特征

- 支气管炎、毛细支气管炎及间质性肺炎
- 管壁水肿、增厚、有浸润斑
- 支气管及细支气管内有黏液、脓性分泌物
- 镜下所见
  - 急性细支气管炎伴有间质性肺炎
  - 肺泡内少量水肿液及巨噬细胞
  - 细支气管壁水肿、充血，单核细胞和淋巴细胞浸润
  - 腔内可见中性粒细胞、脱落上皮细胞及细胞残片
  - 肺泡间隔内见淋巴细胞及单核细胞浸润

【临床表现】

表现

- 最常见体征/症状
  - 轻者：较多，无临床症状或仅咳嗽、微热、头痛、胸闷或疲劳感
  - 重者：较少，高热达 39～40℃
  - 体征较少
- 实验室检查
  - 血象
    - 白细胞计数可正常
    - 25% 患者白细胞超过 10.0×10^9/L
    - 发病初期红细胞沉降率可增快
  - 其他实验室检查
    - 支原体抗体呈阳性
    - 发病后 2～3 周血清冷凝集试验比值升高（可达 1∶64）

自然病史与预后

- 正规治疗，预后良好

治疗

- 抗感染治疗
  - 首选大环内酯类抗生素：红霉素、克拉霉素、阿奇霉素等
- 对症治疗
  - 退热，止咳祛痰等

【影像表现】

X 线表现

- 肺纹理增多，边缘模糊
- 网状阴影，与增多、模糊的肺纹理并存，提示间质性肺炎
- 肺泡炎表现：中下肺野密度较低斑片状或肺段阴影，可以单发也可多发
- 占据一个大叶的支原体肺炎少见

CT 表现

- CT 影像可表现为病变区肺纹理增粗、模糊
- 斑片状、肺段或大叶性实变（图 5-3-1）

推荐影像学检查

- 最佳检查法：X 线胸片
- 一般不需要 CT 检查，仅在鉴别诊断困难时使用

【鉴别诊断】

感染

- 继发性肺结核
  - 表现多形性，抗结核治疗后吸收缓慢
- 细菌性肺炎
  - 影像鉴别困难，血清冷凝集试验对于支原体肺炎的诊断有价值
- 病毒性肺炎
  - 影像鉴别困难，血清冷凝集试验对于支原体肺炎的诊断有价值

> **诊断与鉴别诊断精要**
>
> - 双肺出现间质性肺炎改变，临床症状较轻，血白细胞不升高，提示支原体肺炎
> - 影像学表现为肺纹理增粗、模糊，见斑片状影
> - 血清冷凝集试验对本病有强烈提示作用

典型病例

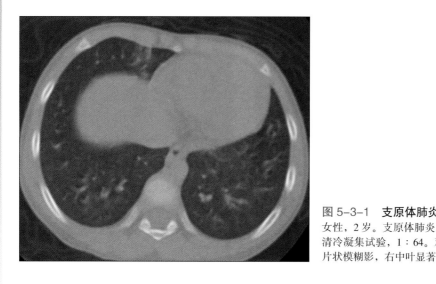

图 5-3-1　支原体肺炎

女性，2 岁。支原体肺炎。咳嗽 2 周，以干咳为主。血白细胞不升高。血清冷凝集试验，1∶64。双下肺纹理增多，双肺间质增厚，双肺见散在斑片状模糊影，右中叶显著

（曾苗雨　赵振军）

重点推荐文献

[1] Simmons S. Recognizing and preventing Mycoplasmal pneumonia [J]. Nursing, 2010, 40 (3): 53-56.

[2] Iwata A, Izumikawa K, Sekita T, et al. A case of mycoplasmal pneumonia with bronchiolitis treated with steroids [J]. Kansenshogaku Zasshi, 2007, 81 (5): 586-591.

[3] Matsukura H, Miyawaki T, Miyamoto M, et al. Mycoplasmal pneumonia proceeding acute focal bacterial nephritis [J]. Clin Nephrol, 2008, 70 (1): 89-90.

第 4 节　过敏性肺炎

【概念与概述】

- 过敏性肺炎（hypersensitivity pneumonia）又称外源性变态反应性肺泡炎（extrinsic allergic alveolitis）
- 一组由不同过敏原引起的非哮喘性变应性肺疾患
- 与特殊职业或环境暴露有关，被命名为农民肺（farmers' lung）、饲鸽者肺、蘑菇工肺、化工厂工人肺等

【病理与病因】

一般特征

- 一般发病机制
  - 为免疫复合物性疾病，Ⅲ型和Ⅳ型变态反应在发病中起重要作用，肺泡巨噬细胞激活可能是发病的中心环节
  - 变应原 - 抗体免疫复合物对过敏性肺炎急性症候群的发生起重要作用
  - 机体的个体差异也起作用
- 遗传学
  - 与个体的遗传因素有关
  - 可能与 HLA 抗原单倍体型有相关性
- 病因学
  - 被真菌孢子（特别是嗜热放线菌）、细菌、动物或禽类的排泄物或毛皮垢屑污染的粉尘或烟雾
  - 大多数外源性变应原（exogenous allergen）是有机物，也可以是无机物
  - 少数患者查不出过敏源，可能由自体免疫引起
- 流行病学
  - 美国过敏性肺炎的人群发病率约 0.03%
  - 农民、养鸽者发病率为 5‰~ 50‰

病理

- 主要病理变化为渗出性肺泡炎（airsacculitis）和间质性肺炎（interstitial pneumonia）
- 渗出液中可见浆细胞、淋巴细胞及组织细胞，有时可见到成堆的嗜酸性粒细胞
- 反复发作或不吸收，可发展成为肺间质纤维化（pulmonary interstitial fibrosis）或肉芽肿

【临床表现】

- 不同临床分型，表现不一
  - 急性型
    - 接触变应原后 3 ~ 6 小时病情最重
    - 症状的强度可以从一般的流感样症状到严重的非心源性肺水肿
    - 严重者可致死
    - 突然起病，症状包括发热（有时可高达 40℃）、畏寒、乏力、咳嗽和呼吸困难
    - 体征可有发绀、肺部湿啰音，有些患者可闻及哮鸣音
  - 亚急性型
    - 症状较轻且逐渐发病，表现为不明显的乏力、畏寒
    - 重复接触变应原时这些表现持续存在，并继而出现厌食、盗汗、体重减轻、头痛、胸部紧缩感和咳嗽等
    - 约有 1/4 的过敏性肺炎患者有咯血症状
    - 接触变应原后 6 小时达到高峰，停止接触变应原数日后明显改善
  - 慢性型
    - 比较少见，约占 5%
    - 起病缓慢，患者处于长期持续接触变应原的环境，已出现肺纤维化，主要表现为慢性干咳、呼吸困难和发绀，一般有进行性加重的趋势
- 相关检查
  - 常规实验室检查
    - 急性期可有白细胞增多，多形核白细胞增高，嗜酸性粒细胞可增多
  - 肺功能试验
    - 限制型通气功能障碍，肺容量和弥散功能下降，可伴有低氧血症
  - 血清学检查
    - 对协助过敏性肺炎的诊断起重要作用
    - 活动性患者的抗体反应强烈
    - 急性型或亚急性型患者存在相应变应原的循环沉淀性抗体
    - 有一半慢性型患者的抗体检测是为阴性
  - 支气管肺泡灌洗（bronchoalveolar lavage）
    - 疑诊为过敏性肺炎患者需行支气管肺泡灌洗。将支气管肺灌洗回收液的细胞进行分类，可见淋巴细胞和巨噬细胞增多，

T 淋巴细胞中以 CD8[+] 淋巴细胞为主
- 肺活组织检查
  - 肺活组织检查，明确诊断

疾病人群分布
- 年龄
  - 所有年龄均可发生，但青壮年多发（工作年龄）
- 地理分布
  - 较多分布于城市郊区、农村
- 高危职业
  - 农民、养鸽者、蘑菇种植者、化工厂工人、木工、塑料用品工人、金属制品工人

自然病史与预后
- 预后取决于以下因素
  - 就诊时不可逆性肺纤维化的程度
  - 能否避免接触变应原
  - 早期诊断的重要性

治疗
- 脱离接触变应原是最重要的治疗措施
- 改善通风、防尘、戴口罩或调换工作
- 急性过敏性肺炎和复发性过敏性肺炎患者，在脱离变应原后往往可自行恢复，不需糖皮质激素治疗
- 有持续症状和肺功能明显减退的过敏性肺炎患者，主张口服或静脉给予糖皮质激素治疗

【影像表现】
- X 线表现
  - 斑片状边缘模糊阴影
    - 分布于两肺中下野，沿支气管走行分布
    - 病变表现游走性
    - 病灶可一个月或几个月不吸收
  - 粟粒状阴影病灶
    - 弥漫分布
    - 大小 2 ～ 3 mm
    - 边缘较模糊，中下肺野病灶密集
    - 离开过敏源后病灶可于 2 ～ 4 周完全吸收
  - 线、网状及粟粒状阴影
- CT 表现
  - 过敏性肺炎的 CT 表现可多种多样（图 5-4-1）
    - 急性期：肺密度增加，两肺弥漫的毛玻璃密度影或广泛的肺实变影
    - 亚急性期：散在的边缘模糊的小结节影（直径 2 ～ 4mm）或网状结节影，以及斑片状毛玻璃密度影
    - 慢性期：两肺内不规则的线样、网状或蜂窝状阴影
  - 同一患者其病灶也可随时间变化而迁移，但共同特点是病变以两肺中部区域分布为主，肺尖、肺底、肋膈角区稀少

推荐影像学检查
- 轻度的过敏性肺炎，X 线胸片检查往往不能显示胸部病变
- CT 扫描，特别是高分辨 CT（HRCT），能显示 X 线胸片难以发现的异常，准确显示病变的类型和程度，还能显示病变的某些特征性表现

【鉴别诊断】
感染
- 细菌感染
  - 起病急，白细胞升高，肺实变内可见"空气支气管征"等
- 结核
  - 多形性病灶，增殖、钙化、卫星灶、纤维化和薄壁空洞常见

其他
- 特发性肺间质纤维化
  - 典型病史可与之鉴别

诊断与鉴别诊断精要

- 患者从事易患过敏性肺炎的高危职业
- 两肺多发斑片状、粟粒状影，为游走性，脱离过敏源可自行吸收
- 根据职业史，典型影像表现可诊断，确诊需肺穿刺活检
- 单凭影像学，鉴别诊断困难

典型病例

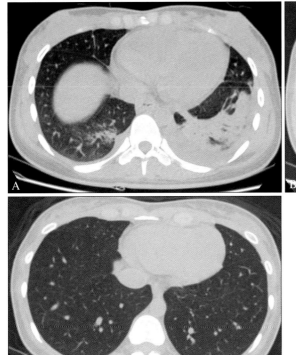

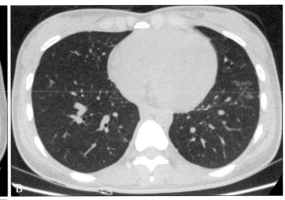

图 5-4-1 过敏性肺炎
女性，20 岁，蘑菇种植工人。A. CT 显示左下肺大片实变，右下肺斑片状模糊影，双侧少量胸腔积液。B. 1 周后复查 CT，原双下肺大片病灶吸收，左舌叶、右中叶新发病灶；C. 离开工作环境 1 个月后复查 CT，肺内未见异常

（曾苗雨　赵振军）

重点推荐文献

[1] Myers JL. Hypersensitivity pneumonia：the role of lung biopsy in diagnosis and management [J]. Mod Pathol, 2012，25（1）：S58-67.

[2] Lacasse Y，Girard M，Cormier Y. Recent advances in hypersensitivity pneumonitis [J]. Chest，2012，142（1）：208-217.

[3] Küpeli E，Karnak D. Hypersensitivity pneumonitis [J]. Tuberk Toraks，2011，59（2）：194-204.

第 5 节　吸入性肺炎

【概念与概述】

- 吸入性肺炎（aspiration pneumonitis/aspiration pneumonia）指吸入食物、口咽分泌物、胃内容物及其他液体或固体物质引起的肺化学性或合并细菌性的炎症
- 根据吸入物及病理生理改变的不同，分为胃酸吸入性肺炎及细菌吸入性肺炎两种
- 胃酸吸入性肺炎又称为 Mendelson 综合征（Mendelson syndrome），是指大量反流性胃内容物（主要是无菌性胃酸）快速吸入肺内引起的急性化学性肺损伤

- 细菌吸入性肺炎是指反复吸入少量有致病菌繁殖的口咽分泌物或食物等而引起的肺内感染过程

【病理与病因】

一般特征

- 病因学
  - 多种病理情况下可导致吸入性肺炎的发生
    - 意识不清或意识障碍时，吞咽和声门关闭动作不协调，咳嗽受到抑制，异物可吸入
    - 食管病变使食物下咽不能全部入胃反流

入气管

■ 咽部或口腔病变导致吞咽障碍

■ 气管插管或气管切开、胃管等医源性因素抑制正常咽部运动

- 流行病学
  - 约 10% 的社区获得性肺炎是细菌吸入性肺炎
  - 随着人口老龄化的趋势，发病率日渐增高

病理表现

- 胃酸吸入性肺炎
  - 支气管痉挛，支气管上皮急性炎症反应和周围炎症细胞浸润
  - 间质性肺水肿、肺泡性肺水肿：酸性液体破坏肺泡上皮细胞及毛细血管壁
  - 肺不张：肺泡Ⅱ型细胞破坏，表面活性物质减少，小气道闭合，肺泡萎陷
  - 肺泡水肿和出血逐渐吸收并有透明膜形成，继而引起纤维化
- 细菌吸入性肺炎
  - 过去认为感染以厌氧菌为主，近期研究表明革兰阴性菌为最常见致病菌
  - 食物或口咽分泌物进入肺组织内引起急性炎症反应
  - 细菌进入肺内，引起相应的细菌性炎症反应（详见第 5 章第 1 ~ 2 节）
  - 细菌感染治疗不当，可并发肺脓肿或脓胸形成

【临床表现】

症状与体征

- 临床表现与诱发因素和机体的状态有关
- 胃酸吸入性肺炎
  - 发生在神志不清者，吸入后常无明显症状，但于 1 ~ 2 个小时后可突发呼吸困难，出现发绀，常咳出浆液性泡沫状痰，可带血
  - 新生儿可表现为鼻塞、呛咳、气促、面色苍白、发绀、口吐白沫
  - 严重者可出现低氧血症，产生急性呼吸窘迫综合征（acute respiratory distress syndrome，ARDS），并可伴二氧化碳潴留和代谢性酸中毒
- 细菌吸入性肺炎
  - 吸入食物或口咽分泌物时可突发喉反射性痉挛和支气管刺激发生喘鸣剧咳
  - 继发细菌感染后多表现为咳嗽、发热等肺炎的症状和体征

疾病人群分布

- 可发生于任何年龄，但以老年人发病最多
- 胃酸吸入性肺炎常发生在禁食后全麻且意识不清时或意识障碍的患者
- 细菌吸入性肺炎常见于卒中伴吞咽障碍的老年患者

自然病史及预后

- 胃酸吸入性肺炎可出现肺水肿、低氧血症，并可演变成 ARDS，死亡率较高
- 细菌吸入性肺炎常可反复发作，预后亦不佳，死亡率为 20% ~ 65%

治疗

- 发生胃内容物吸入，应立即行上呼吸道吸入物抽吸，必要时行支气管肺泡灌洗治疗
- 细菌吸入性肺炎应选用合适的抗生素

【影像表现】

概述

- 影像学表现无特异性，与吸入物成分、吸入量及患者体位等因素有关
- 部位：病变分布取决于解剖及重力因素，双肺各个部位均可发生，单侧或双侧均可，以右肺多见，最常见于右肺上叶后段及下叶背段
- 形态学：可表现为双肺对称性的广泛病变，亦可为局灶性改变

X 线表现

- X 线胸片
  - 早期胸片检查可无阳性发现
  - 最常见表现为两肺纹理增强，双侧肺门区及下肺野多发斑片状、小片状阴影（图 5-5-1）
  - 吸入物被大量吸入时双肺见广泛分布的粗结节和小片状阴影，以中内带肺野较稠密
  - 其他：如气道受阻塞，可合并局限性肺不张或肺气肿；并发肺脓肿或脓胸则出现相应的表现
  - 当病情加重发生急性肺水肿时可迅速出现肺实变，部分融合
  - 病程迁延者（1 ~ 2 个月）可致间质增厚和较大范围的肺纤维化

CT 表现

- 早期可发现阻塞于气道内的吸入物及阻塞

性肺气肿、肺不张改变
- 吸入物的表现与其成分、密度等相关
- 病变范围可为小叶、肺段或大叶，表现可为斑片状、大片状实变或结节
- 常见表现为右肺上叶后段、下叶背段或双肺门区实变影，内见"空气支气管征"（图5-5-2）
- 并发肺脓肿则表现为含液平面的空洞

推荐影像学检查
- 最佳检查法：X线胸片
- 临床上有明确吸入病史而胸片未见异常时，可进行CT扫描进一步检查以发现早期病变

【鉴别诊断】
肺循环障碍疾病
- 肺栓塞
  - 典型影像学表现为底面向胸膜、尖端指向肺门的楔形或圆锥形阴影，病灶可短时间吸收
  - 肺动脉CT血管造影可显示肺动脉内充盈缺损
- 心源性肺水肿
  - 具有心脏基础病变相应的临床表现
  - 影像学表现上常可见心影增大

新生儿肺部疾病
- 肺透明膜病
  - 常见于早产儿，临床表现为进行性呼吸困难、吸气性三凹征和青紫
  - 典型影像学表现为两肺野透亮度减低，见均匀细小颗粒的斑点状阴影和网状阴影，严重者呈现"白肺"

诊断与鉴别诊断精要

- 意识障碍患者或新生儿出现呼吸困难以及伴有吞咽障碍患者出现感染症状时应考虑到吸入性肺炎的可能
- 影像学表现无特异性，最常见表现为双侧肺门区及下肺野多发斑片状、小片状阴影，以右侧明显

典型病例

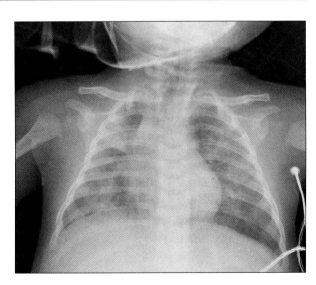

图 5-5-1 吸入性肺炎
男性，2个月，呛奶后气促2天，加重伴发热1天。两肺纹理增粗，边缘模糊，双肺见多发斑片状、片状模糊阴影，以右肺明显

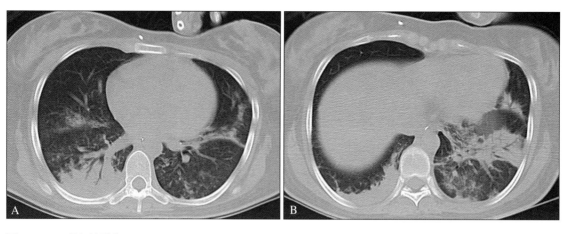

图 5-5-2　吸入性肺炎

女性，18 岁，脑出血后昏迷 2 个月。A，B.CT 示双肺下叶见片状实变阴影，内见支气管充气征

（钟小梅　赵振军）

重点推荐文献

[1] Marik PE. Aspiration pneumonitis and aspiration pneumonia [J]. N Engl J Med, 2001, 344 (9)：665-671.

[2] Marik PE. Aspiration syndromes：aspiration pneumonia and pneumonitis [J]. Hosp Pract (Minneap), 2010,

38 (1)：35-42.

[3] Connor DM, Zhong Z, Foda HD, et al. Diffraction enhanced imaging of a rat model of gastric acid aspiration pneumonitis [J]. Acad Radiol, 2011, 18 (12)：1515-1521.

第 6 节　克雷伯杆菌肺炎

【概念】

克雷伯杆菌肺炎（klebsiellar pneumoniae pneumonia）由肺炎克雷伯杆菌（klebsiellar pneumoniae）引起的急性肺部炎症，亦称为肺炎杆菌肺炎或弗利兰德肺炎（Friedländer pneumonia）

【病理与病因】

一般特征

- 病因学
  - 克雷伯杆菌可分为 7 个物种，临床上分离的克雷伯菌属 95% 为肺炎克雷伯杆菌
  - 肺炎克雷伯杆菌为革兰阴性杆菌，常寄殖于人体上呼吸道和肠道
  - 克雷伯杆菌肺炎通常发生于酒精中毒、糖尿病、慢性阻塞性肺疾病及机体免疫功能下降的患者
  - 感染途径主要是吸入口咽部带菌分泌物，也可由外源性吸入所致
- 流行病学
  - 其发生与种族、地理位置或季节变换等无关

  - 在革兰阴性杆菌感染中，其所占比例在社区获得性肺炎中为 18% ～ 64%，医院内感染所致肺炎中为 20% ～ 30%

大体病理

- 病变可呈大叶性分布、小叶性分布或两者兼有
- 大叶性分布时因渗出液黏稠且比重较大，常使叶间裂下坠

显微镜下特征

- 急性期呈肺泡壁充血，肺泡内充满多核和单核细胞渗出物
- 肺泡壁广泛坏死，呈多发性脓肿
- 扩散至胸膜，在胸膜表面形成纤维蛋白渗出物，可致胸膜粘连
- 经治疗后肺泡内炎症消散常不完全，引起纤维增生、残余性化脓性病灶或支气管扩张、肺气肿等

【临床表现】

表现

- 常见症状 / 体征

- 起病急骤，主要表现为寒战、发热、咳嗽、咳痰、胸痛、呼吸困难等
- 痰液无臭，黏稠，痰量中等；由血液和黏液混合成砖红色黏液样或胶冻样痰是其一项特征，但临床少见
- 可有呼吸急促和肺实变体征
- 可发生肺外扩散，出现心包炎、脑膜炎等表现
- 实验室检查
  - 血常规：白细胞可增多，约25%的患者白细胞减少，提示预后不良
  - 痰培养或血培养阳性可明确诊断，血培养阳性率为20%～50%

疾病人群分布
- 年龄
  - 社区获得性肺炎常见于中老年人，医院内感染可见于成人或儿童，以婴幼儿多见
- 性别
  - 以男性患者居多

自然病史及预后
- 预后不良，死亡率可高达20%～54%

治疗
- 主要包括抗感染治疗和支持治疗
  - 肺炎克雷伯杆菌往往对氨苄西林、庆大霉素耐药
  - 社区获得性感染，可选用第三代头孢菌素，也可加用喹诺酮类或氨基糖苷类抗生素
  - 医院内感染患者，约1/3的肺炎克雷伯杆菌为产超广谱β内酰胺酶（extended-spectrum β-lactamase，ESBL）菌株，可水解青霉素类甚至多种第三代头孢菌素而产生耐药性，应选用第四代头孢菌素、碳青霉烯类或氟喹诺酮类等治疗

【影像表现】
概述
- 部位：可发生于任何肺叶，单侧或双侧均可，以右肺多见，特别是右肺上叶后段
- 形态学：主要表现为大叶实变、小叶浸润和脓肿形成

X线表现
- X线胸片
  - 早期仅表现为肺纹理增多，边缘模糊
  - 小叶性实变：呈小叶性分布的散在斑片状、不规则阴影
  - 大叶性实变：常见于右肺上叶，受累肺叶有明显增大的倾向而出现叶间裂下坠（bulging fissure sign），病变边缘相对比较清楚（图5-6-1）
  - 肺脓肿：常见，常于起病后3～5天内形成，表现为多发小空洞，壁薄，内壁光滑
  - 胸腔积液及胸膜粘连、增厚常见

CT表现
- 与X线所见相似
  - 早期呈肺纹理增多、模糊
  - 小叶性病变：呈小叶性分布的斑片状、结节状实变影，边界清楚，部分可见磨玻璃密度影或支气管血管束增粗
  - 大叶性实变：实变的肺叶体积增大，如发生于上叶则可使斜裂后凸；实变影中心常可见坏死形成（图5-6-2）
  - 肺脓肿：可单发或多发，多表现为多发薄壁小空洞，空洞壁内外壁均较光滑，液平少见
  - 胸腔积液及胸膜粘连、增厚常见

推荐影像学检查
- 最佳检查法：X线胸片或胸部CT
- CT可更早、更清楚地显示病变，胸片适用于动态观察肺部的变化

【鉴别诊断】
其他细菌性感染
- 大叶性肺炎（lobar pneumonia）
  - 常见致病菌为肺炎链球菌，为革兰阳性球菌，是社区获得性肺炎的最常见病因
  - 多见于青壮年，起病前常有前驱症状或诱因，咯铁锈色痰为典型表现
  - 实变呈大叶性时无叶间裂下坠，实变阴影内常可见空气支气管征
  - 肺脓肿相对少见
- 金黄色葡萄球菌肺炎（staphylococci aureus pneumonia）
  - 为革兰阳性球菌，是医院内获得性感染的最常见病原菌，以冬、春季发病多见
  - 发病部位以双下肺多见
  - 病变进展迅速，常于起病后3天内出现空洞性病变，常为多发的肺脓肿及肺气囊
  - 病变范围可出现游走性

肺结核（pulmonary tuberculosis）

- 干酪性肺炎（caseous pneumonia）
  - 常隐匿起病，多以乏力、体重下降、低热等为首发症状
  - PPD 试验或痰找抗酸杆菌可阳性
  - 好发于上叶尖后段及下叶背段
  - 空洞常于起病5天后才出现，常为厚壁空洞，周边多有卫星病灶，可合并支气管扩张

真菌感染

- 肺曲霉菌病（pulmonary aspergillosis）
  - 患者多有长期使用广谱抗生素、免疫抑制剂、大剂量糖皮质激素等病史
  - 影像上常表现为界限模糊的结节与局限性实变区，实变趋于圆形
  - 空洞表现为新月形空气间隙包绕一圆形、偏心性阴影

典型病例

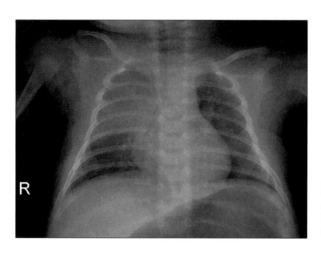

图 5-6-1 克雷伯杆菌肺炎
男性，1个月，吐奶、气促1个月，无发热。右肺上叶透亮度减低，见大片实变影，边界清楚，并见水平裂下坠

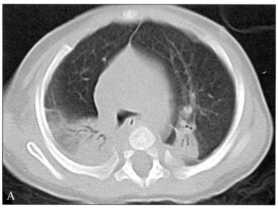
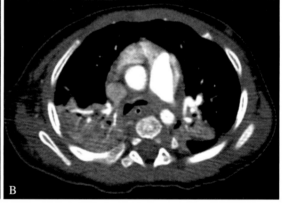

图 5-6-2 克雷伯杆菌肺炎
男性，8个月，反复咳嗽伴气喘26天，发热6天。A，B．CT示右肺上叶后段及左肺上叶尖后段均可见大片状实变影，边界清楚，内见支气管充气征，增强扫描右肺上叶后段病灶内见低密度坏死区

（钟小梅 赵振军）

重点推荐文献

[1] 于东祥，张冬梅．克雷白杆菌肺炎表现为两肺多发空洞1例［J］．中华临床医药杂志（北京），2004，5（18）9．

[2] 詹国正，黄美华，李声鹏．克雷白杆菌肺炎X线诊断分析［J］．中国现代临床医学，2006，5（7）：81．

[3] 姚泽忠，杭金国，汤卫红，等．230例婴幼儿肺炎克雷白杆菌肺炎临床特点与抗菌治疗研究［J］．中国小儿急救医学，2011，18（5）：437-439．

第7节　慢性肺炎

【概念与概述】

慢性肺炎（chronic pneumonia）是指肺炎病程在4周以上未完全吸收者，亦称为慢性非特异性肺炎，是除了结核、梅毒、真菌病、寄生虫病、职业病、结缔组织疾病以及并发炎症的先天性疾病以外的肺内炎症性病变

- 可分为原发性慢性肺炎与由急性肺炎演变而来的慢性肺炎
- 前者无急性发病过程，后者有急性肺炎转变为慢性肺炎的病史

【病理与病因】

一般特征

- 慢性肺炎可具有不同的病因、不同的发病机制和不同的病理解剖变化
- 病因学
  - 可能与同一部位反复性急性肺炎、吸入性肺炎和机体的免疫功能异常等有关
  - 病原体主要是细菌，有时亦可为病毒、支原体等
  - 可为单一感染，但以混合感染多见
- 流行病学
  - 好发于老年人和小儿
  - 随着人口老龄化的趋势，发病率日渐增高

大体病理

- 可分为弥漫型与局限型
- 弥漫型者病变弥漫分布于两肺各叶，多为慢性支气管炎或支气管扩张伴发的病变
- 局限型病变局限于某肺叶、肺段或部分肺段，呈肺段、肺叶或球状肿块
  - 球形肺炎（spherical pneumonia）：慢性肺炎的一种特殊大体形态

显微镜下特征

- 基本病理改变包括渗出、机化和增生，并伴有炎性细胞浸润
- 病理诊断标准为慢性炎性细胞浸润及成纤维细胞增生，伴有不同程度的纤维化及肉芽组织形成，可有肺组织正常结构的破坏
- 机化性肺炎（organized pneumonia，OP）：肺泡内渗出物机化，肺泡间隔及支气管、血管周围纤维化
- 间质性肺炎（interstitial pneumonia）：炎性病变主要侵及细支气管及肺间质，伴有不同程度的纤维结缔组织增生

【临床表现】

表现

- 常见症状/体征
  - 临床症状的有无和轻重取决于病变的类型、性质和范围
  - 由急性肺炎演变而来的慢性肺炎多有急性发病的病史
  - 原发性慢性肺炎一般起病隐匿，症状轻
- 实验室检查
  - 血常规：白细胞和中性粒细胞可增多，亦可正常
  - 痰培养可检出相应的病原体

疾病人群分布

- 年龄
  - 以老年人和小儿多见

自然病史及预后

- 经正确合理治疗后常可吸收消散，但完全吸收所需的时间则长短不一
- 若处理不当，病情加重发展为重症肺炎时可危及生命

治疗

- 正确合理地使用抗生素
  - 根据痰培养及药物敏感实验的结果选择抗生素
  - 常是混合感染，应考虑广谱抗生素及联合用药
  - 多种抗生素不敏感时要考虑非细菌感染的可能
- 支持治疗：注意加强营养、锻炼身体等

【影像表现】

概述

- 部位：可弥漫分布于两肺各叶，亦可局限于某肺叶、肺段或部分肺段
- 形态学
  - 可分为弥漫型及局限型
  - 表现多样，可有肺纹理增强，结节和斑片状阴影，肺段、肺叶或团块阴影，蜂窝状、杵状阴影及肺气肿等征象
  - 常为多种征象混合存在

X 线表现

- X 线胸片
  - 弥漫型：主要为间质性肺炎改变
    - 两肺纹理增强紊乱，伴有磨玻璃影或形状不规则、分布不均匀的索条状病变（图 5-7-1A）
    - 可合并肺气肿或肺不张改变
    - 支气管扩张表现为蜂窝状或杵状阴影
  - 局限型：主要是肺段或肺叶的实变，也可表现为团块
    - 肺段、肺叶实变：肺段或肺叶范围的致密影，可见空气支气管征，常合并有支气管扩张、肺气肿、肺大泡或小脓腔
    - 团块病变：团块状阴影，大小不等，在正侧位片上阴影的大小和形状可不一致；病灶与胸膜之间可形成粘连带

CT 表现

- 弥漫型
  - 两肺广泛的支气管壁及小叶间隔增厚，可见磨玻璃影或不规则的条索状影，呈网格样改变
  - 可合并小叶中心性肺气肿、肺大泡或小叶肺不张改变
  - 可见柱状或囊状扩张的支气管管腔
- 局限型
  - 肺段或肺叶病变
    - 一个肺段或肺叶的高密度实变，体积稍缩小
    - 以双肺下叶背段及右肺中叶多见
    - 内可见"空气支气管征"（图 5-7-1B、C）、柱状或囊状的支气管扩张及单发或多发脓腔
    - 肺段或肺叶支气管无明显狭窄或梗阻改变

- 团块病变
  - 不规则形实性肿块，可单发或多发
  - 病变内可见空气支气管征、空洞、空泡、低密度区及钙化等多种不同密度改变
  - "刀切征"或"方形征"：病变常贴近胸膜，紧贴胸膜的病灶与胸壁呈直角
  - 边缘亦可不规则及毛糙
  - 邻近胸膜可有局部增厚的改变，边缘较光整

推荐影像学检查

- 最佳检查法：X 线胸片或胸部 CT
- 在局限型病变中，CT 可更清楚地显示病变的细节改变，有助于与其他病变进行鉴别

【鉴别诊断】

肺结核（pulmonary tuberculosis）

- 继发性肺结核
  - 临床上有结核中毒症状，如午后低热、盗汗、乏力、体重减轻等
  - 痰找抗酸杆菌可阳性
  - 好发于上叶尖后段及下叶背段
  - 密度不均，可见钙化灶夹杂，且可形成空洞或肺内播散
  - 动态观察抗生素治疗无效

肺癌（lung cancer）

- 中央型肺癌：与局限型肺段或肺叶实变鉴别
  - 常可见肺门区肿块影，纵隔淋巴结肿大
  - 支气管可见阻塞中断，无空气支气管征
- 周围型肺癌：与局限型团块状病变鉴别
  - 在正侧位片上病灶的大小和形状较一致
  - 病灶边缘不光整、毛糙，可见短毛刺
  - 引起胸膜增厚常欠光整，可呈波浪状或结节状
  - 可有远处转移表现

诊断与鉴别诊断精要

- 好发于老年人和小孩，肺炎病程在 4 周以上未完全吸收者
- 分为弥漫型及局限型，局限型表现为肺段、肺叶的实变或团块状病变
- 局限型团块状病变在正侧位片上阴影的大小和形状可不一致，并常贴近胸膜，边缘光整

典型病例

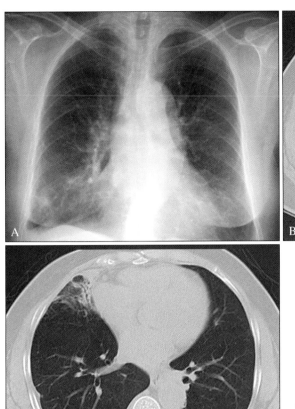
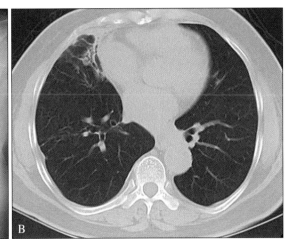
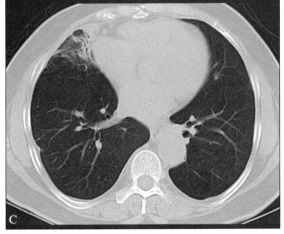

图 5-7-1　慢性肺炎
女性，69 岁，咳嗽、右下胸痛 1 个月余。A. 胸片示右下肺野小片状阴影，周边见条索状影；B、C. 同一患者 CT 示右肺中叶内侧段沿肺段分布的小片状实变影，边界尚清，内见支气管充气征

（钟小梅　赵振军）

重点推荐文献

[1] 杨峰，张洪权. 球形肺炎的 CT 诊断 [J]. 实用放射学杂志，2009，6；799-800，811.

[2] 樊庆胜，李继亮，崔国强，等. 球形肺炎的 CT 诊断与鉴别诊断 [I-J]. 临床放射学杂志，2007，26（2）：

144-147.

[3] 蔡祖龙，郝敬明，郭天舜，等. 球形肺炎的 CT 诊断 [J]. 中华放射学杂志，1996，30（8）：528-530.

第 8 节　肺炎性假瘤

【概念与概述】

肺炎性假瘤（pulmonary inflammatory pseudotumor）是一种较少见的肺部良性病变，是由成纤维细胞、淋巴细胞、浆细胞、组织细胞、泡沫细胞等组成的瘤样肉芽肿

● 肺炎性假瘤与炎性肌成纤维细胞瘤的关系：

过去认为两者是同一病变，目前认为前者的本质是增生性炎症，而后者是真性间叶性肿瘤

【病理与病因】

一般特征

● 病因学

○ 发病原因及机制目前尚不明确

○ 过去认为是肺内各种细菌或病毒等病原微生物引起非特异性肺部炎症后形成的多种细胞成分组成的肉芽肿病变

● 流行病学

○ 少见：占肺内肿块病变的比例不足 1%

○ 儿童肺内最常见的肿块病变，儿童肺内良性肿块约 50% 是炎性假瘤

大体病理

● 形态呈肿瘤样，圆形或椭圆形，直径多为 1 ~ 6cm

● 常位于肺的周边实质内，也可见于气管或大支气管内

● 可有或无假包膜，无假包膜者周围有增殖性炎症和轻微渗出性炎症

● 切面多呈灰白色或灰黄色，富血供者可呈暗红色

显微镜下特征

● 过去根据组织学成分不同分为 3 型：机化性肺炎型、纤维组织细胞增生型及淋巴细胞型（浆细胞肉芽肿型）；目前认为纤维组织细胞增生型实为炎性肌成纤维细胞瘤

● 机化性肺炎型：小气道内被大量的成纤维细胞及泡沫细胞填充，肺实质代之以组织细胞、单核细胞及成纤维细胞增生

● 淋巴细胞型：少见，可见大量的淋巴细胞及浆细胞，仅见少量的纤维结缔组织成分

【临床表现】

表现

● 常见症状/体征

○ 咳嗽、发热、咯血等为较常见的表现，但症状一般相对较轻、较稳定

○ 部分患者可无任何临床症状

● 临床病史：部分患者于发病前有呼吸道感染的病史

疾病人群分布

● 可发生于任何年龄，以 20 ~ 40 岁多见

● 无明显性别差异

自然病史及预后

● 手术切除后治愈

治疗

● 手术可以明确诊断和治愈

● 治疗原则为完全切除肿物和尽量保留肺组织，

术中送病理冰冻切片检查，以明确诊断

【影像表现】

概述

● 组织学分类与其影像学表现无相关性

● 部位：可发生于两肺任何部位，以双肺下叶相对多见，并多位于肺的表浅部位，邻近胸膜处或靠近叶间裂

● 形态学：多为单发，多呈圆形、椭圆形或团块状，直径多为 1 ~ 6cm

X 线表现

● X 线胸片

○ 常见表现为肺外围呈圆形或类圆形的单发肿块，可有浅分叶（图 5-8-1）

○ 假包膜：如有假包膜，则轮廓清楚，边缘光滑，周围肺野清晰；如无假包膜，一般境界不清，边缘模糊，周围可见少许渗出或长毛刺

○ 密度：一般为中等密度，密度均匀，有时病灶内可见小空洞、钙化或空气支气管征等而密度不均

○ 其他：肺门、纵隔淋巴结肿大及胸腔积液征象较少见

CT 表现

● 平扫 CT

○ "桃尖征"：肿块边缘可见形似"桃尖"的尖角样改变，其病理基础是病灶假包膜与周围组织粘连或受邻近结缔组织牵引时形成的肿块边缘尖角状突起（图 5-8-2A）

○ "平直征"或"刀切征"：即肿块边缘平直或紧贴胸膜的病灶与胸壁呈直角，提示病变为非膨胀性生长（图 5-8-2B、C）

○ "晕征"（halo sign）：表现为明显较中央结节或肿物密度低的完全围绕在其周围的环状影，病理上表现为肺泡内的炎性渗出、纤维性改变及在肺泡间隔和支气管血管旁间质中的慢性炎性细胞浸润

○ 上述几个征象常提示为良性病变，但并非肺炎性假瘤所特有

○ 钙化：并不多见，形态多样，可为点状、弧形、絮状或实性

○ 其他：病灶周围可见长毛刺，邻近局部胸膜可见不同程度增厚，病灶内见空泡、小空洞、钙化或"空气支气管征"

- 增强 CT
  - 病灶常呈明显均匀或不均匀强化，或呈周边强化，并持续强化

推荐影像学检查
- 最佳检查法：增强 CT

【鉴别诊断】

肺癌（lung cancer）
- 周围型肺癌
  - 好发于中老年人，肿瘤生长较快
  - 病灶多有中度至深度分叶，边缘见短毛刺及胸膜凹陷征
  - 病灶密度不均匀，增强扫描强化程度低于炎性假瘤
  - 胸腔积液及肺门、纵隔淋巴结肿大多见，并可见远处转移

肺结核（pulmonary tuberculosis）
- 结核球
  - 好发于上叶尖后段与下叶背段
  - 形态多规则，边缘光整
  - 病灶密度较高，内常见钙化，周围卫星病灶多见
  - 增强扫描病灶强化程度较低

肺良性肿瘤
- 错构瘤（hamartoma）
  - 好发年龄为 40～60 岁
  - 常呈球形，边缘光滑，与周围组织分界清楚
  - 密度不均匀，内可见局限性脂肪性低密度区或高密度钙化灶，典型钙化呈爆米花样

诊断与鉴别诊断精要

- 好发年龄为 20～40 岁，发病前可有呼吸道感染的病史
- 常为圆形或类圆形的单发肿块，以双肺下叶相对多见，并多位于肺的表浅部位
- "桃尖征"、"平直征"及"晕征"等征象有助于诊断，但并无特异性
- 增强扫描病灶常呈明显均匀或不均匀持续强化

典型病例

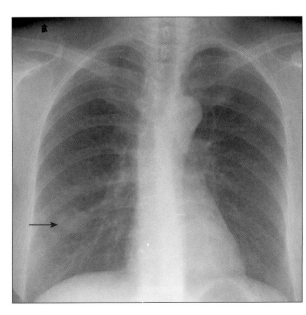

图 5-8-1 肺炎性假瘤
女性，47 岁。体检发现右肺占位性病变 3 个月。右下肺野中带见一类圆形结节影（箭头），大小约 2.8cm×2.4cm，轮廓清楚，边缘光滑，密度不均匀，周围肺野清晰。手术病理为炎性假瘤

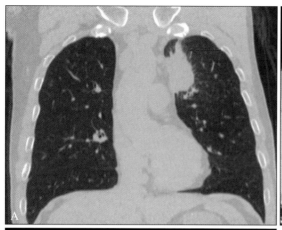

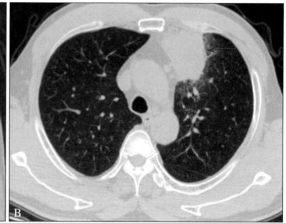

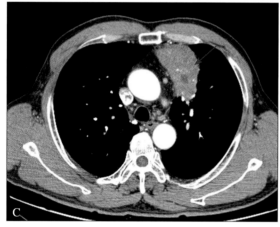

图 5-8-2　肺炎性假瘤

男性，61 岁，反复咳嗽、咳痰、胸痛 3 个月。A. CT 冠状位示"桃尖征"（箭头）；手术病理为炎性假瘤；B. CT 肺窗示左肺上叶前段见一肿块影，与胸膜紧相贴，边缘稍模糊，周围见少许渗出，边缘见"平直征"（箭头）；C. CT 增强扫描纵隔窗示病灶明显强化，内见低密度坏死区（箭头）。

（钟小梅　赵振军）

重点推荐文献

[1] Zen Y, Kitagawa S, Minato H, et al. IgG4-positive plasma cells in inflammatory pseudotumor (plasma cell granuloma) of the lung [J]. Hum Pathol, 2005, 36 (7): 710-771.

[2] Goto T, Akanabe K, Maeshima A, et al. Surgery for recurrent inflammatory pseudotumor of the lung [J]. World J Surg Oncol, 2011, 9: 133.

[3] Narla LD, Newman B, Spottswood SS, et al. Inflammatory pseudotumor [J]. Radiographics, 2003, 23 (3): 719-729.

第 9 节　放射性肺炎

【概念与概述】

　　放射性肺炎（radiation pneumonitis）是由于肺癌、乳腺癌、食管癌、恶性淋巴瘤或胸部其他恶性肿瘤经放射治疗后，在放射野内的正常肺组织受到损伤而引起的炎症反应

- 两个阶段
  - 早期的放射性肺炎（多发生于放疗后 1~3 个月内）
  - 后期的放射性肺纤维化（放疗后 6~24 个月）

【病理与病因】

一般特征

- 一般发病机制
  - 放射性肺损伤是由多种因素共同存在、相互影响、综合调控的复杂过程
    - 肺泡 II 型细胞受累，肺泡活性物质减少，肺泡塌陷、萎缩
    - 毛细血管受损，多种细胞因子介入，液体及胶原纤维进入肺间质 / 肺泡内
  - 放射野外的放射性肺炎

- ■ 免疫介导机制：射线损害导致自身抗原释放
- ● 病因学
  - ○ 发生及严重程度与多种因素有关
  - ○ 与放疗有关的因素：放疗的方法、剂量、部位、范围等
    - ■ 剂量：放射剂量 < 15Gy，很少发生放射性肺炎，若 > 50Gy 会发生不同程度的放射性肺炎
    - ■ 部位：上肺及近纵隔的肺组织较下肺及周边肺组织更敏感
  - ○ 范围：放射野范围越大，发生率越高
  - ○ 化疗影响：某些化疗药物与放疗同时使用会促进放射性肺炎的发生
  - ○ 其他因素：个体对放射线的耐受性、肺部是否原有病变等

显微镜下特征
- ● 早期放射性肺炎
  - ○ 肺毛细血管及小动脉充血、扩张和栓塞
  - ○ 肺泡细胞肿胀，Ⅱ型肺泡细胞和肺泡巨噬细胞增加
  - ○ 淋巴管扩张和肺泡内透明膜形成
  - ○ 肺泡壁见淋巴细胞浸润
- ● 后期肺纤维化
  - ○ 广泛肺泡纤维化、肺泡间隔增厚，肺泡萎缩
  - ○ 血管内壁增厚、玻璃样变和硬化，管腔狭窄或阻塞

【临床表现】
表现
- ● 常见症状/体征
  - ○ 多于放射治疗后 1～3 个月出现症状
  - ○ 刺激性、干性咳嗽伴气急、心悸和胸痛，不发热或低热，偶有高热
  - ○ 后期容易产生呼吸道感染而加重呼吸道症状
  - ○ 并发放射性食管炎时出现吞咽困难
  - ○ 出现广泛肺纤维化时，肺泡呼吸音普遍减弱，可闻及捻发音或爆裂音
- ● 实验室检查
  - ○ 血常规：可出现白细胞增多和红细胞沉降率加快等
  - ○ 肺功能：有时可比 X 线胸片更早地发现异常
    - ■ 限制性通气功能障碍，肺活量、肺总量、残气量及第一秒用力呼气量均减少
    - ■ 通气/血流比例降低和弥散功能减低，出现低氧血症

治疗
- ● 治疗关键在于预防，应严格掌握放射剂量、照射野的范围
- ● 主要是对症治疗
  - ○ 停止放射治疗，并立即使用肾上腺皮质激素控制炎症
  - ○ 非甾体类药物可减少炎症症状，起到辅助作用
  - ○ 抗凝疗法对预防小血管栓塞无效
  - ○ 继发感染时选用有效的抗生素；给予氧气吸入改善低氧血症

【影像表现】
概述
- ● 部位
  - ○ 病变的部位及范围常与放射野一致
  - ○ 呈跨肺叶、肺段分布，与正常肺组织有明显分界
- ● 形态学：病变在不同阶段形态表现不同

X 线表现
- ● 早期放射性肺炎
  - ○ 病变轻微者：仅见放射野内磨玻璃影及肺纹理模糊等改变
  - ○ 病变明显者：多发淡薄斑片状阴影或片状均匀密度影，内可见"充气支气管征"
  - ○ 通常病变范围与放射野一致，边界较清，偶可见放射野之外的病变
  - ○ 其他：肺叶或段、亚段可有肺不张改变；正常肺组织出现代偿性肺气肿（图 5-9-1）
- ● 放射性肺纤维化
  - ○ 放射性肺炎病灶被纤维条索影、网状影所取代，病灶自肺门向周围延伸
  - ○ 大部分肺组织纤维化时，病变区密度浓密，有的呈团块状
  - ○ 肺体积逐渐缩小，可出现支气管扩张
  - ○ 其他：常见胸膜增厚、纵隔向患侧移位等

CT 表现
- ● 早期放射性肺炎
  - ○ 早期表现：照射野内散在小片状磨玻璃影，边缘模糊，可见增粗的血管、支气管影
  - ○ 病变进展：斑片状或融合为大片状的肺实变，内可见"充气支气管征"（图 5-9-2），小叶间隔可增厚

- 病变可超出照射野
  - 其他：肺不张、代偿性肺气肿等
- 放射性肺纤维化
  - 照射野内长条状影、大片状密度增高影，随时间延长收缩、致密，边缘边缘平直，可呈"刀切状"
  - 其他：支气管扩张、小叶间隔增厚，同侧胸膜增厚，纵隔移位，进行性肺体积缩小等

推荐影像学检查
- 最佳检查法：X线胸片或胸部CT
- CT可更早、更清楚地显示早期病变，X线胸片则更适用于动态观察肺部病变的进展情况

【鉴别诊断】

感染性肺炎
- 细菌性肺炎、病毒性肺炎或支原体肺炎
  - 临床上多伴有体温升高和血常规异常

- 影像上病变常受肺叶、肺段限制
- 抗生素治疗明显有效，肺部病变可迅速吸收

肺部肿瘤
- 转移瘤
  - 病变阴影常超出或远离照射野范围
  - 病变常呈结节或肿块样，或呈弥漫型，不融合成片状
  - 病变呈持续进展
  - 可伴有其他脏器转移灶出现
- 肺癌复发
  - 肺癌经放疗后数个月所引起的纤维变阴影（fiber lesion），大多逐渐皱缩变小，如复发则会增大，在已皱缩边缘上有外凸表现
  - 原肿瘤处可见阴影重新出现或增大
  - 相应支气管狭窄或阻塞

诊断与鉴别诊断精要

- 患者有接受放射治疗的病史
- 放射治疗后1～3个月出现干咳、气急、呼吸困难等症状并进行性加重，肺功能异常
- 病变的部位及范围常与放射野一致，病变呈跨肺叶、肺段分布，与正常肺组织有明显分界

典型病例

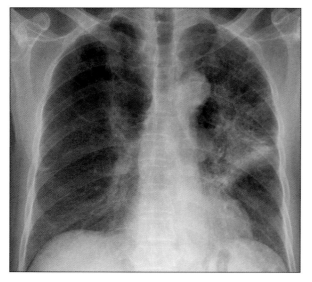

图5-9-1　放射性肺炎
男性，72岁。左肺上叶肺癌放疗后6个月。双肺上叶见片状致密影及纤维条索影，以左肺明显；纤维条索影自肺门向周围延伸，边界清楚；病变与正常肺组织有明显分界，正常肺组织出现代偿性肺气肿

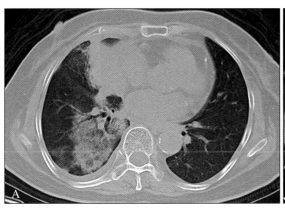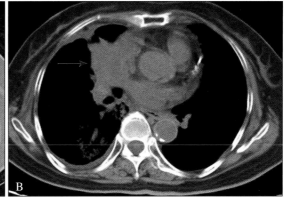

图 5-9-2　放射性肺炎

女性，76 岁。右肺中央型肺癌放疗后 2 个月。A. 肺窗示右肺中叶及下叶见片状实变影，边缘锐利，内见"支气管充气征"；病变呈跨肺叶、肺段分布，与正常肺组织有明显分界；B. 纵隔窗示右肺门区肿块影（箭头），同侧胸膜增厚

（钟小梅　赵振军）

重点推荐文献

[1] Rodrigues G，Lock M，D'Souza D，et al. Prediction of radiation pneumonitis by dose - volume histogram parameters in lung cancer-a systematic review [J]. Radiother Oncol，2004，71（2）：127-138.

[2] Mehta V. Radiation pneumonitis and pulmonary fibrosis in non-small-cell lung cancer：pulmonary function，prediction，and prevention [J]. Int J Radiat Oncol Biol Phys，2005，63（1）：5-24.

[3] Zhang XJ，Sun JG，Sun J，et al. Prediction of radiation pneumonitis in lung cancer patients：a systematic review [J]. J Cancer Res Clin Oncol，2012 Jul 29.

第 10 节　病毒性肺炎

【概念】

病毒性肺炎（viral pneumonia）由上呼吸道病毒感染，向下蔓延所致的肺部炎症，病变主要侵犯肺间质

【病理与病因】

病因学

- 以流行性感冒病毒常见
- 另外有腺病毒、巨细胞病毒、副流感病毒、鼻病毒、水痘 - 带状疱疹病毒、单纯疱疹病毒、麻疹病毒及风疹病毒等

流行病学

- 主要以呼吸道飞沫传播为主
- 多发生于冬春季节，散发或爆发流行
- 儿童常见，成人少见
- 由于免疫抑制剂广泛应用于肿瘤及器官移植，常因此诱发严重的病毒性肺炎，引起对移植器官的排斥反应

大体病理及手术所见

- 病变常不明显
- 肺组织因充血、水肿而体积轻度增大

显微镜下特征

- 主要表现为沿着支气管、细支气管、小叶间隔以及肺泡间隔分布的间质性炎症
  - 肺泡间隔明显增宽，肺间质内血管充血、水肿以及淋巴细胞、单核细胞浸润
- 镜检见病毒包涵体是病理组织学诊断病毒性肺炎的重要依据

【临床表现】

表现

- 最常见体征 / 症状
  - 发热、头痛、全身酸痛、倦怠
  - 咳嗽、咳少量白色黏痰
  - 重症患者
    - 呼吸困难
    - 发绀、嗜睡、呼吸浅快、心率增快、干啰音和（或）细湿啰音

- 实验室检查
  - 血白细胞计数正常或稍高或偏低，中性粒细胞增多
  - 病毒分离、血清学检查以及病毒抗原学检测以明确病原学诊断

自然病史及预后

- 有一定的自限性，合理治疗后，多数痊愈，部分可以合并细菌感染
- 婴幼儿、老人及免疫功能低下的患者，病情严重，甚至死亡

治疗

- 以对症治疗为主，卧床休息，居室保持空气流通，注意隔离消毒
- 给予足量维生素及蛋白质。保持呼吸道通畅，及时清除上呼吸道分泌物等
- 原则上不宜应用抗生素预防继发性细菌感染，一旦明确已合并细菌感染，应及时选用敏感的抗生素
- 抗病毒药物对阻止病情发展有一定作用，尤其对免疫缺陷或应用免疫抑制剂者应尽早应用

【影像表现】

概述

- 病变多分布于双侧中下肺野
- 病毒性肺炎病灶多数在 2 周内吸收，重者可延长至 4 周

X 线表现

- 肺纹理增粗
  - 此为支气管炎及支气管周围炎的表现
- 小结节阴影
  - 此种表现的病理基础是肺泡炎或细支气管周围炎，多分布在双肺下野中内带，边缘

模糊（图 5-10-1）

- 斑片状阴影
  - 此为小叶肺泡炎表现
- 大片阴影
  - 相邻小叶肺泡炎可融合成大片状阴影
- 肺气肿
- 胸腔积液
  - 少数患者可伴有

CT 表现

- 早期可见双下肺腺泡结节影，随着病变发展可融合成斑片状影，病灶边缘模糊（图 5-10-2）
- 严重时可见肺段甚至肺叶阴影，病灶内部密度不均匀

推荐影像学检查

- 对于临床疑为病毒性肺炎的患者应首选 X 线胸片检查
- CT 可更清楚地显示病变的细节改变，有助于与其他病变进行鉴别

【鉴别诊断】

支原体肺炎（mycoplasma pneumonia）

- 小儿及成人均可患病，一般临床症状较轻，体征较少
- 病变早期胸部 X 线可仅表现肺纹理增多，边缘模糊，可出现间质型肺炎及肺泡炎表现
- 血白细胞总数可正常或略增多，血清冷凝集试验在发病后 2 周呈阳性

细菌性肺炎（bacterial pneumonia）

- 临床特点为突然发热，咳脓性痰，痰可带血性或铁锈痰
- 胸部 X 线多为节段性或者大叶性浸润阴影
- 白细胞及中性粒细胞升高，抗生素治疗有效

诊断与鉴别诊断精要

- 发热，伴有咳嗽、咳少量白色黏痰
- 血白细胞计数正常、或稍高或偏低，中性粒细胞增多
- 病原学检查结果为确诊依据

典型病例

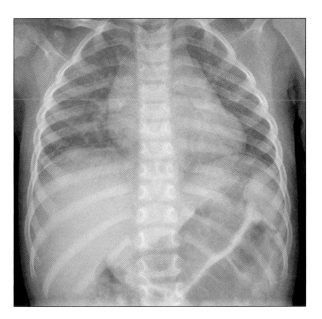

图 5-10-1　病毒性肺炎
双肺纹理增粗，可见小结节阴影

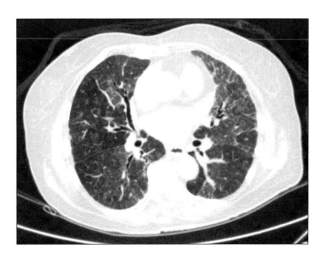

图 5-10-2　病毒性肺炎
双肺纹理紊乱、增粗，可见多发斑片状毛玻璃影

（庄佩佩　赵振军）

重点推荐文献

[1] Ruuskanen O, Lahti E, Jennings LC, et al. Viral pneumonia [J]. Lancet, 2011, 377 (9773): 1264-1275.
[2] Virkki R, Juven T, Rikalainen H, et al. Differentiation of bacterial and viral pneumonia in children [J]. Thorax,

2002, 57 (5): 438-441.
[3] Radigan KA, Wunderink RG. Epidemic viral pneumonia and other emerging pathogens. [J]. Clin Chest Med, 2011, 32 (3): 451-467.

第 11 节　间质性肺炎

【概念】

间质性肺炎（interstitial pneumonia）是指肺间质的炎症

【病理与病因】

一般特征

- 病因学
  ○ 细菌及病毒均可引起间质性肺炎
  ○ 病毒感染多见
- 流行病学
  ○ 小儿多见，常继发于麻疹、百日咳或流行性感冒等急性传染病

显微镜下特征

- 炎症主要累及支气管和血管周围、肺泡间隔、肺泡壁、小叶间隔，而肺泡很少或不被累及
- 肺间质内有水肿及淋巴细胞的浸润
- 病变区终末细支气管炎症可造成细支气管部分或完全性阻塞，导致局限性肺气肿或肺不张

【临床表现】

临床表现 / 体征

- 发热、咳嗽、气急、发绀、鼻翼翕动等
- 临床症状明显而体征较少
- 在婴幼儿，呼吸急促等缺氧症状比较显著

自然病史及预后

- 合理治疗后，大部分患者肺野恢复正常肺纹理
- 少数病例可导致慢性肺间质纤维化或并发支气管扩张等

治疗

- 对症治疗
  - 卧床休息，居室保持空气流通，注意隔离消毒
  - 保持呼吸道通畅，及时清除上呼吸道分泌物等
- 病原学治疗
  - 针对导致炎症的原因进行抗生素治疗或者抗病毒治疗

【影像表现】

概述

- 病变分布较广泛，多累及两侧
  - 好发于双肺门区及双肺下野

X 线表现

- 肺纹理增粗、紊乱，纹理边缘模糊（图 5-11-1A）
- 网状及小点状阴影，是肺间质炎症的重叠影像
- 肺门阴影增大，密度增高，结构模糊，是由于肺门周围炎症的浸润及肺门淋巴结炎
- 肺气肿，由于细小支气管炎症性梗阻而发生
- 间质炎的吸收较肺泡炎慢，肺内片状影首先吸收，然后紊乱的条纹影逐渐减少而消失

CT 表现

- 双肺野弥漫分布的网状影，下肺野明显，高分辨 CT 可见肺支气管血管束增粗、小叶间隔及叶间胸膜增厚（图 5-11-1B）

- 有时可见双肺多发的小片状或结节影，边缘清晰或模糊
- 在急性早期或者轻症病例，由于肺泡腔少量渗出，肺泡内尚有一定气体，可见磨玻璃影
- 肺门和气管旁淋巴结可肿大，可出现肺气肿，少数病例出现少量胸腔积液

推荐影像学检查

- 首选 X 线胸片检查
- 鉴别困难时进行 CT 检查

【鉴别诊断】

- 结缔组织病（connective tissue disease，CTD）
  - 多伴有皮疹，关节疼痛、肿胀，肌肉疼痛等全身症状
- 结节病（sarcoidosis）
  - 结节病多见于中青年人
  - 结节病的临床表现视其起病的缓急和累及器官的多少而不同
  - 胸内结节病早期常无明显症状和体征
    - 有时有咳嗽，咳少量痰液，偶见少量咯血
    - 可有乏力、发热、盗汗、食欲减退、体重减轻等
    - 病变广泛时可出现胸闷、气急、甚至发绀
    - 可因合并感染、肺气肿、支气管扩张、肺源性心脏病等加重病情
    - 胸部影像学检查显示双侧肺门及纵隔淋巴结对称肿大，伴或不伴有肺内网格、结节状或片状阴影
    - 组织学活检证实有非干酪样坏死性肉芽肿，且抗酸染色阴性
    - SACE 或 SL 活性增高

诊断与鉴别诊断精要

- 小儿多见
- 临床症状明显而体征较少
- 肺纹理增粗、模糊，网状及小斑片状阴影与肺气肿并存为主要表现

典型病例

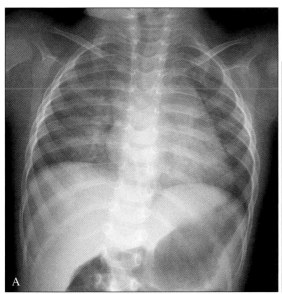 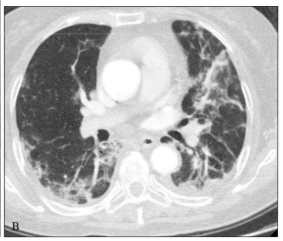

图 5-11-1　间质性肺炎

A. 双肺纹理增粗、紊乱，边缘模糊；B. CT 见双肺野弥漫分布的网状影，可见肺支气管血管束增粗、小叶间隔及叶间胸膜增厚，边缘模糊

（庄佩佩　赵振军）

重点推荐文献

[1] Silva CI，Müller NL，Lynch DA，et al. Chronic hypersensitivity pneumonitis：differentiation from idiopathic pulmonary fibrosis and nonspecific interstitial pneumonia by using thin-section CT [J]. Radiology，2008，246（1）：288-297.

[2] Sumikawa H，Johkoh T，Fujimoto K，et al. Usual interstitial pneumonia and nonspecific interstitial pneumonia：correlation between CT findings at the site of biopsy with pathological diagnoses [J]. Eur J Radiol，2012，81（10）：2919-2924.

[3] Sumikawa H，Johkoh T，Ichikado K，et al. Usual interstitial pneumonia and chronic idiopathic interstitial pneumonia：analysis of CT appearance in 92 patients [J]. Radiology，2006，241（1）：258-266.

第 12 节　局灶性机化性肺炎

【概念与概述】

局灶性机化性肺炎（focal organizing pneumonia，FOP）又称为局限性机化性肺炎（localized organizing pneumonia，LOP）

- 是一种并不少见的肺内良性病变
- 是肺实质内的一种病理状态，不属于独立的呼吸系统疾病
- 是由肺内感染性疾病、胸膜腔疾病、理化性肺损伤等多种因素导致肺部改变的一种共同表现

【病理与病因】

一般特征

- 病因学
  - ○ 一般由急性肺炎转归，因患者高龄或患有糖尿病、慢性阻塞性肺疾病等不同病因及治疗不适当时，肺泡内渗出物吸收不全，肺泡壁成纤维细胞增生，侵入肺泡腔内进而发展为纤维化，伴有慢性炎性细胞浸润导致

- 流行病学
  - 好发于中老年男性
  - 高龄或患有糖尿病、慢性阻塞性肺疾病等易于机化
  - 多有急性肺炎病史

显微镜下特征

- 炎症区域肺泡壁成纤维细胞增生，侵入肺泡腔和肺泡管内发展成为纤维化，合并不同程度的间质和肺泡腔的慢性炎症细胞浸润
- 支气管也可有慢性炎症改变，可因为支气管壁的弹力组织被破坏引起支气管扩张。病灶及其周围纤维组织收缩，牵引周围支气管血管扭曲变形

【临床表现】

最常见体征/症状

- 咳嗽、咳痰、痰中带血、发热及胸痛等轻微呼吸道症状
- 部分患者可无临床症状，于体检中发现

治疗

- 无症状者无需治疗，若有症状及出现感染需对症治疗及抗感染治疗
- 对经系统抗感染治疗病灶不吸收，尤其是对伴有胸痛、咯血和痰中带血等症状，各种检查难以排除肺癌者应积极手术治疗
- 术前无病理诊断者术中需常规快速冰冻检查，明确诊断后手术，行尽量保守的治疗
  - 对粘连轻、病变局限者，可施行肺段切除或楔形切除，避免全肺切除
  - 纵隔及肺门炎性肿大淋巴结无需廓清
  - 本病手术效果良好

【影像表现】

概述

- 影像学表现较复杂，通常表现为肺结节、肺浸润、实变及沿胸膜呈条带状阴影
- X线平片和常规CT扫描上常误诊为周围性肺癌或其他肺内病变，并常导致不必要的手术治疗
- HRCT较常规CT更能准确显示肺内小结节的病理特点，有助于肺内小结节病灶的鉴别诊断

X线表现

- 不同类型表现不同，可表现为较规则结节影及团块状影

- 由于FOP外围不规则的炎症已部分吸收，纤维组织形成，因此部分病灶呈轮廓较为清楚的团块阴影，部分出现毛糙边界（图5-12-1），比较接近周围型肺癌的X线表现，X线诊断困难

CT表现

- 局灶性机化性肺炎的CT表现多样，主要表现有肺结节、肺浸润实变或磨玻璃样变。可将其分为3型
  - 结节及肿块型，病灶呈类圆结节、团块影，边缘可光整或不规则，邻近肺野可有卫星灶，并可伴有支气管壁增厚及支气管扩张征象
  - 浸润型，病灶呈多角形、不规则形，沿支气管血管束分布，边缘向病灶中心收缩，并伴有锯齿状改变
  - 实变型，沿胸膜呈三角形或带状影，尖端指向肺门，基底贴近胸膜面，其病理基础为大叶性肺炎的慢性转归
- MPR重建图像则可显示其整体不规则的形状，有利于准确诊断
- 局灶性机化性肺炎的CT征象有一定特征性
  - 病灶多位于肺野外带、胸膜旁，胸膜增厚粘连多见但不侵犯胸膜下脂肪间隙，胸腔积液少见；肺门淋巴结常不增大
  - 病灶形态多样，可表现为团块结节、斑片和楔形实变影
  - 病灶边缘多不规则，或锯齿样改变，可有长短不一毛刺（图5-12-2A）
  - 病灶内常见完整的树状"空气支气管征"，病灶周围见支气管血管束增粗紊乱、收缩聚拢
  - 结节及肿块型病灶多为均匀或环状强化，环状强化中央见坏死区（图5-12-2B）
  - 抗生素治疗后病灶有时可缩小，中期随访病灶无增大

推荐影像学检查

- 最佳检查方法：HRCT
- HRCT更能准确显示肺内小结节的病理特点，有助于肺内小结节病灶的鉴别诊断

【鉴别诊断】

周围型肺癌（peripheral lung cancer）

- 分叶，少有锯齿样改变，边缘不规则、有毛刺，多为细短毛刺

- 病灶内空气支气管征表现为管壁僵硬，病灶旁支气管血管束受累，呈串珠样及支气管截断改变
- 多为不规则强化、癌结节样强化
- 位于胸膜旁的病灶多累及胸膜，胸膜下脂肪间隙消失，肺门纵隔淋巴结增大
- 而 FOP 的边缘多为炎症周围纤维化收缩与邻近肺的张力作用所致的锯齿状或"弓形凹陷征"

- FOP 周围及病灶内支气管常表现为紊乱、轻度扩张，无肺癌支气管狭窄阻塞表现

浸润型肺结核（infiltrative pulmonary tube-rculosis）

- 肺结核病有咳嗽、痰血、胸痛、潮热等症状
- 经痰结核分枝杆菌检查阳性，抗结核治疗有效
- 多表现为纤维化、钙化、渗出等多种性质病灶同时存在

诊断与鉴别诊断精要

- 多有急性肺炎病史
- 主要症状为咳嗽、咳痰、痰中带血、发热及胸痛等轻微呼吸道症状，部分患者可无临床症状
- CT 表现多样，主要表现有肺结节、肺浸润实变或磨玻璃样变
- 一般没有胸腔积液及肺门淋巴结增大

典型病例

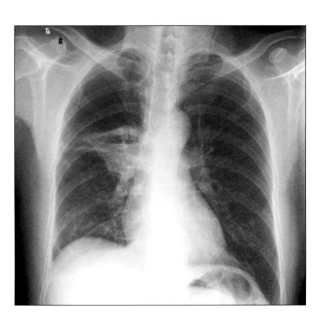

图 5-12-1 机化性肺炎
右肺门可见不规则团块影，边界清晰，可见长毛刺

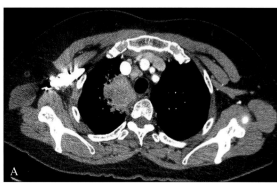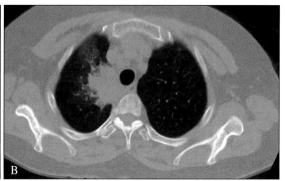

图 5-12-2　机化性肺炎

A、B.右上肺团块影，病灶边缘不规则，或锯齿样改变，可见长短不一毛刺。增强扫描不均匀强化

（庄佩佩　赵振军）

重点推荐文献

[1] Zheng Z，Pan Y，Song C，Wei H，et al. Focal organizing pneumonia mimicking lung cancer：a surgeon's view [J]．Am Surg，2012，78（1）：133-137.

[2] Yang PS，Lee KS，Han J，et al. Focal organizing pneumonia：CT and pathologic findings [J]．J Korean

Med Sci，2001，16（5）：573-578.

[3] Kohno N，Ikezoe J，Johkoh T，et al. Focal organizing pneumonia：CT appearance [J]．Radiology，1993，189（1）：119-123.

第 13 节　肺脓肿

【概念与概述】

　　肺脓肿（lung abscess）是由于多种病因所引起的肺组织化脓性病变

- 早期为化脓性炎症，继而坏死形成脓肿
- 临床上以高热、咳嗽、咳大量脓臭痰为其特征

【病理与病因】

一般特征

- 病因学
  - 为各种化脓性细菌、分枝杆菌、真菌或寄生虫感染
- 流行病学
  - 多发生于壮年，男多于女。
  - 自抗生素广泛应用以来，肺脓肿的发生率已大为减少

病理学特征

- 早期细支气管阻塞，小血管栓塞，肺组织化脓、坏死，最终形成脓肿。菌栓使局部组织缺血，助长厌氧菌感染，加重组织坏死
- 液化的脓液，积聚在脓腔内引起张力增高，最后破溃到支气管内，咳出大量脓痰。若空气进

入脓腔，脓肿内出现液平面

- 有时炎症向周围肺组织扩展，可形成一至数个脓腔。若脓肿靠近胸膜，可发生局限性纤维蛋白性胸膜炎，引起胸膜粘连。若破溃到胸膜腔，则可形成脓气胸
- 若支气管引流不畅，坏死组织残留在脓腔内，炎症持续存在，则转为慢性肺脓肿。脓腔周围纤维组织增生，脓腔壁增厚，周围的细支气管受累，导致变形或者扩张

【临床表现】

表现

- 最常见症状
  - 急性肺脓肿（acute lung abscess）
    - 起病急骤，患者畏寒、高热伴咳嗽、咳黏液痰或黏液脓痰
    - 病变范围较大，可出现气急
    - 8～14天后，咳嗽加剧，脓肿破溃于支气管，咳出大量脓臭痰，体温随之下降
    - 由于病原菌多为厌氧菌，故痰带腥臭味。有时痰中带血或中等量咯血

- 炎症波及局部胸膜可引起胸痛
  - 慢性肺脓肿（chronic lung abscess）
    - 慢性咳嗽、咳脓痰、反复咯血、继发感染和不规则发热等
    - 常呈贫血、消瘦慢性消耗病态
  - 血源性肺脓肿（hematogenous lung abscess）
    - 有原发病灶引起的畏寒、高热等全身脓毒血症的症状
    - 经数日至两周才出现肺部症状，如咳嗽、咳痰等
    - 痰量不多，极少咯血
- 体征：与肺脓肿的大小和部位有关
  - 病变较小或位于肺的深部，可无异常体征
  - 病变较大，脓肿周围有大量炎症，叩诊呈浊音或实音，听诊呼吸音减低，有时可闻湿啰音
  - 血源性肺脓肿体征大多阴性
  - 慢性肺脓肿患者患侧胸廓略塌陷，叩诊浊音，呼吸音减低。可有杵状指（趾）
- 实验室检查
  - 血常规检查可见白细胞总数增多，中性粒细胞核左移，可有中毒颗粒
  - 痰、血和胸腔积液培养对于明确病原菌有帮助
  - 血红蛋白下降多见于慢性肺脓肿患者

自然病史及预后

- 急性肺脓肿内科治愈率可达 86%，及时合理治疗后，7 ~ 21 天体温可正常，但脓腔闭合需数月
- 少数病例因治疗延误或不正规可转为慢性肺脓肿或并发支气管扩张，则易反复感染和大量咯血使病程迁延，预后不良

治疗

- 抗生素治疗。急性肺脓肿的感染细菌包括绝大多数的厌氧菌都对青霉素敏感，疗效较佳，故最常用
  - 一般急性肺脓肿经青霉素治疗均可获痊愈
  - 脆性类杆菌对青霉素不敏感，可与克林霉素或甲硝唑联合应用
  - 嗜肺军团杆菌所致的肺脓肿，红霉素治疗有良效
  - 抗生素疗程一般为 4 ~ 8 周，或更长，直至

X 线片显示脓腔及炎性病变完全消散

- 痰液引流
  - 患者一般情况较好，发热不高者，体位引流辅以雾化吸入
  - 有明显痰液阻塞征象，可经纤维支气管镜冲洗并吸引，但不能反复使用
- 外科手术适应证
  - 支气管阻塞疑为支气管癌者
  - 经内科治疗 3 个月无好转
  - 或并发支气管扩张、脓胸、支气管胸膜瘘
  - 大咯血有危及生命时，需作外科治疗

【影像表现】

概述

- 肺脓肿的 X 线表现根据类型、病期、支气管的引流是否通畅以及有无胸膜并发症而有所不同

X 线表现

- 吸入性肺脓肿（aspiration lung abscess）
  - 可发生在双肺任何部位，多为单发
  - 在早期化脓性炎症阶段，其典型的 X 线征象为大片浓密模糊炎性浸润阴影，边缘不清，分布在一个或数个肺段，与细菌性肺炎相似
  - 脓肿形成后，大片浓密炎性阴影中出现圆形透亮区及液平面（图 5-13-1A）
  - 在消散期，脓腔周围炎症逐渐吸收，脓腔缩小而至消失，最后残留少许纤维条索阴影
  - 合理治疗下，4 ~ 6 周可完全吸收
  - 慢性肺脓肿脓腔壁增厚，内壁不规则，周围炎症略消散，但不完全，伴纤维组织显著增生，并有程度不等的肺叶收缩，胸膜增厚
- 血源性肺脓肿（hematogenous lung abscess）：
  - 多发常见，以双肺下叶多见
  - 早期双肺多发的散在小片状炎症阴影或边缘较整齐的球形病灶，中心为液化坏死区
  - 一般一周可发展为多发薄壁空洞，可有液平面，但少见
  - 抗生素治疗 2 ~ 4 周后可完全吸收
- 并发脓胸者，患侧胸部呈大片浓密阴影
- 若伴发气胸则可见液平面

CT 表现

- 肺脓肿可呈结节或团块状，单发或者多发
- 边缘多模糊，部分病灶周围可见片状阴影
- 病灶中央为液化坏死区
- 坏死物经支气管排除后形成空洞，其内可见液平面
- 新形成的空洞内壁多不规则，慢性肺脓肿洞壁增厚，内壁清楚
- CT 增强扫描显示中央相对低密度和强化明显的脓肿壁（图 5-13-1B、C）
- 治疗后肺脓肿吸收，其周围界限清楚，空洞变小、消失，仅残留纤维索条影

推荐影像学检查

- 首选 CT 检查
- CT 可清楚显示脓肿的数量、部位及变化情况

【鉴别诊断】

- 细菌性肺炎（bacterial pneumonia）
  - 早期肺脓肿与细菌性肺炎在症状及 X 线表现上很相似
  - 细菌性肺炎中肺炎球菌肺炎最常见，常有口唇疱疹、铁锈色痰而无大量黄脓痰
  - 胸部 X 线片示肺叶或段实变或呈片状淡薄炎性病变，边缘模糊不清，但无脓腔形成
  - 其他有化脓性倾向的葡萄球菌、肺炎杆菌肺炎等
  - 痰或血的细菌分离可作出鉴别
- 空洞型肺结核（cavitary pulmonary tuberculosis）
  - 发病缓慢，病程长，常伴有结核毒性症状，如午后低热、乏力、盗汗、长期咳嗽、咯血等
  - 胸部 X 线片示空洞壁较厚，其周围可见结核浸润病灶，或伴有斑点、结节状病变，空洞内一般无液平面，有时伴有同侧或对侧的结核播散病灶
  - 痰中可找到结核分枝杆菌
- 支气管肺癌（bronchiogenic carcinoma）
  - 肿瘤阻塞支气管引起远端肺部阻塞性炎症，呈肺叶、段分布
  - 癌灶坏死液化形成癌性空洞。发病较慢，常无或仅有轻度毒性症状
  - 胸部 X 线片示空洞常呈偏心、壁较厚、内壁凹凸不平，一般无液平面，空洞周围无炎症反应
  - 由于癌肿经常发生转移，故常见到肺门淋巴结肿大
  - 通过胸部 CT 扫描、痰脱落细胞检查和纤维支气管镜检查可确诊

诊断与鉴别诊断精要

- 起病急骤，患者畏寒、高热，咳出大量脓臭痰，体温随之下降
- 实验室血白细胞总数增多，中性粒细胞核左移，可有中毒颗粒
- X 线及 CT 可见病灶内空洞形成，其内可见液平面

典型病例

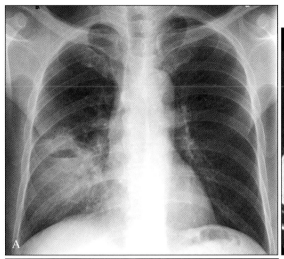

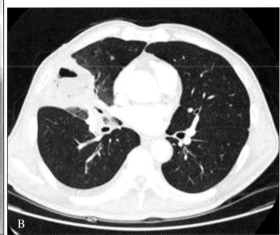

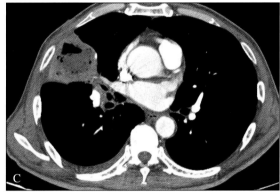

图 5-13-1 肺脓肿
A. 右下肺野可见球形病灶，周围可见模糊影，病灶内可见气液平面；B、C. CT 示 右肺中叶可见单发团块影，边缘可见模糊影，病灶中央可见液化坏死区，可见气液平面；增强扫描环形强化，空洞内壁不光滑

（庄佩佩　赵振军）

重点推荐文献

[1] Kelogrigoris M，Tsagouli P，Stathopoulos K，et al. CT-guided percutaneous drainage of lung abscesses：review of 40 cases [J]．JBR-BTR，2011，94（4）：191-195.

[2] vanSonnenberg E，D'Agostino HB，Casola G，et al. Lung abscess：CT-guided drainage [J]．Radiology，1991，

178（2）：347-351.

[3] Moon WK，Kim WS，Im JG，et al. Pulmonary parago-nimiasis simulating lung abscess in a 9-year-old：CT findings [J]．Pediatr Radiol，1993，23（8）：626-627.

第 14 节　急性传染性非典型肺炎（严重急性呼吸综合征）

【概念与概述】

- 急性传染性非典型肺炎（severe acute respiratory syndrome，SARS）是由 SARS 冠状病毒（SARS-Cov）引起的一种具有明显传染性、可累及多个脏器系统的特殊肺炎

- 世界卫生组织（WHO）将其命名为严重急性呼吸综合征（severe acute respiratory syndrome，

SARS）

【病理与病因】

一般特征

- 病因学
  - SARS 冠状病毒（SARS - Cov）引起

- 流行病学
  - SARS 以呼吸道飞沫传播为主

- 与 SARS 患者有密切接触的家人、朋友、医务人员会被传染发病
- 各年龄段均有发病，目前统计学数据显示，以青壮年为主
- 各职业人群均有发病，以医务人员为高发群体，这与医务人员同患者密切接触有关系

大体病理及手术所见

- 肺组织明显肿胀，广泛实变，可见点片状坏死及出血梗死灶

显微镜下特征

- 病变的肺组织呈脱屑性肺泡炎及脱屑性支气管炎改变，肺泡腔内可见广泛性透明膜形成，部分肺泡上皮细胞浆内可见病毒包涵体

【临床表现】

表现

- 最常见体征 / 症状
  - 起病较急，开始以感染的全身症状为主，表现为发热、可有畏寒、全身不适、肌肉酸痛、头痛、关节酸痛、乏力等
  - 早期呼吸系统症状不明显，在中后期逐渐出现咳嗽、偶有血丝痰、胸痛
  - 严重者出现呼吸困难，个别发展为急性呼吸窘迫综合征
  - 肺部体征不明显，可闻少许湿啰音和肺实变体征
  - 病情演变的规律有一定的特征性
    - 从起病到第 14 天左右发展到疾病的高峰期，以后逐渐平稳和缓解
    - 早期用解热镇痛药可以缓解发热等症状，逐渐发展为高峰期的持续发热时，一般的解热镇痛药不能缓解
    - 如果使用了糖皮质激素（简称激素），发热可以呈双峰现象，即有规律使用激素的情况下热退数天后又再出现发热，直到高峰期过后才达到真正的退热
- 实验室检查
  - 早期血白细胞计数不升高或降低

自然病史及预后

- 急性传染性非典型肺炎有一定的自限性，合理治疗后，一般 14 天左右进入稳定期。部分病情危重，发展为急性呼吸窘迫综合征，甚至死亡

- 主要转归有四类
  - 康复 多数患者康复出院，胸部 X 光片完全正常或只有少量纤维条索
  - 肺纤维化 严重程度不一，从无症状到严重呼吸困难
  - 并发症
  - 死亡

治疗

- "早诊断，早隔离，早治疗"是降低死亡率，提高治愈率的关键
  - 一般性治疗
    - 在通风良好的室内卧床休息并保证充分的休息，这是一切治疗的基础
    - 适当补充水分，补充多种维生素，以促进机体的康复
  - 对症治疗
  - 器官功能保护
  - 预防和治疗继发细菌感染
  - 抗病毒治疗
  - 糖皮质激素的应用
  - 免疫治疗
  - 中药辅助治疗
  - 氧疗
    - 非重症者
    - 通常需要吸入比较高的氧流量，使 SPO_2 维持在 95% 以上
    - 重症者选用正压人工通气

【影像表现】

概述

- 胸部 X 线是诊断急性传染性非典型肺炎的重要依据，但无特异性征象
- 发病早期（48 小时内）部分患者可正常（约 25%）
- 随着疾病进展，可见片状阴影，或网格状改变
- 部分病例进展迅速，呈大片浓密模糊影，多为双侧病变，可呈游走性
- 一般吸收较慢，与症状体征可不一致。经过积极治疗，大多数肺内病灶完全吸收，少数遗留不同程度的肺纤维化 X 线特征

X 线表现

- 早期
  - 胸部 X 线照片显示肺部出现阴影，为单发或多发的小片状模糊影为主，单发占大

部分

- ○ 小部分患者表现为两肺大片状阴影；部分患者以肺纹理增多、增粗为初期表现
- 进展期
  - ○ 原斑片状影扩大，大多数患者病变呈多发趋势，由一个肺野发展到多个肺野，由单侧肺发展到双侧肺
  - ○ X线胸片上可见单侧肺或双侧肺出现大小不等的实变影，边缘模糊，形态不一，可见支气管气相，病灶可相互融合
  - ○ 严重病例双肺大片实变，称为"白肺"
- 恢复期
  - ○ 病程第3周，肺部病变开始吸收
    - 如果是以磨玻璃样密度影像为主的病变，病灶吸收得较快，第3～4周肺野已清晰，不残留病变
    - 如果是以肺实变为主的病变，病灶吸收较慢，第4～5周实变影吸收，往往遗留程度不等的纤维条索状或网状肺间质增厚的影像
    - 当合并感染时，肺部实变影像吸收更慢，超过6周，遗留的肺间质增厚的影像更显著

CT 表现

- CT能准确判断病变的部位、性质以及恢复期肺纤维化病变的程度。但对急性传染性非典型肺炎的诊断一般不作为常规检查
- 对于高度怀疑而早期胸片无明显异常，有必要进行CT检查，利于早期诊断
- SARS患者肺内病变的CT表现无特异性
- 各期表现分述如下
  - ○ 早期
    - 表现为边界较清的局灶或多灶分布的磨玻璃密度影像（图 5-14-1）
    - 磨玻璃密度影像是SRAS的基本影像，单纯实性病灶少见
  - ○ 进展期
    - CT可显示肺部浸润病灶的部位、范围、密度、边缘及其他并发病变情况（图5-14-2）

- ○ 恢复期
  - 评价肺部病灶吸收好转程度，了解肺部病灶纤维化程度
  - 一般肺门及纵隔内无明显肿大的淋巴结，少有胸腔积液表现

MR 表现

- 磁共振检查主要是对急性非典型性肺炎的康复者骨关节进行检查
  - ○ 部分急性非典型性肺炎患者在救治时，需应用激素治疗，而激素的使用能引起部分患者股骨头的缺血性坏死
  - ○ 磁共振是诊断早期骨坏死最敏感的非创伤性检查方法
  - ○ 因此，对有过应用激素治疗的急性非典型性肺炎康复者，在出院3个月后应予进行双下肢骨关节的磁共振检查

推荐影像学检查

- 对于临床疑为急性非典型性肺炎的患者应首选X线胸片检查
- 疑难病例进行CT检查能帮助诊断急性非典型性肺炎

【鉴别诊断】

- 流行性感冒
  - ○ 临床上以畏寒、高热、头痛、乏力起病，外周白细胞可减少，可并发病毒性肺炎
  - ○ 但病程短，具有自限性，上呼吸道卡他症状明显，并发病毒性肺炎少见
- 细菌性肺炎
  - ○ 临床特点为突然发热，咳脓性痰，痰可带血性或铁锈痰，胸部X线多为节段性或者大叶性浸润阴影
  - ○ 白细胞及中性粒细胞升高，抗生素治疗有效
- 其他非典型肺炎
  - ○ 肺炎支原体、衣原体感染。它们与传染性非典型肺炎临床表现相似，但前者一般较轻，多有较严重干咳，使用大环内酯类和氟喹诺酮类药物疗效好
  - ○ 实验室血清学和微生物病原体培养有助于诊断

诊断与鉴别诊断精要

- 2 周内有明确与此类患者接触或疫区史
- 起病急，以发热为首发症状，伴有咳嗽、咳痰或痰带血丝
- 实验室血白细胞正常或偏低，淋巴细胞减少
- 伴有或不伴呼吸困难症状
- 胸部 X 线符合非典型肺炎特点

典型病例

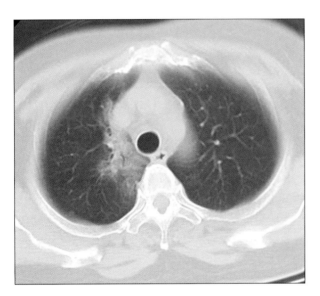

图 5-14-1　SARS
右上肺可见边界较清的局灶或多灶分布的磨玻璃密度影像

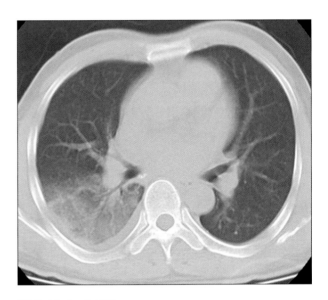

图 5-14-2　SARS
右下肺可见较大面积的实变影，边缘模糊

（庄佩佩　赵振军）

重点推荐文献

[1] Moriguchi H，Sato C. Treatment of SARS with human interferons [J]. Lancet，2003，362（9390）：1159.

[2] Hui DS，Wong PC，Wang C. SARS：clinical features and diagnosis [J]. Respirology，2003，8 Suppl：S20-

24.

[3] Cleri DJ，Ricketti AJ，Vernaleo JR. Severe acute respiratory syndrome（SARS）[J]. Infect Dis Clin North Am，2010，24（1）：175-202.

第 15 节　肺诺卡菌病

【概念与概述】

- 肺诺卡菌病（pulmonary nocardiosis）由于肺部感染诺卡菌所导致的疾病
- 属真菌感染性疾病
- 通常发生在免疫缺陷的患者
- 诺卡菌也可以感染中枢神经系统（central nervous system，CNS）和皮肤
- 少数患者可出现全身感染

【病理与病因】

- 一般发病机制

- 细胞介导免疫反应功能缺陷的患者感染诺卡菌所致
- 病因学
  - 最常见的感染原因是人体吸入环境中（如土壤）中的病原体，导致肺部感染
  - 外伤也可导致皮肤直接感染诺卡菌
- 流行病学
  - 诺卡菌普遍存在于土壤中，人类感染它很少会引起症状，因此这种疾病的发病率是未知的
  - 估计其年发病率大约为 0.4/10 万人
  - 免疫功能缺陷人群发病的概率明显增高（估计为正常人群的 1000 倍）。恶性肿瘤、慢性肉芽肿性疾病、丙种球蛋白异常血症患者的发病概率也会增加，AIDS 患者中有 0.2% ~ 2% 合并肺部感染奴卡氏菌
  - 患有肺部基础病变的患者，尤其是肺泡蛋白沉着症患者，容易受到感染
  - 男：女约为 3：1
  - 社会经济地位较低的人群较易感染诺卡菌，一个重要的原因是这类人中较多人从事体力劳动，皮肤受损的机会较其他人群高

【临床表现】

表现

- 最常见症状
  - 咳嗽与咳痰、全身乏力、咯血、体重减轻
  - 间歇性发热、盗汗、胸部和关节疼痛
  - 头痛、皮疹
- 最常见体征
  - 较少出现
  - 肝、脾大，肺呼吸音减弱，胸膜受累时出现胸腔积液

治疗

- 目前尚没有随机临床试验，尚未有最优的治疗方案

- 使用磺胺类药物为主要治疗药物，同时视情况采取其他辅助措施
- 磺胺甲唑（TMP-SMX）为首选药物，病情严重时必须大剂量使用

【影像表现】

概述

- 最佳诊断依据
  - 本病影像学表现欠缺特异性
- 部位
  - 双肺弥漫性分布
- 大小
  - 大小不等，几毫米的粟粒状病灶到几厘米的结节状病灶均可
- 形态学
  - 多种表现，渗出、空洞、结节均可出现

X 线表现

- 双肺"云絮状"浸润斑片影
- 肺上叶出现空洞，与肺结核相似
- 不规则结节或团块，通常其内可见坏死空腔
- 粟粒状结节及肺门增大
- 空洞内见菌球，此征象罕见

CT 表现

- 大多数（80%）出现肺结节或团块影
- 可见空洞、实变、浸润，胸膜增厚、胸腔积液（图 5-15-1、图 5-15-2）

【鉴别诊断】

- 肺结核（pulmonary tuberculosis）
  - 肺诺卡菌病最易被误诊为肺结核，鉴别只能依靠微生物学及 / 或组织学检查
- 肺脓肿（lung abscess）
  - 患者通常急性发热、乏力
  - 受累肺叶实变
  - X 线可见肺脓腔
  - 必须进行复查

诊断与鉴别诊断精要

- 通常发生在免疫缺陷的患者
- 从事翻动土壤的活动
- 双肺弥漫分布大小不等结节，影像表现缺乏特异性

典型病例

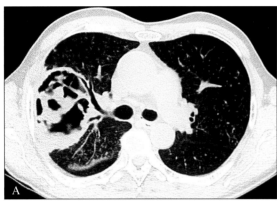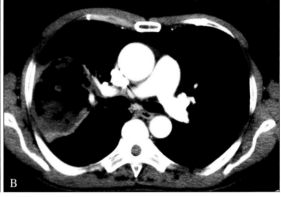

图 5-15-1　肺诺卡菌病

A.横断面肺窗示右肺上叶空洞性病变，内部可见形态不规则的内容物，病灶后方可见斑点状的卫星灶；B.增强纵隔窗示病灶边缘强化，内容物无明显强化（本例由北京世纪坛医院放射科王仁贵教授提供）

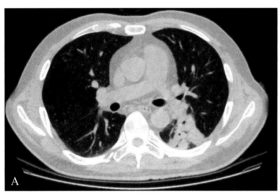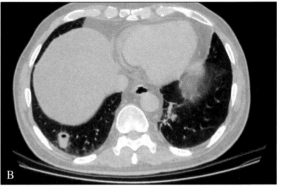

图 5-15-2　肺诺卡菌病

A 与 B 横断面肺窗示左肺下叶背段、内基底段及右肺下叶后基底段多发实变及结节影，其内可见小的含气腔隙（本例由上海仁济医院放射科吴华伟教授提供）

（王广谊　赵振军）

重点推荐文献

[1] Kanne JP, Yandow DR, Mohammed TL, et al. CT findings of pulmonary nocardiosis [J]. AJR Am J Roentgenol, 2011, 197（2）：W266-72.

[2] Yoon HK, Im JG, Ahn JM, et al. Pulmonary nocardiosis：CT findings [J]. J Comput Assist Tomogr, 1995, 19（1）：52-55.

[3] Buckley JA, Padhani AR, Kuhlman JE. CT features of pulmonary nocardiosis [J]. J Comput Assist Tomogr, 1995, 19（5）：726-732.

第 16 节　肺放线菌病

【概念与概述】

● 肺放线菌病（pulmonary actinomycosis）由放线菌（actinomyces）引起的肺的慢性化脓性感染（chronic pyogenic infection）

● 多发脓肿和窦道，分泌物含有硫磺颗粒脓液为特征，易形成纤维化

【病理与病因】

病因学

- 放线菌属原核生物，具有细菌的特征，绝大多数为厌氧菌（anaerobic bacterium）或兼性厌氧菌，肉眼可见黄色颗粒，通称"硫磺颗粒"，由菌丝缠结而成
- 以色列放线菌是最常见病原菌、赖氏放线菌、黏放线菌等也可致病
- 放线菌寄生于人体口腔黏膜、牙龈、扁桃体、结肠等
- 机体抵抗力下降，口腔分泌物吸入而侵入呼吸道，首先在支气管内引起病变，再侵入肺实质
- 由食管病变向纵隔蔓延，或腹部感染穿过膈肌波及胸膜和肺，在肺部引起化脓性肺炎，并经叶间隙、胸膜侵犯胸壁、肋骨，形成窦道

流行病学

- 肺放线菌病发病率占人体放线菌病的15%～20%

病理

- 慢性化脓性肉芽肿性疾病，肺部感染从支气管炎开始，病变进展可累及胸膜，引起胸膜炎或脓胸，穿破胸壁形成瘘管
- 多发性脓肿、瘘管、肉芽增生和纤维性变
- 病原菌入侵后，在组织内引起白细胞浸润，形成多发性小脓肿，在脓肿内可见到硫磺颗粒，周围为类上皮细胞、多核巨细胞、嗜酸性粒细胞和浆细胞
- 脓肿穿破形成多个窦道，脓液和窦道分泌物中可以见到硫磺颗粒
- 病变晚期，慢性肉芽组织增生，病变邻近组织纤维性变

【临床表现】

表现

- 最常见症状
  - 临床表现多样、无特异性
  - 低热或不规则发热、咳嗽，咳出少量黏液痰
  - 肺部形成多发性脓肿，症状加重：高热、剧咳、大量黏液脓性痰、且痰中带血或大咯血，伴乏力、盗汗、贫血及体重减轻
  - 病变延及胸膜可引起剧烈胸痛
  - 侵入胸壁有皮下脓肿及瘘管形成，经常排出混有菌块的脓液
  - 瘘管周围组织有色素沉着，瘘管口愈合后

- 在其附近又可出现瘘管
  - 纵隔受累，可致呼吸或吞咽困难，严重者可导致死亡
- 最常见体征
  - 慢性面容
  - 听诊可发现干/湿啰音，胸腔积液时呼吸音减弱
  - 窦道渗液
- 临床病史
  - 亚急性感染，病史可达数周至数月
  - 病情为逐渐进展以及机体反应较轻微，不易察觉
  - 常在皮下组织形成窦道
- 实验室检查
  - 血液检查血白细胞升高，红细胞沉降率增快
  - 痰、胸液、窦道分泌物中找到硫磺颗粒，镜检为革兰阳性的放线菌
  - 厌氧培养放线菌生长可确诊
  - 瘘管壁活检查见菌丝节段或硫磺颗粒可确诊

疾病人群分布

- 年龄
  - 常发生于中年人，年龄分布在10～60岁之间，小于10岁，大于60岁少见
- 性别
  - 男：女为3∶1
  - 可能与男性龋齿发生率较高有关

自然病史与预后

- 早期、有效的抗生素治疗，预后良好
- 常残留纤维灶或瘢痕灶
- 延误治疗，预后不良
- 严重感染，需要更强力抗生素治疗，预后差

治疗

- 有复发趋势，应长疗程、大剂量使用抗生素，青霉素是首选
- 形成脓肿或破溃后遗留瘘管，常有坏死肉芽组织增生，可采用外科手术切开排脓或刮除肉芽组织

【影像学表现】

X线表现

- 胸膜增厚，胸腔积液，脓胸常见
- 单侧或双侧肺散在不规则斑片状浸润阴影
- 病灶内可见空气支气管征

- 可融合成实变，其中有不规则透亮区，提示小脓肿形成
- 累及胸膜，可伴有胸腔积液
- 病变蔓延到肋骨和脊椎时，可见肋骨或脊椎破坏，骨膜反应

CT 表现
- 局限性、薄壁、边界清晰肿块，邻近肺内见斑片状影
- 病灶内部有单发或多发低密度区域，为脓液积聚形成
- 常见多发小空洞，较大空洞相对少见（图5-16-1）
- 病灶累及胸膜，累及纵隔与邻近骨质

推荐影像学检查
- 胸部增强 CT，有利于空洞病变的鉴别

【鉴别诊断】
- 主要围绕空洞进行鉴别
  - 肺放线菌病的空洞多为薄壁空洞；空洞可穿透解剖屏障互相沟通；内壁光滑，无壁结节，有助于鉴别癌性空洞
  - 结核球出现空洞多为薄壁，但相对少见，且多见于双上肺或下叶背段，且周围见卫星灶，下肺多见支气管播散的树芽征，空洞内为干酪样坏死物充填而少见气体影，少数有气体的则形成短的气液平面
  - 肺脓肿可为薄壁或厚壁，但临床症状非常典型；空洞虽可多腔相通，但跨叶、跨段沟通仍较少见；空洞内常见较多气体影，但常见长的气液平面
  - 肺癌的空洞多为不规则且合并壁结节，常不规则且偏心，气液平面非常少见

诊断与鉴别诊断精要

- 早期在临床和 X 线上无特征性改变，故较难诊断
- 影像学表现为局限性、薄壁、边界清晰肿块，内部有多发低密度区域，以及多发小空洞有助于提示本病
- 确诊主要依靠微生物学及组织学检查。从脓汁、痰液或瘘管壁的组织中找到硫磺颗粒，或厌氧培养出致病菌可确诊

典型病例

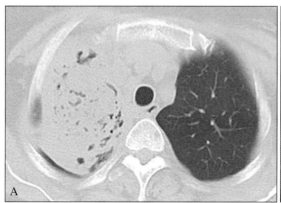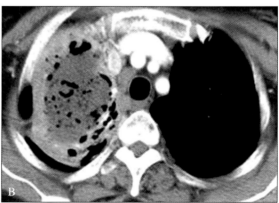

图 5-16-1　肺放线菌病
女性，54岁，咳嗽、咳痰2年。A，B：右上肺团块影，内部见多发小空洞，为多发脓肿形成

（赵振军　曾苗雨）

重点推荐文献

[1] Mabeza GF，Macfarlane J．Pulmonary actinomycosis [J]．Eur Respir J，2003，21（3）：545-551．

[2] Olmez OF，Cubukcu E，Evrensel T，et al．Pulmonary actinomycosis mimicking metastasis from lung adenocarcinoma [J]．Onkologie，2012；35（10）：

604-606．

[3] Drozd-Werel M，Porzeziń ska M，Cynowska B，et al．Pulmonary actinomycosis-a case report [J]．Pneumonol Alergol Pol，2012，80（4）：349-354．

第 17 节　肺孢子菌肺炎

【概念与概述】

- 细菌、病毒和真菌等感染在其他章节已经涉及，本节重点讨论卡氏肺孢子菌肺部感染

- 卡氏肺孢子菌（pneumocystis carinii）过去被归属原虫，近年来分子生物学研究发现，其核苷酸序列和编码蛋白与真菌的同源性更，证实其属于真菌

- 艾滋病（Acquired Immune Deficiency Syndrome，AIDS）患者，10% ~ 20% 合并有卡氏肺孢子菌感染

【病理与病因】

- 其感染途径不明，可能是内源性感染，也可能是带有病原体的动物或人的外来感染

- 卡氏肺孢子菌引起的肺炎也称肺孢子菌肺炎，为浆液性渗出性肺炎。肺泡腔浆液中及肺泡壁内可见浆细胞、单核细胞及淋巴细胞浸润

【影像表现】

概述

- 病原诊断，需以细菌学检查为依据

- 影像检查对病原定性诊断困难，对观察病变的动态变化有价值

- X 线胸片可以发现大部分肺部机遇性感染的肺

部异常影像

- 胸部 CT 可发现普通平片所不能显示的一些征象，CT 应该作为平片的补充手段，合理地应用于肺部机遇性感染的病例

卡氏肺孢子菌肺炎影像表现为

- 肺门旁浅淡斑片状阴影
  - 早期表现，平片易漏诊
  - CT 可早期发现病变
  - 发展快，几小时或几天内发展成两肺门旁蝶翼状阴影

- 斑片状边缘模糊阴影
  - 病变发生在两肺中下野，沿支气管走行分布，此种表现常与肺叶、肺段阴影并存

- 肺叶、肺段阴影
  - 病变占据一个肺叶或一个肺段，也可多肺叶、多肺段受累（图 5-17-1）

- 肺内小囊状影
  - 壁可薄，也可为厚壁，CT 较胸片更易发现

【鉴别诊断】

- 诊断肺机会性感染，应密切结合临床资料

- 各种病原体感染影像学特征各异，对病原体判断有一定作用

诊断与鉴别诊断精要

- 患者有基础病，如慢性消耗性疾病、免疫缺陷性疾病、恶性肿瘤等，出现肺部感染征象，应考虑机会性感染

- 影像学表现多样，各种病原菌感染特征各异

- 双肺内中带分布的磨玻璃密度影

典型病例

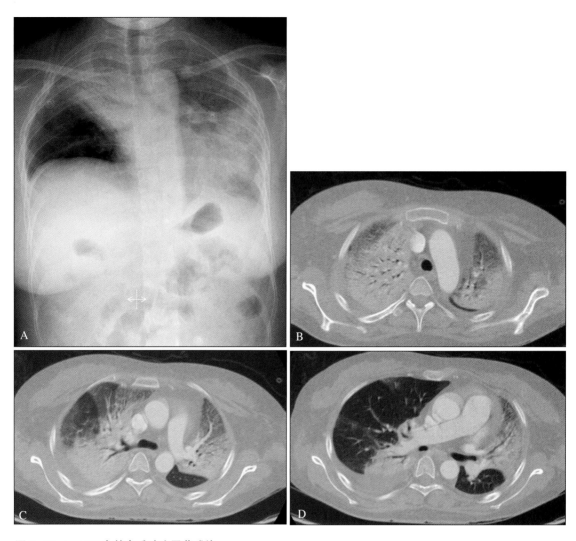

图 5-17-1 HIV 合并卡氏肺孢子菌感染
患者，女性，22岁，A.正位X线胸片，B、C、D.CT横断面。双肺多叶、多段性实变，病灶内部见"支气管充气征"

（曾苗雨 赵振军）

重点推荐文献

[1] 郭建国，洪俊. 1例机遇性肺炎的X线诊断 [J]. 国际医药卫生导报，2007，13（5）：92.
[2] 赵善生，孙惠英. 机遇性肺炎的X线诊断（附38例报告）[J]. 医学影像学杂志，2003，13（1）：15-16.
[3] 邹秋水，机遇性肺炎的X线表现. 临床肺科杂志，1997，2（4）：55-56.

第18节　肺曲霉菌病

【概念与概述】

肺曲霉菌病（pulmonary as pergillosis，PA）是由曲菌所引起的肺部疾病。为条件致病菌，常寄生在正常人体的上呼吸道，在人体免疫力下降时发病

- 肺曲霉菌病，亦称肺曲菌病、肺曲霉病
- 种类：主要有3种类型：侵袭性肺曲菌病（invasive pulmonary aspergillosis，IPA）、坏死性肺曲霉病（saprophyticpulmonary aspergillosis，SPA）及变态反应性支气管肺曲霉菌病（allergic bronchopulmonary aspergillosis，ABPA）。慢性和坏死性曲霉病包括慢性空洞型曲霉病和曲霉球（aspergilloma）

【病理与病因】

一般特征

- 一般发病机制
  - 曲霉菌感染多为继发性，恶性肿瘤、系统性红斑狼疮、剥脱性皮炎、脏器移植等是重要的原发疾病
  - 最常见的感染途径是经呼吸道进入肺组织，也可经破损的皮肤或黏膜侵入，或经静脉直接进入血液再侵犯肺
  - 曲霉菌进入肺泡后出芽形成菌丝，菌丝在肺内增殖并侵入肺部血管，形成血栓，造成局部肺梗死改变，同时其内毒素可破坏肺组织，引起炎性反应
  - 变态反应性支气管肺曲菌病属于Ⅰ、Ⅲ、Ⅳ型变态反应，主要是宿主对曲霉菌分泌物的过敏反应
- 病因学
  - 属条件致病菌，机体免疫力下降，反复或长期应用抗生素、免疫抑制剂、激素、化疗药物等是发病的易感因素
  - 最常见病原真菌为烟曲霉（aspergillus fumigatus），其次为黄曲霉（aspergillus flavus）、黑曲霉和土曲霉。近年来，烟曲霉比例有所下降，而黄曲霉、土曲霉和黑曲霉比例有所增加，尤以黄曲霉居多
- 流行病学
  - 肺部真菌感染居所有内脏真菌感染首位，占60%～80%，占院内获得性肺炎（nosocomial pneumonia）的10%～15%

  - 国外资料显示，曲霉菌感染是继假丝酵母菌之后第二常见的真菌病原体，从20世纪90年代初开始逐渐增多。多见于血液肿瘤化疗和造血干细胞移植的患者，发病率约40%。肝、肺、心脏移植患者的曲霉菌感染发生率达30%
  - 我国大陆地区自1991年来报道的曲霉病共1457例，其中肺曲霉病1047例，为71.86%。国内另一组资料显示，1955—2005年间尸检深部真菌感染发生率4%，其中最近10年的发病率已高达12.35%。35例深部真菌感染的致病菌中，曲霉菌占48.6%，假丝酵母菌占25.7%，隐球菌占22.9%

病理表现

- 曲霉菌显微镜下为无色分隔、呈45°分支的菌丝
- 主要为非特异性肉芽肿改变，由类上皮细胞、淋巴细胞、巨细胞和坏死组织构成。病变可形成空洞，洞内有曲霉球。肺实质发生脓性坏死，可见大量脓细胞、单核细胞浸润和细胞碎片。脓肿内常见到呈珊瑚状堆积的曲菌菌丝，有些血管腔中可见曲菌菌丝伸入或形成血栓

【临床表现】

常见症状/体征

- 无特异性临床症状和体征。发热、咳嗽、胸痛、消瘦等为常见症状。当接受广谱抗生素、免疫抑制剂和激素治疗过程中出现不能解释的发热，或者持续发热超过96小时，对适宜的广谱抗生素无效时，应当怀疑有曲菌感染的可能
- 肺部可有湿啰音，痰中有时可见褐色的斑块状物
- 变态反应性支气管肺曲霉病主要表现为阵发性支气管哮喘，外周血嗜酸性粒细胞增多
- 血清学测定：真菌细胞壁成分曲霉半乳甘露聚糖抗原（GM试验）和1,3-β-D葡聚糖抗原（G试验），是诊断侵袭性真菌感染的微生物学检查依据之一，其敏感性和特异性均达到80%以上

疾病人群分布

- 年龄
  - 免疫力低下为易感人群，各个年龄均可感染，以年老体弱者多见
- 性别
  - 无明显性别差异

自然病史与预后

- 慢性坏死性曲霉菌病，一般病程30天以上
- 侵袭性肺曲霉菌病，为曲霉菌中致病力最强的一型。该病发展迅速，对血管侵袭性很强，如不进行适当治疗，几乎均发展为预后极差的致死性肺炎，病死率在80%以上；可播撒至中枢神经系统或直接侵犯胸腔内组织，包括心脏和大血管。在免疫抑制的病例，有肺受累的曲霉菌感染存活率不到3%

治疗

- 肺曲霉菌病临床表现无特异性，且致病菌的检出需要一定时间，难以早期确诊，故目前临床上大多数为经验性或试验性抗真菌治疗
- 治疗原则首先要控制基础疾患的诱发因素，提高机体局部和全身免疫能力；停用糖皮质激素或减量、停用抗生素或改用针对病原菌的窄谱抗生素以及加强医疗器械的消毒
- 侵袭性肺曲霉病通常选用伊曲康唑治疗，抗真菌疗程最短为6～12周；对免疫缺陷患者，应持续治疗至病灶消散。危重患者亦可选择伏立康唑或卡泊芬净，必要时可联合2种不同类型的抗真菌药物治疗
- 变态反应性支气管肺曲霉病多采用糖皮质激素单用或联合伊曲康唑，两者联合可减少激素用量、降低血清总IgE水平及改善肺功能
- 慢性及坏死性曲霉病患者多采用手术治疗，亦有单纯药物治疗有效者

【影像表现】

概述

- 影像学表现分为三个类型：侵袭性肺曲菌病、慢性和坏死性肺曲霉病及变态反应性支气管肺曲菌病，慢性和腐生性曲霉病包括慢性空洞型曲霉病和曲霉球，表现随病变类型和病期不同而有所不同
- 最佳诊断依据：肺段或肺叶性楔形实变、病变多发、病灶周围晕征（halo sign）和病灶内半月征（meniscus sign）、空洞内见可活动的肿块影
- 部位：可发生于任何肺叶，单侧或双侧均可，以多发常见
- 大小：大小不一，以斑片状影、结节和肿块常见
- 形态学：表现多样，可为小片状或斑片状实变影，磨玻璃影，粟粒状、结节或肿块，可见半月征、空洞内见可活动肿块影等

X线表现

- X线摄片
  - 两肺单发或多发斑片状阴影，以胸膜为宽基底
  - 结节或肿块影，边缘略模糊，其内有时可见空洞
  - 空洞内可见球形病变，有时可移动，其内有不规则透光区，伴局部胸膜增厚
  - 可有胸腔积液

CT表现

- 侵袭性肺曲菌病（invasive pulmonary aspergillosis）（图5-18-1、图5-18-2、图5-18-3）
  - 为最常见的类型。通常两肺多发病变，一侧肺叶或两侧肺叶，以上、中肺野为常见
  - 病变早期（临床症状出现后1周内）：CT表现为肺叶或肺段分布以胸膜为宽基底的楔形实变影和磨玻璃阴影，通常代表曲霉菌侵犯肺小血管，造成出血性肺梗死
  - 进展期（临床症状出现后1～2周）：肺内可出现多发结节或肿块影，其周边往往伴随"晕征"，表现为肿块周围磨玻璃密度的环形影，病理改变为病灶周围出血。"晕征"是侵袭性肺曲菌病较有特征性的征象
  - 晚期：经治疗后，肺结节或肺实变区出现液化坏死，形成"新月征"裂隙坏死腔，即空洞内的圆形或类圆形曲霉球与空洞壁间形成的新月形影，该征象也是真菌肺部感染较为特异性的表现
  - 真菌感染在肺部表现常常是多发病灶及多种征象并存，单独出现某一CT征象比较少，一般为晕征同时可见到磨玻璃或楔形实变影。当肺野出现磨玻璃样变或肺段性楔形实变，再出现结节，结节在短时间内出现晕征，则对诊断早期侵袭性肺部真菌感染有重要的意义

- 慢性和坏死性肺曲霉菌病（chronic necrotizing pulmonary aspergillosis）：慢性空洞型曲霉病和曲霉球（图 5-18-4）
  ○ 患者通常具有肺部基础病，如空洞型肺结核、纤维囊性结节病或囊性肺部疾病
  ○ 慢性坏死型曲菌病病程通常在 3 个月以上，表现为肺内肿块阴影伴有空洞，洞内可见曲霉球
  ○ 曲霉球为软组织密度影，一般直径在 2 ～ 4 cm，边缘清楚、光滑，通常随着体位变化，其位置可以改变；曲霉球有时可有钙化，增强无强化。其构成为曲霉菌丝、纤维素、黏液和细胞坏死碎片缠结在一起，位于肺部空腔或扩张的支气管内
- 变态反应性支气管肺曲霉菌病（allergic bronch-opulmonary spergillosis，ABPA）
  ○ 早期主要表现为支气管黏液嵌塞和嗜酸性粒细胞肺炎，常表现为游走性、一过性的肺内片状渗出影，可反复出现，多见于两上肺，激素治疗有效
  ○ 病变包括肺部的浸润影、痰栓（单支受累表现为牙膏状、纺锤状、团块状，相邻支气管受累表现为 V 或 Y 形）、肺不张；晚期改变包括支气管扩张、支气管壁增厚、肺大疱、胸膜增厚、肺纤维化等（图 5-18-5）

推荐影像学检查
- 最佳检查法：胸部 CT
- 仰卧位和俯卧位检查，有利于发现曲霉球

【鉴别诊断】
- 细菌性肺炎
  ○ 最常见，病变通常沿支气管分布，以两下肺多见
  ○ 形态以肺小叶为中心，呈肺叶或肺段性实变，边缘模糊，内可见空气支气管征
  ○ 无"晕征"和"新月征"
  ○ 支气管肺炎多见于婴幼儿及年老体弱者，常合并阻塞性肺气肿或小叶肺不张
  ○ 抗细菌治疗有效
- 白血病或淋巴瘤肺部浸润
  ○ 主要为肺间质改变，病变沿支气管血管束分布
  ○ 空气支气管征、CT 血管造影征、磨玻璃密

度结节和病灶跨叶分布为其主要特征
  ○ 病灶内坏死少见，通常无空洞和"新月征"
- 肺部转移瘤
  ○ 双下肺中外带多见，呈圆形、边界清楚、锐利，无晕征
  ○ 原发肿瘤病史有利于鉴别
- 肺癌
  ○ 浸润型肺癌沿支气管分布，可表现为实变影，但通常边界清楚，支气管可见不规则狭窄或中断，肺血管僵硬，狭窄。"晕征"少见，无"新月征"
  ○ 周围型肺癌可见分叶、短毛刺、厚壁偏心空洞、胸膜凹陷征和血管纠集，常伴有肺门及纵隔淋巴结肿大，"晕征"和"新月征"少见
- 肺结核
  ○ 与肺结核鉴别有一定困难，部分原因肺曲菌常合并肺结核
  ○ 通常肺结核常发生于两肺上叶尖后段或下叶背段，空洞较大，壁薄，空洞内容物无移动性，周围有卫星灶和树芽征，无"晕征"
- 肺部白假丝酵母菌（念球菌）感染
  ○ 主要表现为肺部粟粒状小结节，小结节周边也可以出现晕征，一般成爆发性出现，发展非常迅速，一般早期 CT 表现的病灶相对于真菌感染病灶较小，数目较多。但当病情发展时，可在 1 周内迅速融合成大团块，与真菌感染难以鉴别
  ○ 假丝酵母菌在肺内的大片浸润可相互融合，自肺门向周边扩展成空洞。假丝酵母菌可在空洞内繁殖，形成菌丝块。影像学表现菌丝块形态规则、密度均匀、边缘光整，为孤立性，且具有活动性，与洞壁形成"空气半月征"。其表现类似于 PA，但肺 PA 早期往往有"晕征"这对于鉴别两者有重要意义。
- 支气管扩张
  ○ ABPA 的支气管黏液多见于两肺上叶，且多发于近侧支气管；而支气管扩张多见于两肺下叶，多为远侧的支气管，左下叶比右下叶多见

诊断与鉴别诊断精要

- 为条件致病菌，有长期应用大量抗生素、肾上腺皮质激素及免疫抑制剂等药物的病史
- 肺段或肺叶性楔形实变、病变多发、病灶周围晕征和病灶内半月征、空洞内见可活动的肿块影（曲霉菌球）
- 密切结合临床、病理及相关实验室检查

典型病例

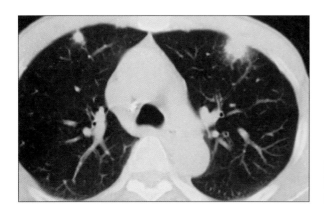

图 5-18-1　肺曲霉菌病
两上肺多发结节，左上肺呈楔形实变，边缘模糊，可见"晕征"。穿刺病理为曲霉菌病

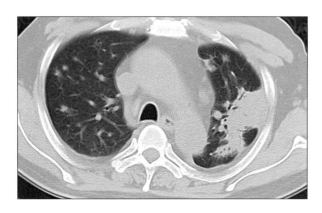

图 5-18-2　肺曲霉菌病
两肺多发病灶。右肺为边界清楚结节灶，左上肺呈楔形实变，内可见空气支气管征，病灶边界清，部分收缩凹陷。左上肺病灶穿刺病理为曲霉菌病

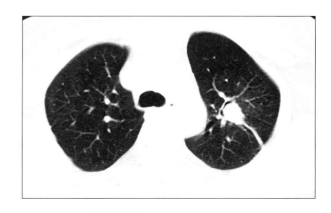

图 5-18-3　肺曲霉菌病
左上肺病灶，空洞内的类圆形曲霉球与空洞壁间形成的新月形影，为"新月征"

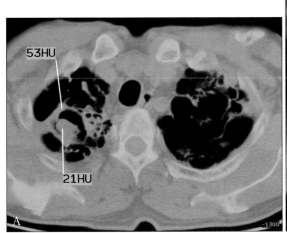

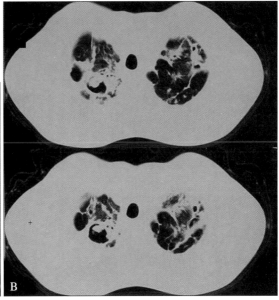

图 5-18-4　曲霉球
A. 仰卧位，显示右上肺空洞内一边界清楚霉菌球，与空洞壁分界清楚；B. 俯卧位，可见曲霉球随体位变化而改变位置

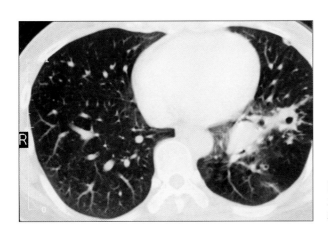

图 5-18-5　变态反应性支气管肺曲菌病
左下肺支气管内黏液嵌塞，呈纺锤状，邻近肺组织磨玻璃密度改变，边界模糊，为渗出性改变

重点推荐文献

[1] Fortún J，Meije Y，Fresco G，et al. Aspergillosis. Clinical forms and treatment [J]. Enferm Infecc Microbiol Clin, 2012, 30 (4)：201-208.

[2] Gangneux JP，Camus C，Philippe B. Epidemiology of invasive aspergillosis and risk factors in non neutropaenic

patients [J]. Rev Mal Respir, 2010, 27 (8)：e34-46.

[3] Sherif R，Segal BH. Pulmonary aspergillosis：clinical presentation，diagnostic tests，management and complications [J]. Curr Opin Pulm Med, 2010, 16 (3)：242-250.

第 19 节　肺隐球菌病

【概念与概述】

肺隐球菌病（pulmonary cryptococcosis，PC）是由隐球菌所引起的肺部疾病，致病菌主要是新型隐球菌（cryptococcus neoformans）。其发病率占全部肺部真菌感染的 20%，仅次于肺曲霉菌和肺假丝

酵母菌病，约 50% ~ 70% 发生在免疫力正常的人群中

【病理与病因】

一般特征

● 一般发病机制

- 可发生在免疫力正常或免疫力低下的人群中
- 最常见的感染途径是经呼吸道进入肺组织，也可经破损的皮肤或黏膜侵入，或经静脉直接进入血液再侵犯肺
- 隐球菌被吸入肺部后，机体产生非特异性和特异性免疫反应，形成肉芽肿或无肉芽肿性病变
- 流行病学
  - 近十年来，肺隐球菌感染有明显增多的趋势
  - 国内资料显示，近70%的患者无基础疾病史，其余的有各类相关慢性基础疾病，以 AIDS 患者最为常见，其次结核、糖尿病、COPD、恶性肿瘤、移植术等
  - 长期应用免疫抑制剂、糖皮质激素、细胞毒性药物及抗生素的患者，隐球菌感染的概率较高

病理表现

- 通常分为有肉芽肿和无肉芽肿两种类型
- 肉芽肿型病变由泡沫状巨噬细胞、类上皮细胞、多核巨细胞和淋巴细胞构成，巨噬细胞内吞噬有隐球菌菌体。肉芽肿中可见病灶内聚集成堆的隐球菌菌体
- 无肉芽肿类型中病灶内有较多的黏液性物质，缺乏炎细胞浸润
- 病理表现与免疫状态有关。免疫力正常者通常形成非干酪性肉芽肿病变；免疫力低下者不易见到肉芽肿形成，肺泡腔内充满隐球菌孢子

【临床表现】

常见症状/体征

- 无特异性临床症状和体征
- 30% 无明显症状，为体检偶然发现
- 常见症状为咳嗽、咳痰、发热、胸痛等

疾病人群分布

- 年龄
  发病年龄从 2 ~ 80 岁不等，以 40 ~ 50 岁多见
- 性别
  - 男性多于女性，男女发病比例约为 2 : 1

自然病史与预后

- 经治疗后，绝大多数患者预后良好，总体死亡和复发的患者仅占 6% 和 4%。

治疗

- 治疗主要为手术切除和药物治疗，单纯药物治疗有效率为 91.7%

【影像表现】

概述

- 分为结节肿块型、浸润实变型和弥漫混合型三种。免疫功能正常者以结节肿块型常见，表现为局部肉芽肿性病变；免疫功能低下者以浸润和弥漫混合型常见，表现为非肉芽肿性病变
- 最佳诊断依据：单发结节或肿块影、空气支气管征、晕征、洞壁光滑的厚壁空洞
- 部位：可发生于肺任何部位，以两下肺为多见。资料显示，30% 患者病变累及双肺或单侧肺的上下野，其余 70% 的患者病灶位于局部肺野，其中下肺多于上肺，右肺多于左肺
- 大小：大小不一，以直径 1 ~ 5cm 常见
- 形态学：形态多样，以孤立性肿块或结节影多见，可有小片状或斑片状实变影、粟粒状小结节影、网状结节影或多种征象混合存在

X 线表现

- X 线摄片
  - 单发或多发结节、肿块影，圆形、类圆形或不规则形，边界清楚
  - 小片状或斑片状影，节段性或叶性分布，周边可见"晕征"，可伴有空洞
  - 斑片状影和结节肿块影等多形态混合，以结节肿块影为主
  - 弥漫性病变可有胸腔积液和肺门、纵隔淋巴结肿大

CT 表现

- 结节肿块型：为最常见的类型，通常见于免疫力正常人群（图 5-19-1、图 5-19-2、图 5-19-3）
  - 病变单发或多发，单发为主，以中下肺野为常见
  - 孤立性结节或肿块影多见；圆形或类圆形，通常直径 1 ~ 5cm；病灶边界清、光滑，有时可见分叶和短毛刺；可见空气支气管征；40% 病灶周边可见"晕征"
  - 多发结节直径通常 0.5 ~ 1cm，形状多不规则
  - 常无肺门或纵隔淋巴结肿大，胸水、钙化少见
- 浸润实变型：患者通常有基础病，或有长期应

用免疫抑制剂、糖皮质激素、细胞毒性药物及抗生素等病史

- 两肺多发为主，小片状或斑片状影，边界模糊，密度不均，节段性或叶性分布，宽基底于胸膜面
- 实变病灶密度较高，内可见空气支气管征，周边可见"晕征"，可伴有边缘光滑空洞，通常无气 – 液平面
- 弥漫混合型：少见，常见于免疫力低下人群
  - 两肺多发，结节、斑片、团块、大叶实变等多形态病灶共存，以结节肿块影为主
  - 病灶变化快，可短时间内明显增大、融合和出现空洞
  - 可伴有胸腔积液和肺门、纵隔淋巴结肿大

推荐影像学检查

- 最佳检查法：胸部 CT

【鉴别诊断】

- 细菌性肺炎
  - 最常见，临床症状较重，外周血白细胞明显升高
  - 病变沿支气管分布，形态以肺小叶为中心，边缘模糊，空气支气管征贯穿于实变肺，而肺隐球菌病的空气支气管征仅限于实变肺的近端
  - 无"晕征"
  - 支气管肺炎多见于婴幼儿及年老体弱者，常合并阻塞性肺气肿或小叶肺不张；肺隐球菌病婴幼儿和老年患者少见
  - 抗细菌治疗有效
- 白血病或淋巴瘤肺部浸润
  - 主要为肺间质改变，病变沿支气管血管束分布

- 空气支气管征、CT 血管造影征、磨玻璃密度结节和病灶跨叶分布为其主要特征
- 病灶内坏死少见，通常无空洞
- 肺转移瘤
  - 双下肺中外带多见，病变形态单一，呈圆形、边界清楚、锐利，无"晕征"
  - 原发肿瘤病史有利于鉴别
- 肺癌
  - 浸润型肺癌沿支气管分布，可表现为实变影，但通常边界清楚，支气管可见不规则狭窄或中断，肺血管僵硬，狭窄。"晕征"少见
  - 周围型肺癌可见分叶、短毛刺、厚壁偏心空洞、胸膜凹陷征和血管纠集，常伴有肺门及纵隔淋巴结肿大，"晕征"少见
- 肺结核
  - 肺结核常发生于两肺上叶尖后段或下叶背段，空洞较大，壁薄，周围有卫星灶和树芽征，无"晕征"
  - 常伴纤维索条灶和钙化灶
- 肺曲霉菌病
  - 通常有基础病，为条件致病菌
  - 肺段或肺叶性楔形实变、病变多发、病灶周围晕征和病灶内半月征、空洞内见可活动的肿块影
- 肺脓肿
  - 全身中毒症状明显，高热、胸痛、咳脓痰，外周血白细胞（中性粒细胞）明显升高
  - 肿块周边大片渗出，边界模糊
  - 空洞内可见气 - 液平面

诊断与鉴别诊断精要

- 有或没有基础病，临床症状轻微或病灶由体检发现
- 免疫正常者以单发结节或肿块影常见，可见空气支气管征和"晕征"；免疫低下者以多发斑片状和结节肿块混合影常见，空气支气管征、"晕征"和厚壁光滑空洞为主要征象
- 诊断主要靠穿刺和病理学检查

典型病例

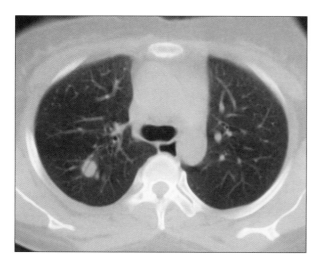

图 5-19-1　肺隐球菌病
右上肺可见类圆形结节，直径约 1.5cm，边界清楚，光滑，病灶内可见空气支气管征。穿刺病理为隐球菌肉芽肿

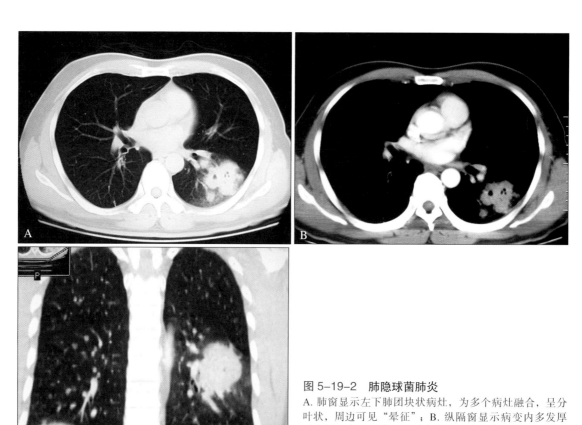

图 5-19-2　肺隐球菌肺炎
A. 肺窗显示左下肺团块状病灶，为多个病灶融合，呈分叶状，周边可见"晕征"；B. 纵隔窗显示病变内多发厚壁空洞，内壁光滑；C. 为冠状面重建图像，显示"晕征"较明显。穿刺病理为新型隐球菌肺炎

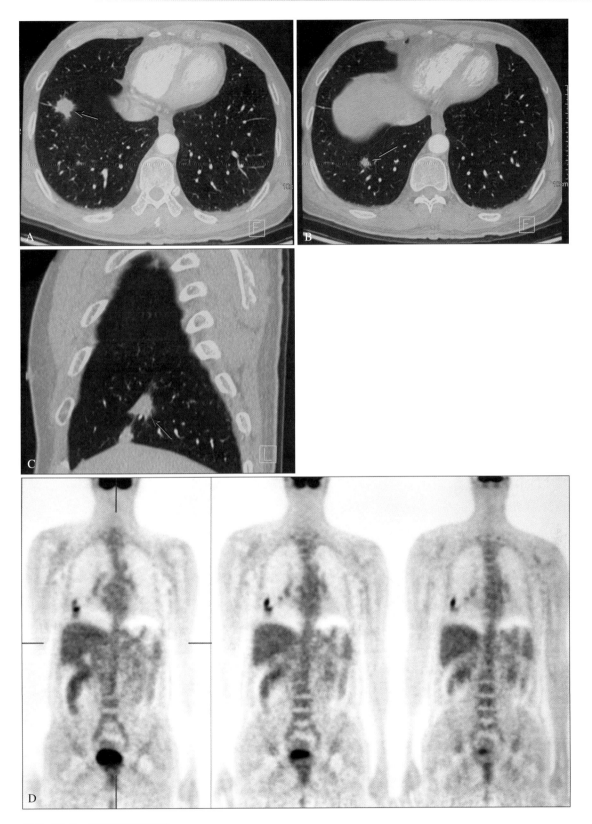

图 5-19-3　肺隐球菌肉芽肿

A ～ D. 两肺多发结节，大小不等，边界清，可见短毛刺；C. 为矢状面重建图像，显示多发结节，边缘平直，尚光滑；D. 为 PET 图像，最大 SUV 值为 7.8。右下肺病灶穿刺病理为新型隐球菌肉芽肿

（赵振军）

重点推荐文献

[1] Brizendine KD，Baddley JW，Pappas PG. Pulmonary cryptococcosis [J]. Semin Respir Crit Care Med，2011，32（6）：727-734.

[2] Jarvis JN，Harrison TS. Pulmonary cryptococcosis [J]. Semin Respir Crit Care Med，2008，29（2）：141-150.

[3] Ghimire P，Sah AK. Pulmonary cryptococcosis and tuberculoma mimicking primary and metastatic lung cancer in 18F-FDG PET/CT [J]. Nepal Med Coll J，2011，13（2）：142-143.

第20节　肺假丝酵母菌病

【概念与概述】

- 肺假丝酵母菌病（pulmonary candidiasis）由假丝酵母菌（念珠菌）引起的急性、亚急性或慢性支气管、肺部感染
- 亦称为假丝酵母菌肺炎（candida pneumonia）；由于解剖上的密切相连和临床表现相似，也常包括支气管假丝酵母菌病
- 本病属侵入性深部真菌病
- 根据感染途径分为原发型（吸入型）、血行播散型及先天型
- 根据呼吸系统感染定位可分为支气管炎型、支气管-肺炎型及肺炎型

【病理与病因】

一般特征

- 病因学
  - 病原真菌主要是白色假丝酵母菌，其次是热带假丝酵母菌、克柔假丝酵母菌和光滑假丝酵母菌；近年来近光滑假丝酵母菌、皱褐假丝酵母菌、高里假丝酵母菌、葡萄牙假丝酵母菌和星形假丝酵母菌等亦有报道
  - 感染途径主要是吸入，即定植于口腔和上呼吸道的假丝酵母菌在机体防御机制减弱时吸入至下呼吸道和肺泡所致
  - 血源性播散也是较为常见的感染途径
- 流行病学
  - 假丝酵母菌是肺部真菌感染中最常见的致病菌之一
  - 多为医院内感染，在重症监护室、烧伤科和肿瘤科发病率较高
  - 发病率大概为 0.23% ~ 4.5%，与种族、地理位置等无关
  - 随着免疫功能低下者不断增多，发病率日渐增多

病理表现

- 病理变化随病程急缓而异，表现可多样
- 病变初期，以多核细胞浸润为主的急性化脓性炎症反应，可伴有多发的小脓肿形成，病灶周围有菌丝和吞噬细胞浸润
- 病变后期可出现空洞、纤维化及肉芽肿病变

【临床表现】

表现

- 常见症状/体征
  - 持续性的发热及咳嗽、咳痰，一般疗法及抗生素治疗无效
  - 痰为白色黏液痰，较黏稠，可有由菌丝及真菌碎片组成的胶冻样小块状物
  - 血行播散型常出现迅速进展的假丝酵母菌败血症和休克，最终导致呼吸衰竭
  - 肺外播散以肾、心肌最易感和最常见
- 实验室检查
  - 确诊必须同时有病原学和组织学证据
  - 纤维支气管镜采样或活检是诊断本病的可靠方法，肺、胸膜穿刺活检也有利于本病的诊断
  - 经纤维支气管镜通过防污染标本毛刷采取的下呼吸道分泌物或支气管肺泡灌洗液标本可分离到假丝酵母菌，涂片中可见大量真菌并有菌丝
  - 痰涂片中可见到孢子和菌丝，痰标本真菌培养可分离到假丝酵母菌
  - 血培养不易得到阳性结果
  - 免疫学试验测定血清假丝酵母菌抗体以及假丝酵母菌抗原的方法均有假阳性或假阴性，诊断价值尚待进一步研究

疾病人群分布

- 各个年龄均可感染，以年老体弱者多见

- 无明显性别差异

自然病史及预后

- 早期能得到有效的诊治，可痊愈或得到显著的疗效
- 血行播散型的病死率较高

治疗

- 治疗原则为积极治疗原发病、去除诱因，加强支持疗法及选用抗真菌药物
  - 抗真菌药物主要包括两性霉素 B 及咪唑类药物
    - 两性霉素 B 的安全性及耐受性很差，现可用于重症患者
    - 咪唑类药物是目前治疗假丝酵母菌感染的首选药物
    - 病情稳定的患者，首选氟康唑治疗
    - 在严重病例或合并败血症者应联合用药，使用新型棘白素类药物卡泊芬净联合氟康唑或两性霉素 B

【影像表现】

概述

- 影像表现无特异性，随病变类型和病期不同而异
- 部位：可发生于任何肺叶，单侧或双侧均可
- 形态学：表现多样，可为小片状、片状实变，脓肿形成，磨玻璃影，结节，或粟粒影等

X 线表现

- X 线胸片
  - 支气管炎型：大多无异常表现，或仅有肺纹理增多
  - 支气管肺炎型：两中下肺野弥漫性斑片状、小片状或片状阴影（图 5-20-1）
  - 肺炎型：大量小片状或大片状阴影，可波及整个肺叶，甚至脓肿形成
  - 血行播散型：两肺弥漫性病变，呈多发粟粒状阴影或斑片状模糊影
  - 少数病例表现为肺间质性病变
  - 部分可表现为单发或多发结节影
  - 慢性病变可见纤维增生和肺气肿改变等

CT 表现

- 病变常为多发，多种表现并存
- 常见斑片状、小片状或大片状实变（图 5-20-2）
- 结节影亦较常见，直径约 0.3 ~ 3cm，常多发，边界清楚
- "晕征"（halo sign）：肺内单发或多发结节周围绕以一带状磨玻璃影，密度低于结节中心而高于肺实质密度；是结节中心部坏死，周围有出血和水肿的表现
- 其他表现：磨玻璃影、肺泡实变、树芽征、空洞等

推荐影像学检查

- 最佳检查法：CT

【鉴别诊断】

细菌性感染

- 金黄色葡萄球菌肺炎（staphylococcal aureus pneumonia）
  - 医院内获得性感染的最常见病原菌，以冬、春季发病多见
  - 表现为肺结节者，边界常模糊，结节大小多变，周围无"晕征"
  - 病变进展迅速，常于起病后 3 天内出现空洞性病变，常为多发的肺脓肿及肺气囊
  - 病变范围可出现游走性
  - 抗生素治疗有效

肺结核

- 急性血行播散型肺结核（acute hematogenous pulmonary tuberculosis）
  - 症状及体征明显
  - PPD 试验或痰找抗酸杆菌可阳性
  - 粟粒的特点为"三均匀"，即大小均匀、密度均匀和分布均匀
  - 抗结核治疗有效

其他真菌感染

- 肺曲霉菌病（pulmonary aspergillosis）、肺隐球菌病（pulmonary cryptococcosis）等
  - 除肺曲霉菌可有曲霉菌球、"空气新月征"等特异表现外，其他真菌感染与肺假丝酵母菌病在影像学上表现均无特异性，难以鉴别

诊断与鉴别诊断精要

- 临床上凡易感或高危患者出现支气管肺部感染，或原有感染经抗生素治疗反见恶化，或患者口腔出现假丝酵母菌斑时，都应考虑到肺假丝酵母菌病可能
- 临床及影像学表现均无特异性，确诊必须同时有病原学和组织学证据
- CT 上于结节病变周围见"晕征"可提示为真菌感染可能

典型病例

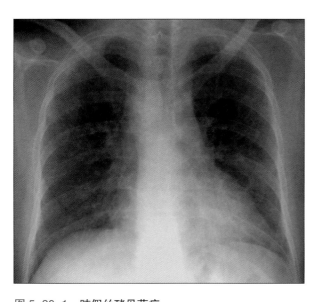

图 5-20-1 肺假丝酵母菌病
男性，34 岁，确诊急性髓性白血病半月余，发热 2 天。双肺纹理增强、模糊，双肺见弥漫性斑片状、网格状模糊影

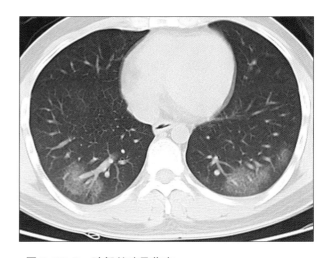

图 5-20-2 肺假丝酵母菌病
男性，32 岁，急性淋巴细胞性白血病患者，造血干细胞移植术后1 个月，气促、咳嗽 2 天。双肺下叶见磨玻璃影及片状模糊阴影

（赵振军 钟小梅）

重点推荐文献

[1] Franquet T, Müller NL, Lee KS, et al. Pulmonary candidiasis after hematopoietic stem cell transplantation: thin-section CT findings [J]. Radiology, 2005, 236 (1): 332-327.

[2] Althoff Souza C, Müller NL, Marchiori E, et al. Pulmonary invasive aspergillosis and candidiasis in immunocompromised patients: a comparative study of the high-resolution CT findings [J]. J Thorac Imaging, 2006, 21 (3): 184-189.

[3] Bachh AA, Haq I, Gupta R, et al. Pulmonary candidiasis presenting as mycetoma [J]. Lung India, 2008, 25 (4): 165-167.

第 21 节　肺毛霉菌病

【概念与概述】

- 肺毛霉菌病（pulmonary mucormycosis）由毛霉菌目（Mucorales）中一些致病性真菌引起的肺部严重感染
- 毛霉菌目中的致病菌包括毛菌属、根霉菌属、根黏菌属、犁头霉菌属、被孢霉菌属及丝状菌属等，而毛霉菌属是毛霉菌病的主要病原菌，其次是根霉菌属
- 毛霉菌好侵犯下呼吸道，而根霉菌好侵犯上呼吸道和鼻窦

【病理与病因】

一般特征

- 病因学
  - 毛菌目真菌广泛存在于自然界，也可寄植于口咽部，当机体免疫功能下降时易引起全身感染
  - 主要感染途径为呼吸道吸入孢子囊孢子，也可通过血行播散或淋巴管播散
- 流行病学
  - 少见，确切发病率尚不清楚，但发病率渐有升高趋势
  - 好发于干燥、温暖的季节，无明显的年龄、性别和种族差异
  - 以医院内感染多见，好发于免疫防御机制损害的患者，以白血病、淋巴瘤及糖尿病患者最多见

显微镜下特征

- 容易侵犯血管，基本病理改变为血管栓塞及缺血坏死
- 伴中性粒细胞为主的炎症反应
- 可见无分隔或分隔稀少的粗大菌丝

【临床表现】

表现

- 症状 / 体征无特异性，但进展迅速
  - 常见表现为高热、咳嗽、咳痰、呼吸困难、体重下降、咯血、胸痛等
  - 病变累及肺动脉可导致大咯血
  - 可合并其他真菌感染或细菌感染

- 临床病史：多有原发基础病变或危险因素，如白血病、淋巴瘤、糖尿病、器官移植、HIV 感染、糖皮质激素或免疫抑制剂治疗等

实验室检查

- 确诊有赖于病原体的发现和培养分离
  - 直接镜检：痰液或活检标本直接镜检可见宽大、几乎不分隔的菌丝
  - 培养：标本接种于培养基中，菌落生长快，多呈长毛样

疾病人群分布

- 无明显的年龄、性别差异

自然病史及预后

- 预后差，大多在 3 ~ 30 天内死亡，病死率约 80% ~ 100%
- 如不治疗，可经血行播散引起其他器官病变，以脑部最常见

治疗

- 治疗原则：手术治疗结合抗真菌治疗
  - 抗真菌药物：首选两性霉素 B，也可联合新型棘白素类或咪唑类药物
- 其他治疗：治疗基础疾病，调整免疫功能和全身支持治疗等

【影像表现】

概述

- 与肺曲霉菌病表现相似（图 5-21-1）
- 部位：以上叶多见，右肺多于左肺
- 形态学：表现多样，可为渗出、实变、空洞、结节、粟粒影或胸腔积液等

X 线表现

- X 线胸片
  - 渗出、实变：斑片状模糊阴影，可迅速进展呈大片状实变
  - 楔形实变影：紧贴胸膜的实变影，为肺栓塞的表现
  - 空洞：较常见，内壁光整，以薄壁空洞多见
  - "空气新月征"（air crescent sign）：结节性病变或实变影内出现新月形空洞
  - 结节、肿块：可单发或多发，可见浅分叶

○ 胸腔积液：较少见

CT 表现

- 与 X 线表现相似，可更早发现病灶，且病变范围及形态显示更清楚
  - ○ "空气新月征"（air crescent sign）：结节性病变或实变影内出现新月形空洞，病理特点是中心坏死组织和真菌，周围为空气间隙
  - ○ "晕征"（halo sign）：肺内单发或多发结节周围绕以一带状磨玻璃影，密度低于结节中心而高于肺实质密度；是结节中心部坏死，周围有出血和水肿的表现
  - ○ 肺栓塞：以胸膜为基底的楔形实变影，增强扫描可见肺血管受侵犯、破坏
  - ○ 其他：斑片状模糊阴影，大片状实变阴影，粟粒影，空洞，纵隔淋巴结肿大，胸腔积液等

推荐影像学检查

- 最佳检查法：CT

【鉴别诊断】

细菌性感染

- 金黄色葡萄球菌肺炎（staphylococcal aureus pneumonia）
  - ○ 表现为肺结节者，边界常模糊，结节大小多变，周围无"晕征"
  - ○ 病变进展迅速，常于起病后 3 天内出现空洞性病变，常为多发的肺脓肿及肺气囊
  - ○ 病变范围可出现游走性
  - ○ 抗生素治疗有效

其他真菌感染

- 肺曲霉菌病（pulmonary aspergillosis）
  - ○ 侵袭性肺曲霉菌病在影像学上也常见"空气新月征"、"晕征"、肺栓塞等表现
  - ○ 临床表现无特异性
  - ○ 与肺毛霉菌病鉴别困难，需活检病理或病原学检查确诊

肺癌

- 周围型肺癌（peripheral lung cancer）
  - ○ 结节或肿块边缘不光整、毛糙，可见短毛刺，周围无"晕征"
  - ○ 癌性空洞常内壁不光整，壁厚薄不均
  - ○ 可见胸膜、淋巴结及远处转移等

诊断与鉴别诊断精要

- 免疫防御机制损害的患者出现肺部感染而常规抗感染治疗无效时均应考虑到本病可能
- 影像学上可见"空气新月征"、"晕征"、楔形实变影等表现，但亦可见于其他真菌感染病变中
- 确诊有赖于病原体的发现和培养分离

典型病例

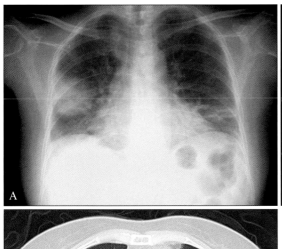
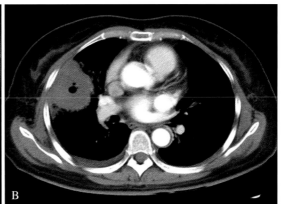
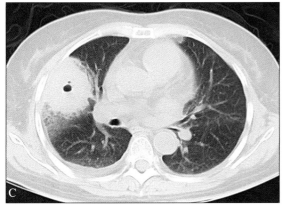

图 5-21-1　**肺毛霉菌病**
女性，50 岁，急性淋巴细胞白血病化疗后，反复高热、咳嗽。A. 右中肺野见一类圆形肿块影，内见小空洞影，双下肺野尚可见斑片状模糊阴影；B. CT 肺窗示右肺上叶见一类圆形肿块影，内见小空洞形成，周边见磨玻璃影的"晕征"。CT 纵隔窗示增强扫描病灶呈轻度环形强化，病灶中央未见明显强化

（赵振军　钟小梅）

重点推荐文献

[1] Hamilos G, Samonis G, Kontoyiannis DP. Pulmonary mucormycosis [J]. Semin Respir Crit Care Med, 2011, 32 (6)：693-702.

[2] Mohammadi A, Mehdizadeh A, Ghasemi-Rad M, et al. Pulmonary mucormycosis in patients with diabetic ketoacidosis：a case report and review of literature [J]. Tuberk Toraks, 2012, 60 (1)：66-69.

[3] Lee FY, Mossad SB, Adal KA. Pulmonary mucormycosis：the last 30 years [J]. Arch Intern Med, 1999, 159 (12)：1301-1309.

第 22 节　组织胞浆菌病

【概念】

● 组织胞浆菌病（histoplasmosis）由感染荚膜组织胞浆菌所导致的疾病

● 属真菌感染性疾病

【病理与病因】

● 一般发病机制

○ 细胞介导免疫反应功能缺陷的患者感染组织胞浆菌所致

● 病因学

○ 最常见的病因是患者从事翻动土壤活动，吸入藏匿于土壤中的组织胞浆菌孢子

○ 组织胞浆菌最常见的匿藏地点：洞穴、鸡舍、鸟巢、学校操场、腐烂的木头、枯死的树木、烟囱、废旧建筑物。因此，从事洞穴探险、清洁、拆卸、使用鸡粪施肥、挖掘、露营的工作都可以是感染组织胞浆菌的原因

○ COPD 患者及长期吸烟者感染后，容易进展为慢性组织胞浆菌肺病

○ 免疫功能障碍及小孩、老年人感染后，易进展成为播散性组织胞浆菌肺病

● 流行病学

- 荚膜组织胞浆菌是一种生长于土壤中的真菌。荚膜组织胞浆菌的生长对气候、湿度和土壤特性有一定要求，因此，本病主要在北美和中美洲部分地区流行（美国俄亥俄州和密西西比河流域）。南美，欧洲和亚洲也有个案报道
- 可发生于任何年龄
- 慢性肺组织胞浆菌病多发生在年龄50岁以上患有慢性肺部疾病的男性（如慢性阻塞性肺病）
- 男女比例为4∶1
- 在流行地区，慢性肺组织胞浆菌病的年发生率为1/10万。浸润播散性组织胞浆菌病的年发生率为1/2000

【临床表现】

表现

- 最常见症状
  - 急性肺组织胞浆菌病（acute pulmonary histoplasmosis）
    - 95%的患者无症状或仅表现为轻微的类似感冒症状（发热，头痛，疲倦，胸痛咳嗽等）
    - 少数患者（10%）出现关节疼痛、肌痛和皮肤问题（如红斑）
    - 极少数患者出现急性心包炎症状（胸前区疼痛，吸气时加重，坐起或前倾身体时缓解）
    - 极少数患者表现为严重急性肺综合征，出现高热、寒战、疲劳、严重呼吸困难、咳嗽、胸痛，甚至急性呼吸窘迫综合征
  - 慢性肺组织胞浆菌病（chronic pulmonary histoplasmosis）
    - 慢性咳嗽、咳痰、咯血、呼吸困难、疲劳、发热、盗汗、体重减轻
  - 浸润播散性组织胞浆菌病（progressive disseminated histoplasmosis，PDH）
    - 发热、疲劳、倦怠、体重减轻是常见的症状，对于非免疫缺陷的中老年患者，通常表现为慢性过程，其主要临床症状是发热、盗汗、厌食、体重减轻和倦怠
- 最常见体征
  - 急性肺组织胞浆菌病
    - 听诊通常无明显异常；小孩常出现肝、脾肿大
    - 如出现心包炎，听诊可听到心包膜摩擦音
    - 可出现严重的低氧血症，并进展为呼吸衰竭
  - 慢性肺组织胞浆菌病
    - 与继发性肺结核相似的体征
    - 原有的肺部基础病变恶化
  - 浸润播散性组织胞浆菌病
    - 年幼患者、老年患者以及免疫功能缺陷患者可出现休克、呼吸窘迫、肝肾衰竭
    - 中老年非免疫功能障碍患者，常出现肝、脾肿大及淋巴结肿大
    - 部分患者出现肺部单发结节
    - 免疫功能障碍患者或婴幼儿及老年患者，可出现败血症症状，迅速致命
  - 中枢神经系统组织胞浆菌病（central nervous system histoplasmosis）
    - 可表现为脑膜炎，脑或脊髓损伤、脑血管意外或弥漫性脑炎。如果不及时治疗，往往是致命性的

治疗

- 急性肺组织胞浆菌感染的过程通常症状轻微，大多数患者无需治疗，如果症状持续超过4周或症状严重，则需要抗真菌治疗
- 慢性肺组织胞浆菌感染患者，必须进行长期的抗真菌治疗
- 免疫抑制患者（如艾滋病），需要终身抗真菌治疗

【影像表现】

概述

- 最佳诊断依据：免疫功能障碍患者，双肺上叶出现单发或多发结节
- 部位
  - 双上肺
- 大小
  - 大小不等，几毫米的粟粒状病灶到几厘米的结节状病灶均可
- 形态学
  - 两种主要形态
    - 结节型：单发或多发结节
    - 肉芽肿型：治疗后，病灶钙化、缩小而

形成

X线表现

- 对于急性肺组织胞浆菌病患者,大约40%~70%病例无阳性发现。其余患者X线表现与结核或肺癌相似。大部分表现为单发结节,其边缘清晰。部分患者表现为多发结节(结节型肺组织胞浆菌病),部分结节呈粟粒状。患者经治疗后,肺内可形成多发钙化灶(肉芽肿)。部分结节可以持续缓慢地增大(倍增时间为14~113个月)。对于免疫功能抑制患者,50%患者X线图像无阳性发现,其余患者最常见表现为双肺弥漫性粟粒状结节
- 对于慢性肺组织胞浆菌病患者,几乎全部患者合并COPD。组织胞浆菌孢子沉积于肺大泡中,刺激肺组织渗出,形成含液体的空腔或空洞。病灶多位于肺上叶(尖后段)。部分肺野可见斑片状模糊影。部分病灶周围可出现纤维条索影

CT表现

- 除X线所能发现的征象外,部分患者可见纵隔及肺门淋巴结肿大(图5-22-1)

【鉴别诊断】

- 肺结核
  - 组织胞浆菌病极易被误诊为肺结核,鉴别只能依靠患者病史、微生物学及(或)组织学检查

诊断与鉴别诊断精要

- 从事翻动土壤的体力劳动者多见
- 免疫功能缺陷患者,双肺上叶多发/单发结节
- 本病在我国罕见,需微生物学/组织学确诊病原菌

典型病例

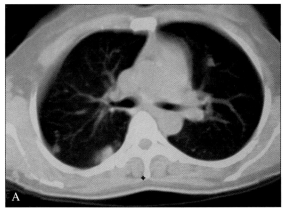
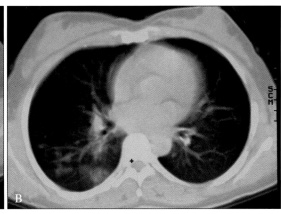

图5-22-1　组织胞浆菌病
A、B.CT肺窗示双肺多发斑片影及结节影,部分边缘模糊(本例由新疆维吾尔自治区人民医院火忠教授提供)。

(王广谊　赵振军)

重点推荐文献

[1] Hamada M,Tsuji S.Central nervous system histoplasmosis [J].Brain Nerve,2009,61(2):129-134.

[2] Starnes SL,Reed MF,Meyer CA,et al.Can lung cancer screening by computed tomography be effective in areas with endemic histoplasmosis? [J] J Thorac Cardiovasc Surg,2011,141(3):688-693.

[3] Marchiori E,Melo SM,Vianna FG,et al.Pulmonary histoplasmosis presenting with the reversed halo sign on high-resolution CT scan [J].Chest,2011,140(3):789-791.

主要参考文献

[1] 郭启勇. 实用放射学. 3 版. 北京：人民卫生出版社. 2007.

[2] 陈灏珠，林果为，13 版，实用内科学. 北京：人民卫生出版社，2009.

[3] 美娟，季伟，周卫芳，等. 大叶性肺炎与支气管肺炎的临床表现和病原学差异，[J] 实用儿科临床杂志，2010，25（4）246-248.

[4] Li JZ, Winston LG, Moore DH, Bent S. Efficacy of short-course antibiotic regimens for community-acquired pneumonia：a meta-analysis [J]. Am J Med, 2007, 120：783-790.

[5] 曲丹，林琳，李胜岐. 成人肺炎支原体肺炎的 CT 影像特点 [J]. 中国医学影像技术，2010，26（2）：269-271.

[6] 陈欣，何玲，张官平. 儿童支原体肺炎 64 层 CT 薄层重建及 HRCT 表现特点 [J]. 中国医学影像技术，2010，26（8）：1474-1476.

[7] 陈志敏. 儿童肺炎支原体感染诊治研究进展 [J]. 临床儿科杂志，2008，26（7）：562-565.

[8] 杨中卫，王良兴，外源性过敏性肺泡炎发病机制及诊治 [J]. 医学综述，2008，14（4）：605-607.

[9] 邓云，李振华，外源性过敏性肺泡炎的环境和职业接触病原研究 [J]. 医学综述，2009，15（13）：1979-1981.

[10] 杨青，杨利波，王锡明，等. 过敏性肺炎的 CT 诊断 [J]. 医学影像学杂志，2005，15（9）：757-758.

[11] 刘士远，谢丽璇. 影像学在肺部感染诊断中的地位 [J]. 中国医学计算机成像杂志，2010，16（5）：361-365.

[12] Committee for the Japanese Respiratory Society Guidelines in Management of Respiratory. Aspiration pneumonia [J]. Respirology, 2004, 9 (1)：S35-S37.

[13] Brook I. Anaerobic pulmonary infections in children [J]. Pediatr Emerq Care, 2004, 20 (9)：636-640.

[14] 朱元珏，陈文彬. 呼吸病学. 北京：人民卫生出版社，2003：1195-1196.

[15] Lin YT, Jeng YY, Chen TL, et al. Bacteremic community-acquired pneumonia due to Klebsiella pneumoniae：clinical and microbiological characteristics in Taiwan, 2001-2008 [J]. BMC Infect Dis, 2010, 10：307.

[16] 蔡柏蔷，李龙芸. 协和呼吸病学. 北京：中国协和医科大学出版社，2005：653-657.

[17] Olsen E ØE, Sebire NJ, Jaffe A, et al. Chronic pneumonitis of infancy：high-resolution CT findings [J]. Pediatr Radiol, 2004, 34 (1)：86-88.

[18] 黄遥，石木兰，林冬梅等. 慢性肺炎的影像学表现 [J]. 临床放射学杂志，2001，20（7）：500-503.

[19] Park KJ, Chung JY, Chun MS, et al. Radiation-induced lung disease and the impact of radiation methods on imaging features [J]. Radiographics, 2000, 20 (1)：83-98.

[20] 陈璐，李志斌，张德明，等. 放射性肺炎研究进展 [J]. 中国现代医学杂志，2010，20（2）：281-284.

[21] Ruuskanen O, Lahti E, Jennings LC, et al. Viral pneumonia [J]. Lancet, 2011 Apr 9；377（9773）：1264-75. Epub 2011 Mar 22.

[22] Greenberg SB. Viral pneumonia [J]. Infect Dis Clin North Am, 1991, 5 (3)：603-621.

[23] Sung A, Swigris J, Saleh A, et al. High-resolution chest tomography in idiopathic pulmonary fibrosis and nonspecific interstitial pneumonia：utility and challenges. [J]. Curr Opin Pulm Med. 2007, 13 (5)：451-457.

[24] Bouros D, Nicholson AC, Polychronopoulos V, et al. Acute interstitial pneumonia. [J] .Eur Respir J, 2000 F, 15 (2)：412-418.

[25] Sullivan KM, Meyers JD, Flournoy N, et al.Early and late interstitial pneumonia following human bone marrow transplantation. [J]. Int J Cell Cloning, 1986, 4 (1)：107-121.

[26] 刘庆伟，崔允峰，郭卫华，等. 限局性机化性肺炎的高分辨率 CT 表现 [J]. 中华放射学杂志，2001,35(8)：630-632.

[27] 宋伟，严洪珍，杨永兴. 局灶机化性肺炎的影像学表现 [J]. 中华放射学杂志，2000，34（1）：49-51.

[28] Yan g PS, Lee KS, Han J, et al. Focal organizing pneumonia：CT and pathologic findings [J]. J Korean Med Sci, 2001, 16：573-578.

[29] Puligandla PS, Laberge JM. Respiratory infections：pneumonia, lung abscess, and empyema [J]. Semin Pediatr Surg, 2008, 17 (1)：42-52.

[30] Wiedemann HP, Rice TW. Lung abscess and empyema [J]. Semin Thorac Cardiovasc Surg, 1995, 7 (2)：119-128.

[31] 钟南山. 传染性非典型肺炎临床诊断与治疗 [M]. 广州：广东教育出版社，2003：21-68.

[32] 曾庆思，陈苓，蔡欣等. SARS 的胸部 X 线与 CT 诊断 [J]. 中华放射学杂志，2003，37（7）：600-603.

[33] 赵振军，梁长虹，张金娥，等. SRAS 的临床与影像学分析 [J]. 中华放射学杂志，2003，37（7）：1.

[34] 邱乾德，郑祥武，滕陈迪，等. 侵袭性肺曲菌病 CT 诊断（附 17 例报告）[J]. 放射学实践，2008，23（9）：1004-1006.

[35] 闫呈新，岳云，付建斌，等. MSCT 对肺真菌病的诊断价值 [J]. 放射学实践，2010，25（11）：1129-1130.

[36] 牛艳坤综述，陈卫国审校. 原发型肺隐球菌病的临床、病理及影像学诊断 [J]. 实用医学杂志，2006,22（15）：1836-1837.

[37] 邵江，史景云，尤正千等. 肺隐球菌病的 CT 诊断 [J]. 中华放射学杂志，2004，38（8）：831-833.

[38] Franquet T, Müller NL, Lee KS, et al. Pulmonary candidiasis after hematopoietic stem cell transplantation：thin-section CT findings [J]. Radiology, 2005, 236 (1)：332-337.

[39] 朱元珏，陈文彬. 呼吸病学 [M]. 北京：人民卫生出版社，2003：764-766.

[40] 刘又宁. 实用临床呼吸病学 [M]. 北京：科学技术文献出版社，2007：343-344.

[41] Prabhu RM, Patel R. Mucormycosis and entomophthoramycosis：a review of the clinical manifestations,

diagnosis and treatment [J]. Clin Microbiol Infect，2004，10（Suppl 1）：31-47.

[42] Lee FY，Mossad SB，Adal KA. Pulmonary mucormycosis：the last 30 years [J]. Arch Intern Med，1999，159（12）：1301-1309.

[43] Wheat LJ，Cloud G，Johnson PC，et al. Clearance of fungal burden during treatment of disseminated histoplasmosis with liposomal amphotericin B versus itraconazole [J]. Antimicrob Agents Chemother. 2001，45：2354-2357.

[44] Perfect JR. Treatment of non-Aspergillus moulds in immunocompromised patients，with amphotericin B lipid complex [J]. Clin Infect Dis. 2005，40：S401-408.

[45] Wheat LJ，Freifeld AG，Kleiman MB，et al. Clinical practice guidelines for the management of patients with histoplasmosis：2007 update by the Infectious Diseases Society of America [J]. Clin Infect Dis，2007，45：807-825.

[46] Stevens DL，Bisno AL，Chambers HF，et al. Practice guidelines for the diagnosis and management of skin and soft-tissue infections [J]. Clin Infect Dis，2005，41：1373-1406.

[47] Tobin EH，Jih WW. Sporotrichoid lymphocutaneous infections：etiology，diagnosis and therapy [J]. Am Fam Physician，2001，63：326-332.

[48] Sorrell TC，Mitchell DH，Iredell JR. Nocardia species. In：Mandell，Bennett，& Dolin：Principles and Practice of Infectious Diseases，6th ed. Edinburgh：Churchill-Livingstone，2005：2916-2922.

[49] Sudhakar SS，Ross JJ. Short-term treatment of actino-mycosis：two cases and a review [J]. Clin Infect Dis，2004，38：444-447.

[50] 李秀丽，李祥翠，廖万清. 放线菌病的研究进展 [J]. 中国真菌学杂志，2008，6（3）：189-193.

[51] 张金娥，赵振军，何晖. 胸部放线菌病的影像学特征 [J]. 中国医学影像技术，2009，25（6）：1015-1017.

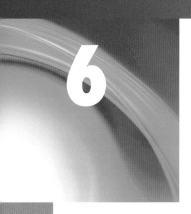

6 肺结核病

第 1 节 肺结核

【概念与概述】

  肺结核病（pulmonary tuberculosis）是由结核分枝杆菌（mycobacteriumtuberculosis）简称结核杆菌或结核分枝杆菌引起的慢性肺部传染性疾病，占全身各器官结核病总数的 80% ～ 90%，其中痰中带菌者称为传染性肺结核病。结核分为 5 型：Ⅰ型，原发型肺结核；Ⅱ型，血行播散型肺结核；Ⅲ型，继发型肺结核；Ⅳ型，结核性胸膜炎；Ⅴ型，其他肺外结核。Ⅰ型、Ⅱ型和Ⅲ型属于肺结核，Ⅳ型和Ⅴ型属于肺外结核

【病因与病理】

病因学

- 结核分枝杆菌分类
  - 人型、牛型、非洲型和鼠型
  - 人类致病的有人型和牛型，人型肺结核病占绝大多数，牛型极少
  - 鼠型对人类无致病性
- 结核杆菌生物学特征
  - 菌体细长而稍弯曲或直杆状两端微钝
  - 无荚膜，无鞭毛或芽胞，不能运动
  - 需氧量高
  - 普通染色不易染色
  - 经品红加热染色后不能被酸性乙醇脱色，故称抗酸杆菌
  - 结核分枝杆菌对不利环境和某些理化因子有抵抗力：在阴湿环境能生存 5 个月以上，干燥痰标本内可存活 6 ～ 8 个月，–6 ～ –8℃能存活 4 ～ 5 个月。结核分枝杆菌不耐热，对紫外线很敏感，可采用加热或紫外线进行消毒。高压蒸汽（120℃）持续 30 分钟是最佳的灭菌方法
  - L 型结核杆菌的形成是结核病耐药性的重要机制之一

病理学

- 渗出性病变（exudative process）
  - 组织充血水肿
  - 中性粒细胞、淋巴细胞、单核细胞以及少量的类上皮细胞和多核巨细胞浸润
  - 纤维蛋白渗出
  - 抗酸染色可见结核杆菌
  - 强烈的迟发性过敏反应可产生坏死、进而液化
  - T 细胞介导的细胞免疫强烈或经过有效治疗则病变可完全吸收，不留痕迹或残留纤维化，或演变成增殖性病变
- 增殖性病变（即结核结节（tubercular nodule）和结核性肉芽肿（tuberculous granuloma））
  - 中央为朗格汉斯细胞
  - 周围为类上皮细胞
  - 散在分布淋巴细胞和浆细胞
  - 多见于空洞壁、窦道周围和干酪坏死灶周围
- 干酪样坏死（caseous necrosis）
  - 呈黄色，似奶酪样、半固体或固体密度
  - 周围为肉芽组织增生
  - 最后形成纤维包裹的纤维干酪样病灶，可多年不变
  - 干酪样病灶中结核分枝杆菌较少
  - 局部过敏反应强烈则干酪样坏死组织液化，

经支气管排出形成空洞

- 内壁含大量代谢活跃、生长旺盛的结核分枝杆菌，成为支气管播散的来源
- 空洞可愈合形成瘢痕
- 不完全闭合，支气管上皮细胞向洞内生长形成净化空洞
- 引流支气管阻塞，坏死物潴留，空气吸收，周围纤维包裹形成结核球

由于机体反应性、免疫状态、局部组织抵抗力不同，入侵的菌量、毒力、类型和感染方式不同，以及治疗措施的影响，以上三种病理改变可以相互转化、相互交错存在，而结核病很少单一病理改变独立存在，常以某种病理改变为主

【临床表现】

症状与体征

- 轻症肺结核患者可以无症状
- 大多数肺结核患者有临床症状，主要表现为
  - 全身症状
    - 发热：最常见，多为长期低热，于午后或傍晚开始，次晨降至正常
    - 病灶急剧进展扩散时则出现高热，呈稽留热或弛张热
    - 倦怠、乏力、夜间盗汗
  - 呼吸系统症状
    - 咳嗽、咳痰
    - 咯血
    - 胸痛
    - 气急
  - 其他不典型症状
    - 过敏反应
    - 无反应性结核，即结核性败血症伤寒、结缔组织病等

疾病人群分布

- 年龄：原发性肺结核多发生于儿童，继发性肺结核多见于成年人
- 性别：男性多于女性

自然病史与预后

- 好转或治愈
  - 病灶吸收不留瘢痕
  - 纤维化
  - 钙化和骨化

- 恶化
  - 病灶扩大
  - 病灶播散：沿支气管、淋巴道和血循环三种途径

治疗

- 按照早期、联用、适量、规律和全程用药的原则进行抗结核化药物治疗

【影像表现】

I 型肺结核（type I pulmonary tuberculosis）

- 原发综合征（primary complex）（图 6-1-1）
  - X 线表现
    - 原发灶
      - 圆形、类圆形或斑片状密度增高的云絮状阴影
      - 中心密度稍高，边缘模糊
      - 范围约 1 ~ 2cm
    - 淋巴管炎
      - 一条或数条模糊的条索状影
      - 自原发灶伸向肺门
    - 肺门淋巴结炎
      - 同侧或对侧肺门或纵隔淋巴结增大
      - 边缘光滑（肿瘤型）
      - 边缘模糊（炎症型）
  - CT 表现
    - 肺门和纵隔淋巴结增大
      - 平扫密度接近于软组织密度
      - 斑片、斑点、环形或整个钙化
      - 中央可见稍低密度，也可为均匀的软组织密度
      - 增强扫描典型的淋巴结结核表现为环形强化
    - 原发灶
      - 小片状或大片状密度增高影
      - 边缘清晰或模糊
      - 其内可有小结节、条索、树芽征或钙化灶
    - 淋巴管炎
      - 自肺门向肺外分布的条索状病灶
      - 薄层或 HRCT 可见小叶间隔增厚
      - 相应区域的血管壁或支气管壁增厚呈袖套样改变

诊断与鉴别诊断精要

- 儿童和青年好发
- 结核中毒症状
- 肺内原发灶 + 淋巴管炎 + 肺门或淋巴结结核

典型病例

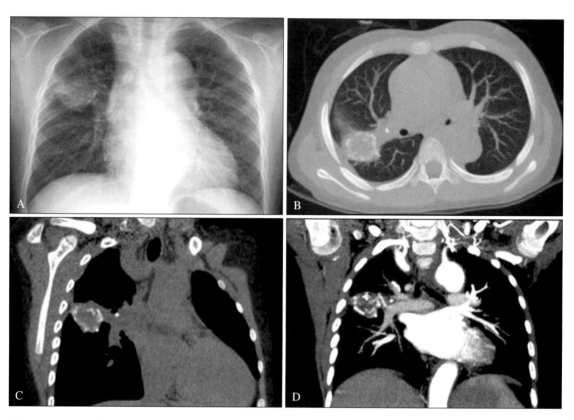

图 6-1-1 原发综合征

A ~ D. 右上肺肿块影，其内见环状钙化，肺门可见肿大淋巴结，两者之间有条索样淋巴管炎相连；C 和 D 为冠状面重建平扫和增强扫描，可见原发病灶与肺门肿大淋巴结和淋巴管炎形成"哑铃"状形态

- 胸内淋巴结结核（tuberculosis of intrathoracic lymph nodes）
  - 影像学表现
    - 部分病灶太小在 X 线胸片上不能显示
    - 稍大的淋巴结 X 线可显示，分为炎症型和肿瘤型
    - 炎症型
      - 肺门或纵隔淋巴结增大，边缘向外隆起，隆起处与肺野的分界不清晰，可见片状模糊影
      - 增大的淋巴结周围的肺组织内可见斑片状模糊影
    - 肿瘤型（图 6-1-2）
      - 肺门或纵隔圆形或卵圆形致密影，表面边界清楚
      - 淋巴结周围以及邻近肺组织未见渗出性病变
  - 胸内淋巴结结核的鉴别诊断
    - 儿童正常胸腺（thymus gland of normal child）
      - 正常胸腺在 2 ~ 3 岁为一生中体积

最大

- 常向肺野内突出，突向右上肺野常见
- 增大的胸腺呈帆船状

- CT 扫描可见胸腺从前纵隔突入肺野
- 平扫和增强扫描密度均匀，轻度强化

诊断与鉴别诊断精要

- 多见于儿童和青少年
- 增大的淋巴结增强扫描环形强化
- 常合并肺内结核

典型病例

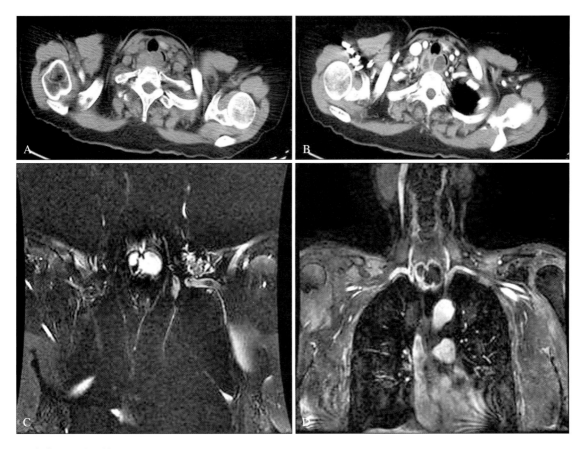

图 6-1-2 胸内淋巴结结核

女性，58 岁，吞咽不适感 3 个月余。A、B 为 CT 平扫和增强扫描。见气管后方肿大淋巴结明显环形强化，中央大片坏死，食管受压向左侧移位；C，D. 为 MRI T2 压脂和 T1 压脂增强冠状面扫描，淋巴结环形强化明显，壁均匀，中央为无强化的坏死区

Ⅱ型肺结核（type Ⅱ pulmonary tuberculosis）：

- 急性血行播散型肺结核（acute hematogenous pulm-onary tuberculosis）（图 6-1-3）
  - X 线表现

- "三均匀"是急性粟粒型肺结核的特征性影像学表现
  - 分布均匀：肺尖至肺底、内带至外带均匀分布

- 大小均匀：粟粒直径约 2mm
- 密度均匀
- 肺纹理显示不清
- 急性粟粒性肺结核发病早期，X 线胸片不能显示典型的粟粒结节，仅仅表现为肺纹理增粗，肺野透光度减低。约 2 周左右才出现典型的粟粒结节
- 晚期粟粒结节可以融合

○ CT 表现
- 双肺弥漫分布粟粒状结节，位于肺野的各个部位，见于小叶中心、小叶间隔、血管支气管束和胸膜下
- 结节边缘清晰，大小基本一致，直径约 1～3 mm，少数达 5mm，薄层 CT 或 HRCT 显示更清晰
- 结节可相互融合成较大的病灶
- HRCT 还可见到磨玻璃密度影，呈斑片状分布

○ 诊断
- 典型临床症状
- "三均匀"影像学特征

○ 鉴别诊断
- 肺内血行转移瘤（intra-pulmonary trans-vascular metastasis）
  - 下肺野病灶多于上肺野
  - 结节大小不一
  - 大的病灶多位于下肺野，小的病灶多位于上肺野

- 结节密度可均匀，不均匀，可见不规则坏死
- 常能发现原发癌灶
- 常无明显临床症状，或者非典型的呼吸系统症状
- 结节病（sarcoidosis）
  - 无或轻微的全身症状和（或）呼吸系统症状
  - 双侧肺门和纵隔对称性增大且以肺门淋巴结增大为主
  - 肺内病灶常以上肺为主
  - HRCT 扫描显示结节位于小叶间隔
  - 结节大小不等
  - 后期伴有肺间质纤维化改变
- 癌性淋巴管炎（lymphangitis carcinomatosa）
  - 有原发癌灶相应系统的临床症状
  - 肺门和纵隔淋巴结增大多偏一侧
  - 结节位于小叶间隔或血管支气管壁
  - HRCT 见小叶间隔结节样增厚或均匀增厚
  - 支气管血管管腔未见狭窄但管壁增厚呈袖套样改变
  - 常合并同侧胸腔积液
- 矽肺（silicosis）
  - 有明确的职业病接触史
  - 结节多分布于胸膜下和支气管血管周围
  - 典型的矽肺患者双上肺可见倒八字征

诊断与鉴别诊断精要

- 结核中毒症状和全身中毒症状明显
- "三均匀"是急性粟粒型肺结核的特征性影像学表现

典型病例

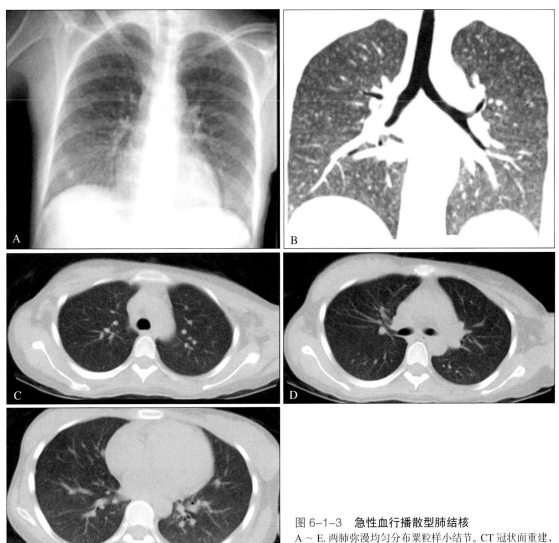

图 6-1-3　急性血行播散型肺结核

A ～ E. 两肺弥漫均匀分布粟粒样小结节。CT 冠状面重建，小结节显示较明显

- 亚急性血行播散型肺结核（subacute hemato-genous disseminated pulmonary tuberculosis）（图 6-1-4）
  - 少量的结核杆菌在较长时间内反复多次进入血液循环引起的肺内播散灶，在肺内形成的病灶性质新旧不同、形态不一。患者起病不明显，临床主要表现为咳嗽、咳痰、痰中带血，还可出现低热、盗汗、乏力及消瘦等临床症状。
  - X 线表现："三不均"是亚急性或慢性血行播散型肺结核的特征性影像学表现

- 分布不均匀
  - 从一侧或双侧的上肺野开始，逐渐向下肺野蔓延
  - 陈旧的硬结灶多位于肺尖及锁骨下
  - 新的渗出灶或增殖灶多位于下肺野
- 大小不均匀
  - 结节大小不一
  - 大结节常位于上肺野
  - 小结节常常位于下肺野
- 密度不均匀
  - 软组织密度

- □ 钙化
- □ 结节内出现空洞
- ○ CT 表现
  - ■ 分布不均匀
    - □ 上肺的结节通常多于下肺
    - □ 融合或者出现进展的结节多位于上肺
    - □ 上肺常见多种病灶共存，如渗出性、钙化
  - ■ 大小不均匀
    - □ 上肺结节通常大于下肺结节
    - □ 上肺结节融合结节较多见
  - ■ 密度不均匀
    - □ 软组织密度
    - □ 液体密度
    - □ 钙化
    - □ 薄壁空洞，少数厚壁空洞

- ■ 形态不规则
  - □ 圆形
  - □ 不规则
- ■ 边缘清晰，或有磨玻璃影
- ○ 诊断
  - ■ 典型的结核中毒症状
  - ■ 影像学"三不均匀"特征
  - ■ 实验室检查资料
- ○ 鉴别诊断
  - ■ 血行转移瘤
    - □ 结节大小不等
    - □ 结节多位于下肺胸膜下
    - □ 下肺结节多于上肺
    - □ 除少数特殊类型的转移瘤外，多数无钙化
    - □ 结节周围无渗出，少数可有晕征

诊断与鉴别诊断精要

- 临床症状典型
- "三不均"影像学特征

典型病例

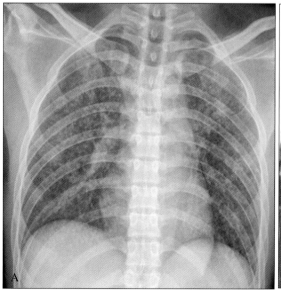
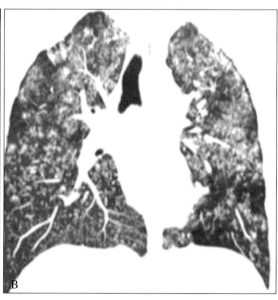

图 6-1-4　亚急性血行播散型肺结核
A ～ B.两肺广泛斑片状和结节状影，以两上肺分布为主，结节大小不等

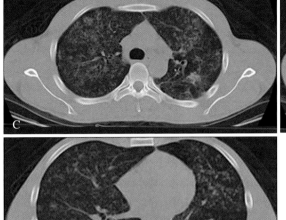
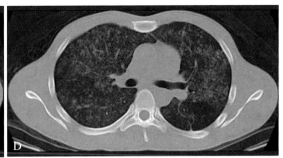
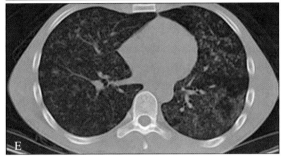

图 6-1-4（续） 亚急性血行播散型肺结核
C ~ E. 两肺广泛斑片状和结节状影，以两上肺分布为主，结节大小不等。

Ⅲ型肺结核（type Ⅲ pulmonary tuberculosis）（图 6-1-5、图 6-1-6）

- X 线表现
    - 好发于上叶尖后段、下叶背段
    - 一侧或双侧
    - 多种性质病灶共存
        - 片状影
            - 小片
            - 大片
            - 段或叶分布
            - 边缘模糊
            - 其内多见空洞
        - 小结节影
            - 数毫米至 1cm 大小
            - 边缘清晰
        - 条索影
        - 空洞
            - 慢性期多见薄壁空洞
            - 急性期多见厚壁空洞
            - 空洞内含气或含液或气液平面
            - 洞壁弧形或环形钙化
            - 周围可见卫星灶
- CT 表现
    - 渗出性病灶
        - 小片、大片、肺段或肺叶的密度增高影
        - 密度均匀或不均匀
        - "空气支气管征"
            - 扩张
            - 狭窄
        - 虫蚀样空洞
        - 增强扫描见低密度无强化影
    - 增殖性病灶
        - 直径常小于 1 cm
        - 密度均匀或不均匀
        - 均匀强化或环形强化
        - 部分钙化形成圆形钙化结节
    - 空洞
        - 多中心分布
        - 薄壁或厚壁或虫蚀样
        - 内壁光滑、外壁光整
        - 洞内含气、含液或气液平面
        - 壁弧形或环形钙化
        - 壁环形强化，中央无强化
        - 可合并曲菌感染
    - 纤维灶
        - 线样、条索状
        - 结节样、片块状
        - 边缘清晰
        - 软组织密度
        - 轻度强化、延迟强化
    - 钙化灶

诊断与鉴别诊断精要

- 常有结核中毒症状和呼吸系统症状
- 部分患者痰涂片或培养可找到结核分枝杆菌
- 好发于上叶尖后段和下叶背段
- 病灶多形性为其影像学特征，即渗出性、增殖性、干酪性、结核空洞、纤维性变和钙化灶均可见到，常以某种或几种病灶为主

典型病例

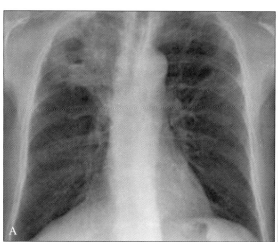
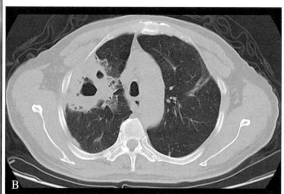

图 6-1-5　继发型肺结核
右上肺肿块影，边界清，周边可见散在斑片状影。肿块内可见厚壁空洞，壁光滑，其内可见少量液体

结核球（tuberculoma）

结核的干酪样坏死物质被纤维组织包裹而形成或阻塞性空洞充满干酪物质而形成的球形病灶，称为结核球（图 6-1-7）

- X线表现
  - 锁骨上下区多见
  - 多为圆形或椭圆形
  - 直径多为 2 ~ 3 cm
  - 轮廓光整，偶有浅分叶
  - 密度较高，有时可见空洞和钙化
  - 周围可见卫星灶
  - 与肺门间可见条索状引流支气管影
  - 无肺门淋巴结增大
- CT表现
  - 结核球边缘清晰、光滑
  - 无分叶或轻度凹凸不平

- 边缘可见钙化，增强薄壁环形强化
- 中央可见低密度干酪坏死灶，增强无强化
- 周围可见斑点、条索状卫星灶
- 结核球中央可形成空洞，空洞形态不一，常为厚壁；多为中心性，也有的空洞为偏心性，偏于肺门侧

- 鉴别诊断
  - 肺癌（lung cancer）（尤其是直径 3 cm 以下的周围型肺癌）
    - 多见于中老年人，常有长期吸烟史
    - 临床常见咳嗽、痰带血丝，罕见大咯血，部分体检发现
    - 病灶可发生于肺的各个部位，尤其是上叶前段、左上叶舌段、右中叶或下叶基底段的孤立性肿块
    - 边缘常见分叶、毛刺、血管集束征和胸

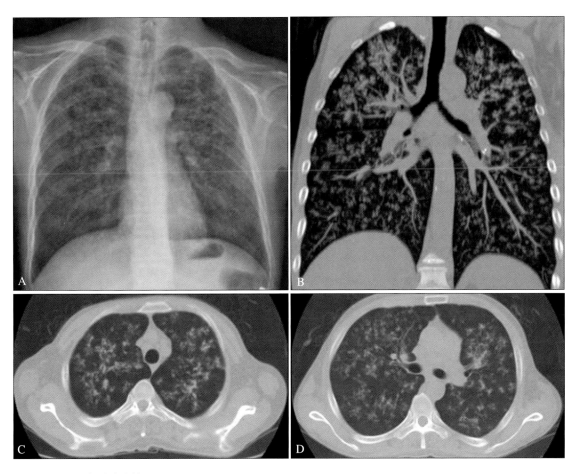

图 6-1-6　继发型肺结核
A ~ D. 两肺弥漫分布斑片状和粟粒状结节影，以两上肺分布为主，病变沿支气管分布，可见"树芽征"；B 为 CT 冠状面重建，"树芽征"显示更明显

膜凹陷征

- 密度常不均匀，可见空洞，内壁不光整，可见壁结节，增强扫描不均匀强化
- 钙化少见、周围无卫星灶
- CT 多平面重建可见肿块内血管杂乱、粗细不均，正常肺动脉在病灶内萎缩、闭塞或破坏
- 同侧肺门和纵隔淋巴结增大

○ 错构瘤（hamartoma）

- 系肺内的良性肿瘤样病变
- 直径多为 2 ~ 3 cm，有时可达 5cm 以上
- 瘤体内可见斑点状或爆米花样钙化，可见脂肪密度
- 边缘清晰光整，可有分叶
- 无卫星灶
- 增强扫描无明显强化，部分明显强化
- 不显示钙化或脂肪的错构瘤鉴别有一定难度

○ 球形肺炎（spherical pneumonia）

- 多见于胸膜下
- 下叶后基底段、外基底段和下叶背段多见
- 边缘不清的圆形或类圆形肿块
- 垂直于胸膜的双侧缘常平直形成"方形征"
- 结节周围常见扭曲的支气管进入呈"彗星尾"征
- 部分病灶内见"空气支气管征"
- 病灶周围肺组织可见代偿性肺气肿
- 邻近胸膜增厚，伴或不伴钙化
- 胸膜下常见脂肪线增厚

干酪性肺炎（caseous pneumonia）

干酪性肺炎是机体抵抗力非常低下，对结核分枝杆菌高度过敏的患者，大量结核分枝杆菌经支气管侵入肺组织而迅速引起干酪样坏死改变。结核分枝杆菌主要来源于干酪样病变的支气管淋巴结结核或慢性活动性肺部病灶的干酪样坏死性病灶（图

诊断与鉴别诊断精要

- 上叶尖后段和下叶背段常见
- 直径多为 2 ~ 3 cm
- 轮廓光整，常无分叶和毛刺
- 有时可见空洞和钙化，增强扫描环形强化
- 周围可见卫星灶

典型病例

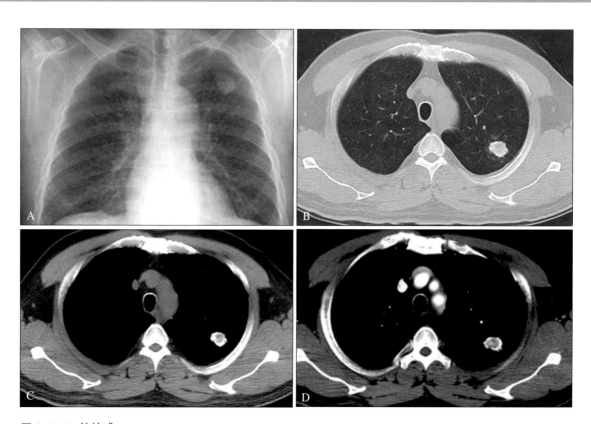

图 6-1-7　结核球

A ~ D. 左上肺可见一直径约 2cm 结节，边界清晰、光滑，环形钙化。B ~ D. CT 肺窗见结节周围少许卫星灶和纤维索条影。增强扫描病灶没有强化

6-1-8、图 7-1-9）

- X 线表现
  - 发生于右肺上叶
  - 肺段或肺叶的密实影，形似大叶性肺炎
  - 病灶内可见不规则或蜂窝样的虫蚀样空洞
  - 同侧或对侧肺野内可见支气管播散病灶
- CT 表现
  - 小片或大片甚至整段、整叶浸润性阴影
  - 病灶内可见不规则虫蚀样空洞

- 病灶的同侧或对侧可见支气管播散灶，多表现为树芽征，部分融合成斑片样
- 鉴别诊断
  - 大叶或小叶性肺炎
    - 临床症状明显
    - 病灶内很少见空洞和钙化
    - 部分病灶内可形成脓肿，增强扫描环形强化
    - 很少引起肺门淋巴结增大

- 抗感染治疗后一般 1～2 周病灶就可消退
○ "肺炎实变"型肺癌
  - 常见于肺腺癌
  - 发病年龄较大
  - 无发热、盗汗等结核中毒症状
  - 肺内呈片状或肺段、肺叶分布，病灶边缘清晰
  - 病灶内无虫蚀样空洞
  - 大片病灶周围常见小结节，且结节与肺交界面清晰
  - 常见肺门和纵隔淋巴结增大
  - 难以进行鉴别时应进行穿刺活检病理确诊

> **诊断与鉴别诊断精要**
>
> - 明显的结核中毒症状和呼吸系统症状
> - 多发生于右肺上叶
> - 形似大叶性肺炎
> - 但病灶内可见不规则或蜂窝样的虫蚀样空洞
> - 同侧或对侧肺野内可见支气管播散病灶

典型病例

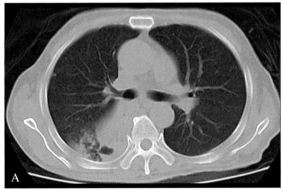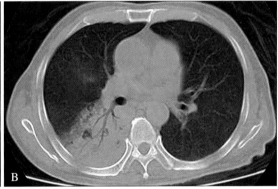

图 6-1-8　干酪性肺炎
右下肺实变影呈大叶分布，内可见空气支气管征和虫蚀样空洞

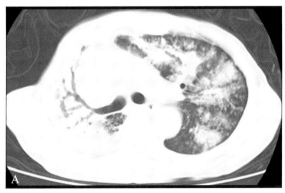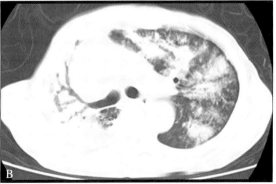

图 6-1-9　干酪性肺炎
右肺上叶实变，可见空气支气管征和散在虫蚀样空洞，支气管可见不规则狭窄和扩张。两肺见多发播散灶

Ⅳ型结核性胸膜炎

　　结核性胸膜炎（tuberculous pleuritis）是结核分枝杆菌进入胸腔后，由于胸膜对结核分枝杆菌及其代谢产物的变态反应而引起胸膜炎（图6-1-10、图6-1-11）

- 干性胸膜炎（dry pleurisy）
  - X线表现
    - 干性胸膜炎在X线上一般不显示
    - 胸膜增厚达2～3mm时，可在肺野的外围显示一层密度均匀增高影
    - 呼吸和体位变化时无形态改变
    - 部分患者显示肋膈角变钝，膈肌活动受限
    - 广泛的干性胸膜炎肺野透亮度普遍减低
  - CT表现
    - 大部分患者CT可见胸膜增厚
    - 胸膜增厚多见于侧壁胸膜和下部胸膜
    - 胸膜增厚厚度一般范围比较广泛
    - 胸膜增厚厚度一般比较均匀
    - 很少见到结节样或肿块样增厚
- 渗出性胸膜炎（exudative pleurisy）
  - X线表现
    - 积液较少时，胸部X线后前立位往往不能显示；使身体向患侧倾斜60°或取患侧向下的侧卧水平投照，方可发现沿患侧胸壁的内缘形成一窄带状均匀一致的密度增高影
    - 游离液体达到300ml以上时，胸部X线检查能够显示
    - 随着积液的增加，液体上缘逐渐升高，呈外高内低的弧线影
      - 少量胸腔积液
        - 肋膈角变浅、变钝
        - 膈肌被掩盖
        - 液体上缘位于第4前肋水平以下
        - 下肺野肺纹理消失，呈一片均匀致密影
      - 中等量胸腔积液
        - 中、下肺野肺纹理消失，呈一片均匀致密影
        - 膈肌被掩盖
        - 肋膈角消失
        - 液体上缘位于第2～4前肋水平之间
      - 大量胸腔积液

- 液体上缘可达第2前肋水平
- 肺野呈广泛、均匀一致的密度增高影
- 仅肺尖部见少许透亮影
- 患侧胸廓膨隆，肋间隙增宽，纵隔心脏向对侧移位
- 左侧胸腔大量积液见胃泡影明显下降
  - CT线表现
    - 较X线更早地显示胸腔积液
    - 位于后下胸腔、凹面向前方的弧形均匀密度影
    - CT值约-10～15 Hu
    - 增强扫描未见强化
    - 积液较多时，邻近肺组织被压缩形成压迫性肺不张，表现为液体前方新月形的高密度影，多位于下叶后部，增强扫描强化明显
    - 胸膜外的脂肪组织由于慢性炎性刺激而增生、肥厚
    - CT发现67%患者同时合并有肺内结核病灶
    - CT还能发现结核性胸腔积液的各种并发症，如胸膜肥厚、钙化、多房分隔、脓胸、胸膜瘘等
    - 合并支气管胸膜瘘时可出现多发的气液平面，从胸腔内注射对比剂后薄层扫描可显示相应的瘘管
- 诊断
  - 痰、胸水、胸膜活检标本中找到结核分枝杆菌可确诊
  - 其他支持诊断依据包括病理所见的结核性肉芽肿及胸水ADA、TNF-γ、IL-2、IL-4等细胞因子的水平将有助于结核性胸腔积液的诊断
- 鉴别诊断
  - 恶性肿瘤合并胸腔积液
    - 临床一般无胸痛史，积液量增多时患者感气促
    - 多为血性胸水
    - 生长较快，反复抽液均能抽出大量液体
    - 胸膜上可见软组织结节或肿块
    - 常能同时显示被掩盖的肺内肿瘤、肺门和纵隔淋巴结

> **诊断与鉴别诊断精要**
>
> - 干性胸膜炎出现胸痛，胸膜增厚，以侧壁胸膜和下部胸膜增厚多见
> - 渗出性胸膜炎表现为少量～大量胸腔积液
> - 胸水找到结核杆菌
> - 胸膜活检可确诊

典型病例

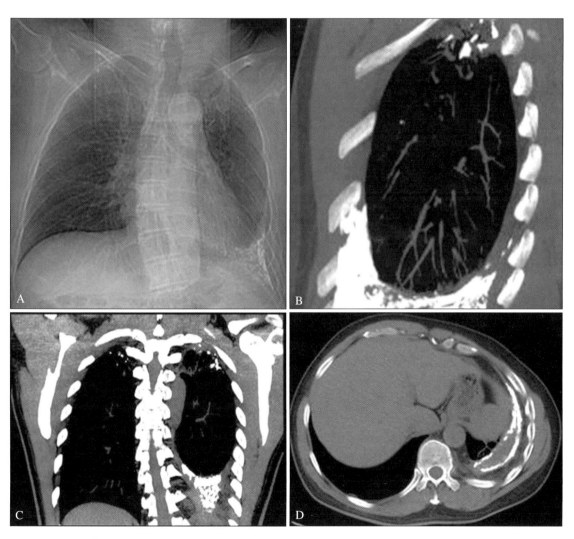

图 6-1-10　胸膜钙化

A ～ D. 左侧胸膜广泛增厚和钙化。左侧胸廓塌陷；B 和 C 分别为 CT 矢状面和冠状面重建，显示胸膜广泛斑片状钙化灶

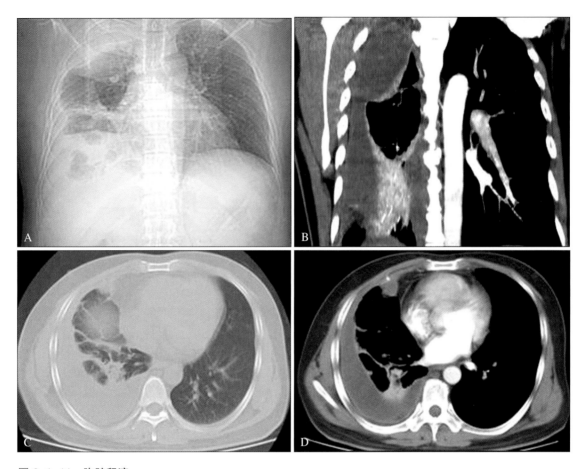

图 6-1-11　胸腔积液

A、B. 右侧胸腔弧形低密度影，无强化，部分呈包裹积液。C、D. 右侧胸腔弧形低密度影，无强化，部分呈包裹积液

（张金娥　赵振军）

重点推荐文献

[1] Im JG, Itoh H, Han MC. CT of pulmonary tuberculosis [J]. Semin Ultrasound CT MR, 1995, 16 (5): 420-434.

[2] McAdams HP, Erasmus J, Winter JA. Radiologic manifestations of pulmonary tuberculosis [J]. Radiol Clin North Am, 1995, 33 (4): 655-678.

[3] Jeong YJ, Lee KS. Pulmonary tuberculosis: up-to-date imaging and management [J]. AJR Am J Roentgenol, 2008, 191 (3): 834-844.

第2节　气管支气管结核

【概述】

支气管内膜结核（endobronchial tuberculosis, EBTB）是指病灶主要发生在气管、支气管黏膜和黏膜下层的结核病，主支气管、两肺上叶、中叶及舌叶支气管为好发部位

【病因】

原发性支气管结核极少见，多继发于肺结核。活动性肺结核中大约 30%～40% 伴 EBTB，尸检发现肺结核患者合并 EBTB 发生率达 40%～80%。成人 EBTB 最常见的感染途径是肺部病灶的结核分枝杆菌直接植入支气管黏膜，也可经血行播散和淋巴引流。儿童 EBTB 多因邻近纵隔淋巴结，容易侵蚀支气管，引起结核性支气管炎

【临床表现】

表现

- 最常见症状/体征
  - 起病缓慢，症状多样，缺乏特异性
  - 常见症状：咳嗽，发热，盗汗，呼吸困难，体重减轻，咯血，胸痛，喘息，声嘶，少数无明显症状

- ○ 可闻及局限性喘鸣音
- ● 实验室检查
  - ○ 常规痰抗酸染色镜检阳性率在 30% 以下
  - ○ 痰结核分枝杆菌培养阳性率 10.7% ~ 100.0%
- ● 其他检查
  - ○ 纤支镜检查是诊断 EBTB 最敏感、最特异的方法
  - ○ 纤维支气管镜下分型
    - 浸润型
    - 溃疡型
    - 增生型
    - 瘢痕狭窄型

疾病人群分布

- ● 年龄：中青年发病更常见，平均年龄 36 ~ 46 岁
- ● 性别：女性是男性的 2 ~ 3 倍

【影像表现】

- ● X 线表现（图 6-2-1A）
  - ○ 表现各异，缺乏特征性，发病早期胸片检查常无异常
  - ○ 肺不张
  - ○ 肺膨胀不全

- ○ 阻塞性肺炎
- ○ 局限性肺充气过度
- ○ 肺内炎性病灶
- ○ 纵隔淋巴结肿大等
- ● CT 表现（图 6-2-1 B ~ D）
  - ○ 好发于双上叶及双肺下叶背段
  - ○ 支气管狭窄的长度多数比较长，而且经常伴有主支气管受累，狭窄与扩张交替存在
  - ○ 多无肺门肿块
  - ○ 狭窄的支气管壁不规则增厚，结节样突起、腔内不光整、管腔扭曲变形甚至僵直
  - ○ 多发性支气管狭窄：这种表现是支气管结核的特征之一
  - ○ 70% 伴发肺结核
  - ○ 常伴肺门淋巴结肿大
  - ○ 多伴有不同程度的支气管播散、支气管狭窄、不伴肺门肿块的阻塞、管壁内可见钙化

【鉴别诊断】

中央型肺癌（central pulmonary carcinoma）

- ● 支气管管壁增厚、管腔狭窄
- ● 肺门肿块
- ● 远端肺组织阻塞性改变

诊断与鉴别诊断精要

- ● 双上叶及双肺下叶背段支气管好发
- ● 常常多处支气管受累
- ● 支气管狭窄的范围较长
- ● 管壁不规则增厚，结节样突起，腔内不光整
- ● 管腔扭曲变形甚至僵直
- ● 常伴发肺结核，支气管扩张，支气管播散和肺门淋巴结增大

典型病例

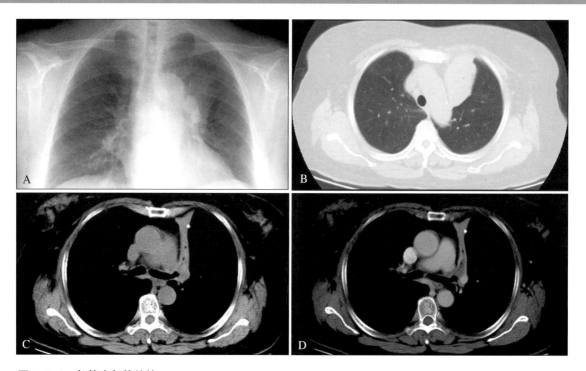

图 6-2-1　气管支气管结核
A～D. 左上肺不张，左上叶支气管狭窄，范围较长，CT 增强扫描肺不张处未见强化密度影。肺不张内可见点状钙化灶

（张金娥　赵振军）

重点推荐文献

[1] Lee KS，Kim YH，Kim WS，et al. Endobronchial tuberculosis：CT features [J]. J Comput Assist Tomogr，1991，15（3）：424-428.

[2] Rikimaru T. Endobronchial tuberculosis [J]. Expert Rev Anti Infect Ther，2004，2（2）：245-251.

[3] Abdulla F，Dietrich KA. Endobronchial tuberculosis manifested as obstructive airway disease in a 4-month-old infant [J]. South Med J，1990 Jun，83（6）：715-717.

第3节　其他疾病合并肺结核

一、糖尿病合并结核（diabetes merged tuberculosis）

【概念与概述】

糖尿病（diabetes）和结核病的发病高峰年龄相吻合，两病相互促进，互为因果，所以临床常见两病共存的现象。两病共存时，糖尿病的进展速度快，更易发生酮症酸中毒，预后凶险；结核分枝杆菌更易表现为多种耐药性，给治疗带来了极大的困难，成为威胁人类生命和健康的重大公共卫生问题

【临床表现】

- 发生率高达 36.8%

- 见于 50 岁以上的人群
- Ⅰ 型糖尿病患者合并结核的危险性高于 Ⅱ 型糖尿病
- 糖尿病合并结核病的遗传易感性和 HLA 有关
- 合并 Ⅲ 型肺结核为主，占 86% ～ 97%
- 空洞形成的比例、痰菌阳性率、咯血发生率显著高于非并发糖尿病者
- 其他合并症的发生率高于非合并糖尿病者
- 血糖控制更难，且容易发生酮症酸中毒

【影像表现】

- 部分患者发病部位不典型
  ○ 常见部位仍为上叶尖后段和下叶背段

- 部分患者可见于不常见部位（中叶、下叶基底段及舌段）
- 病灶分布广泛
  - 常为多叶、多段分布
  - 常不按肺叶、肺段分布
  - 容易累及邻近多个肺段
- 病灶形态多样
  - 斑片样
  - 肿块样
  - 结节样
  - 支气管播散的树芽样
- 空洞发生率高，常为多发空洞（图 6-3-1）
  - 多发小泡状空洞常见
  - 空洞内壁不光整
  - 空洞常与周围细支气管相连
- 支气管结核常见
  - 支气管管腔狭窄、变形
  - 支气管内壁欠光滑
  - 相应肺组织有时可见肺不张
- 肺内支气管播散灶发生率高
  - 播散病灶多位于下叶
  - 也可位于病灶周围
  - 小结节影
  - 树芽征
- 可伴有胸腔积液
- 伴纵隔和（或）肺门淋巴结肿大、钙化

【诊断】

出现下列情况时，应注意糖尿病合并肺结核可能

- 糖尿病患者
  - 定期健康检查时出现呼吸道症状或低热、盗汗等症状
  - 糖尿病患者体重明显下降，排尿次数增多，尿糖或血糖增高，不能用饮食和治疗不当或其他原因解释
  - 近期 PPD 试验转阳者；肺部出现病灶，抗炎效果不佳
- 肺结核患者
  - 有明确的糖尿病家族史
  - 下肺野结核或血行播散性结核
  - 肺部广泛性干酪浸润病灶且有空洞形成
  - 用 INH、PZA、EMB 及 PAS 出现尿糖和血糖异常
  - 结核病辅以肾上腺皮质激素治疗出现血糖

波动
  - 经抗结核化疗，病灶经久不愈甚至进展恶化或痰菌持续阳性
- 糖尿病患者出现结核中毒症状或不能解释的血糖升高
- 肺部病灶常规抗炎效果不佳
- 肺内病灶分布广泛、病灶多样、多发空洞、支气管播散

二、艾滋病合并结核（acquired immunodeficiency syndrome merged tuberculosis）

【概念与概述】

艾滋病（acquired immunodeficiency syndrome, AIDS）和结核分枝杆菌（tuberculosis, TB）的双重感染成为全球极其紧迫的公共卫生问题，故肺结核和艾滋病的双重感染越来越受到全球医务工作者的关注

【临床表现】

- 发病急，症状重，病情进展快
  - 常有发热、消瘦、乏力、体重下降，伴慢性腹泻、口腔真菌感染、胃出血、肛周尖锐湿疣、带状疱疹等，且不易控制
  - 容易播散
  - 病程早期就发展成血行播散型肺结核（87% ～ 96%）
  - 常伴纵隔、肺门淋巴结结核
- 结核分枝杆菌素纯蛋白衍生物（PPD）皮试阳性率低
  - HIV MTB 双重感染患者阳性率仅为 15% ～ 40%
  - $CD4^+ > 200/mm^3$ 时，PPD 试验可为阳性
  - $CD4^+ < 200/mm^3$ 时 PPD 试验为阴性
  - 当 $CD4^+ < 100/mm^3$ 时，PPD 试验对结核病的诊断无异议
- 痰抗酸杆菌阳性率较高
  - 痰涂片阳性率为 31% ～ 89%
  - 晚期随免疫功能低下，痰抗酸杆菌检出率降低
  - 血培养结核分枝杆菌阳性率达 26% ～ 42%
  - 耐多药结核分枝杆菌株发生率高
- 胸部其他合并症多（18%），同时合并多种机

会性感染

- 抗结核疗效差，结核病变随 AIDS 病情加剧而加重
- 患者预后差，死亡率高，是单纯肺结核的 4 倍
- 合并血源传播性疾病多，多为病毒性肝炎

【影像表现】

- HIV 感染的早期
  CD4$^+$ 无明显的减少，影像所类似无免疫功能损害的患者
  - 多为浸润性肺结核
  - 影像学表现多见于上、中肺的局限性阴影（图 6-3-2）
- HIV 感染的中后期
  CD4$^+$ 明显减少或极度减少，机体处于中重度免疫抑制状态，肺部影像学表现不典型，即 CIM 细胞数越低，肺部影像学表现越不典型
  - 病变部位不典型
    - 无特定的好发部位
    - 单叶受累较为少见
    - 可双上叶受累为主，亦可双下叶或双上、下叶同时受累
    - 干酪样肺炎常见
  - 累及范围广
    - 多累及 2 ～ 6 个肺野
    - 呈弥漫性分布
  - 多为播散型
    - 播散型高达 87% ～ 90%
    - 血液途径播散：粟粒性病变最常见
    - 淋巴途径播散
    - 支气管播散
  - 多见肺门和纵隔淋巴结结核
- 多种性质与形态的病灶共存（"三多三少"）
  - 出现空洞的概率少
  - 成年人常出现原发型结核
  - 常合并胸膜炎
  - 常合并肺外结核者
    - 肺外结核高达 70%

- 多有胸腔积液，结核性脑膜炎，淋巴结核，附睾结核，腰椎结核，心包积液等

【诊断】

- 结核病常是 HIV 感染的早期表现，50% ～ 67% 的结核病在诊断 AIDS 前 6 ～ 9 个月时发现 HIV 血清（+）。大部分病例结核病诊断先于 AIDS，相当一部分病例结核与 AIDS 同时诊断，少数后于 AIDS 诊断，因此可区分为两种情况
  - 结核患者感染 HIV
    - 出现症状明显而快速
    - 临床表现不典型
    - 出现一些不能用其他原因解释的持久的临床综合征（如发热、盗汗、食欲缺乏、倦怠、头痛、嗜睡、腹泻、吞咽困难、疱疹等）
  - 结核患者出现 AIDS 时，AIDS 的诊断必须符合
    - 主要标准中两项
      - 体重下降 > 10%
      - 腹泻 > 1 个月
      - 连续发烧 > 1 个月
    - 次要标准中 1 项
      - 咳嗽 > 1 个月
      - 全身瘙痒性皮炎
      - 反复性带状疱疹
      - 口腔白假丝酵母菌感染
      - 全身淋巴结病
      - 慢性病毒性疱疹
      - 肺结核进展急剧并伴有血行淋巴播散
      - 卡波西肉瘤
      - 隐球菌性脑膜炎
  - HIV 感染肺结核　HIV 感染肺结核患者的临床症状、体征、X 线影像不典型，结核分枝杆菌素试验和痰菌检出阳性率低，结核分枝杆菌的检出及病理学检查发现结核病变，是结核病的最高诊断标准和确诊依据，应当对多种标本采用多种方法检查，力争获得确诊依据，提高阳性率，减少漏诊

诊断与鉴别诊断精要

- 艾滋病患者出现急剧加重的肺部感染症状
- PPD 常阴性
- 肺部病灶"三多三少"：即多种性质（渗出、增殖、空洞等）病灶共存，多形态病灶，多叶段分布；纤维化、钙化、肿块样阴影少见
- 淋巴结典型的干酪样坏死及结核结节相对少见

三、尘肺合并肺结核（pneumoconiosis merged pulmonary tuberculosis）

【概念与概述】

尘肺（pneumoconiosis）患者免疫力低下，容易合并肺结核，肺结核是尘肺严重而较为常见的合并症。尘肺合并肺结核后，促使尘肺结节融合和肺纤维化，可加速尘肺进展，使肺功能明显减退，而尘肺又可加重肺结核，两种疾病相互促进，相互影响，相互促进，加快病变进展，治疗较困难，预后较差，是造成尘肺病患者死亡的重要原因之一

【临床表现】

- 临床症状较多而且较重
  - 常有咳嗽、咳痰，午后发热、咯血
    - 大咯血提示结核空洞存在
    - 持续高热抗生素治疗有效提示肺炎
    - 抗生素治疗无效则应考虑有结核血行播散可能
    - 突发性胸痛、呼吸困难应想到自发性气胸
  - 晚期尘肺患者常有呼吸困难、发绀、水肿等肺心病、呼吸衰竭的表现
- 并发症多
  - 呼吸道肺部感染
  - 慢性支气管炎
  - 肺气肿
  - 呼吸衰竭
  - 肺心病
  - 自发性气胸等

- 影像表现多样、复杂
  - 尘肺病变与结核病变分离存在
  - 尘肺病变与结核病变混合存在
  - 尘肺病变与结核病变常与较多并发症的影像征象混合存在
- 痰菌阳性率低
  - 痰菌阳性率为 1% ~ 45%
- 疗效低、预后差、死亡率高
- 尘肺合并肺结核的发展过程
  - 尘肺合并肺结核早期
    - 常为分离型（尘肺与肺结核两种病变在胸部平片上大致能区别开来）
    - 肺结核位于常见的好发部位（上叶尖后段及下叶背段）
  - 尘肺合并肺结核中、晚期
    - 常为结合型（尘肺病变与结核病灶结合在一起在胸部平片上较难区别）
  - 尘肺合并肺结核好发部位
    尘肺合并结核多发生于两肺上中肺野
  - 尘肺合并肺结核的类型
    - 尘肺结核型（45.59%）
      - 结核病灶主要在两上肺野
      - 渗出、干酪和纤维化等
    - 尘肺结核结节型（25%）
      - 双肺在原尘肺基础上散在分布大小不等（直径 3 ~ 5 mm），密度不均，形态不一的结节影
      - 病情进展快，短期观察病变形态有变化
    - 尘肺结核空洞型（16.17%）

□ 同一患者不同时期空洞形态不同,多种不同类型空洞并存

□ 早期形成虫蚀样空洞

□ 后渐形成干酪性厚壁空洞,洞壁厚薄不均,形态不规整

□ 多为厚壁空洞,洞壁较规整,发生于融合块阴影上

■ 尘肺融合团块型(13.23%)

□ Ⅲ期尘肺典型"八字征"形态丧失

□ X线表现为形态各异的大阴影

【影像表现】

X线表现

● 肺尖或锁骨下出现的不对称小片状或斑片状密度不均阴影,或上肺野短期内出现的浸润病灶

● 不对称大片密度不均影与肺门有引流支气管索状阴影相连,同侧肺门上提,纵隔、气管向病侧移位者

● 团块状阴影短期增大明显,团块的外侧壁有广泛的胸膜增厚粘连,无向心收缩,动态观察团块以横向为主向四周发展者,团块阴影多数轮廓不清,缺乏周围代偿性肺气肿,有斑片状阴影或结节状卫星灶

● 动态胸部平片上可见在原已确诊为结核灶的相应部位上形成的团块影,或尘肺的融合团块短期多变,形成多数为形态不规则的较大空洞,伴同侧或对侧播散者病变进展快,毁损、破坏性改变严重

● 胸腔积液(结核性、渗出液)

● 单纯性尘肺病变,短期内两肺小结节状影突然猛增,且临床有高热等中毒症状者要考虑尘肺合并血行播散型肺结核的可能性

● 尘肺患者肺部出现的异常阴影,经规则抗结核治疗半年以上,胸部平片显示病变有明显吸收好转者

CT表现

● CT诊断尘肺合并肺结核的依据与X线平片相同

● 病变发生在上叶尖后段和下叶背段(图6-3-3)

● 呈多形态病灶(斑片状浸润、结节、球形、空洞等)

● 可观察尘肺的结节、融合团块影、空洞、钙化、纤维灶、肺门和纵隔淋巴结及胸膜改变

● 可显示胸片隐匿部位的结核灶、结核性支气管扩张及结核性空洞等

● 可显示肺段、肺叶支气管狭窄及管壁增厚

● 肺门及纵隔淋巴结增大,CT密度均匀或环状强化

【诊断】

● 尘肺合并肺结核的确诊,应依靠常规实验室检查、痰菌、免疫学、镜检、病理及影像学检查的综合判断,痰菌阳性是确定诊断的可靠依据。但是真正的尘肺合并肺结核痰菌阳性率不高(约21.04%)

● 影像学检查往往是诊断、鉴别诊断、动态观察、预后判断及疗效观察的可靠依据。特别是近年来随着螺旋CT技术迅速发展和普及,尤其是高分辨CT(high resolution computed tomography,HRCT)技术进一步发展,提高了影像的空间分辨率,这对提高尘肺合并肺结核的检出率,特别是对尘肺合并结核的早期诊断无疑是非常重要的

诊断与鉴别诊断精要

- 尘肺患者出现较多的全身症状和较多的呼吸系统症状
- 病灶多发生于两肺上、中肺野
- 原有尘肺病灶短期内变化较快
- 多形态病灶（斑片状浸润、结节、球形、空洞等）并存

典型病例

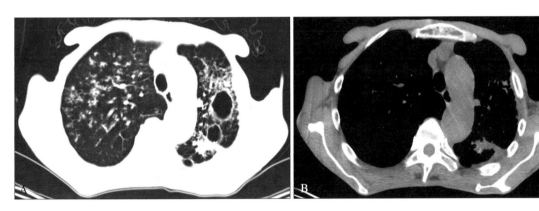

图 6-3-1　糖尿病合并肺结核
A.肺窗示双上肺多发斑片影、小结节影和空洞；B.纵隔窗示左侧胸膜增厚及病灶内点状钙化影（本例由中国医科大学附属盛京医院放射科林爱军教授提供）

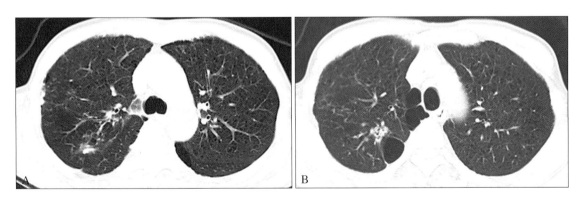

图 6-3-2　艾滋病合并肺结核
右肺上叶多发小结节影和树芽征，右侧胸膜增厚钙化（本例由北京世纪坛医院放射科王仁贵教授提供）

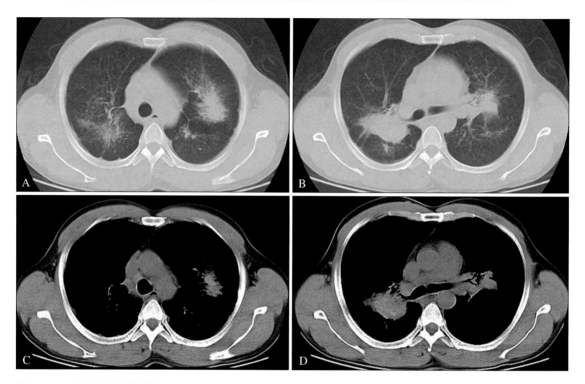

图 6-3-3 尘肺合并肺结核
A.两上肺斑片状和结节、肿块影伴纤维索条灶，病灶边缘稍模糊；B ~ D 与 A 同一患者，两侧肺门肿块影，边界清楚，边缘平直，可见散在钙化灶。纵隔淋巴结肿大

（张金娥　赵振军）

重点推荐文献

[1] 袁春旺，赵大伟，陈枫，等.AIDS 合并播散性结核的影像学表现 [J]. 临床放射学杂志，2007，26：255-258.

[2] 滕录霞，高剑波. 艾滋病合并肺结核影像学征象与 CD4T 淋巴细胞的相关性 [J]. 广东医学，2008，9：1485-1486.

[3] 和国柱. 矽肺合并结核的影像学分析 [J]. 健康必读：下半月，2011，9：256-256.

[4] 刘萍、李卓娅，刘向. 艾滋病合并肺结核的诊疗进展 [J]. 临床肺科杂志，2009，14（7）：934-936.

[5] 李宝平，周云芝，尹晓明，等. 尘肺合并肺结核的影像学研究进展 [J]. 中国工业医学杂志，2006，5（19）：288-292.

主要参考文献

[1] Fang X，Ma B，Yang X. Bronchial tuberculosis. Cytologic diagnosis of fiber optic bronchoscopic brushings [J]. Acta Cytol，1997，41（5）：1643-1667.

[2] Moon W K，Im J G，Yeon K M，et al. Tuberculosis of t he central airway CT findings of active and fibrotic disease [J]. AJ R，1997，169（3）：649-653.

[3] 朱晓华，邵江，尤正千，等. 多层螺旋 CT 诊断支气管结核的价值 [J]. 中华放射学杂志，2004，38（1）：26-29.

[4] 王吉耀. 内科学. 北京：人民卫生出版社.2005.

[5] Roglic G. Jabbar A，Hussain SF，et al. Clinical characteristics of pulmonary tuberculosis in adult Pakistan patients with co-existing diabetes mellitus [J]. East Mediterr Health，2006，12（5）：522-527.

[6] 陈品儒. 气管支气管结核诊断治疗进展 [J]. 临床荟萃，2005，8（20）：478-480.

[7] 刘萍，李卓娅，刘向. 临床肺科杂志. 艾滋病合并肺结核的诊疗进展 [J]，2009，14（7）：934-936.

[8] 李宝平，周云芝，尹晓明，等. 尘肺合并肺结核的影像学研究进展 [J]. 中国工业医学杂志，2006，5（19）：288-292.

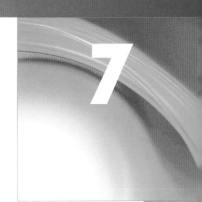

肺寄生虫病

第1节　肺血吸虫病

【概念与概述】

　　肺血吸虫病（pulmonary schistosomiasis）是由于血吸虫的童虫、成虫在肺内移行、发育、寄生，或其虫卵在肺组织内沉着，引起的以肺内炎症、脓肿、肉芽肿、假结核等为主要表现的病变，也是最常见的异位血吸虫病

- 血吸虫也称裂体吸虫
- 寄生于人体的血吸虫种类较多，主要有三种
  - 日本血吸虫（schistosoma japonicum）、曼氏血吸虫和埃及血吸虫

【病理与病因】

- 一般发病机制
  - 童虫在肺部移行时，出现血管炎，毛细血管栓塞、破裂，产生局部白细胞浸润和点状出血，并可有血管周围嗜酸性粒细胞炎性浸润改变
  - 虫体代谢产物引起的迟发型细胞介导的变态反应（delayed-cell Mediated allergy）
- 病原学
  - 传染源：血吸虫患者的粪、尿、痰等排泄物含有活卵，尤其是粪便中的活卵为主要传染源，这些含有活卵的排泄物可以污染水源、沟塘，在水中孵化成毛蚴，毛蚴感染钉螺后形成尾蚴
  - 传播媒介：主要是钉螺，钉螺体内的尾蚴可陆续逸出至少1年半以上
  - 传播途径：尾蚴主要是通过皮肤与疫水接触，如游泳、洗衣、捕鱼等，亦可在饮用生水时从口腔黏膜侵入体内
  - 易感人群
    - 任何性别、年龄、职业的人群均为易感人群，在流行病区有重复感染，感染程度随年龄而增高
  - 感染途径
    - 粪便入水、钉螺存在和接触疫水是本病传播的3个重要途径
- 流行病学
  - 流行病区
    - 血吸虫病在我国的流行区域主要是在长江流域及其以南的12个省、市、自治区，在我国流行的只有日本血吸虫
  - 发病季节
    - 多在夏、秋季

大体病理与手术所见

- 急性虫卵结节
  - 肉眼观为灰黄色、粟粒至绿豆大（0.5～4mm）的小结节

显微镜下特征

- 血管炎，毛细血管栓塞、破裂，产生肺组织点状出血、充血及白细胞浸润，并可有血管周围嗜酸性粒细胞炎性浸润改变，肺间质内嗜酸性虫卵结节，伴周围肺泡渗液
- 坏死物质逐渐被吸收，虫卵破裂或钙化，其周围除类上皮细胞外，出现异物巨细胞和淋巴细胞，形态上似结核结节，故称为假结核结节，最后结节可纤维化

【临床表现】

表现

- 早期：在感染后 1 ～ 2 周内常有低热，少数为弛张高热、咳嗽、血痰、胸痛、荨麻疹等，这些症状均在 1 周左右消失。查体常无阳性的肺部体征
- 后期：发病至 6 周后，可出现干咳、气促、胸痛，重者可见高热，气急，发绀，肝、脾大等肺水肿及心衰表现。查体可闻及干、湿啰音、水泡音及胸水征
- 如感染严重短期内有大量虫卵进入肺循环，可引起弥漫性闭塞性肺小动脉炎和严重过敏反应，可发生呼吸困难、发绀、肺水肿，少数可出现肺动脉高压
- 实验室检查
  - 血象：急性期白细胞总数和嗜酸性粒细胞计数增高，但与感染轻重不成比例，慢性血吸虫病患者的嗜酸性粒细胞一般不超过 20%，而晚期病例则增多不明显
  - 粪便检查直接涂片的阳性率不高，故一般采用沉淀和孵化法
  - 痰检也可通过直接涂片法或沉淀和孵化法找到虫卵或毛蚴
  - 免疫学检查如血吸虫抗原皮内试验、环卵沉淀实验、尾蚴膜试验以及免疫电泳检测抗原等方法可以提供辅助诊断
- 活体组织检查
  - 直肠、乙状结肠黏膜活检找血吸虫卵

疾病人群分布

- 年龄：感染率随年龄增长而增高，以 15 ～ 30 岁青壮年感染率最高
- 性别：人对血吸虫普遍易感，没有明显性别差异，患者以渔民、农民为多，感染后可以有部分的免疫力，但重复性感染是经常发生的

自然病史与预后

- 预后好

治疗

- 药物治疗：主要有吡喹酮、硝基呋喃类、美曲膦酯、锑剂、六氯肺血吸虫病对二甲苯、硝硫氰胺等，以吡喹酮首选
- 注意复查和复治

诊断依据

- 主要依据有血吸虫流行区居住和与疫水接触史，同时具有一般血吸虫病的其他症状
- X 线胸片提示肺内有小结状或粟粒状病变或炎性病变，伴程度不等的咳嗽、胸痛、咯血痰、哮喘、呼吸困难等症状
- 痰内找到血吸虫卵，或支气管刷检、支气管黏膜活检找到血吸虫卵；粪内或直肠、乙状结肠黏膜活检找到血吸虫卵。血嗜酸性粒细胞增高，免疫学试验如皮试阳性、环卵沉淀试验阳性等，可助诊断

【影像表现】

概述

- 最佳诊断依据：急性期肺内分布密度不均、大小不等，边缘较模糊的粟粒样阴影，慢性期肺间质改变
- 部位：多见于肝和结肠，少数可见于肺和脑
- 大小：2 ～ 5mm
- 形态学
  - 急性期：密度不均、大小不等、边缘较模糊的粟粒样影，可融合成片状
  - 慢性期：肺间质改变

X 线表现

- 急性肺血吸虫病（acute pulmanary schistosomiasis）
  - 一般在感染后 2 ～ 4 个月 X 线征象明显，初期出现一过性的肺部微小结节影，边缘较模糊，常沿肺纹理分布。也可表现为双肺弥散的点状或粟粒状阴影，大小不等，有些则可融合成小片状，边缘欠光整，密度较淡、沿着肺纹理分布的渗出性病变。病变分布特点以两肺中下叶、内中带多见
  - 后期（感染后 2 ～ 3 个月）两肺内可见散在分布密度不均、大小不等，边缘较模糊的粟粒样阴影，直径在 2 ～ 5mm 之间，病变多分布在中下肺野，部分可融合成片状，病灶中心密度较高，周围较淡，类似肺泡性水肿。亦可融合成雪花状，直径约 7 ～ 8mm
- 慢性肺血吸虫病
  - 肺部损害无特异性，主要是肺间质的改变，还可以见肺部感染、肺不张、胸腔积液

CT 表现

- 急性肺血吸虫病（acute pulmonary schistosomiasis）

○ 大致同 X 线，患者可见一过性的微结节影出现，肺泡实变比较少见，可见支气管壁增厚征象。

- 慢性肺血吸虫病（choronic pulmonary schistosomiasis）
  ○ 肺野内裂隙状的渗出影，肺内有多发纤维条索影，典型的结节或微结节影。结节多分布于肺内中下叶，胸膜下或者支气管分叉处，结节中心部分密度较高，边缘不清晰，周围可以表现磨玻璃样的渗出影，呈现"晕征"，长期可致肺实质的纤维化及肺动脉高压

推荐影像学检查
- 最佳检查方法：增强 CT

【鉴别诊断】
- 急性粟粒性肺结核（acute military tuberculosis）
  ○ 肺血吸虫的粟粒样结节与粟粒性肺结核的不同，为结节大小不一致，分布不均匀，以两肺中下野内、中带较多。结合疫水接触史，嗜酸性粒细胞明显增高以及免疫检查可以鉴定
- 肺部继发感染
  ○ 急性肺血吸虫病可同时伴有肺内细菌性感染而出现斑片状阴影，但临床上多伴有较明显的呼吸道症状，血白细胞计数升高

诊断与鉴别诊断精要

- 疫水接触史，高热伴呼吸系统症状，环卵沉淀试验阳性应考虑本病，影像上没有特异性

（钟桂棉　赵振军）

重点推荐文献

[1] 杜纯忠，强永乾. 肺血吸虫病的临床与影像学表现 [J]. 实用放射学杂志，2006，11：1410-1412.

[2] Waldman AD，Day JH，Shaw P，et al. Subacute pulmonary granulomatous schistosomiasis：high resolution CT appearances-another cause of the halo sign [J]. Br J Radiol，2001，74（887）：1052-1055.

[3] Bethlem EP，Schettino Gde P，Carvalho CR.Pulmonary schistosomiasis [J]. Curr Opin Pulm Med，1997，3（5）：361-365.

第 2 节　肺吸虫病

【概念与概述】
　　肺吸虫病（paragonimiasis）由肺吸虫引起的慢性肺部感染
- 肺吸虫又称肺并殖吸虫
- 分类：约 23 种，具有致病性约 8 种，主要分为两类：一类是以卫氏并殖吸虫为代表，肺部为主要寄生部位；另一类是以四川并殖吸虫或斯氏狸殖吸虫为代表，主要产生一系列过敏反应及游走性皮下包块，而肺部症状轻微

【病理与病因】
- 病原学
  ○ 传染源：患者是卫氏并殖吸虫的重要传染源。通过痰或粪便排出虫卵。某些家畜和野兽是并殖吸虫的保虫宿主和传染源。犬、猫、果子狸等为其保虫宿主和传染源
  ○ 传播途径：生食或食未熟的含有囊蚴的溪水蟹或蝲蛄或进食有童虫的野猪肉或生饮溪

水而感染

- ○ 易感人群：普遍易感
- 流行病区
  - ○ 广泛分布于东南亚国家，非洲及南美国家也有流行；我国许多地区都有流行，东北、浙江为老疫区，安徽、江苏、四川、贵州、湖北、湖南、河南为新流行区
- 一般发病机制
  - ○ 生食或食未熟含有肺吸虫囊蚴的淡水蟹或蝲蛄，使肺吸虫囊蚴进入消化道，在肠道内囊壁被消化脱出幼虫，幼虫穿行于肠壁与肝间隙，穿过膈肌后进入胸腔、肺，至气管周围发育为成虫。肺吸虫在肺内穿行，导致肺组织破坏、出血、形成空腔，病灶周围出现渗出性炎症，组织缺血坏死可形成脓肿，内容物经支气管排除后形成薄壁囊肿，经肉芽组织增生呈结节形状。囊肿内成虫死亡脱落，病变逐渐缩小，消失，也可纤维化。病变靠近胸膜时，可出现渗出性胸膜炎及胸膜肥厚

大体病理与手术所见

- 单个或多个圆形或不规则形结节，中央为凝固性或液化性坏死，部分有不规则囊腔形成，囊内为芝麻酱样或咖啡色半流动液体，囊壁灰白或灰黄色，边界清楚

显微镜下特征

- 含有凝固性坏死的多房性小囊腔或坏死腔穴形成
- 在坏死物中查见多量 Charcot-Leyden 结晶
- 大量嗜酸性粒细胞浸润
- 部分病变区可见虫体

【临床表现】

表现

- 常见症状 / 体征
  - ○ 阵发性咳嗽、咳痰、胸痛、咯血。痰呈棕红色果酱样，合并细菌感染时，痰呈脓性。胸水呈草黄色或血色。少数可有荨麻疹或哮喘发作
- 实验室检查
  - ○ 血象：白细胞总数及嗜酸性粒细胞计数增高
  - ○ 检查虫卵：痰、胸水、肺泡灌洗液、胃液、粪便中查到肺吸虫卵可确定诊断。对可疑病例要反复检查

- ○ 免疫血清学诊断
  - 皮内试验：阳性率高达 98.3% ~ 100%，但与华支睾吸虫、姜片虫有交叉反应
  - 补体结合试验：对早期诊断有价值，阳性率为 90% ~ 100%
  - 间接血凝、琼脂扩散、对流免疫电泳、间接免疫荧光等试验：阳性有诊断价值
- 活体组织检查
  - ○ 皮下或肌肉结节活体组织检查，可找到幼虫或虫卵，或嗜酸性肉芽肿（斯氏肺吸虫病找不到虫卵）

疾病人群分布

- 性别：男多于女
- 年龄：任何年龄均可发生，多见于青少年，尤其是学龄儿童

自然病史与预后

- 预后较好

治疗

- 吡喹酮是一种安全、有效的抗肺吸虫药物，治疗效果好，多能痊愈

诊断依据

- 流行病学资料：居住或去过本病流行区，有生食或半生食淡水蟹或蝲蛄史或饮过生溪水史等有诊断参考价值
- 临床特点：早期有腹痛、腹泻，继而畏寒、发热、胸痛、干咳，典型患者咳棕红色果酱样、铁锈色痰，或伴胸腔积液，或有游走性皮下结节（或包块）等应考虑为本病
- 实验室检查：痰、粪及各种体液中查到虫卵或免疫学实验阳性
- 活组织检查：皮下结节或包块病理检查可查见虫卵、童虫或成虫

【影像表现】

概述

- 最佳诊断依据：炎性灶内不规则囊状空洞影
- 部位：多见于肺、肝、皮下，少数可见于阴囊
- 形态学：炎性浸润影、囊状影、结节影及硬结钙化影

X 线表现

- 炎性浸润灶，内见不规则囊状空洞影，为肺吸虫病的特征性 X 线征象
- 累及胸膜可见气胸、液气胸、积液及胸膜增厚粘连

CT 表现

● 支气管周围炎样影、胸腔积液、炎性浸润影、囊状影、结节影及硬结钙化影等

● 病灶分布特征为：单发或多发，以多发、多种性质同期混杂出现为主。病灶分布两肺边缘肺野，以下肺野最多，中肺野次之，上肺野最少（图 7-2-1、图 7-2-2）

推荐影像学检查

● 最佳检查方法：增强 CT

● 诊断要点：肺吸虫病误诊率很高，CT 表现缺乏特征性改变，仅靠影像表现独立做出正确诊断很困难，应密切结合临床资料和实验室检查

【鉴别诊断】

流行病学资料对诊断肺吸虫病有重要参考价值

● 肺结核（pulmonary tuberculosis）

　○ 患者常见咯血、低热、盗汗和其他全身中毒症状，铁锈色痰甚少见。X 线检查示病灶多在肺尖和上肺野，痰菌阳性有助于鉴别

● 结核性胸膜炎（tuberculous pleuritis）

　○ 多同时伴有肺结核病灶，胸水中以淋巴细胞为主，而肺吸虫性胸膜炎的胸水中嗜酸性粒细胞较多。肺结核和结核性胸膜炎组织活检可见干酪样坏死和朗汉斯巨细胞

诊断与鉴别诊断精要

● 流行病学资料对诊断肺吸虫病有重要参考价值，影像上缺乏特异性，应密切联系临床及实验室检查

典型病例

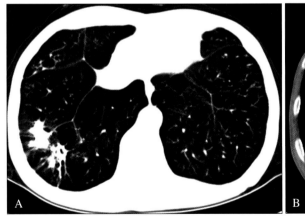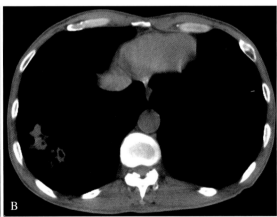

图 7-2-1　**肺吸虫病**

A.CT 横断面肺窗示右肺下叶外基底段不规则的密度增高影，边缘有长毛刺，内部有含气腔隙；B.CT 横断面纵隔窗示软组织密度影（本例由中国医科大学附属盛京医院放射科林爱军教授提供）

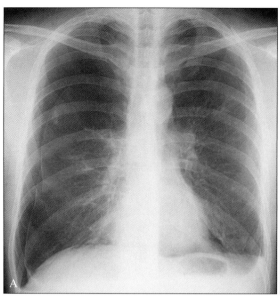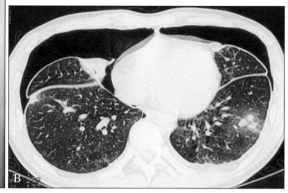

图 7-2-2　肺吸虫病

A. 胸平片示双侧胸腔内弧形无肺纹理的透光区及压缩的肺边缘，双侧肋膈角变钝；B. CT 横断面肺隔窗示右肺中下叶及左肺下叶实变影，边缘模糊，双侧斜裂增厚及双侧气胸（本例由新疆维吾尔自治区人民医院火忠教授提供）

（钟桂棉　赵振军）

重点推荐文献

[1] 孙海辉, 常正山. 胸部肺吸虫病影像学诊断 [J]. 上海医学影像, 2001, 1: 66-67.

[2] 苏金亮, 许有生. 胸部肺吸虫病的 CT 诊断 [J]. 临床

医学影像杂志, 1997, 2: 128-129.

[3] 邓杏邨, 皖南旌德. 宁国地区卫氏肺吸虫 152 例 X 线 [J]. 中华放射学杂志, 1979, 13: 72-74.

第 3 节　肺包虫病

【概念与概述】

肺包虫病（pulmonary echinococcosis）是细粒棘球绦虫（*Echinococcus granulosus*）（犬绦虫）幼虫（棘球蚴）在肺内寄生所致的肺部较常见的寄生虫病，为人畜共患疾病。肺包虫病又称肺包虫囊肿（hydatid cyst of lung）、肺棘球蚴病（pulmonary echinococcosis）、肺棘球蚴囊肿（alveolar echinococcosis）

【病理与病因】

● 病原学

　○ 传染源：本病的主要传染源为狗。狼、狐、豺等虽也为终宿主，但作为传染源的意义不大

　○ 传播途径：直接感染主要由于与狗密切接触，其皮毛上虫卵污染手指后经口感染。

若狗粪中虫卵污染蔬菜或水源，尤其人畜共饮同一水源，也可造成间接感染。在干旱多风地区，虫卵随风飘扬，也有经呼吸道感染的可能

　○ 易感性：人感染主要与环境卫生以及不良卫生习惯有关。患者以农民与牧民为多，兄弟民族远较汉族为多。因包虫囊生长缓慢，一般在儿童期感染，至青壮年期才出现明显症状。男女发病率无明显差别

● 流行病区

本病最多见于畜牧地区，几乎遍及世界各地，特别是澳大利亚、新西兰、南美洲等，我国主要分布在甘肃、新疆、宁夏、青海、内蒙古、西藏等省自治区

大体病理与手术所见

- 囊性物，囊内容物为灰白色粉皮样物

显微镜下特征

- 囊壁分内、外两层：外囊为人体组织反应形成的纤维包膜；内囊为虫体本身，内囊又分为两层：外层为角质层，厚约 1 ~ 3mm，为白色粉皮样膜，质地脆弱，极易破裂；内层为胚层，又称生发层，可分泌清亮的囊液并产生育囊、原头蚴及子囊

【临床表现】

表现

- 常见症状/体征
  - 由感染至出现症状一般间隔 3 ~ 4 年，甚至一二十年
  - 囊肿增大压迫周围组织：可出现咳嗽、咳痰、胸痛、咯血、呼吸困难、吞咽困难。如肺尖部囊肿压迫臂丛和颈交感神经节，引起 Pancoast 综合征（pancoast syndrome）（患侧肩、臂疼痛）及 Horner 征（Horner Sign）（一侧眼睑下垂，皮肤潮红不出汗）
  - 囊肿破裂：破入支气管，可咳出似粉皮样囊壁碎片，甚至有窒息危险；子囊及头节外溢，能形成多个新囊肿；患者常伴有过敏反应，如皮肤潮红、荨麻疹和喘息，严重的可休克；少数囊肿破入胸腔，有发烧、胸痛气短及过敏反应
  - 囊肿破裂并感染：可有发热、咳黄痰等肺部炎症及肺脓肿症状
  - 一般无明显临床症状
- 实验室检查
  - 血象：少数患者嗜酸性粒细胞计数增高
  - 血清学试验：如包虫补体结合试验、间接血凝试验、水化矽酸铝胶絮状试验等对诊断均有一定帮助
  - 包虫皮内试验（Casoni 试验）：阳性率 78.6% ~ 100%，但易出现假阳性或假阴性
- 活体组织检查
  - 经皮囊肿抽吸术，可确诊

疾病人群分布

- 年龄：一般在儿童期感染，至青壮年期才出现明显症状
- 性别：男女发病率无明显差别

自然病史与预后

- 预后好，手术死亡率低（1% ~ 2%），复发率低（1% ~ 3%）

治疗

- 手术治疗：首选，主要有肺叶切除和内囊摘除两种
- 药物治疗：苯并咪唑和甲苯达唑，适用于肺部播散性病例，不能手术者，术中囊液溢出者和术前用药

诊断依据

- 患者生活在牧区或到过牧区，与狗、羊有密切接触史
- 除胸痛、咳嗽等一般症状外，如有咳出带咸味的液体或白色粉皮样物时，有重要诊断意义
- 痰内找到棘球蚴碎片，包虫皮内过敏实验（casoni test）阳性或血清免疫学检查阳性
- 血细胞检查嗜酸性粒细胞明显增高
- 结合肺包虫囊肿的典型影像学表现

【影像表现】

概述

- 根据肺包虫是否破裂或合并感染，其影像学征象不同（图 7-3-1、图 7-3-2）
- 最佳诊断依据：囊壁钙化，可见"双弓征"、"水上浮莲"、"水落石出征"
- 部位：主要发生在肝和肺部
- 大小：从几厘米到占据半个胸腔
- 形态学：单纯的囊肿，破裂时可见
  - 新月征、液气平面、双弓征、空腔及腔内移动性团块、水落石出征等

X 线表现

- 单纯性肺包虫囊肿
  - 可单发或多发，右肺多于左肺，囊壁多分布在中下肺野的外围部分，为圆形或椭圆形，偶有分叶，密度均匀，边界整齐锐利，囊壁可发生钙化
  - 巨大者可充满一侧胸腔，导致纵隔向健侧移位
  - 囊肿周围肺组织受压，肺纹理可呈抱球征
  - 透视下深呼吸可见囊肿纵径和横径的变化称为囊肿呼吸征
- 肺包虫囊肿合并感染
  - 囊肿边缘毛糙、界限模糊、密度增高，重

度感染时可形成肺脓肿

- 肺包虫囊肿破裂时可有多种影像学表现
  - 新月征：仅有外囊破裂小口，少量空气进入内、外囊之间，形成新月形透亮影
  - 液气平面：为内、外囊同时破裂咳出部分囊液，气体进入内囊，可显示液平面，液平面毛糙
  - 双弓征：如内外囊都破裂，囊内容物部分排出，空气同时进入内、外囊内有液平出现，其上方有 2 层弧形的透亮带，称之为"双弓征"，此片具有诊断意义；内、外囊均破裂，内容物排出后，内囊塌陷，浮于液面上，显示为液面上软组织阴影，如水上浮莲，此征甚为少见但具有特征性和诊断意义
  - 空腔及腔内移动性团块：破裂后，囊液及内囊壁全部咳出，呈现薄壁空腔。破裂后，囊液全部咳出，内囊壁残留，可见空腔下方有形态不规则团块影，为内囊塌陷堆积所致，有时塌陷的内囊内充有气体，可显示密度不均匀
  - 水落石出征：破裂后，囊液大部咳出，子囊显露出来，如同"水落石出"，囊液增多又被淹没，但另有一种含有气泡的子囊，可漂浮在液面上，称为"水上浮球征"
  - 破入胸膜腔：可引起大量胸腔积液，如有支气管胸膜瘘存在，则可引起液气胸，也可因感染而形成脓胸或脓气胸
  - 自愈和复发：囊液、内囊壁及头节全部咳出，可自愈，不留痕迹，或仅留下索条状致密阴影。复发：破裂后内囊与头节未全部咳出，易复发感染，复发的囊肿边缘不规则，感染的囊肿边缘模糊，甚至形成脓肿

CT 表现

- 可更清晰显示上述 X 线平片的征象

- 在发现隐蔽病灶，显示包囊虫内部子囊以及囊壁细小钙化方面优于 X 线平片
- 当囊肿发生破裂时，在鉴别诊断方面具有优势

MRI 表现

- 对囊内容物定性有优势
- 显示外层纤维包膜有优势，表现为边缘环状连续、均匀、光滑的低信号环（外囊纤维结缔组织）
- 对包虫结构判断准确，如囊肿内外壁的分辨及内部间隔、子母囊的显示，是否有感染后的改变，对囊液性质的推断
- 准确判断与周围大血管、心脏的邻近关系，为手术提供可靠的帮助
- 对病灶周围肺组织的观察清晰，可明确肺膨胀不全的界限、水肿情况

超声表现

- 对显示囊壁两层结构有优势

推荐影像学检查

- 最佳检查方法：增强 CT。CT 扫描对包虫囊的位置、大小和计数最为可靠
- 对囊内容物的性质判断可以定量表达

【鉴别诊断】

- 肺脓肿（lung abscess）
  - 临床表现较重，CT 上脓肿周围肺纹理反应明显，壁厚薄不均，且见不到囊内花边样改变
- 空洞型肺结核（cavernous pulmonary tuberculosis）
  - 一般较小，周围可见卫星灶；且有播散病灶。肺大泡合并感染可见液平，壁菲薄均匀，直径较小
- 周围型肺囊肿（peri-pulmonary cyst）
  - 可见液平，壁薄均匀，常合并支气管发育不良

诊断与鉴别诊断精要

- 流行病史＋典型影像学征象，如，囊壁钙化，可见"双弓征"、"水上浮莲"、"水落石出征"等，一般容易诊断
- 当肺包虫破裂感染时，易与其他疾病混淆，MRI 在其定位、定性，结构及解剖空间关系观察上有较高价值

典型病例

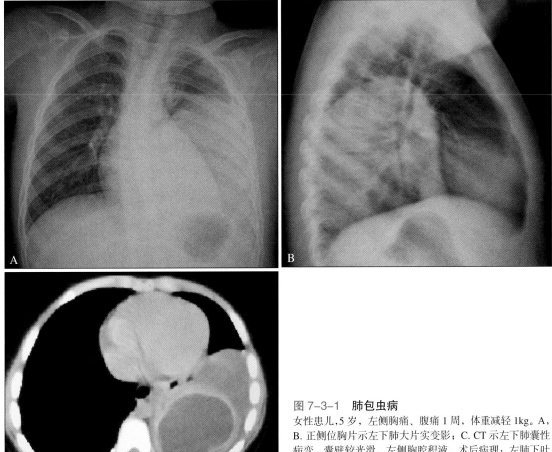

图 7-3-1 肺包虫病

女性患儿,5 岁,左侧胸痛、腹痛 1 周,体重减轻 1kg。A,B. 正侧位胸片示左下肺大片实变影;C. CT 示左下肺囊性病变,囊壁较光滑,左侧胸腔积液。术后病理:左肺下叶细粒棘球蚴(本例由新疆维吾尔自治区人民医院火忠教授提供)

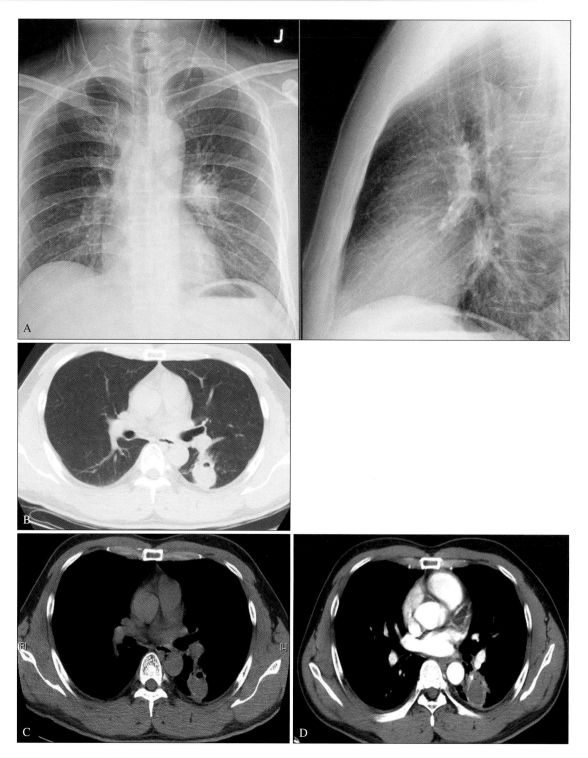

图 7-3-2　肺包虫病合并感染

男性，38 岁。主诉：间断痰中带血 1 年，加重 4 个月。A. 正侧位胸片示左肺门结节影，边缘毛糙；B. CT 肺窗示左肺下叶背段空洞性结节，近肺门侧边缘模糊；C、D. 纵隔窗示其内容物为液性成分，可见薄壁，增强扫描仅壁明显强化，邻近胸膜增厚明显。术后病理：肺包虫囊肿合并感染（本例由新疆维吾尔自治区人民医院火忠教授提供）

（钟桂棉　赵振军）

重点推荐文献

[1] 孙戈新、王建光、王淑梅等. 肺包虫病的影像学诊断及误诊分析 [J]. 中国误诊学杂志，2005，5（13）：2425-2427.

[2] 张伟. 肺包虫 CT 诊断 [J]. 中国医药导报，2010，

28：141-142.

[3] Morar R，Feldman C. Pulmonary echinococcosis [J]. Eur Respir J. 2003，21（6）：1069-1077.

第 4 节 肺囊虫肺炎

【概念与概述】

肺囊虫肺炎（pulmonary cysticercosis）是由猪带绦虫（pork tapeworm）的幼虫（囊尾蚴）寄生人体所致的疾病，为人畜共患的寄生虫病，人因吞食猪带绦虫卵而感染

- 囊虫病（cysticercosis）又称囊尾蚴病（cysticercosis cellulosae）、猪囊尾蚴病

【病理与病因】

- 流行病学
  - 传染源：猪带绦虫病患者是囊虫病的唯一传染源。患者粪便中排出的虫卵对本人及其周围人群均有传染性
  - 传播途径：患者呕吐引起胃肠逆蠕动，使虫卵或妊娠节片反流至胃及十二指肠而感染；患者手指污染自身粪便中的虫卵，再经口感染；食用污染有虫卵的食物、水，或与患者密切接触而食入虫卵而感染
  - 易感人群：感染率与生食猪肉习惯有关，也有切肉板及刀污染猪囊尾蚴而引起感染的报道。发病年龄以青年为最多，小儿受染者也不少
- 流行病区
  - 分布在中国 27 个省（市、自治区），东北、华北、西北、西南等地区发病率较高，全国约有 200 万～300 万囊虫病患者
- 感染途径
  - 猪带绦虫卵或孕节被人误食后，虫卵在小肠内经消化液作用，胚膜破裂，六钩蚴逸出，钻入肠壁，经血液循环或淋巴系统到达全身各器官组织，在到达全身各组织器官之前，必经过肺部，停留于肺组织，形成肺囊虫病

大体病理与手术所见

- 病理上典型的包囊大小为 5～10mm，可有薄壁或呈多个囊腔，内有囊尾蚴

- 囊虫的囊尾蚴囊肿常为圆形或卵圆形，内膜上有一小白色的囊虫结节突起
- 当虫体死亡或液化时，囊腔内为暗褐色混浊液体，内含大量蛋白质、当虫体液化被吸收后囊腔变小，囊壁增厚，囊虫死后常发生钙化

显微镜下特征

- 肺组织可产生炎性反应
- 局部组织肉芽肿性炎伴多数嗜酸性粒细胞浸润及纤维包囊形成
- 囊尾蚴周围坏死组织的周围形成结节样肉芽组织，继而出现纤维组织增生、玻璃样变及嗜酸性粒细胞浸润，形成结节
- 囊尾蚴头节钙化

【临床表现】

表现

- 常见症状/体征
  - 无特异性症状和体征，常合并有脑囊虫病和皮下、肌肉囊虫病
  - 呼吸系统症状可有咳嗽、咳痰、低热、出汗、消瘦伴昏睡、意识模糊
- 实验室检查
  - 血液及脑脊液检查：嗜酸性粒细胞增多
  - 囊虫补体结合试验阳性
  - 粪便检查发现绦虫卵或节片
  - 腰穿颅压可增高，脑脊液细胞学、蛋白均可增高
  - 头颅 CT 或 MRI 检查颅内可见到多个散在病灶常能明确诊断

疾病人群分布

- 性别：男女没有明显差异
- 年龄：任何年龄均可发生，多见于青壮年

自然病史与预后

- 预后好

治疗

- 药物治疗：吡喹酮、氯硝柳胺（灭绦灵）

- 外科手术：适用于有颅内压增高、局灶体征，并经 CT 定位者。囊虫阻塞导水管，可从侧室注入生理盐水使脑室内压增高，促使囊虫脱离导水管。抗颅高压药物治疗无效者，可做脑室 - 腹腔分流术
- 癫痫：服用抗癫痫药，脑炎型者加用类固醇激素，高颅压者用脱水剂等
- 眼囊虫病者：早期手术摘除囊尾蚴

诊断依据

- 有肠绦虫病史，或粪便中发现绦虫卵或节片
- 出现癫痫、颅内高压、精神障碍三大症状，或同时伴有视力障碍，皮下结节
- 免疫学检查：有补体结合试验、间接血凝试验、酶联免疫吸附试验等，阳性者有助诊断
- 脑 CT 检查有助诊断
- 皮下结节活组织检查可见囊尾蚴头节
- 脑囊虫病应注意与原发性癫痫、结核性或隐球菌性脑膜炎相鉴别

【影像表现】

概述

- 最佳诊断依据：双肺多发小结节，环壁或结节内出现点节状钙化
- 部位：可侵入人体各种组织和器官，如皮下组织、肌肉、中枢神经系统以及肺部，其中以脑囊虫病最为常见，肺囊虫病少见
- 大小：0.3 ~ 1.0cm
- 形态学：边缘光滑、中心密度较周围低的环状或密度均匀的小结节

X 线表现

- 急性期表现为非特异性炎性阴影改变

- 典型表现为两肺多发类圆形、直径 0.3 ~ 1.0cm 大小，边缘光滑、中心密度较周围低的环状或密度均匀的结节状阴影，以中下内中带肺野多，特别是环壁或结节内出现点节状钙化更具有特征性

CT 表现

- 急性期表现为非特异性炎性阴影改变
- 肉芽肿期表现为两肺多发类圆形、直径约 0.3 ~ 1.0cm 大小、边缘光滑、中心密度较周围低的环状或密度均匀的结节状阴影、以中下肺野中内带多，亦可出现在胸膜下；环壁或结节内出现点状钙化更具有特征性（图 7-4-1）
- 无肿大的肺门、纵隔淋巴结；无胸膜反应或胸腔积液
- 伴其他部位如脑 / 皮下、肌肉囊虫病
- 经过驱虫治疗后复查肺部病灶减少 / 缩小 / 吸收

推荐影像学检查

- 最佳检查方法：HRCT

【鉴别诊断】

- 血行播散型肺结核（hematogenous disseminated pulmonary tuberculosis）
  - 临床上有午后潮热、盗汗、消瘦等结核中毒症状．痰中可找到结核分枝杆菌，影像上病灶以中上肺野分布为多．病灶呈粟粒状，无中心较透明的环状影及结节内点状钙化
- 肺转移性肿瘤（metastatic tumor of lung）
  - 临床有原发肿瘤病史，影像上病灶一般无结节内点状钙化

诊断与鉴别诊断精要

- 双肺多发小结节，主要分布在中下肺，环壁或结节内出现点节状钙化，结合病史，可考虑肺囊虫肺炎
- 其他部位（脑、肌肉等）有囊虫病史，双肺发现多发小结节者，需考虑此病

典型病例

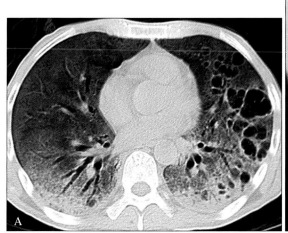 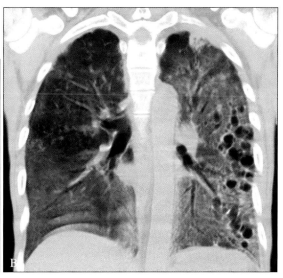

图 7-4-1　肺囊虫肺炎合并结核
A 横断面肺窗和 B 冠状面重建图像示：双肺多发磨玻璃密度影，部分实变，多发薄壁空洞，以双下肺为主，可见支气管充气征（本例由北京世纪坛医院放射科王仁贵教授提供）

（钟桂棉　赵振军）

重点推荐文献

[1] 裴云，邓东等.肺囊虫病的 X 线表现 [J].中华放射学杂志，2002，36（5）：468.

[2] 杨军克，岑炳奎.肺囊虫病的 X 线、CT 表现 [J].中

国医学影像学杂志，2005，5：387-388.

[3] 裴云，邓东等.肺囊虫病的 X 线表现 [J].中华放射学杂志，2002，5：468-469.

主要参考文献

[1] 杜纯忠，强永乾.肺血吸虫病的临床与影像学表现 [J].实用放射学杂志，2006，22（11）：1410-1412.

[2] 刘进清.急性血吸虫病的肺部影像表现 [J].医学临床研究，2007，24（7）：1206-1207.

[3] 傅祖红，刘志退.肺血吸虫病 18 例临床分析 [J].结核病临床与控制，2002，1（2）：71-72.

[4] 李黎，王荣科，蒋朝东等.肺吸虫病 62 例临床分析 [J].寄生虫病与感染性疾病，2010，8（3）：166-168.

[5] 余鹏飞，曾祥彬.肺吸虫病 64 例病理观察 [J].诊断病理学杂志，2002，9（5）：286-288.

[6] 朱晓华，邵江，葛虓俊.肺吸虫病的临床与 CT 表现 [J].上海医学影像杂志，2000，9（3）：163-165.

[7] 张林川，王艳，穆合塔尔.肺部包虫病的 CT 诊断 [J].

中华放射学杂志，1998，32（1）：751-754.

[8] Morar R，Feldman C.Pulmonary echinococcosis [J].Eur Respir J，2003，21：1069-1077.

[9] Santivanez S，.Garcia HH.Pulmonary cystic echinococcosis [J].Current Opinion in Pulmonary Medicine，2010，16：257-261.

[10] 杨军克，岑炳奎.肺囊虫病的 X 线、CT 表现 [J].中国医学影像技术 [J].2005，13（5）：387-388.

[11] 裴云，邓东，龙莉玲等.肺囊虫病的 X 线表现 [J].中华放射学杂志，2002，36（5）：468-469.

[12] 蔡祖龙，高元桂.胸部 CT 与 MRI 诊断学 [M].北京：人民军医出版社，2005：226.

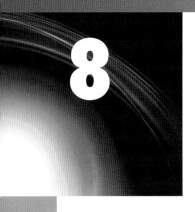

8 肺恶性肿瘤

第 1 节　肺癌筛查

【概念与概述】

- 进行肺癌筛查（lung cancer screening）的原因
  - 全球范围内，肺癌死亡率居癌症之首
  - 肺癌是导致癌症患者死亡的首因
  - 出现症状时，肿瘤多为晚期
  - 临床治疗方法对早期病变有效
  - 新技术的发展能更多检出早期病变
  - 某些高危人群可以确认（吸烟者）
- 进行肺癌筛查的目的
  - 早诊早治，延长肺癌患者生存期
  - 最终降低死亡率
- 好的肺癌筛查方法应具备的条件
  - 早期诊断、有效治疗能够改变疾病的自然病程，从而降低肺癌的死亡率
  - 筛查方法应该无危险、无痛苦，较少的假阳性结果
  - 费用合理，为社会能够接受
- 目前，肺癌筛查并未广泛推荐
  - 部分学者认为无十分有效的筛查方法
  - 费用较大
  - 筛查结果的错误分类或不确定加重筛查者心理上的负担
- 筛查人群的选择有利于降低筛查的费用，提高筛查的效率
  - 最初的筛查对象都是高危人群，随着研究工作的深入，筛查对象已逐渐向低危或普通人群过度
  - 各研究机构对年龄范围、吸烟量等界定有所不同

- I-ELCAP 制定的高危人群入选标准
  - ≥ 40 岁
  - 有吸烟史或有被动吸烟史，其中吸烟者（≥ 10 包 - 年），还包括已经戒烟但 ≤ 15 年者
  - 有职业暴露史（石棉、铍、铀或氡）
  - 能承受可能的肺部手术

【肺癌筛查的影像学方法】

胸片

- 20 世纪 50–80 年代，以 X 线胸片或 X 线胸片联合痰细胞学为检查手段，国际上进行了多项肺癌筛查研究
- 其中最具权威性的四个大样本随机对照研究分别是 Memorial Sloan-Kettering Study，Johns Hopkins Study，Mayo Lung Project 和 Czechoslovakian RCT
  - 筛查组的手术切除率提高，5 年生存率得到改善
  - 死亡率并无明显下降
- X 线胸片进行肺癌筛查的相关研究未得到肯定和延续

低剂量 CT 扫描

- 目前推荐行低剂量螺旋 CT（Low-dose CT，LDCT）扫描，并进行薄层重建（层厚 ≤ 1.25mm）
- 低剂量螺旋 CT 筛查肺癌的依据
  - 敏感性高：检出肺结节的敏感性明显高于胸片
  - 更安全：低剂量螺旋 CT 的剂量通常是常规 CT 扫描的 1/8 ～ 1/6

- 全球著名的 3 个肺癌筛查研究
  - 由著名肺癌筛查专家 Claudia I. Henschke 任 PI 的国际早期肺癌行动计划（International Early Lung Cancer Action Program，I-ELCAP），为非随机对照研究
  - 美国国立癌症研究所（National Cancer Institute，NCI）发起的一项大型肺癌筛查随机对照研究（National Lung Screening Trial，NLST），将低剂量螺旋 CT 与胸片对照
  - NELSON 试验（Dutch-Belgian randomized lung cancer screening trial），将低剂量螺旋 CT 筛查与非筛查人群随机对照，研究在进行中，目前尚未得出最终结果
- 低剂量螺旋 CT 筛查早期肺癌的流程（推荐）
  - 扫描方案
    - 扫描范围为胸廓入口至后肋膈角尖端水平（肺底），吸气末单次屏气扫描
    - 扫描参数：120 kVp，30mAs 或更低
    - 重建层厚 ≤ 1.25mm
  - 进行阅片
    - 由经过培训的放射科医师在高分辨率的监视器上进行读片
    - 观察内容：有无肺结节（大小、部位、密度等）、有无肺、纵隔、胸壁等的其他异常、冠状动脉有无钙化、扫描范围内上腹部有无异常等
    - 通常肺窗的窗宽及窗位分别是 1500 及 -650，纵隔窗的窗宽及窗位分别是 350 及 30
  - 对检出肺结节的处理
    - 一般都是根据结节大小、结节密度（实性、部分实性、非实性）、结节部位（肺实质内、气管或支气管内）等提出不同的随诊方案
    - 随着对早期肺癌的不断认识，随诊方案会不断改进，趋于更加合理
- 计算机辅助检测 / 诊断（computer-aided detection/diagnosis，CAD）系统的使用
  - 在实性肺结节的随诊中可早期发现病变大小的变化，对鉴别结节良恶性具有重要价值，可作为难以定性的实性肺结节随诊的常规方法
    - 如果以结节倍增时间 ≤ 400 天作为恶性

结节的诊断阈值，其敏感度、特异度、准确性分别为 92.3%、91.7%、94.6%
  - 利用计算机辅助检测系统有利于肺结节的检出，减少漏诊率
- LDCT 筛查肺癌的费用 – 效益关系
  - 关于肺癌筛查的成本效益一直存在着争议
  - 根据 I-ELCAP 的估算，成本效益在可接受范围之内
    - LDCT 筛查的费用低于 200 美元
    - 近似于乳腺癌筛查所需的费用
    - 而早期肺癌的手术费用不到进展期肺癌费用的一半
  - 也有学者认为筛查的成本效益是无法准确估算的。如何使筛查费用更加合理并被广泛接受，也是今后需要继续研究的课题
- 低剂量 CT 筛查肺癌的主要研究成果
  - 检出的肺癌多为 I 期（80% ~ 90%），其中 I$_A$ 期病例可达 88%
    - 其中 85% 的病例会被胸片漏诊
  - 首次 LDCT 筛查中，肺癌的检出率为 0.5% ~ 2.7%
  - 进行年重复 CT 筛查的人群中，肺癌的检出率为 0.28% ~ 0.6%
  - 通常肺癌的检出率在老年组、男性组、吸烟组中高于年轻组、女性组及非吸烟组（但差异无统计学意义），但也有女性组肺腺癌检出率更高的报道
  - 低剂量螺旋 CT 筛查检出的肺癌，其 5 年生存率为 71%，明显高于经胸片检出肺癌的 5 年生存率（约 30% ~ 40%）
    - 初次筛查检出肺癌的 5 年生存率为 76.2%
    - 在重复筛查中的 5 年生存率为 64.9%。
    - 筛查者中发现的 I 期肺癌在一个月内进行手术，其 10 年生存率可达 92%
  - NCI 于 2010 年 11 月 4 日在其官方网站首次发布了 NLST 的结果
    - 该结果由 NLST 独立的数据安全监控委员会（Data and Safety Monitoring Board，DSMB）提供
    - 与胸部平片随机对照研究，LDCT 筛查使肺癌的死亡率降低了 20%
- 我国 LDCT 筛查肺癌的现状
  - 随着国人对健康的关注，越来越多的人主

动要求进行肺癌筛查
- 许多医疗机构积极开展了肺癌筛查的工作，但尚未形成规范化和规模化
- 中国医学科学院肿瘤医院总结近 5 年 4690 例 ≥ 40 岁 LDCT 肺癌基线筛查
  - 肺癌检出率：0.55%
  - 肺癌 26 例（27 灶），其中女性 15 例；非小细胞肺癌 24 例，小细胞肺癌和类癌各 1 例；76.0% 者为 I 期
  - 23 例行手术切除，腺癌 22 例、类癌 1 例
- LDCT 筛查肺癌的发展前景
  - NCCN 推荐在高危人群中开展 LDCT 肺癌

筛查，NLST 结果的公布进一步增强了研究者的信心
- 仍需不断探索和完善
- CT 技术的发展为肺癌筛查带来新的发展动力
  - 新的 CT 技术能获得更快的扫描速度、更低的放射剂量和更精细的图像质量
  - 相关软件的研发可使肺结节测量和分析更加精确
  - CAD 能够在提高工作效率、减少病变漏诊率方面发挥作用

典型病例

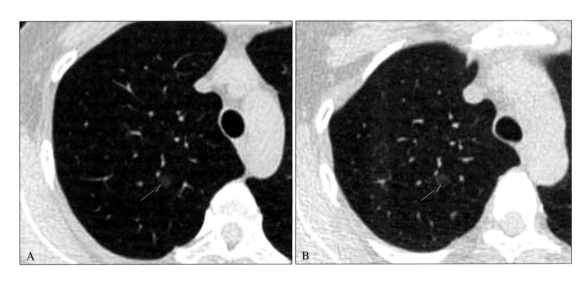

图 8-1-1　肺原位腺癌（I$_A$ 期）

女性 45 岁，健康查体。A.基线筛查，示右肺上叶磨玻璃密度灶，7mm，建议 1 年后复诊；B.11 个月后再次筛查，病灶略增大，8mm，而后手术，病理为肺原位腺癌，I$_A$ 期（T1aN0M0）

（黄　遥　吴　宁　唐　威）

重点推荐文献

[1] The international early lung cancer action program investigators. Survial of Patients with Stage I Lung Cancer Detected on CT Screening [J]. The New England Journal of Medicine, 2006, 355 (17)：1763-1771.

[2] National Lung Screening Trial Research Team. The National Lung Screening Trial：Overview and Study Design [J]. Radiology, 2011, 258 (1)：243-253.

[3] National Lung Screening Trial Research Team. Reduced lung-cancer mortality with low-dose computed tomographic screening[J]. N Engl J Med, 2011, 365 (5)：395-409.

第 2 节　肺　癌

【概念与概述】

肺癌（lung cancer）是最常见的肺部原发性恶性肿瘤（其他组织类型不足 1%），绝大多数起源于各级支气管黏膜上皮，仅少数起源于支气管腺体或肺泡上皮，亦称支气管肺癌（bronchogenic carcinoma）

【流行病学】

- 在全球范围内，肺癌是发病率和死亡率最高的恶性肿瘤
  - 据估计，2008 年全球肺癌新发病例 161 万，占全部新发癌症的 12.7%
    - 男性肺癌新病例约 110 万，占男性新发癌症的 16.5%，居第一位
    - 女性肺癌新病例约 51 万，占女性新发癌症的 8.5%，排在乳腺癌、结直肠癌和宫颈癌之后，居第四位
  - 同期，全球肺癌死亡总数为 138 万，占全部癌症死因的 18.2%
    - 男性死于肺癌的约 95 万，占男性全部癌症死因的 22.5%，居第一位
    - 女性死于肺癌的约 43 万，占女性全部癌症死因的 12.8%，仅次于乳腺癌，居第二位
- 在中国，肺癌已成为发病率和死亡率上升最快的恶性肿瘤
  - 全国第三次死亡调查结果中，肺癌居癌症死亡的首位，占全部癌症死因的 22.7%

【病因学】

- 吸烟：是肺癌病因中最重要的因素，约 80% ～ 90% 的肺癌可归因于吸烟
- 职业因素：长期接触氡、石棉、二氯甲醚、多环芳香烃、砷、铬、镍、锡等
- 空气污染：室内、室外空气污染
- 饮食与营养：食物中缺乏维生素 A 和 β 胡萝卜素的人群患肺癌风险增加
- 肺病史：肺结核、矽肺、尘肺等患者肺癌发病风险增加
- 遗传和基因改变：在肺癌中约有 10 ～ 20 种癌基因的突变或抑癌基因的失活

【病理学】

大体病理类型

- 中央型肺癌（central pulmonary cancer）
  - 发生在主支气管及叶、段支气管
  - 主要为鳞状细胞癌及小细胞癌，部分腺癌也可为中央型
  - 肿瘤可呈结节状突向支气管腔内，可沿支气管壁浸润生长，或穿透支气管外膜形成支气管周围肿块
  - 气道阻塞性改变：阻塞性肺气肿、阻塞性肺炎、阻塞性支气管扩张及阻塞性肺不张
- 周围型肺癌（peripheral lung cancer）
  - 发生在肺段以下的支气管
  - 见于各种组织学类型的肺癌，以腺癌多见
  - 多表现为肺内结节或肿块，少数可呈节段样分布
  - Pancoast 瘤：发生在肺尖部的周围型肺癌（图 8-2-1）

组织学类型

- 常见的 4 大组织学类型
  - 腺癌（adenocarcinoma），约占全部肺癌的 40%（见新分型）
  - 鳞状细胞癌（squamous cell carcinoma），约占全部肺癌的 30%
  - 小细胞癌（small cell carcinoma），约占全部肺癌的 15%
  - 大细胞癌（large cell carcinoma），约占全部肺癌的 9%
- 其他少见类型
  - 腺鳞癌（adenosquamous carcinoma）
  - 肉瘤样癌（sarcoid carcinoma）
  - 类癌（carcinoid tumour）
  - 唾液腺癌（salivary gland tumours）
- 根据组织学来源和生物学特性，临床上通常将肺癌分为非小细胞肺癌（non-small cell lung cancer，NSCLC）和小细胞肺癌（small cell lung cancer，SCLC）两大类

肺腺癌国际多学科新分类

- 2011 年国际肺癌研究协会（International Association for the Study of Lung Cancer，

IASLC）、美国胸科学会（American Thoracic Society，ATS）和欧洲呼吸协会（European Respiratory Society，ERS）联合发布了肺腺癌国际多学科新分类标准

表 8-2-1　IASLC/ATS/ERS 肺腺癌新分类（手术切除标本）

浸润前病变

不典型腺瘤样增生（AAH）

原位腺癌（AIS）（≤ 3cm，2004 年 WHO 分类为细支气管肺泡癌）

　非黏液型

　黏液型

　黏液 / 非黏液混合型

微浸润腺癌（MIA）（≤ 3cm，以伏壁样生长为主且浸润范围≤ 5mm）

　非黏液型

　黏液型

　黏液 / 非黏液混合型

浸润腺癌

伏壁样为主型（LPA）（2004 年 WHO 分类为非黏液型 BAC，浸润范围＞ 5mm）

腺泡样为主型

乳头状为主型

微乳头状为主型

实体型为主伴黏液分泌

浸润腺癌的变异型

浸润黏液型腺癌（2004 年 WHO 分类为黏液型 BAC）

胶样型

胎儿型（低和高分化）

肠型

【临床表现】

● 早期肺癌可无任何症状，往往在体检时或因其他疾病而做胸部检查时发现

● 临床症状与发生部位、侵犯范围、病理类型、分期等因素密切相关

○ 原发肿瘤局部生长引起的症状

■ 常见症状有咳嗽、咯血、呼吸困难、胸痛等

○ 邻近器官、结构受侵引起的症状

■ Pancoast 综合征：疼痛、Horner 综合征、骨破坏及手肌萎缩

■ 上腔静脉阻塞综合征：气短、头颈部水肿、颈静脉怒张等

■ 喉返神经和膈神经麻痹

■ 胸膜、胸壁受侵：疼痛、呼吸困难、咳嗽等

■ 心脏受侵：心悸、胸闷

■ 食管受侵：吞咽困难、支气管食管瘘

○ 远处转移引起的症状

■ 常见的转移部位有脑、骨、肝、肾上腺等，可出现相应的症状

○ 全身症状

■ 常见症状有厌食、体重减轻、疲劳、恶病质、发热、抑郁等

○ 副肿瘤综合征（paraneoplastic syndrome）

■ 异位 Cushing 综合征

■ 抗利尿激素综合征

■ 高钙血症

■ 类癌综合征

■ 神经副肿瘤综合征

■ 皮肤副肿瘤综合征

■ 凝血和造血系统异常

■ 副肿瘤类风湿综合征

■ 肥大性肺性骨关节病

【治疗及预后】

● 非小细胞肺癌

○ 早期（Ⅰ、Ⅱ期）的标准治疗是根治性手术，ⅢA 期为手术与化疗及放疗的综合治疗，ⅢB 期为同步放化疗，Ⅳ期以化疗为主

○ 各期别 NSCLC 总的 5 年生存率约为 15%，其中 ⅠA 期为 61%，ⅠB 期为 38%，ⅡA 期为 34%，ⅡB 期为 24%，ⅢA 期为 13%，ⅢB 期为 5%，Ⅳ期为 1%

● 小细胞肺癌

○ 局限期的标准治疗模式是以化疗为基础，配合胸部放射治疗的综合治疗，同期化放疗逐渐成为常规；广泛期以化疗为主

○ 局限期 5 年生存率为 25% ～ 30%，广泛期 5 年生存率为 1% ～ 2%

【TNM 分期】

2009 年，第 13 届世界肺癌大会（WCLC）正式公布了新修订的第 7 版肺癌 TNM 分期系统。该系统由国际肺癌研究协会（IASLC）在完成了全球

范围内大量肺癌病例的数据回顾、验证及统计分析后，向国际抗癌联盟（UICC）和美国癌症联合委员会（AJCC）提出修改建议并被采纳。与第 6 版肺癌 TNM 分期系统相比，主要是对 T 分期和 M 分期进行了重新修订，N 分期继续使用原 N 分期方法。

- CT、MRI（脑）、骨扫描、腹部超声是目前肺癌分期最常用的方法
- PET-CT 是肺癌分期的最佳方法，尤其对 N、M 分期

表 8-2-2 第 7 版 T 分期、N 分期、M 分期定义

分期	定义
T	原发肿瘤
T_x	原发肿瘤不能评价，痰或支气管冲洗液找到恶性细胞，但影像学或支气管镜未发现肿瘤
T_0	无原发肿瘤
T_{is}	原位癌
T_1	肿瘤最大径 $\leq$ 3 cm，被肺或脏层胸膜包绕，未侵及叶支气管近端
T_{1a}	肿瘤最大径 $\leq$ 2 cm
T_{1b}	肿瘤最大径 > 2 cm 但 $\leq$ 3 cm
T_2	肿瘤最大径 > 3 cm 但 $\leq$ 7 cm，或具有以下任一特征：①侵犯主支气管，但距隆突 $\geq$ 2 cm；②侵犯脏层胸膜；③肺不张或阻塞性肺炎波及至肺门，但未累及一侧全肺
T_{2a}	肿瘤最大径 > 3 cm 但 $\leq$ 5 cm
T_{2b}	肿瘤最大径 > 5 cm 但 $\leq$ 7 cm
T_3	肿瘤最大径 > 7 cm，或直接侵犯胸壁（含肺上沟瘤）、膈肌、膈神经、纵隔胸膜、壁层心包，或肿瘤位于主支气管内距隆突 < 2 cm，未累及隆突，或合并全肺的肺不张或阻塞性炎症，或同一肺叶内另有孤立肿瘤灶
T_4	任何大小的肿瘤侵犯下列结构：纵隔、心、大血管、气管、喉返神经、食管、椎体、隆突，或同侧肺不同肺叶内另有孤立肿瘤灶
N	区域淋巴结
N_x	区域淋巴结无法评价
N_0	没有区域淋巴结转移
N_1	转移至同侧支气管旁和（或）同侧肺门及肺内淋巴结，包括原发肿瘤直接侵及肺内淋巴结
N_2	转移至同侧纵隔和（或）隆突下淋巴结
N_3	转移至对侧纵隔、对侧肺门、同侧或对侧斜角肌或锁骨上淋巴结
M	远处转移
M_x	远处转移无法评价
M_0	没有远处转移
M_1	远处转移
M_{1a}	对侧肺有肿瘤转移灶，伴有胸膜转移或出现恶性胸腔或心包积液
M_{1b}	其他远处转移

注：少见的表浅性肿瘤，局限于气管壁生长，无论大小和是否侵犯主支气管均定义为 T_1。绝大多数肺癌患者的胸腔积液由肿瘤引起，少数患者胸腔积液多次细胞学检查阴性，既不是血性也不是渗出性，临床判断认为积液与肿瘤无关，则不应该把积液考虑到分期因素内。

表 8-2-3 第 7 版 综合 TNM 分期

分期	T	N	M
隐匿性癌	T_x	N_0	M_0
0	T_{is}	N_0	M_0
I_A	$T_{1a,b}$	N_0	M_0
I_B	T_{2a}	N_0	M_0
II_A	$T_{1a,b}$	N_1	M_0
	T_{2a}	N_1	M_0
	T_{2b}	N_0	M_0
II_B	T_{2b}	N_1	M_0
	T_3	N_0	M_0
III_A	T_1,T_2	N_2	M_0
	T_3	N_1,N_2	M_0
	T_4	N_0,N_1	M_0
III_B	T_4	T_4	M_0
	任何 T	任何 T	M_0
IV	任何 T	任何 N	$M_{1a,b}$

【影像表现】

（一）中央型肺癌的影像表现

X 线表现

- 早期可无阳性征象或仅表现为支气管狭窄的继发改变
  - 阻塞性肺气肿，表现为肺野透光度增高及肺纹理稀疏
    - 由于胸片密度分辨率低，在实际工作中难以发现
  - 阻塞性肺炎，表现为局限性斑片状影或肺段、肺叶实变影
    - 抗感染治疗后吸收多不完全，易反复发作
  - 阻塞性肺不张，导致肺体积缩小、密度增高
- 中、晚期中央型肺癌表现为肺门区肿块及支气管阻塞性改变
  - 肺门肿块使肺不张阴影在肺门部密度增高或有肿块突出
    - 右肺门肿块与右肺上叶不张相连形成

"反 S 征"（图 8-2-2）

CT 表现

- 支气管异常
  - 管壁增厚，管腔狭窄或闭塞，管腔内结节（图 8-2-3）
- 肺门区肿块（图 8-2-2）
  - 肿瘤向管壁外生长，与转移的肺门淋巴结均可在肺门区形成肿块
  - 增强扫描可见肺不张近端的肿块轮廓，其强化程度低于肺不张
- 支气管阻塞性改变
  - 阻塞性肺炎表现为受累支气管远侧肺组织实变或斑片状模糊影
  - 阻塞性肺不张表现为肺叶或肺段的均匀密度增高并伴有体积缩小
  - 阻塞性支气管扩张表现为柱状或带状高密度影（内为黏液充填），自肺门向肺内呈放射状分布
- 侵犯纵隔结构
  - 肿瘤与纵隔间脂肪间隙消失，肿瘤与纵隔结构分界不清

- 淋巴结转移
  - 一般将纵隔或肺门淋巴结短径超过 10mm 视为淋巴结肿大
  - NSCLC 常转移至同侧肺门和（或）相应纵隔引流区淋巴结
  - SCLC 常引起肺门、纵隔淋巴结广泛转移，并可相互融合成不规则团块状

MRI 表现

- MRI 在显示支气管壁增厚、破坏、管腔狭窄及阻塞方面不及 CT
- 肺门区肿块在 T1WI 上呈与肌肉相仿的中等信号，在 T2WI 多表现为不均匀高信号
- 中央型肺癌继发阻塞性改变时，平扫 T2WI 及增强后 T1WI 可在阻塞性肺不张中显示肿瘤瘤体的形态，通常肿瘤的信号强度低于肺不张（图 8-2-4）
- 肺门、纵隔肿大淋巴结，T1WI 呈中等信号，T2WI 呈略高信号

PET-CT 表现

- 肺门区肿块表现为团块状、结节状或不规则形放射性浓聚，放射性摄取增高程度与肿瘤恶性程度相关，SUVmax 多高于 2.5（图 8-2-5），分化好的肺癌可低于 2.5
  - 较大肿瘤中心可因坏死或空洞形成，表现为环形放射性浓聚或不均匀性放射性浓聚
- 当中央型肺癌伴阻塞性肺不张或肺炎时，可形成"彗星征"，即明显放射性浓聚的肿块伴远端有放射性摄取但程度远低于肿瘤的阻塞性改变
- 转移淋巴结呈单发结节状或融合团块状放射性浓聚

（二）周围型肺癌的影像表现

X 线表现

- 早期病灶分叶征象少，常表现为结节状或无一定形态的小片状阴影
  - 少数可呈空洞、条索状表现，边缘多毛糙
    - 部分分化好、生长慢的肿瘤边缘可较清晰
  - 靠近胸膜者可侵及胸膜形成胸膜凹陷征
- 肿瘤逐渐发展，由于生长速度不均衡和肺组织支架结构的制约，可形成分叶状肿块

- 如呈浸润性生长则边缘毛糙常有短毛刺
- 如肿块较大，中心可坏死形成空洞
  - 空洞一般为厚壁空洞，空洞的内缘凹凸不平
- X 线平片显示肿瘤有钙化者约占 1% ~ 2%
- 一些瘤体周边部可有斑片状影，多为阻塞性肺炎表现

CT 表现

分析 CT 表现时，病灶大小、形态、密度、内部结构、瘤 - 肺界面、倍增时间及强化特征等是重要的诊断指征

- 大小
  - 通常将肺内 ≤ 3cm 的局灶性病灶称为结节，> 3cm 者称为肿块
    - 孤立性肺结节（solitary pulmonary nodules，SPN）是指肺实质内直径 ≤ 3cm 的单发圆形或类圆形病灶
  - 一般而言，结节越大，恶性的可能性越大，但磨玻璃密度结节有例外
    - 小于 5mm 的结节 0 ~ 1% 为恶性
    - 5 ~ 10mm 的结节 6% ~ 28% 为恶性
    - 2cm 以上的结节 64% ~ 82% 为恶性
- 结节密度：通常将肺内非钙化结节分为 3 种密度类型
  - 实性结节（solid nodule）：完全软组织密度，无磨玻璃样密度成分
    - 是周围型肺癌最常见的类型
  - 非实性结节（non-solid nodule）：表现为单纯磨玻璃样密度（ground-grass opacity，GGO），为肿瘤沿肺泡构架匍匐生长所致（图 8-2-6）
    - CT 上表现为局部肺野密度轻度增加，不掩盖正常支气管血管束
    - 主要见于不典型腺瘤样增生或非黏液型原位腺癌（AIS）
  - 部分实性结节（part-solid nodule）：兼具实性成分和 GGO 成分的混合密度结节（图 8-2-7）
    - 在肺癌 CT 筛查检出的肺结节中，部分实性结节恶性概率最高，达 60% 以上
    - GGO 成分越多，肿瘤生长越缓慢，预后

越好

- 结节内部征象
  - 支气管充气征（air bronchogram）
    - 是指病灶内未被肿瘤充填的各级支气管影
    - 可见于肺癌、肺炎性病变或淋巴瘤，但以肺癌较多见
    - 组织学类型多为分化程度较高的腺癌，为肿瘤附壁生长不破坏肺支架结构，使病灶内的支气管结构得以保存
  - 空泡征（vacuole sign）
    - 一般指结节内 1 ～ 3mm 的小灶性透光区
    - 通常认为是未被肿瘤充填的残余含气肺泡，或充气支气管的轴位相
    - 常见于腺癌，常与支气管充气征同时存在
  - 空洞（cavity）与空腔（air containing space）
    - 指病灶内较大的圆形或类圆形含气透亮区，多系肿瘤组织坏死液化物与支气管相通、排出而形成
    - 多见于大于 3cm 的肿块，在鳞癌中占 7% ～ 15%，在腺癌中占 2%，极少有小细胞癌出现空洞的报道
    - 空洞可为中心性，也可为偏心性，空洞壁多为 0.5 ～ 3cm
    - 偏心厚壁空洞和内壁凹凸不平支持肺癌的诊断
    - 约 3% 肿瘤空洞的洞壁很薄，似肺大泡或支气管囊肿，部分可能为肺大泡或支气管囊肿壁上发生的癌（此时可称为空腔），部分为肿瘤明显坏死，形成薄壁空洞
  - 钙化（calcification）
    - 约 6% ～ 10% 肺癌内可出现钙化
    - 钙化位于结节 / 肿块中央，呈网状、弥漫小点"胡椒末"状及不定形者多为恶性
    - 位于边缘的结节状钙化可能是原有的良性钙化被肿瘤包入
    - 弥漫性致密钙化、分层样或爆米花状钙化时几乎全部为良性
- 结节边缘征象
  - 分叶征（lobulation）
    - 表现为肿瘤边缘具有切迹，凹凸不平

- 在周围型肺癌的出现率达 80% 以上
  - 毛刺征（spicule sing）
    - 表现为自瘤体边缘向周围肺野伸展、呈放射状、无分枝的线状影，近瘤体处可略粗（图 8-2-8）
    - HRCT 图像上肺腺癌毛刺征出现率可达 90% 以上
    - 孤立性转移和良性病变也可有毛刺，但远较肺癌少见
    - 炎性病变多表现为粗长毛刺
- 结节周围征象
  - 胸膜凹陷征（pleural indentation sign）
    - 表现为结节边缘的 1 条或 2 条以上线状影，以小三角形或喇叭口状影止于邻近胸膜
    - 主要由肿瘤内成纤维反应造成的瘢痕收缩牵拉局部胸膜所致，但前提条件是胸膜没有粘连
    - 以腺癌最为常见
  - 血管集中征 / 集束征（vessel convergence sign）
    - 表现为一支或几支血管到达瘤体内或穿过瘤体，肺血管被牵拉向肿瘤移位，血管到达瘤体边缘截止
    - 反映肿瘤结节与肺内血管之间的密切关系，动静脉均可累及
    - 以腺癌发生率较高
  - 卫星病灶（satellite）
    - 少见，多见于腺癌，可呈结节状或小片状
- 强化特征
  - 强化程度
    - CT 值增高在 20Hu 以下提示为良性结节
    - CT 值增高 20 ～ 60Hu 提示为恶性结节
    - CT 值增高 60Hu 以上提示炎性结节可能大
  - 时间 - 密度曲线（time-attenuation curve，TAC）
    - 恶性结节的 TAC 通常在开始时呈中等强度升高，再逐渐升高至峰值，然后出现一平台期（图 8-2-9）
    - 良性结节在增强后 TAC 只显示轻微增高或不升高

- 炎性结节的 TAC 通常在增强后快速升高，达峰值后曲线下降，然后又有升高，呈双峰状
  - ○ 强化方式
    - ■ 趋中央的强化包括均匀强化多提示肺癌诊断
    - ■ 斑驳样强化或环形包膜样强化多提示良性病变
- 倍增时间（doubling time）
  - ○ 是指肿瘤体积增长 1 倍（直径增长约 26%）所需的时间
  - ○ 肺癌的倍增时间差异较大，一般在 30 ~ 400 天（图 8-2-10）
    - ■ 早期腺癌（AIS、MIA）倍增时间较长，可以 > 2 年
    - ■ 鳞癌＜浸润腺癌＜原位腺癌及微浸润腺癌＜不典型腺瘤样增生

MRI 表现

- 肺外周结节或肿块 T1WI 呈中等信号，T2WI 呈中高信号，信号多不均匀
- MRI 也可显示肿瘤结节的边缘毛糙、分叶征和胸膜凹陷征（图 8-2-11）
- MRI 增强扫描及动态增强扫描对鉴别孤立性肺结节有一定的价值
  - ○ 增强扫描显示直径 < 3cm 的肺癌呈均匀明显强化，强化水平高于结核球组
  - ○ 伴有干酪性坏死的结核球可显示为特征性薄壁环形强化
  - ○ MR 动态增强扫描的时间－信号强度曲线显示肺癌及局灶机化性肺炎达到最大强化率的时间较短，强化峰值较高
  - ○ 结核球和错构瘤强化不明显，达到最大强化率时间较长或逐渐强化而无峰值时间

PET-CT 表现

- 表现为肺外周的放射性高浓聚灶，SUVmax 一般高于 2.5（图 8-2-12，图 8-2-13）
- 少数生长缓慢的肿瘤如非实性的腺癌、部分类癌及部分高分化腺癌可因代谢活性较低而呈假阴性
- 纵隔、肺门转移淋巴结呈单发结节状或融合团块状放射性浓聚

（三）不同组织学类型肺癌的影像学表现

腺癌

- 典型表现（图 8-2-8）
  - ○ 周围肺野的孤立性肺结节或肿块，常 < 4cm
  - ○ 多为实性和部分实性
  - ○ 常有分叶、毛刺、胸膜牵拉、支气管充气征和空泡等征象
- 不典型表现
  - ○ 空洞：少见，约占 4%，表现为偏心，壁厚薄不均
    - ■ 与鳞癌相比其特点是空洞较小，多 < 1cm，可多发，无液平，少见典型壁结节
  - ○ 中央型或支气管内肿瘤伴气道阻塞性改变
  - ○ 肺实变 / 肺炎样改变，黏液型腺癌可有此表现
  - ○ 弥漫浸润性病变，可累及整个肺叶，表现为肺叶内多发结节和条索影，亦可合并癌性淋巴管炎
  - ○ 沿胸膜弥漫浸润形成假间皮瘤样表现

细支气管肺泡癌（参见肺腺癌国际多学科新分类）

- 病理诊断标准
  - ○ 肿瘤成分全部是细支气管肺泡癌，无任何间质、血管、胸膜浸润
  - ○ 分为黏液型、非黏液型和两者的混合型
- 影像表现
  - ○ 多表现为非实性结节或有少量实性成分的部分实性结节，通常 < 3cm（图 8-2-6）
    - ■ 可有分叶、支气管充气征、空泡征，边缘略不规则，一般无毛刺、胸膜牵拉等表现
    - ■ 部分实性结节出现毛刺、胸膜牵拉等表现时，表明有肺间质、胸膜浸润和瘢痕形成，是浸润性腺癌的可靠表现
  - ○ 肺实变 / 肺炎型呈肺段或肺叶分布，但并不一定累及整个肺段 / 叶，呈蜂窝状影或蜂窝状影与完全实变的肺组织混杂，增强扫描可见血管造影征（图 8-2-14）
  - ○ 多结节型表现为肺多发结节灶或小片影

鳞状细胞癌

- 90% 以上的鳞状细胞癌发生于吸烟者
- 约 2/3 为中央型肺癌，1/3 为周围型肺癌

- 中央型影像特征请参见本节中央型肺癌的影像表现
- 周围型影像表现
  - 初诊时肿块常较大（相对腺癌），呈圆形或分叶状，也可呈不规则形
  - 边缘清楚或有长毛刺，与腺癌的放射状短毛刺有所不同
  - 远端常可见到阻塞性炎症，亚段、亚亚段肺不张
  - 可直接侵犯邻近结构，靠近叶间裂者可跨叶生长
- 鳞状细胞癌常发生角化坏死，是最容易产生空洞的类型（图 8-2-15）
  - 空洞在鳞状细胞癌中约占 7% ~ 15%

小细胞肺癌

- 绝大多数发生于叶和主支气管，约 5% 发生于周围肺实质
- 中央型影像表现
  - 较长范围的支气管壁及周围软组织增厚、肿物伴管腔狭窄或闭塞（图 8-2-16）
  - 沿多个段及亚段支气管铸型的分支状改变
  - 肿瘤常直接侵犯肺门、纵隔大血管
  - 增强扫描呈不均匀强化，空洞罕见
  - 肺门及纵隔淋巴结转移早、广泛
    - 有时仅见转移淋巴结而未发现肺内病变
  - 早期即出现多发远处转移，最常见于肝、肾上腺、胰腺及腹膜后、腹腔淋巴结
- 周围型影像表现
  - 表现为孤立性肺结节者难以明确诊断（图 8-2-17）
    - 约 4% 小细胞肺癌表现为孤立性肺结节
    - 密度均匀，类球形、分叶状，边缘较光整少有毛刺
    - 肿瘤体积倍增时间短
  - 肿瘤围绕周围多支细支气管生长可表现为相邻的多个结节
  - 成串较大的肺门、纵隔淋巴结转移

大细胞肺癌

- 大多数为周围型，就诊时肿瘤往往很大
- 肿瘤生长快，可短期迅速增大
- 圆形或卵圆形，边缘分叶，轮廓光整，罕见毛刺（图 8-2-18）
- CT 扫描有时可见肿瘤中有斑片状的较低密度坏死区，空洞罕见

腺鳞癌

- 是一种少见的肺癌亚型，占原发肺癌的 0.4% ~ 4%
- 由腺癌和鳞癌两种成分组成，每种成分至少占全部肿瘤的 10% 才能诊断
- 以周围型多见，无特征性影像表现，与腺癌、鳞癌等难以鉴别（图 8-2-19）

肉瘤样癌

- 罕见，占非小细胞肺癌的 0.1% ~ 0.4%
- 是一组分化差的、含有肉瘤或肉瘤样分化的非小细胞肺癌
- 包括多形性癌、梭形细胞癌、巨细胞癌、癌肉瘤和肺母细胞瘤
- 吸烟是主要危险因素，超过 90% 的多形性癌患者为重度吸烟者
- 预后差，5 年生存率低于其他非小细胞肺癌
- 影像表现常为较大肿物，密度不均匀，有坏死，容易侵犯胸膜或胸壁，多有肺门与纵隔淋巴结转移，很难与其他非小细胞肺癌区分（图 8-2-20）

类癌

- 为低度恶性肿瘤，较少见，在肺恶性肿瘤中约占 1% ~ 2%
- 起源于支气管树黏膜上皮及黏膜下腺体的神经内分泌细胞，与肺小细胞、大细胞癌同属肺神经内分泌肿瘤
- 可分为典型类癌与不典型类癌
  - 典型类癌，核分裂少于 2 个 /2mm^2（10HPF）并缺乏坏死
  - 不典型类癌，核分裂为 2 ~ 10 个 /2mm^2（10HPF）和（或）伴坏死灶
- 影像表现
  - 中央型类癌表现为支气管腔内生长的肿瘤，伴不同程度的阻塞性改变，CT 增强扫描常有明显强化（见本章第 3 节，图 8-3-2，图 8-3-3）
  - 周围型表现为边缘光滑的结节或肿物，密度均匀，空洞形成及不规则边缘少见，钙

化少见（见本章第 3 节 图 8-3-4）

- 有时与肺内良性肿瘤如错构瘤、硬化性血管瘤难以鉴别
  - 不典型类癌在影像学上很难与其他常见类型肺癌区分

唾液腺肿瘤

- 属低度恶性肿瘤，主要类型为腺样囊性癌和黏液表皮样癌，在全部肺癌中所占比例均少于 1%
- 腺样囊性癌多位于气管、主支气管和叶支气管腔内，好发于气管侧壁或侧后壁邻近软骨与膜部交界处，也常呈环周浸润性生长，可在管腔外形成较明显肿物（见本章第 4 节 图 8-4-1）
  - CT 扫描密度常较低，平扫低于或近等于肌肉，增强后强化不明显，一般低于肌肉
- 黏液表皮样癌多位于主支气管、叶、段支气管，有时骑跨在隆突区，少部分位于外周肺内（见本章第 4 节 图 8-4-3）
  - CT 增强扫描病变常明显强化，密度高于肌肉，钙化相对常见

推荐影像学检查

- 首选影像学检查方法：增强 CT 薄层重建

【鉴别诊断】

中央型肺癌的鉴别诊断

- 中央型肺癌引起的阻塞性肺炎需与一般肺炎或肺结核的浸润病灶鉴别
  - 阻塞性肺炎临床症状较轻，抗炎后不易吸收，或在同一部位反复出现
  - 一般肺炎急性感染症状较重，抗炎 1 ~ 2 周后即有好转
  - 肺结核可表现为多节段或多叶受累，分布相邻或不相邻，无肺门肿块或反"S"征
    - 临床上常有长期低热、盗汗等结核中毒症状
    - 实验室检查红细胞沉降率加快，痰结核分枝杆菌检查可为阳性
- 中央型肺癌引起的肺不张应与结核及慢性肺炎的肺不张鉴别
  - 结核及肺炎肺不张均无肺门肿块，肺叶、肺段支气管通畅，可见支气管充气征
  - 结核性肺不张内常见支气管扩张和钙化灶，

周围有卫星灶

- 与支气管结核所致的支气管狭窄的鉴别
  - 支气管结核的狭窄范围较长，常见病变段支气管的狭窄与扩张相间，一般管壁增厚较轻，不形成管壁肿块，有时管壁可见到钙化
  - 肺癌所致的支气管狭窄较局限，呈杯口状或鼠尾状狭窄或中断
- 与结核所致的肿大淋巴结的鉴别
  - 结核所致的肿大淋巴结其发病部位与淋巴引流区通常无明显相关，可有钙化或边缘环形强化
    - 边缘模糊、融合呈现多环形表现时是结核的典型表现
  - 肺癌的转移淋巴结与引流区分布有关，淋巴结边缘环形强化可见于鳞癌的转移，但少见于腺癌、小细胞癌
- 与支气管腔内良性肿瘤的鉴别
  - 支气管腔内良性肿瘤罕见，脂肪瘤（lipoma）、错构瘤（hematoma）、乳头状瘤（papilloma）等均可引起不同程度阻塞性改变
    - 病变常较小而局限，不向腔外生长
    - CT 薄层扫描可见瘤内有脂肪（脂肪瘤）或脂肪及钙化（错构瘤）或软组织密度，表面光整
  - 肺癌主要表现为管壁增厚、管腔向心性狭窄及结节表面凹凸不平
    - 类癌可显著强化，可位于腔内或由腔内向腔外生长
- 与支气管腔内异物的鉴别
  - 有异物吸入史，反复固定部位的感染支持异物伴阻塞性改变的诊断
  - 薄层 CT 扫描结合多平面重组（MPR）、最小密度投影（MinIP）等技术可显示支气管腔狭窄或阻塞以及异物所在的位置、大小、形态、密度等

周围型肺癌的鉴别诊断

- 结核球（tuberculoma）
  - 好发于上叶尖后段或下叶背段
  - 多呈圆形、类圆形，可规则或不规则，轮廓光滑，或平直成角，边缘可有长的触角

状或索条状影，邻近常有胸膜增厚粘连

- 肿块内可有点状或斑片状钙化，病变周围常有"卫星灶"
- 如有空洞形成，多为中心性空洞，洞壁规则、较薄
- 增强扫描可无强化或环形强化，环形强化的厚度取决于结核球周边肉芽组织的多少

● 机化性肺炎（organized pneumonia）
- 一般形态不规则，可呈类圆形、三角形、多边形、楔形等
- 边缘可有粗长毛刺及索条影
- 多数紧贴或邻近胸膜，伴胸膜增厚粘连
- 追问病史一般有急性肺炎病史

● 肺隔离症（pulmonary sequestration）
- 是由体循环供血而又没有正常肺功能的肺组织，血供主要来自胸主动脉，少部分可来自腹主动脉和腹腔动脉发出的异常分支
- 好发于肺下叶后基底段或内基底段，左侧多于右侧
- 未与支气管相通者表现为密度均匀肿块，呈圆形、卵圆形，少数可呈三角形或多边形，边界清晰，密度均匀者CT值与肌肉相仿
- 与支气管相通者则表现为密度不均匀，内见囊性改变，囊内有时见到气体或液平
- CT增强扫描观察到由主动脉发出的供血动脉即可确诊

● 球形肺不张（round atelectasis）
- 常见于胸膜炎及积液吸收后，由于局部胸膜粘连，限制了肺的扩张所致的特殊类型肺不张
- 多位于肺底或肺的后部，呈圆形或类圆形边缘清楚的肿物
- CT扫描可显示支气管、血管束呈弧形向肿物中心卷入，呈"彗星尾状"改变，邻近胸膜局限性增厚

● 错构瘤（hematoma）
- 边缘光滑清楚，有浅分叶或无分叶
- 瘤内可有脂肪及钙化，典型者呈"爆米花"状钙化

● 硬化性血管瘤（sclerosing hemangioma）
- 好发于中年女性
- 呈圆形或卵圆形，边缘光整
- 平扫密度均匀，可有小低密度区和粗大点状钙化，偶尔可见囊性变
- 增强后有明显强化

● 孤立性肺转移瘤（solitary pulmonary metastasis）
- 病灶边缘光滑，可有浅分叶
- 少数也可有毛刺，尤其是原发肿瘤为腺癌（如乳腺癌、结肠癌）
  - 影像表现有时很难与原发肺癌鉴别
  - 主要应结合原发肿瘤病史，提出鉴别诊断

诊断与鉴别诊断精要

- 中央型肺癌发生在主支气管及叶、段支气管，表现为支气管腔内结节或肿块，支气管壁增厚、狭窄与阻塞，以及肺门区肿块和并发的阻塞性改变
- 周围型肺癌发生在段以下的支气管，表现为肺外周结节或肿块，常为单发，分叶状，边缘有毛刺，胸膜牵拉，远端可有阻塞性改变
- 胸内直接侵犯、胸内转移和（或）远处转移是诊断肺癌的重要依据
- 对于 CT 诊断困难的疑诊中央型肺癌病例，可行支气管镜检查
- 对于 CT 诊断困难的疑诊周围型肺癌病例，可行 CT 引导下经皮肺穿刺活检

典型病例

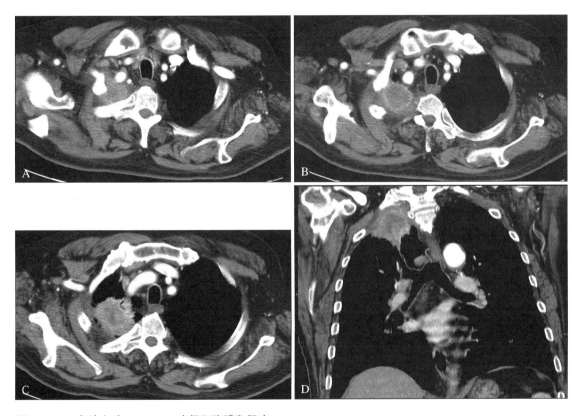

图 8-2-1　右肺上叶 Pancoast 瘤侵犯胸膜和肌肉

男性，68 岁，体检发现右肺尖肿物 1 周。CT 增强扫描横断面（A ~ C）及冠状面重组图像（D）示右肺尖肿物，约 4.6cm×4.5cm，浅分叶，不均匀强化，中心片状低密度区，与邻近胸膜分界不清。术中见肿瘤侵及壁层胸膜及肋间肌，术后病理为周围型中分化腺癌，部分区域伴鳞状分化

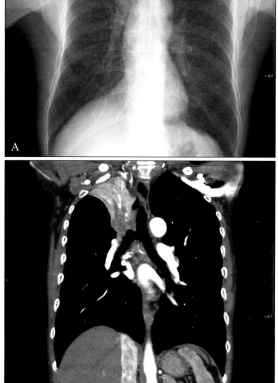

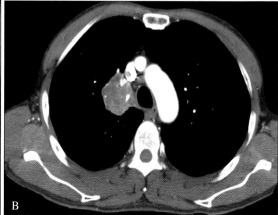

图 8-2-2　右肺上叶中央型肺癌

男性，64 岁，干咳伴气短 1 年。A. 胸片正位像示右肺
上叶根部肿块与远端不张肺组织相连形成"反 S 征"；
B ~ C. 增强 CT 横断面及冠状面重组图像显示右肺上叶
支气管截断，局部形成软组织肿物，伴远端肺不张，肿
物强化程度低于远端肺不张。术后病理为右肺上叶中央
型中分化鳞状细胞癌

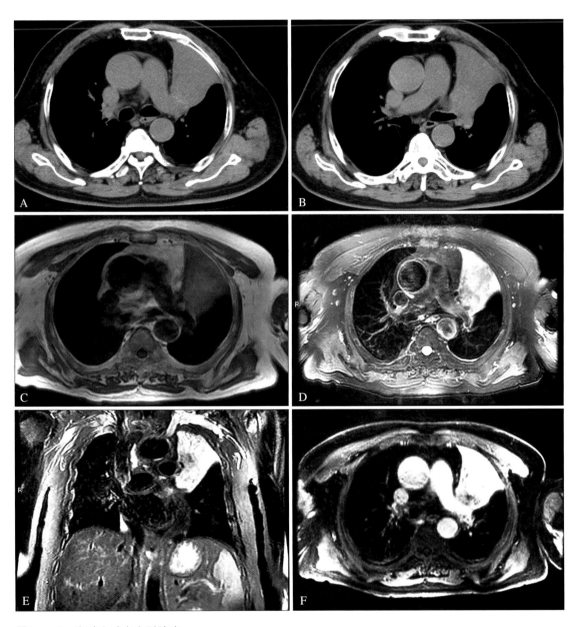

图 8-2-3　左肺上叶中央型肺癌

男性，71 岁，咳嗽、痰中带血 1 个月。A ~ B. CT 平扫图像示左肺上叶支气管截断，局部形成软组织肿物，伴远端阻塞性肺不张，肿物与不张肺组织分界不清；C ~ F. MR 平扫 + 增强扫描图像示左肺上叶根部肿物，在 T1WI 上呈等信号，在 T2WI 及增强扫描图像上能在阻塞性肺不张中显示肿瘤瘤体的形态，其信号强度及强化程度低于肺不张（C：T1WI；D：T2WI；E：冠状面 T2WI/FS；F：增强）。术后病理为中央型中分化鳞状细胞癌

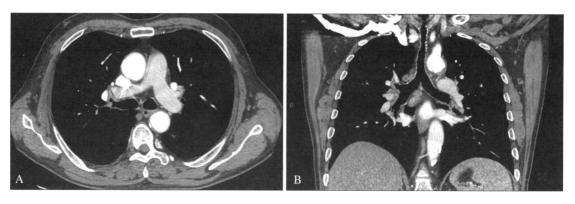

图 8-2-4 右肺上叶中央型肺癌

男性，61 岁，咳嗽半月余。CT 增强扫描横断面（A）及冠状面重组图像（B）示右肺上叶支气管管壁稍增厚，管腔略狭窄。术中探查见右肺上叶支气管管壁僵硬，术后病理为中央型高分化鳞状细胞癌

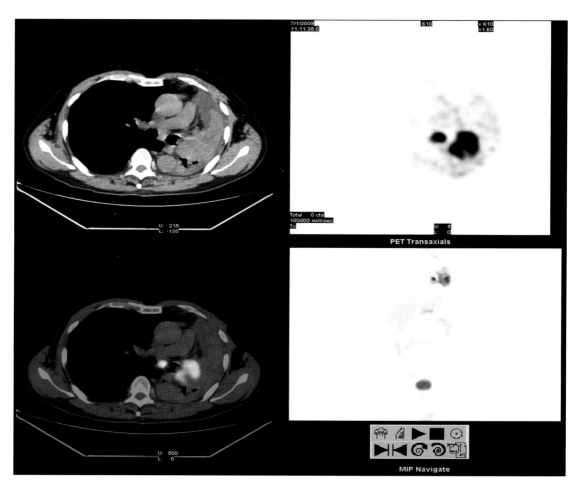

图 8-2-5 左肺中央型肺癌

男性，68 岁，外院 CT 发现左肺门肿物半年。PET-CT 图像示左主支气管根部肿物，放射性摄取增高，最大 SUV8.1，左主支气管截断，远端肺不张。纵隔 7 区淋巴结放射性摄取增高，最大 SUV9.5（左上图为 CT，右上图为 PET，左下图为 PET-CT 融合图像，右下图为 PET 最大密度投影）。术后病理为左肺中央型中分化鳞状细胞癌，纵隔 7 区淋巴结转移

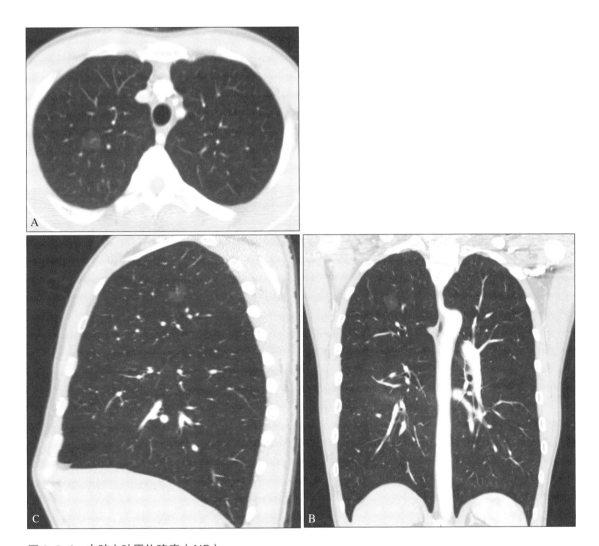

图 8-2-6　右肺上叶原位腺癌（AIS）

男性，45 岁，咳嗽、咳痰伴痰中带血 2 年。CT 横断面（A）及冠状面（B）、矢状面（C）图像示右肺上叶尖段磨玻璃样密度结节，边界清楚，约 1.5cm×1.8cm。术后病理为原位腺癌（AIS）

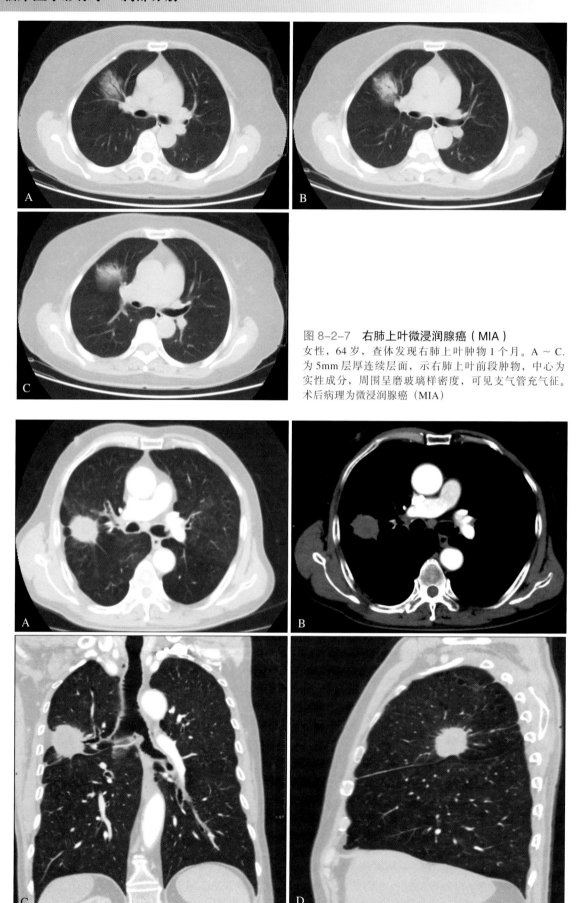

图 8-2-7 右肺上叶微浸润腺癌（MIA）

女性，64 岁，查体发现右肺上叶肿物 1 个月。A ~ C. 为 5mm 层厚连续层面，示右肺上叶前段肿物，中心为实性成分，周围呈磨玻璃样密度，可见支气管充气征。术后病理为微浸润腺癌（MIA）

图 8-2-8 右肺上叶高分化腺癌

男性，77 岁，阵发性咳嗽伴咳痰 5 个月。CT 增强扫描横断面（A、B）及冠状面（C）、矢状面（D）图像示右肺上叶后段结节，浅分叶，边缘可见毛刺及胸膜牵拉，侵及水平叶间胸膜。肺穿刺活检病理为高分化腺癌

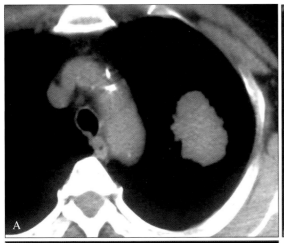

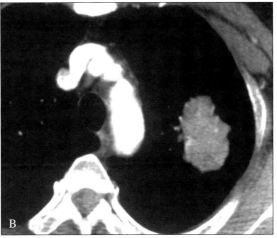

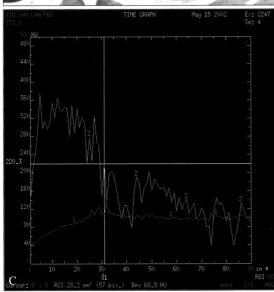

图 8-2-9 左肺上叶腺癌

女性，66 岁。A. CT 平扫示左肺上叶肿物；B. 增强扫描示病灶明显不均匀强化；C. 增强后时间密度曲线（TAC 曲线），曲线 1 为肿瘤的时间密度曲线，曲线 2 为主动脉的时间密度曲线。曲线 1 形成上升支达峰值后，有一较长平台期。术后病理为周围型腺癌

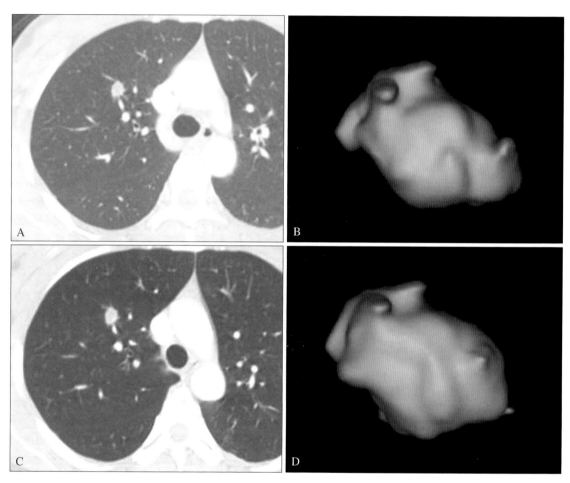

图 8-2-10　右肺上叶腺癌

女性，36 岁，查体发现右肺上叶结节。A ～ B. CT 横断面和三维重建，示右肺上叶前段结节，边缘可见短毛刺，体积为 632mm³；C ～ D. 5 个月后复查，CT 横断面示病灶无明显变化，三维重建示体积增大，为 868mm³，与第一次 CT 比较，体积增长 37%，倍增时间为 327 天。术后病理为中分化腺癌

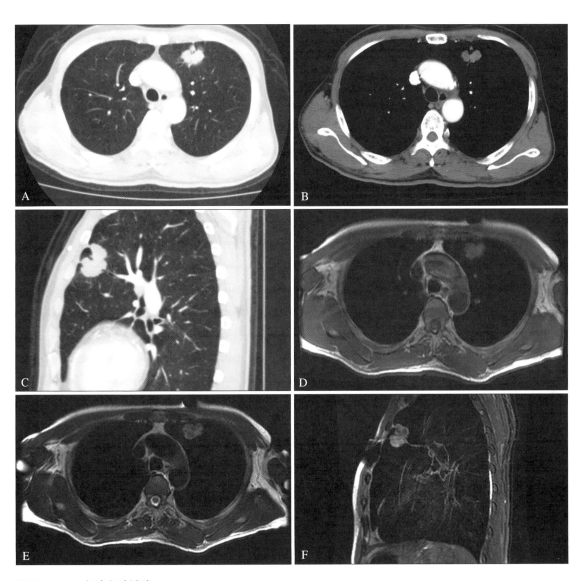

图 8-2-11　左肺上叶鳞癌

男性，66 岁，体检发现左肺上叶肿物 1 周。A ~ C. CT 横断面及矢状面图像示左肺上叶前段结节，深分叶，牵拉前胸壁胸膜；D ~ F. MR 图像上 T1WI 呈等信号，T2WI 及 T2WI/FS 呈不均匀中高信号，可见分叶征及胸膜牵拉征（D：T1WI；E：T2WI；F：矢状面 T2WI/FS）。术后病理为低分化鳞癌

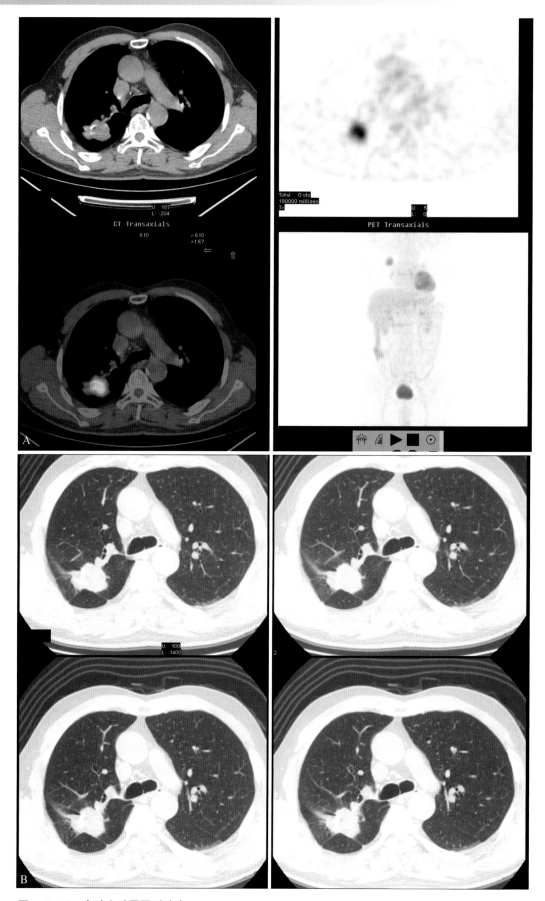

图 8-2-12　右肺上叶周围型腺癌

男性，65 岁，查体发现右肺上叶肿物 5 年。A. PET-CT 图像示右肺上叶后段肿物，放射性摄取增高，最大 SUV4.6；B. CT 示肿物呈分叶状，边缘可见多发毛刺，牵拉局部侧胸膜及斜裂胸膜，内部可见散在粗大钙化。术后病理为中分化腺癌

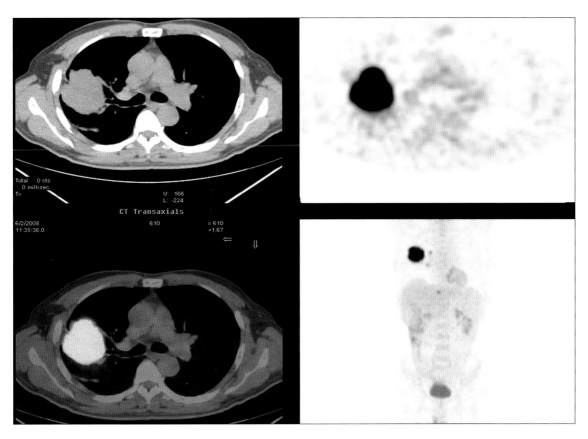

图 8-2-13　右肺上叶周围型鳞癌

男性，62 岁，咳嗽、咳痰、痰血 1 月余。PET-CT 示右肺上叶前段分叶状肿物，放射性摄取增高，最大 SUV14.2。术后病理为低分化鳞状细胞癌

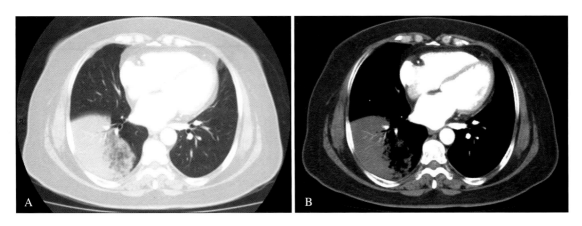

图 8-2-14　右肺下叶腺癌

女性，68 岁，咳嗽半年。A～B.CT 增强扫描示右肺下叶实变影，其内可见支气管充气征、蜂窝状影及血管造影征。术后病理为黏液型腺癌

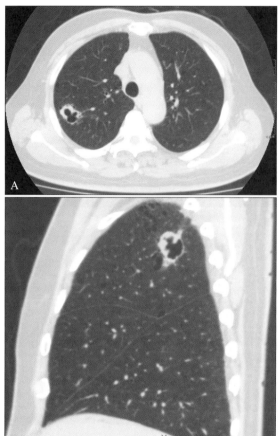

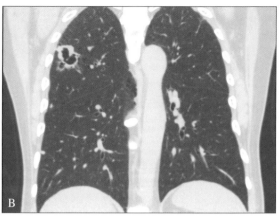

图 8-2-15　右肺上叶鳞癌

男性，70 岁，咳嗽 4 个月余。CT 横断面（A）、冠状面（B）及矢状面（C）示右肺上叶尖段空洞样病灶，约 1.8cm×2.2cm，洞壁厚薄不均，最厚处约 6mm，内壁结节状，病灶边缘见分叶及毛刺。术后病理为中 - 低分化鳞状细胞癌

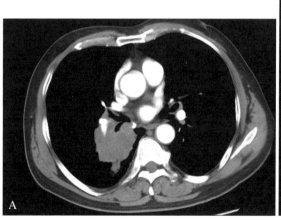

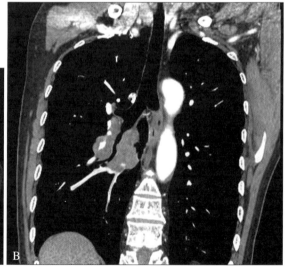

图 8-2-16　右肺下叶小细胞肺癌

男性，58 岁，刺激性咳嗽 1 年余。CT 增强扫描横断面（A）及冠状面（B）图像示右肺下叶根部较大肿物，包绕支气管生长。术后病理为小细胞肺癌

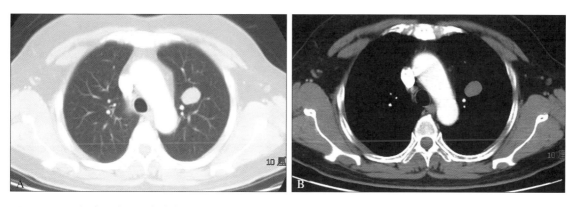

图 8-2-17 左肺上叶小细胞肺癌
女性，57 岁，查体发现左肺肿块 3 天。A ~ B. CT 增强扫描横断面图像示左肺上叶前段孤立性肺结节，密度均匀，边缘光滑。术后病理为小细胞肺癌

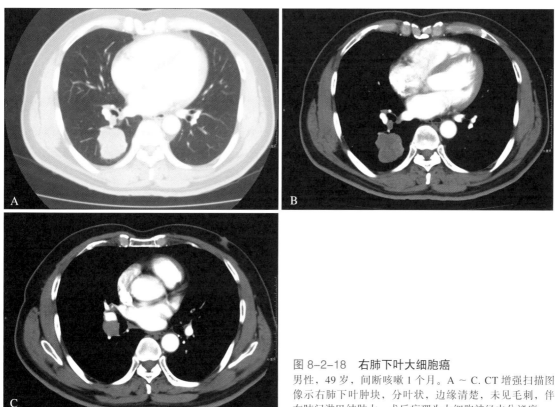

图 8-2-18 右肺下叶大细胞癌
男性，49 岁，间断咳嗽 1 个月。A ~ C. CT 增强扫描图像示右肺下叶肿块，分叶状，边缘清楚，未见毛刺，伴右肺门淋巴结肿大。术后病理为大细胞神经内分泌癌

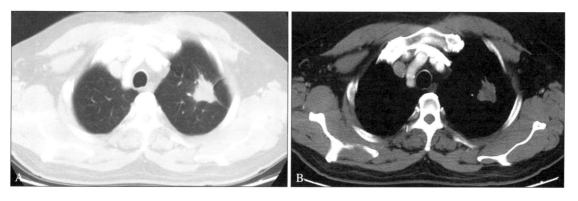

图 8-2-19 左肺上叶腺鳞癌
男性，66 岁，咳嗽伴痰中带血半月。A ~ B. CT 增强扫描示左肺上叶不规则结节，边缘可见多发长毛刺，牵拉邻近胸膜。术后病理为中 - 低分化腺鳞癌

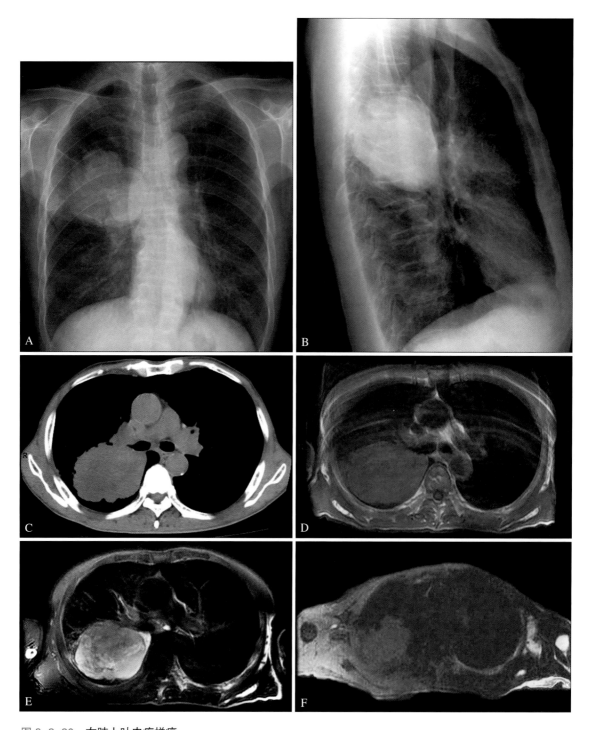

图 8-2-20　右肺上叶肉瘤样癌

男性，71 岁，咳嗽、痰中带血 1 月余。A ~ B. 胸部正侧位像示右肺上叶后段巨大分叶状肿块；C：CT 平扫示软组织
密度肿块密度欠均匀，分叶明显；D ~ F. MR 平扫 T1WI 呈低信号，T2WI 呈不均匀高信号，增强扫描呈不均匀强化，
其内可见无强化的坏死区（D：T1WI；E：T2WI；F：增强扫描）术后病理为肉瘤样癌

（赵世俊　吴　宁）

重点推荐文献

[1] Jemal A，Bray F，Center MM，et al．Global cancer statistics [J]．CA Cancer J Clin，2011，61（2）：69-90．

[2] Travis WD，Brambilla E，Müller-Hermelink HK，Harris CC（eds.）Pathology and Genetics：Tumours of the Lung，Pleura，Thymus and Heart [M]．Lyon：IARC Press，2004：146-247.

[3] Kligerman S，White C．Imaging characteristics of lung cancer [J]．Semin Roentgenol，2011，46（3）：194-207.

第3节 类 癌

【概念与概述】

- 肺类癌（pulmonary carcinoid，PC）是一种低度恶性的神经内分泌肿瘤，起源于支气管树黏膜上皮及黏膜下腺体的神经内分泌细胞（Kulchitsky细胞），与大细胞神经内分泌癌（large-cell neuroendocrine cancer，LCNEC）和小细胞肺癌（small-cell lung cancer，SCLC）同源，但分化不同
- 占肺部肿瘤的 1%～2%
- 根据病理学特征的不同，分为典型类癌（typical carcinoid，TC）和不典型类癌（atypical carcinoid，AC），TC占绝大多数，AC约占 10%～20%
- 根据生长部位的不同，分为中央型和周围型类癌，中央型约占 70%，周围型约占 1/3 左右

【病理与病因】

流行病学

- 欧洲大规模流行病学调查显示其发病率为每年 0.2/10 万
- TC 的发病率是 AC 的 3～4 倍

病因学

- 吸烟可能是 AC 发生中的一个危险因素

大体病理及手术所见

- 中央型 PC 表现为支气管内光滑、粉红色息肉样结节，以宽基底或窄基底附着在支气管壁上，表面黏膜多完整；病变较大时可侵达支气管壁外和肺组织，形成哑铃状，位于支气管腔内的肿瘤部分较小、而支气管壁外和肺组织的肿瘤部分较大时则形成"冰山征"
- 周围型 PC 边界清楚，无包膜，少数有浸润，周围有肺组织包围
- 肿瘤切面光滑，有时呈分叶状、颗粒状、有光泽，按其血运丰富程度可呈棕红色、黄褐色或灰白色

显微镜下特征

- TC 核异型性不明显，无核分裂象和坏死，具有充足的神经内分泌结构；AC 有较多核分裂象，较多的坏死，仍保留高度的神经内分泌结构，但较 TC 神经内分泌颗粒少
- 2004 年 WHO 肺癌病理组织学分类对于 TC 和 AC 进行了精确的界定和划分：TC 存在 < 2 个有丝分裂像 /10 高倍镜视野（2mm^2），且没有坏死；AC 存在 2～10 个有丝分裂像 /10 高倍镜视野（2mm^2），或（和）存在坏死

【临床表现】

临床特征

- 52%～92% 的患者会出现临床症状，主要取决于肿瘤所在部位
- 周围型 PC 早期可无明显临床症状，病史可以很长，甚至达数年或十余年
- 主要临床症状：咳嗽、痰中带血、胸痛、胸闷、气短、发热等
- 仅有 2%～5% 的患者会出现类癌综合征

年龄特征

- 年龄：可发生于任何年龄，90% 小于 50 岁，平均年龄约 47 岁，TC 的平均年龄比 AC 要年轻 10 岁左右，而且 TC 是儿童期最常见的肺部恶性肿瘤
- 性别：男女发病比例相似

预后

- TC 预后比 AC 好，术后 TC 很少出现局部肿瘤复发或远处转移，AC 较 TC 更易出现淋巴结转移，且局部复发率较高
- TC 5 年生存率 87%～100%，10 年生存率 82%～87%；AC 5 年生存率 56%～75%，10 年生存率 24%～52%

治疗

- 手术是主要治疗手段
- 放疗和化疗的效果尚不肯定

【影像表现】

X 线表现

- 中央型 PC：肺门或肺门周围肿物，边界清楚，常伴随支气管阻塞性改变
- 周围型 PC：TC 为圆形或椭圆形结节，边缘清楚，可有浅分叶；AC 与常见类型肺癌类似
- 不易发现肿瘤内部的钙化

CT 表现

- 中央型 PC：支气管内肿物，或者与支气管关系密切的肺门或肺门周围肿物，边界清楚，可有浅分叶，增强扫描常有明显强化，支气管可有狭窄、变形或阻塞性改变
- 周围型 PC：TC 为边缘光整的结节或肿块，直径多小于 3cm，可有浅分叶，毛刺和胸膜牵拉少见；AC 常较 TC 大，边缘不光整，与常见类型肺癌类似
- 可见钙化，文献报道约占 10% ~ 30%，但实际工作中少见

PET-CT 表现

- ^{18}F-FDG 作为示踪剂
  - 病变常无明显或有轻度放射性摄取浓聚
- ^{18}F- 多巴胺或 ^{11}C-5 羟色胺作为示踪剂
  - 病变可有明显放射性摄取浓聚

MRI 表现

- 平扫
  - T1WI 中的信号，T2WI 高信号
- 动态增强扫描
  - 快速、明显强化

推荐影像学检查

- CT 增强扫描

【鉴别诊断】

- 肺癌
  - 周围型常见类型肺癌表现为结节或肿物，常为单发，分叶状，边缘有毛刺，胸膜牵拉，远端可有阻塞性改变
  - 中央型肺癌表现为支气管根部肿物，支气管管腔常狭窄、截断，远端肺斑片状阻塞性改变或肺不张
  - 多伴有肺门、纵隔淋巴结肿大
  - 易转移至肾上腺、脑、骨骼等部位
- 硬化性血管瘤
  - 结节呈圆形或卵圆形，边缘光滑，无毛刺
  - 平扫密度多均匀，内部可见小低密度区、粗大点状钙化，偶有囊变
  - 增强扫描多明显强化，早期强化不均匀，延迟扫描强化均匀

诊断与鉴别诊断精要

- 中央型 PC：支气管内肿物，或者与支气管关系密切的肺门或肺门周围肿物，边界清楚，明显强化，支气管可有狭窄、变形或阻塞性改变
- 周围型 PC：TC 多为边缘光整的结节或肿块，明显强化，无明显毛刺和胸膜牵拉

典型病例

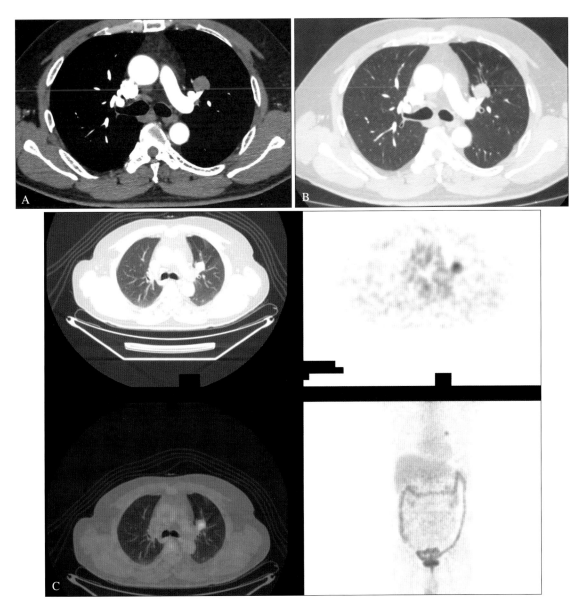

图 8-3-1　左肺上叶类癌

男性，43 岁，咳嗽、痰中带血 20 余天。CT 增强扫描横断面（A 纵隔窗，B 肺窗），左肺上叶结节，边缘光整，均匀强化；C：PET-CT 图像，左肺上叶结节代谢增高，最大 SUV 延迟前后分别为 3.4、3.7。术后病理为类癌，无淋巴结转移

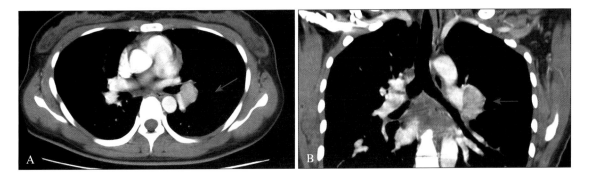

图 8-3-2　左肺上叶类癌

女性，33 岁，间断痰中带血 3 年余，胸痛 1 个月余。CT 增强扫描（A 横断面，B 冠状面）：左肺上叶支气管结节，均匀强化，阻塞左肺上叶支气管，并侵及支气管壁外。术后病理为类癌

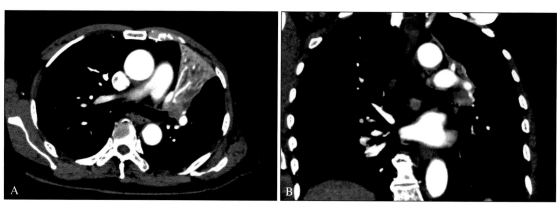

图 8-3-3　左肺上叶不典型类癌

男性，73 岁，间断咳嗽 1 个月。CT 增强扫描（A 横断面，B 冠状面）：左肺上叶支气管腔内结节，中度强化，凸入左主支气管，阻塞左肺上叶支气管，与远端肺不张分界欠清楚。术后病理为不典型类癌，淋巴结转移 2/34（隆突下）

（刘　瑛　吴　宁）

重点推荐文献

[1] Hage R，Brutel A，Seldenrijk CA，et al. Update in pulmonary carcinoid tumors：a review article [J]. An Surg Oncol，2003，10（6）：697-704.

[2] Chong S，Lee KS，Kim BT，et al. Integrated PET/CT of pulmonary neuroendocrine tumors：diagnostic and prognostic implications [J]. AJR，2007，188（5）：1223-1231.

[3] Chong S，Lee KS，Chung MJ，et al. Neuroendocrine tumors of the lung：clinical，pathologic，and imaging findings [J]. Radiographics，2006，26（1）：41-58.

第 4 节　气管、支气管腺体肿瘤

一、腺样囊性癌

【概述】

- 腺样囊性癌（adenoid cystic carcinoma，ACC）是起源于气管支气管黏膜腺体（属小涎腺）的一类肿瘤
- 是下呼吸道最常见的唾液腺型肿瘤

【病因与病理】

- 肺原发性 ACC 起源于气管支气管黏膜下腺体的导管上皮
- 病因不详

大体病理及手术所见

- 突入气管或支气管腔内的息肉状病变
- 可环行弥漫浸润管壁
- 可穿透气管 / 支气管软骨壁侵犯周围组织及肺实质
- 少数可侵犯胸膜或纵隔形成巨大肿块

显微镜下特征

- 主要成分为导管上皮、肌上皮双层细胞构成的腺体或小管及筛片状结构
- 其中常见扩张的假囊肿，囊内含有黏液或嗜酸性基底膜样物质
- 间质内少有血管，常发生黏液样或透明变性，瘤组织坏死不常见

【临床表现】

症状

- 临床症状缺乏特异性
- 呼吸不畅，憋闷，喘息，咳嗽等呼吸道症状
- 症状常因感冒等因素而加重，临床上可误诊为支气管哮喘

流行病学

- 约占气管肿瘤的 30% ~ 40%，但少于全部肺肿瘤的 0.2%
- 男女发病率相同，中年多发

治疗与预后

- 治疗以手术切除为首选
- 属于低度恶性肿瘤，生长缓慢
- 可侵及邻近器官及肺实质
- 淋巴结转移率低于常见病理类型肺癌

【影像表现】

概述

- 沿气管及叶以上大支气管腔内外生长的肿物，通常边界光整，密度低

X线表现

- 因气管前后软组织及骨骼影的重叠，多数病变在胸部X线平片上显示欠清楚，肿瘤较大时，侧位胸片上气管走行区域可见密度增高影

CT表现

- 病变最常见于气管，也可见于叶以上大支气管，原发于段以下支气管者少见
- 多数病变为腔内外生长，部分为宽基底腔内生长
- 气管病变常侵及周围甲状腺或食管、纵隔
- 气管／支气管壁浸润性增厚
- 病变轮廓较光整，平扫密度较低且均匀，增强后强化不明显

MRI表现

- 受气体及呼吸伪影的影响，成像质量低

推荐影像学诊断方法

- CT平扫＋增强扫描

【鉴别诊断】

- 黏液表皮样癌
  - 黏液表皮样癌多见于叶或段等大支气管
  - 多局限在支气管腔内生长，通常外侵和腔外生长少于腺样囊腺癌
  - 钙化较多见，强化较明显
- 甲状腺／食管／纵隔肿瘤
  - 甲状腺、食管、纵隔肿瘤有其相应影像学特征
  - 腺样囊性癌通常有气管壁浸润性增厚，肿瘤外侵侵犯至上述部位
- 中央型肺癌
  - 通常病变密度欠均匀，形态不规则，轮廓欠光整
  - 老年男性多见

诊断与鉴别诊断精要

- CT示沿大气道腔内外生长的肿物
- 密度较低且均匀
- 支气管管壁常浸润性增厚

典型病例

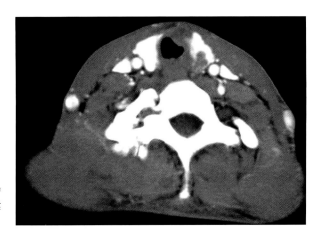

图8-4-1　气管腺样囊性癌
男性，65岁。CT增强扫描示颈段气管后壁、左外侧壁及前壁软组织肿物，甲状腺左叶受侵，肿物突破气管壁向外生长。术后病理为腺样囊性癌

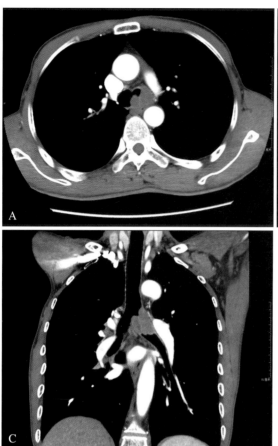

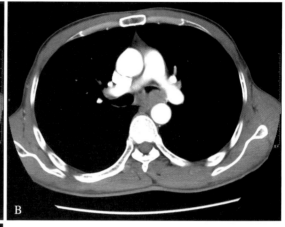

图 8-4-2　左主支气管腺样囊性癌
男性，55 岁，刺激性咳嗽、痰中带血 1 月余。CT 横断面（A、B）及冠状面重组图像（C）示左主支气管起始处肿物，轻 - 中度强化，起源于后壁，累及管壁 3/4 周以上，向管壁内外生长，突向腔内为主。术后病理为腺样囊性癌

重点推荐文献

[1] Webb BD, Walsh GL, Roberts DB, et al. Primary tracheal malignant neoplasms：the University of Texas MD Anderson Cancer Center experience [J]. J Am Coll Surg, 2006, 202 (2)：237-246.

[2] Yang PY, Liu MS, Chen CH, et al. Adenoid cystic carcinoma of the trachea：a report of seven cases and literature review [J]. Chang Gung Med J, 2005, 28 (5)：357-363.

[3] 王爽，石木兰，吴宁，等. 气管支气管树涎腺样肿瘤的影像表现 [J]. 中华放射学杂志，2002，36 (2)：127-130.

二、黏液表皮样癌

【概述】

- 黏液表皮样癌（mucoepidermoid carcinoma, MEC）是由含黏液细胞及表皮样细胞两种成分组成的恶性肿瘤，根据其细胞异形性、核分裂、局部侵犯及肿瘤坏死程度分为低度恶性及高度恶性

【病因与病理】

病因

- 肺黏液表皮样癌起源于气道黏液腺，最好发于黏液腺外分泌导管
- 病因不明

大体病理及手术所见

- 肿瘤常发生在大支气管内，呈息肉状突入腔内，通常不侵及邻近肺组织
- 质硬，灰白，切面黏液状
- 较大的肿瘤可沿着支气管壁蔓延累及数段支气管

显微镜下特征

- 肿瘤由腺体、小管、囊肿、实性成分混合构成，以腺管成分占优势
- 囊腔不规则，可见黏液细胞聚集
- 约 80% ~ 90% 的病例细胞分化较好，为低度恶性
- 少数情况下细胞分化差，异型性明显，外侵明显，为高度恶性
- 可见间质内钙化或骨化

【临床表现】

症状

- 呼吸道刺激症状
- 呼吸道阻塞症状

疾病人群分布

- 占肺癌的 0.1% ~ 0.2%，多发生在 30 岁以下
- 男性、女性发病率相仿

治疗与预后

- 以手术切除为主要治疗手段
- 病程发展缓慢，转移罕见
- 少数情况下病变表现为高度恶性，外侵明显，预后较差

【影像表现】

概述

- 发生在叶支气管或段支气管内的息肉状肿物，可伴有肺阻塞性改变

X 线表现

- 显示病变价值有限，可显示肿瘤引起的肺不张等阻塞性改变

CT 表现

- 多见于叶支气管，其次为段支气管
- 多局限于支气管腔内生长，通常无外侵，基本不伴有管壁增厚
- 病灶增强后明显强化，密度高于肌肉
- 病变内钙化较多见，钙化出现率可达 50%
- 肿物远端支气管可见扩张或黏液栓形成

MRI 表现

- 受呼吸伪影及气体磁敏感效应的影响，病变显示欠佳

推荐影像学诊断方法

- CT 平扫 + 增强扫描

【鉴别诊断】

- 腺样囊性癌
  - 好发于气管，少数可发生于叶支气管或段支气管
  - 增强后强化不明显
  - 管壁浸润性增厚，腔内外生长
- 其他支气管腔内肿瘤
  - 少数情况下，支气管腔内可发生神经鞘瘤、错构瘤等肿物
  - 错构瘤通常无明显强化，可有钙化
  - 黏液表皮样癌与神经鞘瘤的影像学鉴别较困难

诊断与鉴别诊断精要

- CT 示段或叶支气管腔内息肉状肿物
- 增强后强化较明显
- 可有钙化

典型病例

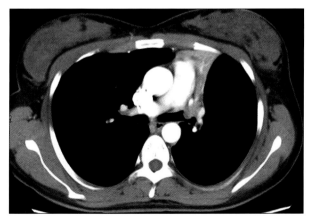

图 8-4-3　左肺上叶支气管黏液表皮样癌

女性，22 岁，咳嗽、气短 2 个月余。CT 增强扫描横断面图像示左肺上叶支气管腔内结节，中度以上强化，伴左肺上叶不张。术后病理为黏液表皮样癌

重点推荐文献

[1] 王爽，石木兰，吴宁，等．气管支气管树涎腺样肿瘤的影像表现 [J]．中华放射学杂志，2002，36（2）：127-130.

[2] Yousem S.A，Nicholson A.G．Salivary gland tumors of lung．In Travis WD，Brambilla E，Muller-Hermeink HK，Harris CC．Pathology and Genetics Tumours of the lung，pleura，thymus and heart [M]．IARC Press，Lyon，2004：63-67.

[3] 刘彤华．诊断病理学 [M]．北京，卫生出版社，2006：196-197.

三、上皮 - 肌上皮癌

【概述】

- 上皮 - 肌上皮癌（epithelial-myoepithelial carcinoma，EMC）是一种极少见的双细胞型低度恶性涎腺肿瘤，原发肺上皮 - 肌上皮癌更罕见

【病因与病理】

病因

- 病因不明

大体病理及手术所见

- 肿瘤呈分叶或结节状，膨胀性生长为主，可伴有边缘浸润
- 包膜完整或无包膜，与周围组织可有粘连
- 切面实性、灰白，可有坏死、囊变

显微镜下特征

- 肿瘤由肌上皮细胞和导管上皮细胞构成
- 瘤细胞排列成实质团块，管状、筛孔状或乳头状结构
- 双套层导管样结构为其典型特征，肌上皮细胞多位于导管外层，导管上皮细胞多位于导管内层
- 导管上皮细胞 CK 阳性，肌上皮细胞 S-100 和肌动蛋白阳性，CEA 阴性

【临床表现】

症状及体征

- 临床表现无特异性
- 可有气道阻塞、刺激症状

疾病人群分布

- 该病罕见
- 老年女性发病率高于其他人群

治疗与预后

- 以手术切除为主要治疗手段
- 预后较好，病程发展缓慢，转移罕见

【影像表现】

概述

- 发生在叶支气管或段支气管内的分叶状或结节状肿物，可伴有肺阻塞性改变

X 线表现

- 在显示病变上价值有限

CT 表现

- 大支气管腔内边界清楚的分叶状或结节状肿物
- 通常无管壁浸润
- 密度较均匀，中等度强化
- 可伴有肺组织阻塞性改变

MRI 表现

- 受呼吸伪影及气体磁敏感效应的影响，病变显示欠佳

推荐影像学诊断方法

- CT（平扫 + 增强）

【鉴别诊断】

上皮 - 肌上皮癌属于气道罕见的涎腺来源肿瘤，影像学表现缺乏特异性，诊断主要依靠病理免疫组化检查

- 黏液表皮样癌
  - 增强明显强化
  - 可有钙化

诊断与鉴别诊断精要

- 段或叶支气管腔内息肉状生长肿物
- 病理免疫组化检查是确诊的主要依据

典型病例

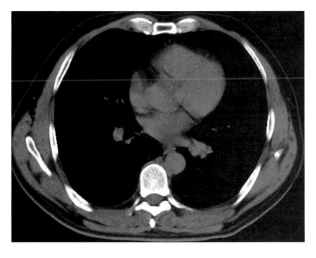

图 8-4-4　左下叶支气管上皮 - 肌上皮癌
男性，54 岁。CT 平扫示左下叶支气管腔内软组织肿物，呈息肉样凸向
腔内。术后病理为上皮 - 肌上皮癌

（刘　莉　吴　宁）

重点推荐文献

[1] Pelosi G，Fraggetta F，Maffini F，et al．Pulmonary epithelial-myoepithelial tumor of unproven malignant potential：report of a case and review of the literature [J]．Mod Pathol，2001，14（5）：521-526.

[2] 刘彤华．诊断病理学 [M]．北京，人民卫生出版社，2006：196-197.

[3] Horinouchi H，Ishihara T，Kawamura M，et al．Epithelial myoepithelial tumor of tracheal gland [J]．J Clin Pathol，1993，46（2）：185-187.

第 5 节　肺少见恶性肿瘤

　　肺癌以外的恶性肿瘤很罕见，主要有间叶组织肉瘤、肺母细胞瘤及淋巴瘤等

一、肺间叶组织肉瘤

【概念与概述】

　　肺间叶组织肉瘤（pulmonary sarcoma）少见，可来源于纤维结缔组织、骨、软骨、肌肉、脂肪、血管、淋巴管等处

【病理改变】

- 包括纤维肉瘤（fibrosarcoma）、恶性纤维组织细胞瘤（malignant fibrous histiocytoma，MFH）、平滑肌肉瘤（leiomyosarcoma）、横纹肌肉瘤、脂肪肉瘤、骨肉瘤、血管肉瘤、恶性血管外皮细胞瘤等
- 常见类型依次为纤维肉瘤、平滑肌肉瘤和MFH
- 多有不完整包膜或假包膜
- 除了有浸润性生长外，常伴膨胀性生长

- 多见局部侵犯和血行转移，淋巴结转移少见
- 必须有足够组织学标本排除癌肉瘤以及全面检查排除肺外有原发病变转移至肺，才能做出诊断

【临床表现】

- 较肺癌发病年龄偏低
- 男女比例约为 5：1
- 可有胸痛、咯血

【影像表现】

CT 表现

- 可发生在支气管内或肺实质内，多见于肺的周边部
- 多数为单发病灶，发现时瘤体较大，约 1/3 直径在 10cm 以上
- 呈分叶状或类圆形实性肿块，边缘较清楚、光整
- 密度较均匀或不均匀，可坏死形成厚壁空洞，钙化较肺癌多见

- 增强扫描呈轻中度强化
- 易侵犯胸膜引起胸腔积液
- 肺门及纵隔淋巴结转移少见

推荐影像学检查

- CT 平扫 + 增强

【鉴别诊断】

- 肺癌
  - 两者鉴别较为困难，肺癌边缘多见毛刺，淋巴结转移多见

诊断与鉴别诊断精要

- 肺外周较大肿块，边缘较光整
- 动态观察生长一般较快速
- 另局部侵犯及血行转移，但纵隔、肺门淋巴结转移少见

典型病例

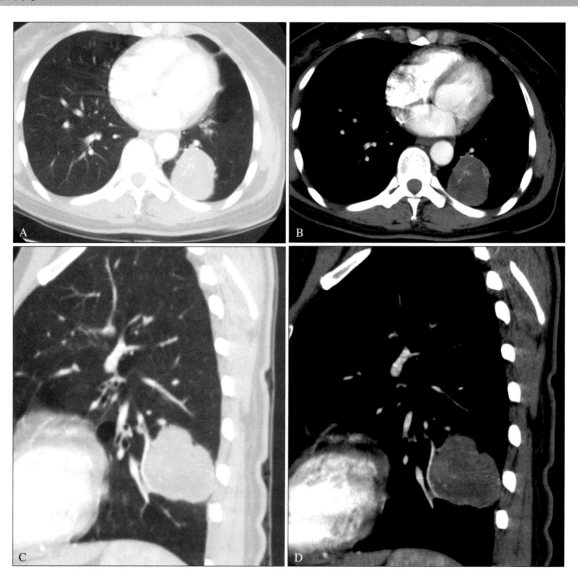

图 8-5-1　左肺下叶平滑肌肉瘤

男性，50 岁，咳嗽痰中带血丝 1 个月。A、B、C、D. CT 增强扫描横断面（A 为肺窗、B 为纵隔窗）和矢状面（A 为肺窗、B 为纵隔窗）示左肺下叶肿块，分叶状，边缘较光滑，轻中度强化，密度欠均匀。术后病理证实为平滑肌肉瘤

重点推荐文献

[1] Gladish GW, Sabloff BM, Munden RF, et al. Primary thoracic sarcomas [J]. Radiographics, 2002, 22 (3): 621-637.

[2] 蔡祖龙, 高元桂. 胸部 CT 与 MRI 诊断学 [M]. 北京: 人民军医出版社, 2005: 293-139.

[3] Cakir O, Topal U, Bayram AS, et al. Sarcomas: rare primary malignant tumors of the thorax [J]. Diagn Interv Radiol, 2005, 11 (1): 23-27.

二、肺母细胞瘤

【概念与概述】

肺母细胞瘤 (pulmonary blastoma, PB) 又称肺胚胎瘤, 或胚胎性癌肉瘤, 是罕见的来源于肺和 (或) 胸膜的恶性肿瘤, 占肺原发肿瘤的 0.25% ~ 0.5%

【病理改变】

- 组织发生学尚无定论, 一般认为来源于原始中胚层和 (或) 内胚层细胞
- 由肉瘤性原始间叶成分和 (或) 腺样结构的上皮性成分混合而成, 类似于胚胎肺的结构
- 按年龄分为儿童型和成人型。成人型肺母细胞瘤包括双向型肺母细胞瘤和上皮型肺母细胞瘤: 双向型即经典的肺母细胞瘤, 也是最常见的类型; 上皮型即分化好的胎儿型腺癌。儿童型肺母细胞瘤即胸膜肺母细胞瘤
- WHO (2004) 新分类将经典的肺母细胞瘤列入肺肉瘤样癌, 上皮型肺母细胞瘤即胎儿型腺癌归入变异型腺癌, 胸膜肺母细胞瘤归入肺软组织肿瘤

【临床表现】

- 成人型各年龄段均可发生, 多见于 40 ~ 50 岁, 女性略多于男性
- 儿童型多见于 6 岁以下, 性别上无明显差异
- 临床表现无特异性, 可表现为咳嗽、血痰、胸痛
- 病情发展迅速, 预后差, 易转移到肝、骨和中枢神经系统

【影像表现】

CT 表现

- 成人型肺母细胞瘤
  - 多位于肺外周实质
  - 表现为边缘清楚的类圆形肿块
  - 密度大多欠均匀, 可见坏死、空洞
  - 增强扫描呈明显强化
  - 肺门、纵隔淋巴结转移, 胸水少见
- 儿童型肺母细胞瘤
  - 可以是实性、囊实性或囊性

推荐影像学检查

- CT 平扫 + 增强

【鉴别诊断】

- 肺癌及其他恶性肿瘤
  - 影像学鉴别困难, CT 引导下穿刺活检有助于诊断

诊断与鉴别诊断精要

- 体积大, 边界光整
- 如年龄小则首先考虑
- 大多数无特征性, 需穿刺活检

典型病例

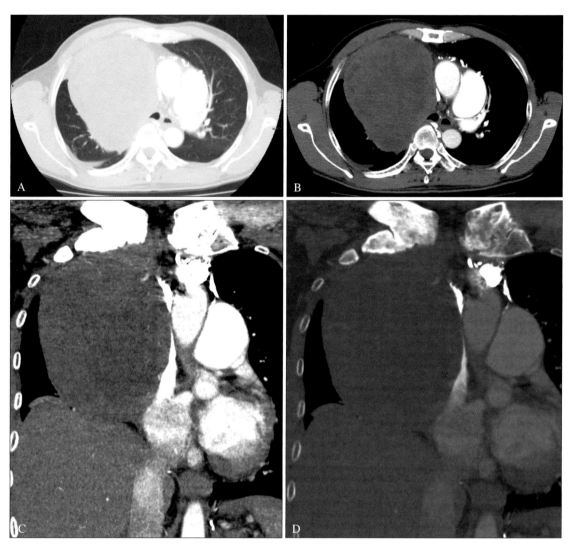

图 8-5-2　右肺肺母细胞瘤

男性，50 岁，咳痰中带血丝 1 个月。A ~ D. CT 增强扫描横断面（A 为肺窗、B 为纵隔窗）和冠状面（C 为纵隔窗、D 为骨窗），示右肺巨大肿块，浅分叶状，边缘较清楚，轻中度强化，密度欠均匀，压迫上腔静脉，术后病理为肺母细胞瘤

（李　蒙　吴　宁）

重点推荐文献

[1] E Brambilla，WD Travis，TV Colby et al. The new World Health Organization classification of lung tumours [J] . European respiratory，2001，18（6）：1059-1068.

[2] 孟宇宏，张建中主译. 肺、胸膜、胸腺及心脏肿瘤病

理学和遗传学 [M] . 北京：人民卫生出版社，2006：2-3.

[3] 李月考，时高峰，王亚宁，等. 肺母细胞瘤的 CT 诊断 [J] . 实用放射学杂志，2008，24（9）：1202-1204.

三、淋巴瘤

见第 11 章第 1 节。

第 6 节　肺转移瘤

【概念】

　　肺转移瘤（Pulmonary metastases）是来自肺外或肺内与原发肺部肿瘤不连续的肺肿瘤，也称肺继发肿瘤

【病理与病因】

流行病学

- 常见，尸检 20% ～ 54% 恶性肿瘤发生肺转移瘤
- 尸检中肺转移瘤最常见原发部位依次是乳腺、结肠、肾、子宫和头颈部
- 绒癌、骨肉瘤、睾丸生殖细胞肿瘤、黑色素瘤、尤文瘤、甲状腺癌发病率相对较低，但发生肺转移机会较高

病因学和病理

　　肺转移瘤的途径包括血行、淋巴道和气道播散

- 血行转移
  - 最为常见
  - 原发肿瘤直接侵入静脉或经淋巴回流入静脉形成微瘤栓，经过肺循环的小动脉或毛细血管网时着床并增殖，侵入肺间质及肺泡间隔，形成单发或多发结节
  - 极少情况下，转移灶仅在血管腔内生长不侵犯血管外组织而形成较大瘤栓
- 淋巴道播散
  - 即癌性淋巴管炎，通常继发于血行转移，肺小动脉内的瘤栓侵犯肺间质和淋巴管后形成
  - 亦可由纵隔及肺门转移淋巴结逆行播散
  - 大体病理显示小叶间隔增厚、支气管血管束增粗；镜下在淋巴管内、邻近的支气管血管束和小叶间隔内看到肿瘤细胞
- 气道播散
  - 罕见，原发病变通常为细支气管肺泡癌或大气道肿瘤

【临床表现】

- 大多数无临床症状
- 少数支气管内播散者类似原发肿瘤，可表现为咳嗽、喘鸣，如引起阻塞性肺炎可致发热
- 侵犯胸膜或胸壁可引起胸痛
- 有血管或淋巴管播散者可能有肺心病体征

【影像表现】

X 线表现

- 双肺多发大小不等结节为典型表现（图8-6-1）
- 由于重力和血液循环的影响，下肺野和肺外周分布较多
- 表现为孤立肺结节的转移瘤较少
- 气胸：肺转移瘤极少发生自发性气胸，可继发于邻近胸膜面的肿瘤或空洞破裂
- 癌性淋巴管炎：胸片可出现间隔线（Kerley B 线）、支气管血管束增粗等类似肺水肿表现

CT 表现

- 典型的肺转移瘤表现为双肺多发、大小不一、随机分布的结节灶，大多边缘光整（图 8-6-1）
- 不典型表现包括
  - 结节边界不规则或模糊：瘤内出血（多见于绒癌、黑色素瘤、肾癌、血管肉瘤）、瘤周炎性反应可引起瘤周边界模糊；腺癌沿肺泡间隔及间质生长也常致边界模糊
  - 结节内空洞：原发肿瘤多为鳞癌（图8-6-2）；转移瘤化疗后可出现空洞
  - 结节内钙化：肺转移瘤出现钙化十分罕见。原发肿瘤多为骨肉瘤、软骨肉瘤、骨巨细胞瘤及滑膜肉瘤，原发骨肉瘤肺转移的钙化瘤在化疗后也可消失
  - 单发肺转移瘤：多表现为圆形或略有分叶的结节，边缘清楚，密度均匀或不均匀，但也有少数可表现为边缘不规则有毛刺。边缘清楚、光整者需与肉芽肿、错构瘤等肺良性病变鉴别，边缘不规则者需与第二原发肺癌鉴别（图 8-6-3）
  - 肺实变：腺癌沿肺泡间隔及间质生长酷似肺实变，以乳腺癌和卵巢癌多见
  - 癌性淋巴管炎：常见于乳腺癌、肺癌、胃癌、结肠癌、胰腺癌和前列腺癌
  - 支气管内转移：少见，原发肿瘤多为肾癌、结肠癌、恶性黑色素瘤、乳腺癌、甲状腺癌等，影像表现与原发中央型肺

癌相仿，以继发气道阻塞性改变为主要影像表现

- 肺动脉内瘤栓：在尸检中并不少见，但通常多见于外周中小动脉，诊断很困难，即使 CT 也很难检出，CTA 可以清晰显示位于肺动脉主干、叶段动脉的瘤栓（图 8-6-4）
- 迟发肺转移：肺外原发恶性肿瘤得到根治之后两年发生的肺转移称为迟发转移，有时甚至在 20～30 多年以后发生。较常见于肾癌（图 8-6-3）、结、直肠癌、宫颈癌、乳腺癌等
- "灭活"结节：是指肿瘤经化疗后坏死或纤维化，已无存活肿瘤细胞，但影像检查仍可见到的"转移结节"，多见于生殖细胞肿瘤转移化疗后，主要特点为治疗后原有转移结节缩小，边缘光整，随诊长期无变化。PET-CT 可帮助诊断结节有无"活性"
- 良性肿瘤的肺转移：子宫肌瘤、葡萄胎、骨巨细胞瘤、软骨母细胞、腮腺多形性腺瘤、脑膜瘤都可以发生肺转移，表现无特征性，但生长非常缓慢（图 8-6-5）

PET-CT 表现

- 5mm 以下的肺转移瘤 FDG-PET 常为阴性，随着结节的增大，FDG-PET 的敏感性逐渐增加
- CT 对于转移瘤诊断的特异性较低，两者联合可以提高诊断的敏感性和特异性

推荐影像学检查

- 平扫或增强 CT
- CT 容积重建和最大密度投影检出肺结节的能力高于常规 CT，有条件时可以使用

【鉴别诊断】

- 具有原发恶性肿瘤，出现上述典型或不典型表现时应首先将肺转移瘤考虑在内
- 无原发恶性肿瘤，双肺结节的鉴别应包括
  - 非特异性感染：有时可表现为双肺多发结节，边界清楚或模糊，酷似肺转移瘤，广谱抗生素短期治疗后随诊是最有效的鉴别方法
  - 血行播散性肺结核：多伴有明显的结核中毒症状，结节分布与转移瘤分布不一致，急性粟粒性肺结核分布均匀、大小一致，亚急性或慢性血行播散性肺结核结节大小密度不一致，以上肺分布较多
  - 非结核性分枝杆菌感染：常见表现为多发肺结节伴支气管扩张
  - 真菌感染：在肺部引起病理改变主要为过敏性反应，致病菌以假丝酵母菌、曲霉菌常见，影像表现主要为曲菌球、结节或肿块、空洞、支气管扩张和实变，少数情况下因肺内播散形成多发结节灶，需与转移瘤鉴别，如同时发现曲菌球、小空洞及支气管扩张时有助于肺真菌病的诊断
  - 血管炎性病变：如类风湿性结节、SLE 肺受侵可以表现多发结节，多伴有间质性肺炎，Wegener 肉芽肿形成的肺内多发结节易有空洞形成
  - 尘肺：包括矽肺、煤尘肺、陶工肺、石棉肺等，随着病期的不同可有不同的影像表现，表现为双肺多发结节时需与转移瘤鉴别，尘肺常伴有程度不同的间质性病变，同时有无职业接触史是重要的鉴别点
  - 结节病：肺内结节与肺转移瘤分布不同，多为小叶周围型结节，光滑或结节状支气管血管周围间质增厚，部分可表现为大结节或实变，常伴间质纤维化表现和对称性肺门、纵隔淋巴结肿大，实验性激素治疗有效可帮助诊断
  - 肺上皮样血管内皮瘤：极少见，是一种低到中级别的肺间叶性肿瘤，可表现为双肺多发结节，下肺分布较多，无恶性肿瘤病史，如观察到部分结节形态不规则、有"晕征"、或结节中心有钙化时，应考虑到本病可能
- 单发肺转移瘤鉴别诊断应包括
  - 原发肺癌：分叶状结节、毛刺、不均匀强化多支持周围型肺癌诊断
  - 错构瘤：薄层 CT 检出瘤内脂肪成分或出现典型"爆米花样"钙化者可诊断错构瘤，增强扫描无明显强化
  - 硬化性血管瘤：边界光滑肺内结节，有钙化，不均匀强化
  - 结核球：表现多样，可有粗长毛刺、卫星灶、钙化、增强不明显或环形强化支持结核球诊断

诊断与鉴别诊断精要

- 有原发恶性肿瘤病史，肺内出现多发边界清楚、光整结节，应首先考虑肺转移瘤
- 薄层 CT 图像能显示更多肺内结节
- 下肺野、周围分布较多
- 肺转移瘤不典型表现如单发结节常见于结肠癌、肾癌和骨肉瘤；空洞常见于头颈部鳞癌和宫颈癌；钙化常见于骨肉瘤、软骨肉瘤、骨巨细胞瘤、滑膜肉瘤和黏液腺癌的肺转移

典型病例

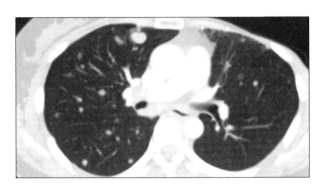

图 8-6-1　乳腺癌双肺转移瘤
女性，36 岁，左侧乳腺癌术后 9 年，内分泌治疗后 1 年，肺转移、肝转移 7 年多程化疗后。双肺可见多发大小不等结节灶，边界清楚，边缘光滑

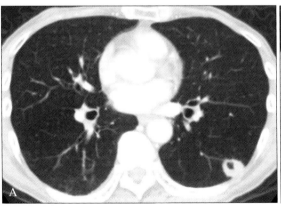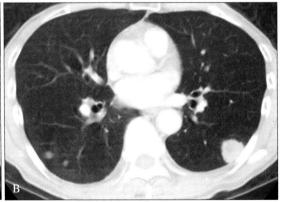

图 8-6-2　喉癌肺转移瘤（空洞）
男性，70 岁，喉鳞癌术后放疗后近 3 年局部复发。A. CT 横断面，显示左肺下叶结节，呈浅分叶状，其内可见小空洞；B. 1 个半月后 CT，左肺下叶转移瘤增大，空洞消失，右肺新出现转移瘤

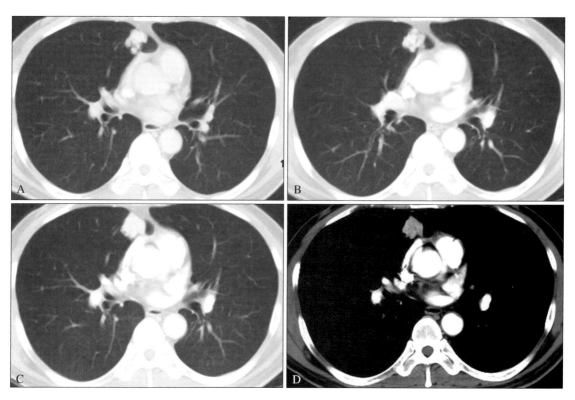

图 8-6-3 肾癌右肺上叶转移瘤（单发）

男性，48 岁，左肾癌术后 4 年。A ~ D. 增强 CT 图像，A 示右肺上叶结节，似由多个结节融合而成；B 为抗感染治疗 1 个月后图像，显示结节变化不明显；C、D. 为 3 个月后图像，结节增强，纵隔窗显示病变明显强化。术后病理为转移性透明细胞癌

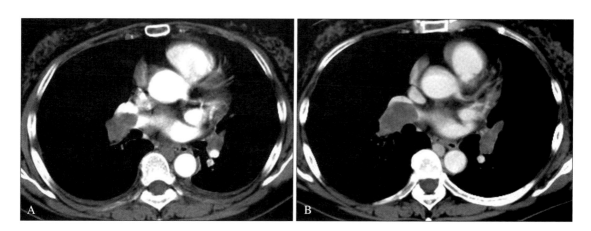

图 8-6-4 胆囊癌右肺动脉内转移

女性，50 岁，胆囊癌术后 3 年，腹膜后淋巴结转移化疗后，无明显胸部症状。A. 增强 CT，显示右侧叶间动脉、左下肺动脉内充盈缺损；B. 2 个月后增强 CT，显示双侧肺动脉内充盈缺损灶增大，影像诊断肺动脉内转移（瘤栓）

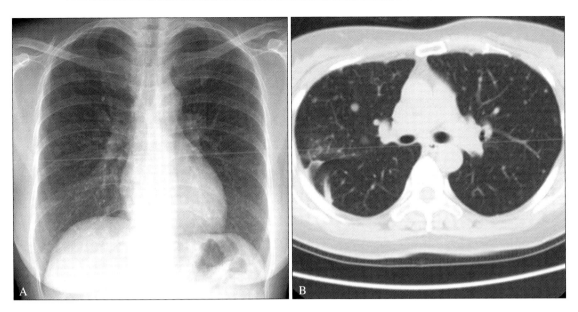

图 8-6-5　子宫肌瘤双肺转移
女性，51 岁，子宫肌瘤术后 18 年。A. 胸片发现双肺多发结节，开胸活检病理为梭形细胞肿瘤，异型性不明显，结合免疫组化诊断为平滑肌瘤；B. 活检术后 CT，显示双肺多发结节灶

（王建卫　吴　宁）

重点推荐文献

[1] Seo JB, Im JG, Goo JM et al. Atypical pulmonary metastases: spectrum of radiologic findings [J]. Radiographics, 2001, 21 (2): 403-417.

[2] 潘纪成，张国桢，蔡祖龙. 胸部 CT 鉴别诊断学. 2 版.

[M]. 北京：科学技术文献出版社，2007：133-153.

[3] Müller N, Silva C. Pulmonary Metastases. In: Imaging of the chest. 1st ed [M]. Philadelphia, 2008：568-581.

主要参考文献

[1] The international early lung cancer action program investigators. Survial of Patients with Stage I Lung Cancer Detected on CT Screening [J]. The New England Journal of Medicine, 2006, 355 (17): 1763-1771.

[2] van Iersel CA, de Koning HJ, Draisma G, et al. Risk-based selection from the general population in a screening trial: selection criteria, recruitment and power for the Dutch-Belgian randomised lung cancer multi-slice CT screening trial (NELSON) [J]. Int J Cancer, 2006, 120 (4): 868-874.

[3] National Lung Screening Trial Research Team. The National Lung Screening Trial: Overview and Study Design [J]. Radiology, 2011, 258 (1): 243-253.

[4] I-ELCAP protocol (Website: http://www.IELCAP.org).

[5] National Lung Screening Trial Research Team. Reduced lung-cancer mortality with low-dose computed tomographic screening [J]. N Engl J Med, 2011, 365 (5): 395-409.

[6] Henschke CI, Shaham D, Yankelevitz DF, et al. CT screening for lung cancer: past and ongoing Studies [J].

Semin Thorac Cardiovasc Surg, 2005, 17 (2): 99-106.

[7] Henschke CI. Survival of patients with clinical stage I lung cancer diagnosed by computed tomography screening for lungcancer [J]. Clin Cancer Res, 2007, 13 (17): 4949-4950.

[8] Fontana RS, Sanderson DR, Woolner LB, et al. Lung cancer screening: the Mayo program [J]. J Occup Med, 1986, 28 (8): 746-750.

[9] Jemal A, Bray F, Center MM, et al. Global cancer statistics [J]. CA Cancer J Clin, 2011, 61 (2): 69-90.

[10] Travis WD, Brambilla E, Müller-Hermelink HK, Harris CC (eds.) Pathology and Genetics: Tumours of the Lung, Pleura, Thymus and Heart [M]. Lyon: IARC Press, 2004: 146-247.

[11] Kligerman S, White C. Imaging characteristics of lung cancer [J]. Semin Roentgenol, 2011, 46 (3): 194-207.

[12] 吴宁，赵世俊. 肺癌的影像学诊断. // 石远凯. 肺癌诊断治疗学 [M]. 北京：人民卫生出版社，2008：82-107.

[13] 王建卫，吴宁．支气管、肺肿瘤．// 周纯武．肿瘤影像诊断图谱 [M]．北京：人民卫生出版社，2011：83-130.

[14] Travis WD，Brambilla E，Noguchi M，et al. International association for the study of lung cancer/american thoracic society/european respiratory society international multidisciplinary classification of lung adenocarcinoma [J]. J Thorac Oncol, 2011, 6 (2)：244-285.

[15] Hage R，Brutel A，Seldenrijk CA，et al. Update in pulmonary carcinoid tumors：a review article [J]. An Surg Oncol, 2003, 10 (6)：697-704.

[16] Chong S，Lee KS，Kim BT，et al. Integrated PET/CT of pulmonary neuroendocrine tumors：diagnostic and prognostic implications [J]. AJR, 2007, 188 (5)：1223-1231.

[17] Chong S，Lee KS，Chung MJ，et al. Neuroendocrine tumors of the lung：clinical, pathologic, and imaging findings [J]. Radiographics, 2006, 26 (1)：41-58.

[18] Webb BD，Walsh GL，Roberts DB，et al. Primary tracheal malignant neoplasms：the University of Texas MD Anderson Cancer Center experience [J]. J Am Coll Surg, 2006, 202 (2)：237-246.

[19] Yang PY，Liu MS，Chen CH，et al. Adenoid cystic carcinoma of the trachea：a report of seven cases and literature review [J]. Chang Gung Med J, 2005, 28 (5)：357-363.

[20] 王爽，石木兰，吴宁，等．气管支气管树涎腺样肿瘤的影像表现 [J]．中华放射学杂志，2002，36 (2)：127-130.

[21] Yousem S. A，Nicholson A. G，Salivary gland tumors of lung. In Travis WD, Brambilla E, Muller-Hermeink HK, Harris CC. Pathology and Genetics Tumours of the lung, pleura, thymus and heart [M]. IARC Press, Lyon, 2004：63-67.

[22] 刘彤华．诊断病理学 [M]．北京：卫生出版社，2006：196-197.

[23] Pelosi G，Fraggetta F，Maffini F，et al. Pulmonary epithelial-myoepithelial tumor of unproven malignant potential：report of a case and review of the literature [J]. Mod Pathol, 2001, 14 (5)：521-526.

[24] Horinouchi H，Ishihara T，Kawamura M，et al. Epithelial myoepithelial tumor of tracheal gland [J]. J Clin Pathol, 1993, 46 (2)：185-187.

[25] 刘莉，吴宁．原发性肺腺样囊性癌的 CT 表现 [J]．中国医学影像技术，2009，25 (9)：1588-1590.

[26] Gladish GW，Sabloff BM，Munden RF，et al. Primary thoracic sarcomas [J]. Radiographics, 2002, 22 (3)：621-637.

[27] 蔡祖龙，高元桂．胸部 CT 与 MRI 诊断学 [M]．北京：人民军医出版社，2005：293-139.

[28] Cakir O，Topal U，Bayram AS，et al. Sarcomas：rare primary malignant tumors of the thorax [J]. Diagn Interv Radiol, 2005, 11 (1)：23-27.

[29] Seo JB，Im JG，Goo JM et al. Atypical pulmonary metastases：spectrum of radiologic findings [J]. Radiographics, 2001, 21 (2)：403-417.

[30] 潘纪成，张国桢，蔡祖龙．胸部 CT 鉴别诊断学．2版，北京：科学技术文献出版社，2007：133-153.

[31] 刘士远，陈起航，吴宁．实用胸部影像诊断学 [M]．北京：人民军医出版社，2012.

[31] 刘士远，陈起航．胸部影像诊断必读 [M]．北京：人民军医出版社，2007.

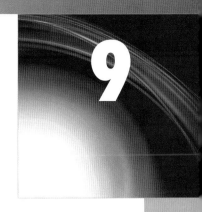

肺良性肿瘤

第1节 错构瘤

【概念与概述】

　　错构瘤（hamartoma）是肺常见的良性肿瘤，由不同比例的间叶组织如软骨、脂肪、结缔组织和平滑肌组成

- 软骨瘤样错构瘤通常以软骨基质为主
- 同义词包括良性间叶瘤、错构软骨瘤、软骨瘤性错构瘤（chondromatous hamartoma）、腺软骨瘤和肺纤维腺瘤

【病理与病因】

流行病学

- 肺内最常见的良性肿瘤，约占肺肿瘤的 8%
- 男性多于女性
- 发病年龄通常大于 40 岁，儿童错构瘤罕见

大体病理

- 多位于肺外周，与肺实质分界清楚的分叶状、白色或灰色致密肿物
- 均质部分为软骨瘤样组织，偶尔伴有营养不良性钙化或骨的沙砾样斑点
- 大多小于 3cm

显微镜下特征

- 主要由分叶状成熟的软骨构成
- 其他间叶成分如脂肪、平滑肌、骨和纤维血管组织围绕软骨，但很少成为主要成分
- 支气管内错构瘤可以脂肪成分为主

【临床表现】

- 多无症状，体检或偶然发现
- 支气管腔内错构瘤可因支气管阻塞引起咳嗽、咯血或反复感染

【治疗及预后】

- 仅随诊或采用病变局部切除术、楔形肺段切除术
- 支气管内病变可采用纤维支气管镜切除
- 预后很好，一般不出现复发或恶变

【影像表现】

X 线表现

- 孤立、界限清楚的结节
- "爆米花样钙化"为典型表现，但较少见

CT 表现

- 光滑或有分叶的周围型结节，通常为 1 ～ 4cm
- 可有钙化，典型者为"爆米花样"
- 薄层 CT 检出瘤内脂肪成分对确诊有帮助，CT 值为 –40HU ～ –100HU 左右（图 9-1-1）
- 增强扫描无明显强化
- 分叶较深者，无钙化或脂肪成分，需与周围型肺癌鉴别
- 支气管腔内错构瘤常伴程度较轻的阻塞性改变，应特别注意其内是否含有粗大钙化和脂肪成分，以此可以和中央型肺癌鉴别
- 病变生长极缓慢，有条件者可行三维体积测量随诊

PET-CT 表现

- FDG 无明显摄取或轻度摄取

推荐影像学检查

- 薄层 CT，平扫 + 增强

【鉴别诊断】

- 肺癌：分叶状结节、毛刺、不均匀强化、生

长较快支持周围型肺癌诊断，必要时可辅以PET-CT 检查

- 单发肺转移瘤：有原发肿瘤病史，通常生长较快
- 硬化性血管瘤（sclerosing hemangioma）：光

滑、边界清楚肺内结节，不均匀强化，可有囊变

- 结核球：表现多样，可有粗长毛刺、卫星灶、钙化、增强不明显或薄壁环形强化支持结核球诊断

诊断与鉴别诊断精要

- 对孤立性肺结节，薄层 CT 检出瘤内脂肪成分可诊断错构瘤，无脂肪成分不能排除诊断
- 病变内出现"爆米花样"钙化可诊断错构瘤
- 分叶较深者、无钙化或脂肪成分的错构瘤，需注意与周围型肺癌鉴别，随诊中采用三维体积测量可以提供较可靠的数据，错构瘤生长缓慢、体积倍增时间长，肺癌实性结节则生长较快、体积倍增时间短

典型病例

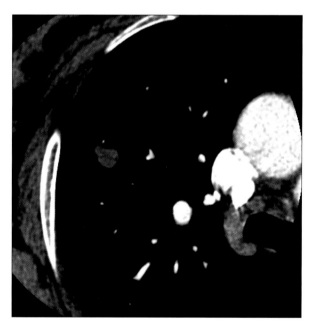

图 9-1-1　右肺上叶错构瘤
女性，46 岁，体检发现右肺上叶结节 2 个月。HRCT 示右肺上叶结节，1.1cm×1.1cm×1.2cm，边界清楚，浅分叶，无毛刺，其内可检出多灶脂肪成分。术后病理：错构瘤

（王建卫　吴　宁）

重点推荐文献

[1] 滑炎卿，丁其勇，唐平等．孤立性肺结节的鉴别诊断：肺错构瘤的 CT 征象 [J]．上海医学影像，2008，17（2）：86-89．

[2] 韩路军，李新瑜，张玉忠等．肺错构瘤的影像学诊断

[J]．临床放射学杂志，2009，28（12）：1635-1638．

[3] Trnong M T，Sablof B S，Ko J P．Multidetector CT of solitary pulmonary nodules [J]．Radiol Clin North Am，2010，48（1）：141-155．

第2节　肺硬化性血管瘤

【概念与概述】

肺硬化性血管瘤（pulmonary sclerosing hemangioma）是一种具有一系列特征性组织学所见的良性肺肿瘤，包括实性、乳头状、硬化性和出血性（血管瘤样）组织结构

- 目前一般认为该肿瘤是一种来自呼吸上皮的良性肿瘤，少数病例具有潜在恶性
- 同义词包括肺细胞瘤、乳头状肺细胞瘤

【病理与病因】

流行病学

- 中年人多见
- 女性明显多于男性

大体病理

- 界限清楚、无分叶及包膜的肿物
- 切面为实性、灰到黄褐色，有出血、囊变及钙化
- 0.3 ～ 8cm

显微镜下特征

- 由圆形间质细胞和表面细胞构成
- 形成乳头状、硬化性、实性结构和出血区
- 可有沙砾样钙化

【临床表现】

- 多无症状，少数有咳嗽、咯血或胸痛

【治疗及预后】

- 手术切除，应尽可能多保留肺功能
- 预后很好，一般不出现复发
- 罕有肺门、纵隔淋巴结受累，但不影响预后

【影像表现】

X 线表现

- 胸片

  - 圆形、卵圆形边界清楚的肿块或结节，边缘如用笔勾画（图 9-2-1A、B）

CT 表现

- CT 平扫密度均匀，有时有小低密度区和粗大点状钙化，偶尔可见囊性变
- CT 增强后有中度至明显强化（图 9-2-1C ～ E）
- 病变远端有时可有轻度阻塞性改变
- 有时病变贴近纵隔而酷似纵隔肿瘤或胸膜孤立性纤维性肿瘤（图 9-2-2）
- 罕有肺门、纵隔淋巴结受累

PET-CT 表现

- FDG 轻度摄取（图 9-2-2）

推荐影像学检查

- 增强 CT

【鉴别诊断】

- 肺癌：分叶状结节、毛刺、不均匀强化、生长较快支持周围型肺癌诊断，必要时可辅以 PET-CT 检查
- 单发肺转移瘤（pulmonary metastasis）：有原发肿瘤病史，生长较快
- 错构瘤（hamartoma）：薄层 CT 检出瘤内脂肪成分或出现典型"爆米花样"钙化者可诊断错构瘤，增强扫描无明显强化
- 结核球（tuberculoma）：表现多样，可有粗长毛刺，卫星灶、钙化、增强不明显或环形强化支持结核球诊断

诊断与鉴别诊断精要

- 中年女性，肺内光滑、边界清楚的孤立性肿物且增强较明显时提示硬化性血管瘤
- 上述病变如增强早期不均匀强化，应行延时扫描，持续强化且较均匀时应考虑硬化性血管瘤
- 有时病变贴近纵隔而酷似纵隔肿瘤或胸膜孤立性纤维性肿瘤，需注意鉴别

典型病例

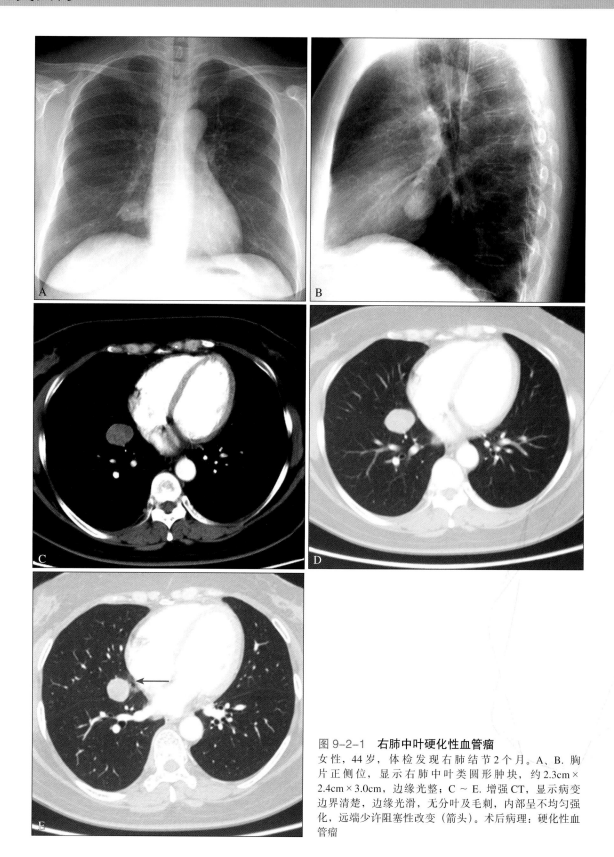

图 9-2-1　**右肺中叶硬化性血管瘤**

女性，44 岁，体检发现右肺结节 2 个月。A、B. 胸片正侧位，显示右肺中叶类圆形肿块，约 2.3cm×2.4cm×3.0cm，边缘光整；C ~ E. 增强 CT，显示病变边界清楚，边缘光滑，无分叶及毛刺，内部呈不均匀强化，远端少许阻塞性改变（箭头）。术后病理：硬化性血管瘤

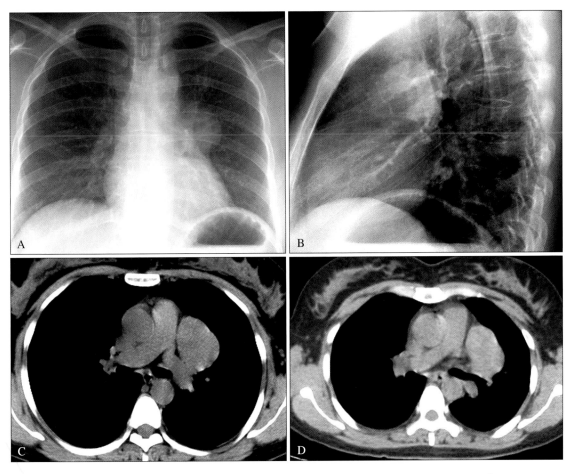

图 9-2-2　左肺上叶硬化性血管瘤

女性，35 岁，干咳 1 个月。A、B. 胸片正侧位，显示左肺上叶纵隔旁肿物，边缘光整；C. CT 平扫，显示左肺上叶贴近纵隔肿物，边界清楚，密度较均匀；D. PET-CT 图像，显示肿物轻度摄取增高，最大 SUV2.2，延迟显像最大 SUV2.3。术后病理：硬化性血管瘤

（王建卫　吴　宁）

重点推荐文献

[1] 王建卫，林冬梅，石木兰. 肺硬化性血管瘤的影像学与病理学对照研究 [J]. 中华放射学杂志，2004，38（9）：962-966.

[2] 王艳丽，房娜，曾磊，等. 18F-FDG PET/CT 和同机 CT 增强扫描对肺硬化性血管瘤的诊断价值 [J]. 中华

核医学与分子影像杂志，2013，33（03）：171-174.

[3] Neuman J, Rosioreanu A, Schuss A et al. Radiology-pathology conference：sclerosing hemangioma of the lung [J]. Clin Imaging，2006，30（6）：409-412.

第 3 节　肺炎性肌成纤维细胞瘤

【概念与概述】

　　肺炎性肌成纤维细胞瘤（inflammatory myofibroblastic tumor）是由分化的肌成纤维细胞性梭形细胞组成的少见的肺间叶性肿瘤，常伴有大量浆细胞和（或）淋巴细胞的肿瘤

- 多数为良性，少数为低度恶性，可以侵犯邻近结构、转移或复发

- 同义词包括成纤维细胞性炎性假瘤、浆细胞肉芽肿、纤维黄色瘤、纤维组织细胞瘤等

【病理与病因】

流行病学

- 各年龄段均有发生，多数小于 40 岁

- 是儿童常见的支气管内间叶性肿瘤

- 无性别差异

249

病因

- 病因不明，有人认为与感染有关
- 目前多倾向认为是一种低级别的间叶性恶性肿瘤

大体病理及手术所见

- 典型表现为圆形、孤立性结节，无包膜，肿瘤大小差异明显
- 位于肺门或累及胸壁者约占 5% ~ 10%
- 偶有沙砾样钙化
- 空洞罕见

显微镜下特征

- 显示成纤维细胞或肌成纤维细胞分化的混合性梭形细胞排列成束状或席纹状，细胞异型性不明显
- 淋巴细胞、浆细胞和组织细胞分布较多，有时以浆细胞为主
- 罕见梭形细胞浸润血管或胸膜

免疫组织化学

- 与肺外炎性肌成纤维细胞瘤显示同样表达谱
- 可以显示梭形细胞表达的 vimentin 和 SMA，少数表达 desmin
- 不表达 myogenin、myoglobin、CD117 和 S-100 蛋白

【临床表现】

- 因受累部位不同，症状多样
- 支气管内病变表现为咳嗽、喘鸣、咯血等支气管刺激症状
- 淋巴道播散常引起呼吸困难
- 周围型病变多无症状，如侵犯胸膜或胸壁可引起胸痛

【治疗及预后】

- 手术切除，但是否应行根治性肺叶切除仍有分歧
- 多数病例预后很好

- 5% 病例可显示肺外侵袭、复发或转移
- 局部浸润、血管侵犯、细胞成分增多、核分裂率高和坏死可能与预后差有关
- 术后应长期随访有无局部复发或远处转移

【影像表现】

X 线表现

- 胸片
  - 肺外周大小不等肿物，光滑，部分形态不规则
  - 部分较大者与胸膜、胸壁贴邻
  - 阻塞性肺炎和肺不张

CT 表现

- 大多位于肺外周，大小不等肿物，光滑，部分形态不规则（图 9-3-1）
- 部分较大肿物可累及胸膜或胸壁
- 增强扫描多数强化不明显
- 位于支气管腔内可伴阻塞性肺炎和肺不张

PET-CT 表现

- FDG 中度或明显摄取，SUV 值可达 8.4

推荐影像学检查

- 增强 CT

【鉴别诊断】

- 肺癌：分叶状结节、毛刺、不均匀强化、生长较快
- 单发肺转移瘤：有原发肿瘤病史，生长较快
- 错构瘤：薄层 CT 检出瘤内脂肪成分或出现典型"爆米花样"钙化者可诊断错构瘤，增强扫描无明显强化
- 硬化性血管瘤：光滑、边界清楚肺内结节，明显强化，常有钙化
- 结核球：表现多样，可有粗长毛刺、卫星灶、钙化、增强不明显或薄壁环形强化支持结核球诊断

诊断与鉴别诊断精要

- 肺外周边界清楚、光滑肿物，无明显强化，应将本病作为鉴别诊断之一
- 有恶性征象者如胸膜、胸壁侵犯很难与肺癌鉴别
- 青少年、儿童患者支气管腔内病变、强化不明显，同时伴有阻塞性改变时应考虑到本病

典型病例

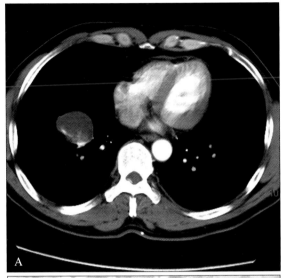
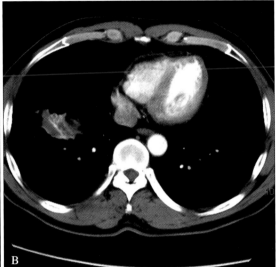
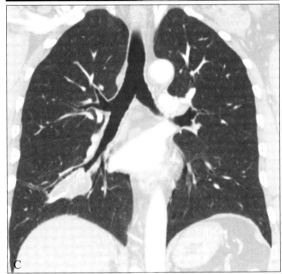

图 9-3-1 右肺下叶炎性肌成纤维细胞瘤

男性，43岁，咯血2周，支气管镜显示右肺下叶前基底段支气管腔内肿物，支气管完全阻塞。A、B. 增强CT横断面图像，显示右肺下叶前基底段边界清晰肿物，约 4.2cm×2.8cm×2.8cm，低密度，无明显强化，病变远端可见阻塞性改变；C. 多平面重建冠状面图像，显示右肺下叶前基底段支气管阻塞。术后病理：炎性肌成纤维细胞瘤

（王建卫 吴 宁）

重点推荐文献

[1] Yi E, Aubry MC. Pulmonary pseudoneoplasms [J]. Arch Pathol Lab Med, 2010, 134 (3)：417-426.

[2] Sakurai H, Hasegawa T, Watanabe S. Inflammatory myofibroblastic tumor of the lung [J]. Eur J Cardiothorac Surg, 2004；25 (2)：155-159.

[3] 杨红，谢荣庆，肖坚，等. 肺炎性肌成纤维细胞肿瘤的临床病理特点 [J]. 中国肺癌杂志，2007，10 (2)：116-119.

第4节 肺上皮样血管内皮瘤

【概念与概述】

肺上皮样血管内皮瘤（epithelioid hemangioendothelioma）是一种低到中级别的血管肿瘤，肿瘤有明显的上皮样特征，有明显界限的胞浆内空泡，可在肺泡内和血管内生长，中心嗜酸性坏死。高级别上皮样血管肿瘤称为血管肉瘤

● 以往称为肺血管内"硬化性"细支气管肺泡瘤

【病理与病因】

流行病学

- 非常罕见，全世界仅报道数十例
- 白种人女性多见，平均年龄 36 岁，各年龄段均有发生，多数小于 40 岁
- 除肺以外，还可发生于肝、骨和软组织

大体病理

- 最常见的大体表现是多发 0.3 ～ 2.0cm、界限清楚的灰白色到灰褐色的实性结节；少数表现为单发肿物
- 切面均匀一致，类似软骨样
- 结节中心有钙化
- 如累及胸膜可能与弥漫性间皮瘤相似

显微镜下特征

- 圆形到卵圆形结节，典型者有中心硬化、细胞减少的中央区和外周富于细胞区，此为特征性表现
- 结节的中心有时可能钙化或骨化
- 细胞间的间质由丰富的基质组成，看似软骨样、透明变性、黏液样或黏液瘤样

【临床表现】

- 近半数无症状
- 可表现为胸痛、气短、轻微无痰的咳嗽、咯血和杵状指
- 15% 患者有肝实质受累，同时累及多个器官时，很难判断为同时起源或转移

【治疗及预后】

- 缺乏有效的治疗手段，单发病变可手术切除
- 双肺多发病变的化疗、生物治疗疗效均不确切
- 侵袭性较高者，预后差；侵袭性较低者，存活时间相对较长。平均生存时间 4.6 年

【影像表现】

X 线表现

- 胸片
  - 双肺多发结节，部分边缘模糊
  - 少数表现为肺内单发结节或肿物
  - 可部分与胸膜、胸壁贴邻
- CT 表现
  - 双肺多发大小不等结节、肿物；少数为单发
  - 沿血管、支气管分布，下肺较多
  - 结节内偶可出现钙化
  - 部分结节形态不规则，周围可见磨玻璃样改变，即"晕征"，为出血或肺组织浸润形成，此为较特征性表现（图 9-4-1）
  - 通常无纵隔、肺门淋巴结肿大
  - 可有胸腔积液或心包积液

推荐影像学检查

- 增强 CT

【鉴别诊断】

- 肺转移瘤：具有原发恶性肿瘤病史，双肺多发结节应首先考虑肺转移瘤的可能
- 非特异性感染：有时可表现为双肺多发结节，边界清楚或模糊，广谱抗生素短期治疗后随诊是最有效的鉴别方法
- 血行播散性肺结核：多伴有明显的结核中毒症状，急性粟粒性肺结核分布均匀、大小一致，亚急性或慢性血行播散性肺结核结节大小不一致，以上肺分布较多
- 非结核性分枝杆菌感染：常见表现为多发肺结节伴支气管扩张
- 真菌感染：在肺部引起病理改变主要为过敏性反应，致病菌以假丝酵母菌、曲霉菌常见，影像表现主要为曲菌球、结节或肿块、空洞、支气管扩张和实变，少数情况下因肺内播散形成多发结节灶，需与转移瘤鉴别，如同时发现曲菌球、小空洞及支气管扩张时有助于肺真菌病的诊断
- 血管炎性病变：如类风湿性结节、SLE 肺受侵可以表现多发结节，多伴有间质性肺炎，Wegener 肉芽肿形成的肺内多发结节易有空洞形成
- 尘肺：包括矽肺、煤尘肺、陶工肺、石棉肺等，随着病期的不同可有不同的影像表现，尘肺常伴有程度不同的间质性病变，同时有无职业接触史是重要的鉴别点
- 结节病：多为小叶周围型结节，支气管血管周围间质增厚，部分可表现为大结节或实变，常伴间质纤维化和对称性肺门、纵隔淋巴结肿大，实验性激素治疗有效可帮助诊断

诊断与鉴别诊断精要

- 双肺多发结节，下肺分布较多，无恶性肿瘤病史，如观察到部分结节形态不规则、有"晕征"或结节中心有钙化时，应考虑到本病可能
- 病变进展缓慢可与肺转移瘤鉴别
- 如表现为单发肿物，很难诊断

典型病例

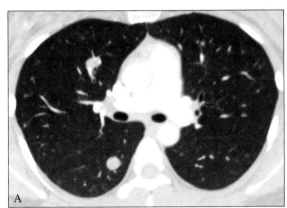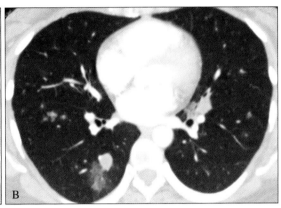

图9-4-1　肺上皮样血管内皮瘤
女性，39岁，体检发现肺部多发结节2个月。A，B. 增强CT图像，A为隆突下水平，B为下肺静脉水平。显示双肺多发结节，部分结节形态不规则，大部分结节周围可见磨玻璃样改变。右肺下叶背段结节切除活检（图A示）病理：肺上皮样血管内皮瘤，周围肺组织可见肺泡内出血性改变

（王建卫　吴　宁）

重点推荐文献

[1] 肖文波，王照明，张敏鸣，等. 肺上皮样血管内皮瘤二例 [J]．中华放射学杂志，2006，40（3）：326-327.

[2] 李晶. 肺上皮样血管内皮细胞瘤2例临床病理分析 [J]．临床与实验病理学杂志，2011，27（4）：425-427.

[3] Kim EY，Kim TS，Han J，et al. Thoracic epithelioid hemangioendothelioma：imaging and pathologic features [J]．Acta Radiol，2011，52（2）：161-166.

第5节　孤立性支气管乳头状瘤

【概念与概述】

临床上气管乳头状瘤（tracheal papilloma）分为多发型、炎性型及孤立性，多发型与人乳头状瘤病毒有关，多见于儿童，发病部位多为喉和气管上段。炎性型常为单发，与慢性刺激有关。孤立性支气管乳头状瘤（solitary bronchial papilloma）按被覆上皮的成分不同分为鳞状上皮乳头状瘤、腺性乳头状瘤、混合性鳞状细胞和腺性乳头状瘤。鳞状上皮乳头状瘤最常见，是一种癌前病变，可发展为鳞状细胞癌。

【病理与病因】

流行病学

- 孤立性乳头状瘤非常罕见，约占肺肿瘤的0.38%，占肺良性肿瘤的7%。其中鳞状上皮乳头状瘤最常见，混合性鳞状细胞和腺性乳头

状瘤极罕见
- 男性中老年人多见

病因学
- 鳞状上皮乳头状瘤与人乳头状瘤病毒感染有关
- 多数为吸烟者，但其病因学作用尚未确定

大体病理及手术所见
- 鳞状上皮乳头状瘤起自支气管主干或其主要分支
- 鳞状上皮乳头状瘤管壁外生性病变多于内生性生长方式，表现为突入支气管腔内的菜花样肿物，0.7～9.0cm，平均1.5cm
- 腺性乳头状瘤表现为白色至棕色的支气管内息肉，0.7～1.5cm

显微镜下特征
- 鳞状上皮乳头状瘤由疏松的纤维血管轴心被覆复层鳞状上皮组成
- 腺性乳头状瘤被覆纤毛或无纤毛柱状细胞，伴数量不等的立方细胞和杯状细胞

【临床表现】
- 约1/3患者由影像学检查偶然发现
- 最常见的症状为支气管阻塞引起，包括咳嗽、不同程度呼吸困难、咯血及痰中带血

【治疗及预后】
- 手术切除可治愈，可依次选择支气管肿瘤局部切除、肺段切除和肺叶切除以保留肺功能
- 如肿瘤较小，选择内镜下切除应采用圈套烧灼，避免漏诊基底部潜在癌变

- 肿瘤局部出现细胞异型性，复发率接近20%

【影像表现】

X线表现
- 胸片
  - 支气管内病变如不引起阻塞性改变时可能漏诊

CT表现
  - 位于气管、支气管腔内的结节灶，表面不规则
  - 阻塞支气管腔后可伴阻塞性改变，易与中央型肺癌混淆（图9-5-1）

推荐影像学检查
- 增强CT

【鉴别诊断】
- 孤立性支气管乳头状瘤无特征性影像表现，很难与支气管腔内错构瘤、炎性肌成纤维细胞瘤、良性间叶性肿瘤或神经源肿瘤、肺癌等鉴别
- 支气管腔内软组织密度肿物或结节伴肺不张而无纵隔、肺门淋巴结肿大时，影像很难鉴别良、恶性肿瘤，但良性肿瘤非常罕见，术前多诊断为中央型肺癌
- 临床病史较长、多次支气管检查无恶性证据时，应想到良性肿瘤可能
- 支气管腔内错构瘤薄层CT多能检出脂肪密度、钙化灶，鉴别相对容易

诊断与鉴别诊断精要
- 孤立性支气管乳头状瘤无特异性表现，定性诊断困难，最终诊断只能根据病理学

典型病例

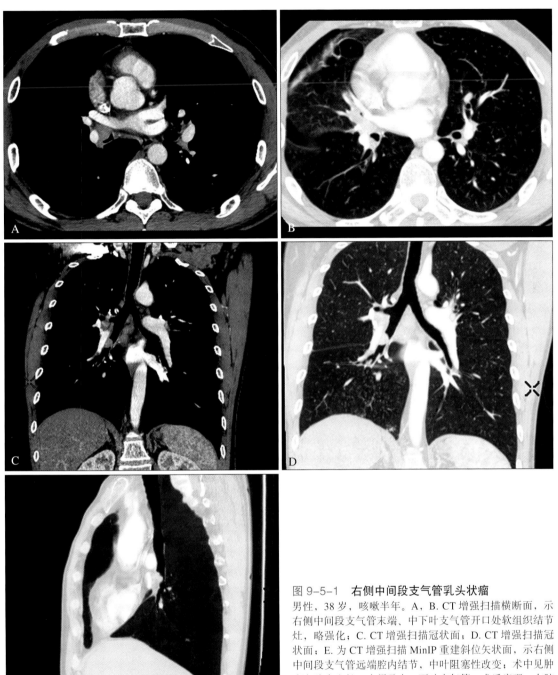

图 9-5-1　右侧中间段支气管乳头状瘤
男性，38 岁，咳嗽半年。A，B. CT 增强扫描横断面，示右侧中间段支气管末端、中下叶支气管开口处软组织结节灶，略强化；C. CT 增强扫描冠状面；D. CT 增强扫描冠状面；E. 为 CT 增强扫描 MinIP 重建斜位矢状面，示右侧中间段支气管远端腔内结节，中叶阻塞性改变；术中见肿瘤向腔内生长，未累及中、下叶支气管。术后病理：右肺中、下叶支气管分叉处鳞状上皮乳头状瘤

（王建卫，吴宁）

重点推荐文献

[1] 鲁昌立，许霞，张尚福，等. 孤立性支气管乳头状瘤的临床病理特点 [J]. 临床与实验病理学杂志，2010，26（1）：67-72.

[2] Gaissert HA，Grillo HC，Shadmehr MB，et al. Uncommon primary tracheal tumors [J]. Ann Thorac Surg，2006，82（1）：268-273.

[3] McNamee CJ，Lien D，Puttagunta L，et al. Solitary squamous papillomas of the bronchus：a case report and literature review [J]. J Thorac Cardiovasc Surg，2003，126（3）：861-863.

第6节　支气管和肺腺瘤

【概念与概述】

支气管和肺腺瘤（adenoma）根据组织起源不同包括小涎腺起源的腺瘤（如黏液腺腺瘤、多形性腺瘤和嗜酸性细胞腺瘤）、肺泡性腺瘤、乳头状腺瘤和黏液性囊腺瘤。黏液腺腺瘤、多形性腺瘤、嗜酸性细胞腺瘤多为中央型，肺泡性腺瘤、乳头状腺瘤、黏液型囊腺瘤多为周围型。

【临床表现】

- 周围型显著多于中央型，无症状
- 由于血供丰富，可有痰中带血
- 发生于支气管黏膜上皮细胞，女性患者较多见，约占60%，90%的患者在50岁以下，也可发生在儿童
- 部分腺瘤亚型属于低度恶性肿瘤，腺瘤生长缓慢，病程长，可产生淋巴路或血行转移
- 部分为良性腺瘤，本例肺泡腺瘤属于后者

【病理特点】

- 肺泡腺瘤类似于肺泡癌，但细胞学上无恶性表现，可有较完整的肺支架结构

【治疗与预后】

除多形性腺瘤具有恶性潜能外，其他均为良性肿瘤，手术切除可治愈

【影像表现】

- 腺瘤可发生于任何一级的支气管，其X线表现依肿瘤发生的部位而不同
- 中央型：阻塞性肺炎、肺不张和肺门肿块；CT可见支气管狭窄或阻塞
- 周围型：肺内圆形病灶，边缘整齐光滑，轮廓清楚，密度均匀，有时也有分叶征，少许细小毛刺。MRI显示瘤体中等信号，信号均匀一致形态规则
- 支气管和肺腺瘤影像表现无特异性，定性诊断困难，最终诊断大多数只能根据病理学（图9-6-1、图9-6-2）

【鉴别诊断】

- 中央型：良性肿瘤一般直径小于2.5cm，有些可以带蒂，而恶性肿瘤直径大多大于4cm，且基底较宽。良性肿瘤气管壁厚度较均匀，一般不超过0.5cm，而恶性肿瘤常有气管壁的侵犯，故其管壁增厚常较明显，同时常伴有纵隔内淋巴结增大
- 周围型：良性肿瘤肿块轮廓较光滑，而恶性肿瘤肿块轮廓常不规则，少数可有小溃疡
- 低度恶性肿瘤相互之间的鉴别诊断，因其形态相似，必须密切结合临床资料，最终主要由病理组织学来区分

诊断与鉴别诊断精要

- 具备良性肿瘤特点，中央型类似息肉状；周围型边缘光滑
- 生长缓慢

典型病例

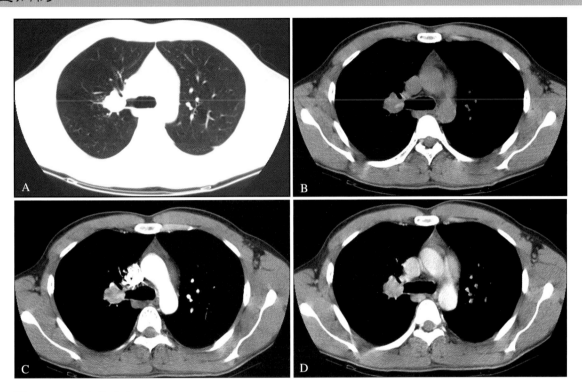

图 9-6-1 支气管腺瘤
A. 横断面肺窗示右上叶支气管腔内结节，边缘较光整；B. 平扫纵隔窗示其内密度不均匀，可见小片状钙化，C 与 D 增强动脉期和延迟期示结节不均匀强化（本例由中国医科大学附属盛京医院放射科林爱军教授提供）

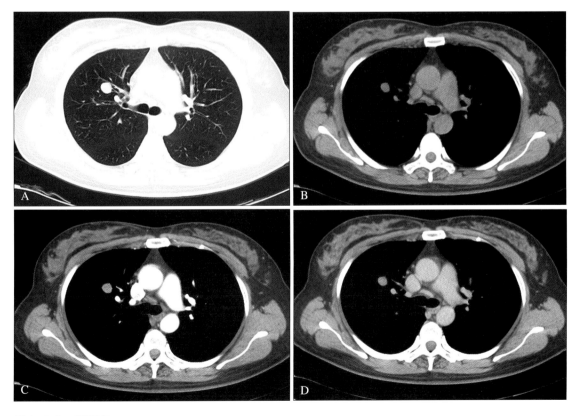

图 9-6-2 肺腺瘤
A. 横断面肺窗示右上叶前段小结节，边缘光整；B. 平扫纵隔窗示其密度均匀；C、D. 增强动脉期和延迟期示结节均匀强化
（本例由中国医科大学附属盛京医院放射科林爱军教授提供）

（王建卫 吴 宁）

重点推荐文献

[1] Gaissert HA，Grillo HC，Shadmehr MB，et al. Uncommon primary tracheal tumors [J] . Ann Thorac Surg，2006，82（1）：268-273.

[2] 孟宇宏，张建中主译. 肺、胸膜、胸腺及心脏肿瘤病理学和遗传学 [M] . 北京：人民卫生出版社，2006：88-95.

第7节　肺内畸胎瘤

【概念与概述】

畸胎瘤（teratoma）是源自生殖细胞系的组织构成的肿瘤，可分为成熟性或不成熟性。肺内畸胎瘤的诊断标准是原发部位非生殖腺和生殖细胞部位（如纵隔），并且肿瘤完全位于肺内

【病理与病因】

流行病学

- 罕见，多为个案报道
- 发病年龄 21 ～ 50 岁，女性稍多

大体病理及手术所见

- 肿瘤大小约 2.8 ～ 30cm
- 囊性或多房，很少以实性为主
- 囊腔可与支气管相连
- 囊肿破裂可导致支气管胸膜瘘和明显的炎症、纤维化反应

显微镜下特征

- 由不同比例的中胚层、外胚层和内胚层组成
- 成熟畸胎瘤由鳞状上皮被覆，也称为表皮样囊肿；可见到胰腺或胸腺成分
- 可有恶性或不成熟成分如神经组织

【临床表现】

- 最常见表现是胸痛，其次是咯血、咳嗽和脓胸，有时咯血量较大
- 临床症状反复出现
- 含毛发、油脂痰有助于诊断畸胎瘤

【治疗及预后】

- 手术切除可治愈

【影像表现】

X 线表现

- 胸片
  - 肺内肿物，边界清楚，有时钙化较多

CT 表现

- 实性或囊性肿物，边界清楚
- 有时可有脂肪组织、钙化 / 骨化等畸胎瘤特征性表现（图 9-7-1）

推荐影像学检查

- 增强 CT

【鉴别诊断】

- CT 检出钙化 / 骨化及脂肪密度，再结合临床咳出毛发或油脂样物质诊断不难
- 表现为囊性者需与支气管囊肿鉴别；如并发感染，需与肺癌、脓肿、结核等鉴别

诊断与鉴别诊断精要

- CT 检出肺内钙化 / 骨化及脂肪密度，再结合临床咳出毛发或油脂样物质容易做出诊断

典型病例

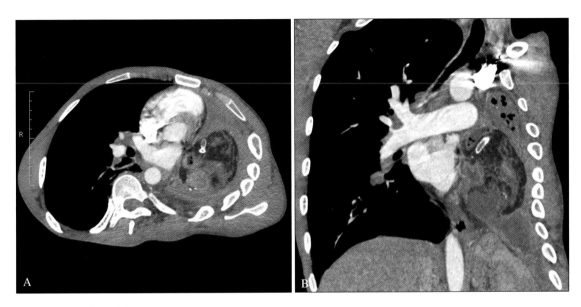

图 9-7-1　肺内畸胎瘤
A. 横断面增强纵隔窗；B. 冠状面重建图像。示左肺下叶病灶内含有脂肪和骨质密度影（本例由上海市肺科医院放射科史景云教授提供）

（王建卫　吴　宁）

重点推荐文献

[1] 谭振，姚其能，施子延，等. 肺内畸胎瘤 X 线诊断和鉴别 [J]. 实用放射学杂志，2005，21（7）：778-780.

[2] Eren MN. Eraslan A，Eren S. Benign intrapulmonary teratoma：report of a case [J]. J Thorax Cardiovas Surg，2003，126（3）：855-857.

[3] Asano S，Hoshikawa Y，Yamane Y，et al. An intrapulmonary teratoma associated wiht bronchectasia containing various kinds of primordium：a cases report and review of the literature [J]. Virchows Arch，2000，436（4）：384-388.

第 8 节　肺良性间叶性肿瘤和良性神经源肿瘤

【概念与概述】

　　肺良性间叶性肿瘤（mesenchymal tumor）包括纤维瘤、平滑肌瘤、血管瘤、软骨瘤、脂肪瘤等；肺良性神经源肿瘤包括神经鞘瘤、副神经节细胞瘤、神经纤维瘤等，均极罕见

【临床表现】

- 多无临床症状，由体检偶然发现；也可有临床症状反复出现
- 软骨瘤可与胃间质瘤和副节瘤伴发，称为 Carney 三联症

【影像表现】

X 线和 CT 表现

- 分为中央型（起源于支气管树）和周围型（起源于肺实质）
- X 线或 CT 表现多显示为支气管腔内病变或肺内边界清楚、光滑的结节，支气管完全阻塞少见
- 软骨瘤（chondroma）由黏液样透明软骨构成，CT 表现密度很低，介于囊性和软组织密度间，无强化，较有特征性（图 9-8-1）

- 脂肪瘤（lipoma）影像诊断相对容易，可表现为位于支气管腔内和外周的脂肪密度病变，边界清楚，无侵袭性（图9-8-2）
- 肺良性神经源肿瘤罕见（图9-8-3），亦可分为中央型和周围型，表现与良性间叶性肿瘤相仿
- 支气管内良性间叶性肿瘤和神经源肿瘤起源于黏膜下，表面多较规则，可与支气管上皮来源的肿瘤鉴别

推荐影像学检查

- 增强CT

【治疗及预后】

- 手术切除可治愈

诊断与鉴别诊断精要

- 具备良性肿瘤特征
- 脂肪瘤内含脂肪；软骨瘤可见钙化

典型病例

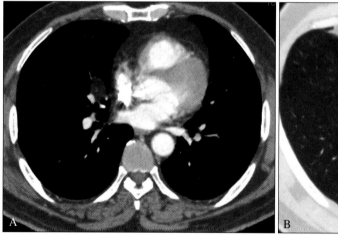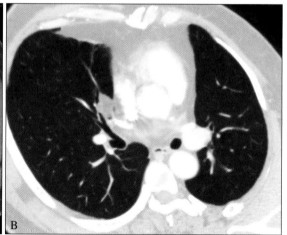

图9-8-1　右肺中叶脂肪瘤

男性，54岁，体检发现右肺结节1个月。A. 增强CT横断面，右肺中叶内侧段脂肪密度结节，约3.0cm×2.2cm×1.8cm，边界清楚，边缘光滑；B. 斜位重建图像，显示病变来自中叶内侧段支气管壁，向外生长。术后病理：脂肪瘤

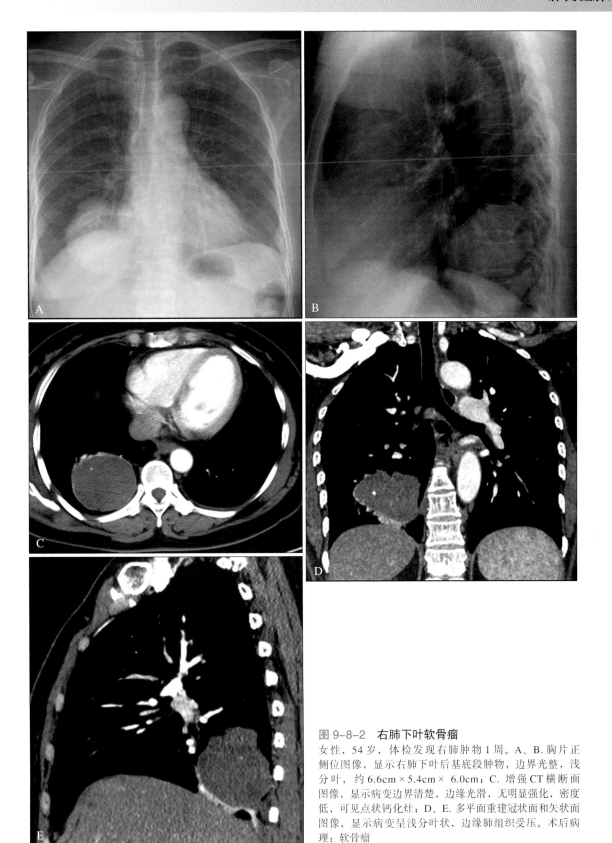

图 9-8-2　右肺下叶软骨瘤

女性，54 岁，体检发现右肺肿物 1 周。A、B.胸片正侧位图像，显示右肺下叶后基底段肿物，边界光整，浅分叶，约 6.6cm×5.4cm×6.0cm；C. 增强 CT 横断面图像，显示病变边界清楚，边缘光滑，无明显强化，密度低，可见点状钙化灶；D、E.多平面重建冠状面和矢状面图像，显示病变呈浅分叶状，边缘肺组织受压。术后病理：软骨瘤

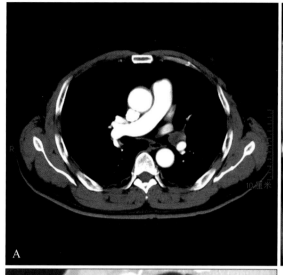

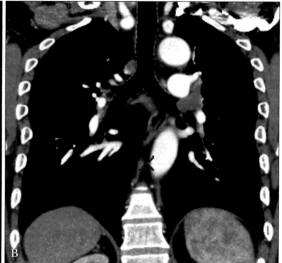

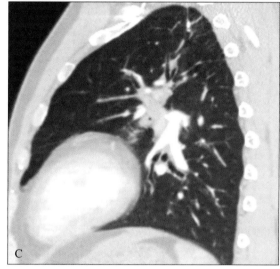

图 9-8-3　左肺上叶神经纤维瘤

A. 增强 CT 横断面图像，显示左肺上叶支气管腔内低密度结节，无明显强化，约 2.6cm×1.6cm；B. 多平面重建冠状面图像，显示结节突入主支气管腔内；C. 多平面重建矢状面图像，显示尖后段、前段支气管腔内阻塞性改变。术后病理：神经纤维瘤

（王建卫　吴　宁）

重点推荐文献

[1] 吴彬，徐志飞，高光强，等. 肺原发性软骨瘤一例报告 [J]. 第二军医大学学报，2000，21（3）：295.

[2] 高慧，刘虎，张春. 肺软骨瘤 1 例 [J]. 医学影像学杂志，2007，17（12）：1355-1376.

[3] Rodriguez FJ, Aubry MC, Tazelaar HD, et al. Pulmonary chondroma: a tumor associated with Carney triad and different from pulmonary hamartoma. Am J Surg Pathol, 2007, 31（12）：1844-1853.

主要参考文献

[1] 石木兰. 肿瘤影像学 [M]. 北京：科学技术出版社，2003：294-297.

[2] 王建卫，林冬梅，石木兰. 肺硬化性血管瘤的影像学与病理学对照研究 [J]. 中华放射学杂志，2004，38 (9)：962-966.

[3] 孟宇宏，张建中 主译. 肺、胸膜、胸腺及心脏肿瘤病理学和遗传学 [M]. 北京：人民卫生出版社，2006：83-131.

[4] Yi E，Aubry MC. Pulmonary pseudoneoplasms [J]. Arch Pathol Lab Med，2010，134 (3)：417-426.

[5] Sakurai H，Hasegawa T，Watanabe S. Inflammatory myofibroblastic tumor of the lung [J]. 2004，25 (2)：155-159.

[6] 肖文波，王照明，张敏鸣等. 肺上皮样血管内皮瘤二例 [J]. 中华放射学杂志，2006，40 (3)：326-327.

[7] 鲁昌立，许霞，张尚福，等. 孤立性支气管乳头状瘤的临床病理特点 [J]. 临床与实验病理学杂志，2010，26 (1)：67-72.

[8] Gaissert HA，Grillo HC，Shadmehr MB，et al. Uncommon primary tracheal tumors [9]. Ann Thorac Surg，2006，82 (1)：268-273.

[10] 刘士远，陈起航，吴宁. 实用胸部影像诊断学 [M]. 北京：人民军医出版社，2012.

[11] 刘士远，陈起航. 胸部影像诊断必读 [M]. 北京：人民军医出版社，2007.

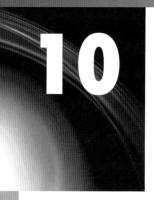

10 造血与淋巴组织增生性病变

第1节　淋巴瘤

【概念与概述】

　　一种发生于肺和（或）支气管淋巴组织的恶性肿瘤

- 根据肺是否为原发受侵部位分类
  - 原发肺淋巴瘤（primary pulmonary lymphoma，PPL）
    - PPL 诊断标准：有组织学证实；初诊时或在随后的 3 个月内，病变局限于肺和（或）支气管，无纵隔淋巴结受累，无肺外淋巴瘤或淋巴细胞白血病；既往无淋巴瘤病史
  - 继发肺淋巴瘤（secondary pulmonary lymphoma，SPL）
- 根据淋巴瘤不同病理亚型分类
  - 一般分为霍奇金淋巴瘤（Hodgkin lymphoma，HL）和非霍奇金淋巴瘤（non-Hodgkin lymphoma，NHL）两类
  - 2008 年 WHO 造血和淋巴组织肿瘤分类（第 4 版）将淋巴瘤分为五大类
    - 前体肿瘤（precursor neoplasms）
    - 前体淋巴性肿瘤（precursor lymphoid neoplasms）
    - 成熟 B 细胞肿瘤（the mature B-cell neoplasms）
    - 成熟 T/NK 细胞肿瘤（the mature T/NK-cell neoplasms）
    - 霍奇金淋巴瘤（Hodgkin lymphoma）

【病因与流行病】

- 病因
  - 至今尚未完全阐明
  - 有学者认为肺的黏膜相关淋巴组织（mucosa-associated lymphoid tissue，MALT）淋巴瘤，是在吸烟、免疫性疾病和慢性感染等长期刺激下继发（图 10-1-1）
- 流行病学
  - PPL 少见，约占所有淋巴瘤的 1%，其中 NHL 占绝大多数，多属 MALT 淋巴瘤，又称支气管黏膜相关淋巴组织（bronchus-associated lymphoid tissue，BALT）淋巴瘤（图 10-1-2）
  - 首诊 HL 患者约有 10% ～ 15% 肺受侵

【病理特征】

- 肿瘤侵犯支气管黏膜下组织和肺间质，沿支气管和血管周围间隙蔓延
  - 侵犯支气管黏膜下组织时，常向腔外生长，支气管管腔可无明显狭窄或阻塞，CT 上表现为空气支气管征
  - 病变较大时，可侵犯叶间裂和相邻肺叶

【临床表现】

表现

- 临床表现不特异
- 最常见症状：咳嗽、咳痰、痰中带血、胸痛、胸闷等
- PPL 一般病史较长，症状较轻

疾病人群分布

- 年龄：可发生于任何年龄
- 性别：男女发病比例相似

自然病史与预后

- 自然病史：PPL 的病史多较长
- 预后：与病理类型相关
  - 恶性度高的肺淋巴瘤预后差，恶性度低的预后较好
  - 肺原发 NHL3 年生存率为 86%；MALT 淋巴瘤生存期较非 MALT 淋巴瘤患者长，其 5 年生存率为 51% ~ 94%，10 年生存率为 39% ~ 73%

治疗

- 局限性、低度恶性 PPL 一般首选放疗
- PPL 病变范围较广或有肺外受侵时，首选化疗，化疗效果不好或无效者可考虑放疗
- SPL 首选化疗

【影像表现】

概述

- 部位
  - 沿支气管血管束分布
  - 支气管黏膜下
  - 可跨叶
- 大小
  - 肿物可以从几毫米到几厘米
- 形态学
  - 结节、肿块型：最常见，多为单发，亦可多发，边界模糊，内部可见"空气支气管征"，恶性度较高、生长较快的病变可出现中心液化坏死和空洞（图 10-1-1）
  - 肺炎型：表现为沿肺段或叶分布的斑片、实变影，可跨叶，内部可见"空气支气管征"，偶见空洞（图 10-1-2）
  - 间质型：最少见，表现为弥漫的网状结构或网状小结节，或呈磨玻璃样密度
  - 混合型：上述 3 种类型可同时存在

X 线表现

- X 线摄片
  - 单发或多发结节，边缘模糊；或斑片、实变影，可跨叶
  - 观察肺间质病变受限

CT 表现

- 平扫 CT
  - 单发或多发结节，或斑片、实变影，病变沿支气管血管束分布，可跨叶，内部常可见空气支气管征，内部可有空洞，边缘可

见毛刺（图 10-1-1、图 10-1-2）

  - 除非合并感染或曾经治疗，一般不会出现钙化
  - PPL 可伴有肺门淋巴结肿大，SPL 可伴有肺外其他部位受累
- 增强 CT
  - 病灶轻中度强化

PET-CT 表现

- ^{18}F-FDG PET-CT 显像
  - 病灶放射性摄取浓聚（图 10-1-2）

MRI 表现

- T1WI
  - 中低信号
- T2WI
  - 中高信号
- Gd-DTPA 增强
  - 病灶轻中度强化

推荐影像学检查

- 最佳检查法：胸部屏气 CT ＋全身 PET-CT

影像学检查方法评价

- CT 多平面重组图像能很好地显示病变内部情况、与邻近结构的关系以及是否跨叶
- 全身 PET-CT 能检出肺外其他部位的受侵情况，有助于诊断和治疗前分期

【鉴别诊断】

肿瘤

- 肺癌（lung cancer）
  - 周围型肺癌表现为结节或肿物，常为单发，分叶状，内部可见"空气支气管征"和"空泡征"，边缘有毛刺，胸膜牵拉，远端可有阻塞性改变
  - 中央型肺癌表现为支气管根部肿物，支气管管腔常狭窄、截断，远端肺斑片状阻塞性改变或肺不张
  - 多伴有肺门、纵隔淋巴结肿大
  - 易转移至肾上腺、脑、骨骼等部位
- 转移瘤（metastasis）
  - 多有原发肿瘤病史
  - 双肺多发结节，边界清楚，内部密度多均匀

感染

- 结核（tuberculosis）
  - 结节或肿物，常为单发，内部可见空洞和钙化，周围可有卫星灶，增强 CT 可显示内

部低密度干酪坏死区

- 可伴有肺门、纵隔淋巴结肿大，增强 CT 上多呈环形强化
- 临床可有低热、干咳、盗汗等结核中毒症状
- 细菌或病毒感染
  - 斑片影或结节，边缘模糊，可多发，部分病变内部可见液平
  - 可有发热、咳嗽、咳痰等临床症状
- 真菌感染
  - 常为继发性感染
  - 多见于慢性消耗性疾病患者，以及长期使用激素、免疫抑制剂、抗肿瘤药物或大剂量广谱抗生素的患者
  - CT 表现复杂多样，常为肺内多发结节或斑片影，内部可有空气支气管征或空洞，常肺内多部位发生、多种病灶同时出现，动

态观察病灶形态及数量多变

- 肺曲霉菌病（pulmonary aspergillosis）表现为肺内空洞或空腔性病变内见软组织球状阴影，可随体位变化而活动，曲霉菌球与空洞壁之间可见"空气新月征"
- 继发肺隐球菌病（secondary pulmonary cryptococcosis）表现为多发结节或弥漫性粟粒影，边缘可有毛刺，部分病灶周围可伴有磨玻璃样密度改变

自身免疫性疾病

- 韦格纳肉芽肿（Wegener's granulomatosis）
  - 是一种特殊类型坏死性肉芽肿性血管炎，主要累及呼吸道、肾、皮肤、眼眶等
  - 肺内多发结节或肿物、内部可见空洞；或楔形斑片影
  - 增强 CT 上，部分结节和楔形灶可呈边缘强化，并可见血管进入病灶内

诊断与鉴别诊断精要

- 肺淋巴瘤影像表现多样，PPL 与 SPL 相似，HL 与 NHL 相似
- 肺内单发或多发结节，或斑片、实变影，沿支气管血管束分布，可跨叶，内部常可见空气支气管征，增强后呈轻中度强化
- PPL 可伴有肺门淋巴结肿大，SPL 可伴有肺外其他部位受累

典型病例

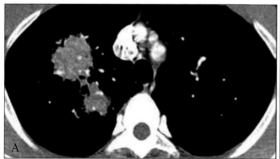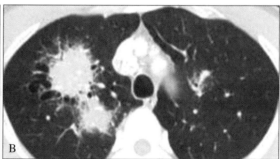

图 10-1-1　MALT 淋巴瘤侵犯肺

男性，48 岁，间断上腹不适 3～4 年，加重伴消瘦 3 个月，胃镜活检证实为 MALT 淋巴瘤。A、B. CT 增强扫描横断面（A 为纵隔窗、B 为肺窗），示右肺多发结节和肿块，边缘毛糙，轻中度强化，密度欠均匀，部分病变周围可见肺气肿

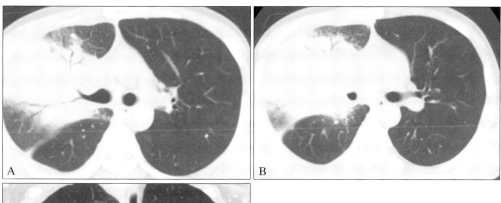

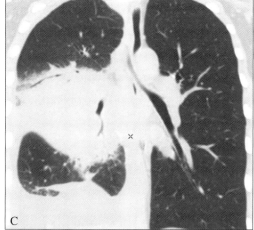

图 10-1-2 肺原发 BALT 淋巴瘤

男性，30 岁，胸闷。支气管镜活检为肺 BALT 淋巴瘤。A ~ C. CT 平扫横断面（A、B）、冠状面（C），示右肺上叶、中叶和部分下叶实变，内见"空气支气管征"；D. PET-CT 图像，化疗 5 个月后，右肺病变缩小，仅见右肺中叶实变，伴代谢增高，考虑肿瘤残存

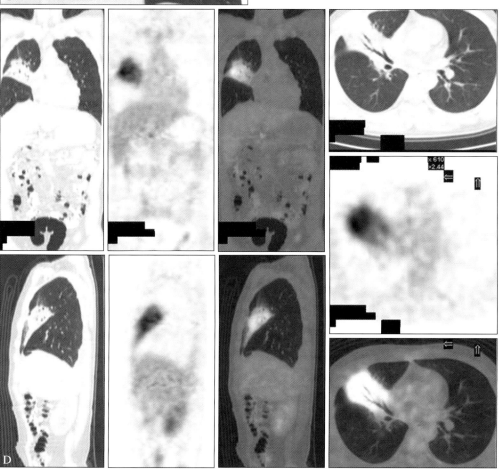

重点推荐文献

[1] Swerdlow SH，Campo E，Harris NL，et al．WHO classification of tumors of haematopoietic and lymphoid tissues (ed 4th)．Lyon，France：IARC Press，2008．

[2] Cordier JF，Chailleux E，Lauque D，et al．Primary pulmonary lymphomas. A clinical study of 70 cases in nonimmunocompromised patients[J]．Chest，1993，103(1)：

201-208．

[3] Bae YA，Lee KS，Han J，et al．Marginal zone B-cell lymphoma of bronchus-associated lymphoid tissue：imaging findings in 21 patients [J]．Chest，2008，133 (2)：433-440．

第2节　白血病肺内浸润

【概念与概述】

白血病肺内浸润（pulmonary leukemic infiltration，PLI）指白血病细胞侵犯肺组织

白血病

- 造血干细胞的克隆性恶性增生，产生大量幼稚的白血病细胞
- 白血病细胞可浸润全身器官和组织，如肝、脾、淋巴系统、肺等
- 正常造血功能被抑制，引起贫血、出血、感染等

白血病胸部浸润

- 肺门、纵隔淋巴结浸润，发生率最高
- 肺部浸润
- 胸膜、心包浸润

白血病肺部并发症

- 感染，最常见
- 出血
- 水肿
- 肺内浸润
- 白血病细胞淤积

【病理与病因】

一般特征

- 尸检发生率为31%～66%
- 肺内白血病细胞浸润，多位于肺间质，沿淋巴管分布
  - 白血病细胞经淋巴途径转运
  - 淋巴管壁通透性高，白血病细胞进入淋巴管周围肺间质
  - 由间质渗入肺实质，聚集成团

病理表现

- 弥漫支气管血管束增厚，小叶间隔增厚
- 肺实质浸润
- 多发结节

- 粒细胞肉瘤（绿色瘤），肺内少见

活检率低

- 不适宜有创检查，并发症多，如出血，感染等
- 组织或细胞学来源
  - 经纤维支气管镜肺活检或支气管肺泡灌洗液
  - 肺穿刺活检或开胸肺活检
  - 胸腔积液

【临床表现】

- 易发生于急性粒细胞性白血病的 M_4 和 M_5 型
- 绝大多数无呼吸道症状
- 有症状者，相对轻微：干咳、胸闷、气促、呼吸困难等
- 发热
- 与肺外器官浸润并存
- 化疗有效，与骨髓象变化一致

【影像表现】

概述

- 大部分肺内浸润无异常影像表现
- 有异常者，肺内弥漫性间质增厚为主要表现
  - 支气管血管束周围间质增厚
  - 小叶间隔增厚
- 磨玻璃密度影，肺实变
- 结节
- 胸部其他部位受侵
  - 肺门、纵隔淋巴结肿大，胸腺肿大
  - 心包肿物或心包积液
  - 胸腔积液或胸膜肿物

X线表现

- 肺内弥漫分布网状和线状阴影
- 肺实变，磨玻璃密度影，多见于中下肺野
- 肺内弥漫小结节，边缘模糊

CT 和 HRCT 表现

- 支气管血管束增厚，均匀或结节状（图10-2-1）
- 小叶间隔增厚，均匀或结节状
- 多发磨玻璃影，气腔实变，肺实变，非节段分布
- 弥漫小结节，小叶中心分布为主，亦可为淋巴管周围或随机分布

推荐影像学检查
- HRCT

【诊断】
- 确诊率不高
- 异常影像表现，如支气管血管束和小叶间隔增厚
- 经化疗后病变减轻
- 通过有创性检查发现白血病细胞
- 无感染的证据
- 无体液潴留，利尿剂治疗后无反应

【鉴别诊断】
感染（infection）
- 最常见的并发症，白血病主要致死因素

- 分为一般感染和机遇性感染
- 肺实变为主
- 可形成空洞

肺出血（pulmonary hemorrhage）
- 肺内非感染并发症中最常见
- 血小板降低
- 广泛分布的磨玻璃密度影及实变
- 变化快

肺白细胞滞留黏附（pulmonary leukostasis）
- 高白细胞血症的白血病，外周血白细胞大于 $100 \times 10^9/l$
- 肺小血管内聚集大量白血病细胞，形成栓子
- 病情危重，可有 ARDS 等
- 影像可正常，或表现为外周肺动脉显示，实变，水肿，肺栓塞（需增强 CT 检查）等
- 如直接化疗治疗，因白细胞大量坏死可引起急性肿瘤溶解综合征，需首先用药物或白细胞分离术降低白细胞

诊断与鉴别诊断精要

- 白血病肺内浸润临床无特异表现，影像表现以小叶间隔和支气管血管束增厚为特征
- 白血病患者如肺部发现异常，应首先考虑感染，如抗感染治疗无效或无感染的证据，无体液潴留，且有弥漫小叶间隔和支气管血管束增厚，可考虑肺内浸润

典型病例

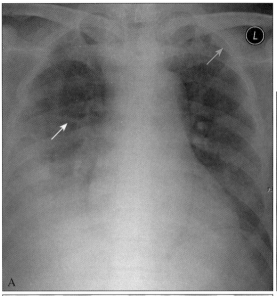

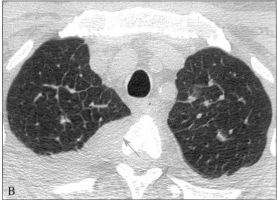

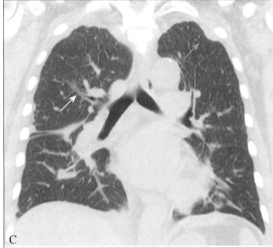

图 10-2-1　白血病肺内和胸膜浸润

男性，38 岁，慢性粒细胞白血病 1 年，发热、背痛、皮肤多发结节 15 天，骨髓像提示慢粒急变。A. 为床旁胸片；B. HRCT；C. 多平面重建冠状面图像。影像显示小叶间隔增厚（红箭头）、胸膜结节和肿块（绿箭头）、支气管血管束增粗（黄箭头），并右侧胸腔积液。达沙替尼治疗 10 天后，皮肤结节明显缩小，复查肺内病变消失，胸膜肿块明显缩小

（朱奇志）

重点推荐文献

[1] Hildebrand FL, Rosenow EC, Habermann TM, et al. Pulmonary complications of leukemia [J]. Chest, 1990, 98: 1233-1239.

[2] Tanaka N, Matsumoto T, Miura G, et al. CT findings of leukemic pulmonary infiltration with pathologic correlation [J].

Eur Radiol, 2002, 12 (1): 166-174.

[3] Kakihana K, Ohashi K, Sakai F, et al. Leukemic infiltration of the lung following allogeneic hematopoietic stem cell transplantation [J]. Int J Hematol, 2009, 89 (1): 118-122.

主要参考文献

[1] Cardinale L, Allasia M, Cataldi A, et al. CT findings in primary pulmonary lymphomas [J]. Radiol Med, 2005, 110 (5-6): 554-560.

[2] 石木兰. 肿瘤影像学. 北京: 科学出版社, 2003: 896-903.

[3] 田欣伦, 冯瑞娥, 施举红, 等. 原发性肺淋巴瘤18例临床和影像及病理特点 [J]. 中华结核和呼吸杂志, 2008, 31 (6): 401-405.

[4] 梁文杰, 周先勇, 许顺良. 原发性肺非霍其金淋巴瘤17例CT表现和病理 [J]. 浙江大学学报 (医学版), 2009, 38 (2): 199-203.

[5] 陈晓霞, 周彩存. 原发性肺淋巴瘤18例分析 [J]. 肿瘤, 2007, 27 (6): 496.

[6] Cadranel J, Wislez M, Antoine M. Primary pulmonary lymphymas [J]. Eur Respir, 2002, 20: 750-762.

[7] 张慧君, 张琳. 急性白血病肺浸润高分辨率CT表现 [J]. 当代医学, 2012, 24, 157-157.

[8] 刘士远, 陈起航, 吴宁. 实用胸部影像诊断学 [M]. 北京: 人民军医出版社, 2012.

[9] 刘士远, 陈起航. 胸部影像诊断必读 [M]. 北京: 人民军医出版社 .2007.

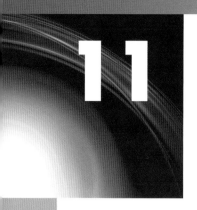

结缔组织病及肺血管炎

第1节　类风湿关节炎

【概念与概述】

类风湿性关节炎（rheumatoid arthritis，RA），侵及滑膜关节，以慢性、对称性多关节炎为主要临床表现的全身性自身免疫疾病

【病理与病因】

一般特征

- 一般发病机制
  - 最常见的自身免疫系统疾病
  - 肺部受累的主要组织学类型
    - 间质性肺病（interstitial lung disease），主要是寻常型间质性肺炎（usual interstitial pnenmania，UIP）、非特异性间质性肺炎（nospecific interstitial pneumonea，NSIP），UIP较其他结缔组织病更多见
    - 类风湿结节（rheumatoid nodules）
    - 机化性肺炎
  - 气道病变
    - 支气管扩张
    - 闭塞性细支气管炎
    - 滤泡性细支气管炎
  - 胸膜病变
- 遗传学
  - 与HLA-DRB1*0401、HLA-DR4有关
- 病因学
  - 病因不明
    - 细胞免疫、体液免疫共同引起的滑膜炎
- 流行病学
  - 发病率：1%
  - 北美发病率为3%

- 我国发病率：0.2% ~ 0.4%
- 相关异常：多系统受累

显微镜下特征

- 肺间质纤维化，大多数表现为UIP，少数为NSIP，组织学可见成纤维灶、蜂窝、灶性炎症细胞聚集，病变呈肺底和外周性分布，不同时期可有明显差别
- 机化性肺炎
- 风湿结节的组织学为中心坏死物质与周围环绕着的栅栏状上皮样组织细胞组成，组织学与患者的皮下结节表现一致

【临床表现】

最常见体征/症状

- 多关节炎，主要累及手足小关节
- 肺部受累，可先于、同时或晚于关节炎发生
  - 气短、咳嗽、胸膜性胸痛、杵状指、咯血、气胸
  - 皮肤结节

疾病人群分布

- 年龄
  - 各年龄段
  - 通常中年，40 ~ 50岁
- 性别
  - 男性∶女性 ≈ 1∶3，但胸部受累男性多于女性

辅助检查

- 实验室检查
  - 80%类风湿因子（rheumatoid factor，RF）阳性

- 肺功能检查
  - 限制性通气功能障碍，弥散功能下降
- 胸腔积液
  - 淋巴细胞、中性粒细胞及嗜酸性粒细胞，葡萄糖低

自然病史与预后

- 预后差异大，平均寿命缩短 5～10 年
- 表现为间质性肺病患者，较 IPF 预后稍好
- 5 年生存率 40%
- 死亡主要原因：感染、呼吸衰竭、肺心病、淀粉样变

治疗

- 糖皮质激素及免疫抑制剂
  - 药物治疗可导致间质性肺病
- 对症治疗

【影像表现】

概述

- 最佳诊断依据：两肺网状影、磨玻璃影、类风湿结节
- 部位
  - 两下肺野、胸膜下

X 线表现

- X 线摄片
  - 胸膜病变：
    - 胸膜增厚：20%
    - 胸腔积液：少见（3.3%），少量到中量积液，通常单侧，也可两侧，短暂或持续存在，可复发
    - 气胸：罕见，与类风湿结节有关
  - 间质性肺病
    - 两肺网状影和蜂窝影，下肺野分布为主（图 11-1-2）
  - 类风湿结节
    - 罕见
    - 单发或多发，约 3/4 患者为多发
    - 常发生于 RF 效价高、伴有皮下结节的重度 RA 患者
  - 类风湿尘肺（rheumatoid pneumoconiosis）
    - Caplan 综合征，少见
    - 与煤工尘肺合并发生
    - 除尘肺表现外，肺内可见多发结节
    - 外周分布
  - 机化性肺炎

- 两下肺、胸膜下分布斑片实变影

CT 表现

- 平扫 CT/HRCT
  - 50% 类风湿关节炎患者胸部有异常（图 11-1-1、图 11-1-3）
  - 胸膜病变：最常见的胸部异常表现
  - 肺内病变
    - 间质性肺病，类似 IPF，X 线摄片仅 5% 患者有异常，而 HRCT 发现异常高达 30%～40%，两肺呈网状影，以外周分布，小叶间隔增厚，蜂窝影约占 10%，磨玻璃影约占 15%，微结节约占 20%，以小叶中心、支气管旁和胸膜下分布
    - 机化性肺炎：两下肺、胸膜下或沿支气管血管束分布斑片实变影和（或）磨玻璃影、结节影
    - 结节或肿块：散在分布，以胸膜下分布常见，圆形或分叶，单发或多发，大小约 0.5～7cm，约 50% 的结节或肿块出现空洞，常呈厚壁、内壁光滑
  - 气道病变
    - 支气管扩张：15%～30%
    - 闭塞性细支气管炎：少见，支气管壁增厚，过度充气，马赛克征象
      - 滤泡性细支气管炎：少见，微结节或小结节，1～12mm，分布于胸膜下、支气管旁，小叶中心分支状高密度影、中轴间质增厚、斑片状磨玻璃影
  - 其他
    - 肺动脉高压、肺心病：罕见
    - 纵隔淋巴结增大
    - 心包炎

超声表现

- 超声：胸腔积液
  - 显示胸腔内无回声暗区，内见细点状浮动回声，体位改变可见光点翻动，无回声暗区宽度随呼吸运动和体位改变而变化

推荐影像学检查

- 最佳检查法：HRCT
  - HRCT 准确评价肺部受累程度、病变转变过程、治疗后表现

【鉴别诊断】

- 特发性间质性肺炎

- 肺间质改变相似
- 类风湿关节炎有外周骨关节病变
- 类风湿关节炎肺内可有结节或肿块，胸膜病变常见
- 系统性硬化症
  - 肺间质改变相似
  - 系统性硬化症食管扩张显著，无外周骨关节改变
- 石棉肺
  - 肺间质改变相似
  - 石棉肺常见胸膜斑
  - 有职业病史，无外周骨关节改变
- SLE
  - 多系统改变中以肾受累为多，无骨关节改变
  - 病史及实验室检查有助于鉴别诊断

诊断与鉴别诊断精要

- 80% 类风湿因子阳性
- 最佳诊断依据：两肺网状影、磨玻璃影（UIP/NSIP）、类风湿结节、胸膜炎，伴骨关节改变
- 其他影像学改变：支气管扩张、空气潴留、支气管旁或胸膜下实变影、小叶中心或支气管血管束旁结节（滤泡性支气管炎）

典型病例

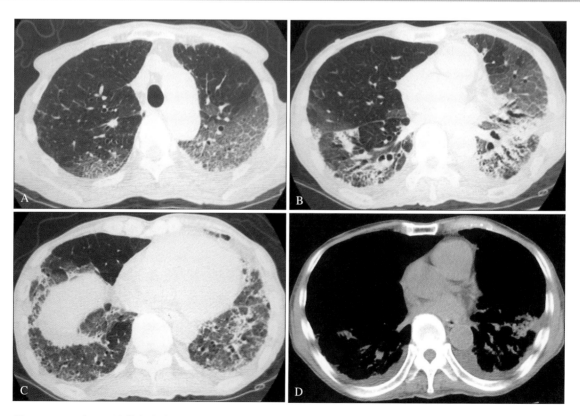

图 11-1-1　类风湿关节炎伴肺动脉高压

男性，73岁。关节肿痛两个月，咳痰、气短半个月，RF 阳性，抗角蛋白抗体阳性，超声心动示重度肺动脉高压。CT 肺窗（A～C）示两肺背侧胸膜下、以下肺分布为主的大片状磨玻璃影、实变影及细网状影、小叶间隔增厚及牵引性支气管扩张；纵隔窗（D）示肺动脉干增粗，两侧少量胸腔积液，主肺动脉直径 / 升主动脉直径＞1，提示肺动脉高压

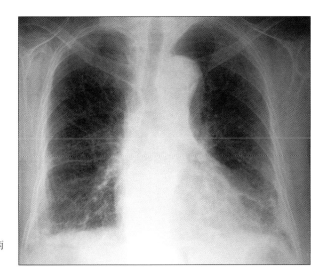

图 11-1-2　类风湿性关节炎肺部表现
女性，80 岁，咳嗽，活动后气喘。胸部 X 线片显示两
肺外带细网状影，以两下肺为主

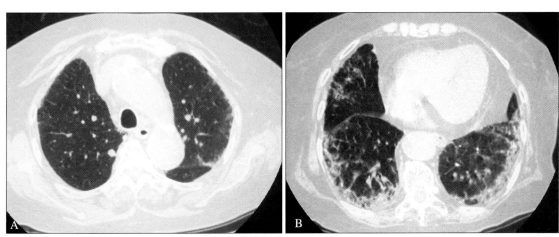

图 11-1-3　类风湿性关节炎肺部表现
图 11-1-3 与图 11-1-2 为同一患者。HRCT 示两上肺小叶间隔增厚，右上肺脊柱旁小结节（A）；右中叶及两下叶胸膜下网
状影、磨玻璃影、实变影及牵引性支气管扩张（B）

（张　旻　陈起航）

重点推荐文献

[1] Dixon WG，Hyrich KL，Watson KD，et al．Influence of
anti -TNF therapy on mortality in patients with rheumatoid ar-
thritis- associated interstitial lung disease：results from the
British Soeiety for Rheumatology Biologics Register．Ann
Rheum Dis，2010，69：1086 - 1091．

[2] Saravanan V，Kelly CA．Drug related pulmonary problems

in patients with rheumatoid arthritis．Rheumatology，2006，
45：787 - 790．

[3] Shum AK，DeVoss J，Tan CL，et al．Identification of an au-
toantigen demonstrates a link between interstitial lung disease
and a defect in central tolerance．Sei Transl Med,2009,2：
9-20．

第 2 节　系统性红斑狼疮

【概念与概述】

系统性红斑狼疮（systemic lupus erythematosus，
SLE）

● SLE 是自身免疫介导的，以免疫性炎症为突出
表现的弥漫性结缔组织病

【病理与病因】

一般特征

● 一般发病机制

○ 累及多系统、多器官，依次为肾、关节、
皮肤、肺

- 50% 患者累及肺及胸膜
  - SLE 的肺部表现与免疫循环复合物（CIC）有关
    - 狼疮性胸膜炎（有或无胸腔积液），较其他结缔组织病更易累及胸膜
    - 肺实质受累：狼疮性肺炎和肺泡出血
      急性狼疮性肺炎
      间质性肺炎或间质纤维化，少见
    - 弥漫性肺泡出血
    - 肺血管炎和肺动脉高压
    - 肺栓塞
    - 肺萎陷综合征（shrinking lung syndrome，SLS）
  - SLE 累及肺
- 遗传学
  - 具有很强遗传倾向
  - 多基因致病，致病基因可能位于 MHA 区，与 HLA-Ⅰ类或Ⅱ类基因呈连锁不平衡
- 病因学
  - 遗传、免疫功能紊乱、内分泌异常、环境因素（药物）
- 流行病学
  - 170 ~ 480 人 /100 万
    - SLE 患者家族发病 0.4% ~ 3.4%
  - 我国患病率 754 人 /100 万，女性达 1130 人 /100 万
- 相关异常：多系统受累

显微镜下特征
- 无特异性：血管炎、肺泡出血、机化性肺炎
- 弥漫性肺泡损伤
- 胸膜病变无特异性，淋巴细胞、浆细胞浸润、纤维化、纤维素性胸膜炎

【临床表现】
临床症状与体征
- 最常见体征 / 症状
  - 起病隐匿，鼻梁和双颧颊部蝶形红斑是特征性改变
  - 肺部受累：呼吸困难、干咳、胸膜性胸痛
    - 胸膜增厚、胸腔积液
    - 狼疮肺炎，多见于女性，发热、咳嗽、呼吸衰竭，演变迅速，死亡率 50%
    - 间质性肺病：活动后气短、干咳、低氧血症

- 肺动脉高压，5% ~ 14%
- 弥漫性肺泡出血：咯血，少见，2%，通常见于年轻女性
  - 其他体征 / 症状
    - 发热、疲乏
    - 皮肤损害：蝶形红斑、光敏感、脱发、结节性红斑、雷诺现象、口鼻溃疡
    - 狼疮肾炎：50% ~ 70% 患者受累，活检则 100% 有异常改变，对预后影响大，蛋白尿
    - 神经精神狼疮：偏头痛、性格改变、记忆力减退、轻度认知障碍、脑血管意外、昏迷、癫痫持续状态、横贯性脊髓炎
    - 血液系统：贫血、白细胞减少、血小板减少、血栓性血小板减少性紫癜、动静脉血栓、淋巴结肿大、脾大
    - 心脏：心包炎常见，心包积液、心律失常、心功能不全、疣状心内膜炎（Libman-Sacks 心内膜炎）、冠状动脉炎、心绞痛
    - 消化系统：肠系膜血管炎、急性胰腺炎、肝损害
  - SLE 患者淋巴瘤、肺癌发病率增加

疾病人群分布
- 年龄
  - 多见于育龄期女性
- 性别
  - 男性 : 女性 ≈ 1 : 7 ~ 10，儿童及绝经后女性发病率是男性的 2 倍

辅助检查
- 实验室检查
  - 抗核抗体（ANA）阳性
  - 抗双链 DNA（dsDNA）阳性，与疾病活动相关
  - 抗 Sm 抗体阳性
  - 抗核小体抗体、抗核糖体 P 蛋白抗体、抗组蛋白抗体、抗 u1RNA、抗 SSA 和抗 SSB 抗体阳性
  - 抗磷脂抗体阳性，40% 抗红细胞、血小板抗体阳性
  - RF 因子阳性
- 胸腔积液 ANA 增高，且胸腔积液 ANA/ 血 ANA ＞ 1，可检测到狼疮细胞
- 肺功能检查

○ 限制性通气功能障碍，弥散功能下降

自然病史与预后

● 经治疗，1 年生存率 96%、5 年生存率 90%、10 年生存率 90%

● 多脏器损害、感染、呼吸衰竭、肾衰竭、中枢系统损伤是死亡主要原因

● 慢性肾功能不全、药物不良反应、冠心病是远期死亡主要原因

治疗

● 对症治疗

　○ 根据病情分型，采用个体化方案的激素及免疫抑制剂

【影像表现】

概述

● 最佳诊断依据：无特异征象，但以胸膜增厚或胸腔积液最常见

● 部位

　○ 一侧或两侧

● 大小

　○ 少量胸腔积液

● 年轻女性

X 线表现

● 胸膜病变

　○ 胸腔积液（图 11-2-1）

　　■ 单侧或双侧，双侧多见

　　■ 少量或中等量，大量少见

　　■ 常伴心包积液

　　■ 可自行吸收，常复发

● 肺内病变

　○ 实变

　　■ 感染：斑片状，呈肺叶或肺段分布

　　■ 弥漫肺泡出血：两肺地图样或弥漫分布

　　■ 急性狼疮性肺炎：1%～4%，单侧或两肺磨玻璃影和实变影，以下野分布为主

　　■ 肺梗死：少见，胸膜下片状影

　　■ 机化性肺炎

　○ 间质性肺病

　　■ 合并间质性肺炎，多见，呈磨玻璃影

　　■ 合并间质纤维化，少见，呈网状影，外周分布

　○ 膈肌高位、肺萎陷综合征，20%

　　■ 呼吸肌和膈肌病变导致

　　■ 一侧或两侧膈肌高位

■ 少数合并胸膜增厚、胸腔积液

■ 肺野清晰或盘状肺不张

● 心影增大

　○ 心包积液

● 肺动脉高压，14%

CT 表现

● HRCT

　○ 胸膜病变：胸膜炎、胸腔积液

　　■ 单侧或双侧，双侧多见

　　■ 少量或中等量常见，大量胸腔积液少见

　　■ 常伴心包积液

　　■ 可自行吸收，常复发

　○ 间质性肺炎，60%，较 X 线摄片敏感

　　■ 表现类似 IPF：两肺底及胸膜下网状影、不规则线状影、小叶间隔增厚，但蜂窝影少见

　○ 小叶中心结节、树芽征：20%

　○ 支气管壁增厚或支气管扩张：轻度，33%

　○ 纵隔淋巴结增大：直径＜2cm，20%

　○ 磨玻璃影和实变影（图 11-2-2）

　　■ 肺炎

　　■ 急性狼疮性肺炎，不常见，多见于女性，两侧中下肺外带斑片状实变影，可游走

　　■ 弥漫肺泡出血，伴有肺动脉高压时，更易发生肺泡出血，年轻女性多见，常同时有狼疮性肾炎

　　■ 机化性肺炎

　　■ 肺梗死：呈胸膜下楔形影，尖端指向肺门

　○ 肺动脉增宽

　　■ 肺动脉高压，5%～14%，通常是 I 型肺动脉高压（曾分类为原发性肺动脉高压），可继发于慢性肺动脉栓塞

　○ 空洞

　　■ 感染所致

　○ 腋窝、纵隔淋巴结增大：18%

● 增强 CT

　○ 肺栓塞：肺动脉内充盈缺损

超声表现

● 超声多普勒检查：诊断肺动脉高压的最常用的无创方法

　○ 常见右心房和右心室增大，室间隔增厚，室间隔 / 左心室后壁比值异常增大，通过测

量三尖瓣反流速度推测肺动脉收缩压以诊断肺动脉高压

- 超声
  - 胸腔积液定量、定位

推荐影像学检查

- 最佳检查法：HRCT

【鉴别诊断】

- 心源性肺水肿
  - 常见小叶间隔光滑增厚
  - 病史及实验室检查有助于鉴别诊断
- 肺炎

- 无多系统受累
- 病史及实验室检查有助于鉴别诊断
- Goodpasture 综合征
  - 肺内改变较 SLE 更重
  - 抗 GBM 抗体阳性
- 特发性间质性肺炎
  - SLE 的蜂窝影少见
  - 无多系统受累
- 类风湿关节炎
  - 间质性肺病少于 SLE
  - 病史及实验室检查有助于鉴别诊断

诊断与鉴别诊断精要

- 鼻梁和双颧颊部蝶形红斑是特征性改变，多种自身抗体阳性
- 胸膜增厚或胸腔积液，心包积液
- 实变影：继发感染、弥漫肺泡出血
- 肺萎陷综合征
- 两下肺及胸膜下网状影、不规则线状影，蜂窝影少见
- 肺动脉栓塞、轻度支气管扩张、肺动脉高压

典型病例

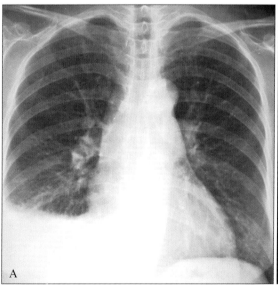 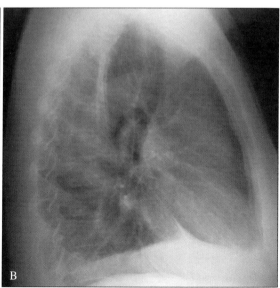

图 11-2-1 系统性红斑狼疮伴肺部病变
女性，46 岁。胸部 X 线正侧位片显示右侧胸腔积液

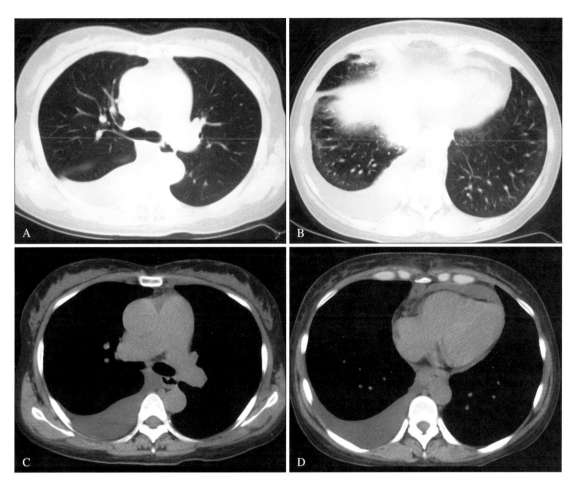

图 11-2-2　系统性红斑狼疮伴肺部病变
与图 11-2-1 为同一患者。CT 肺窗显示两上叶未见异常（A）；两下肺外周斑片状磨玻璃影及小叶中心阴影（B），纵隔窗显示肺动脉干增粗，右侧胸腔积液及少量心包积液，心周可见增大淋巴结（D，胸骨剑突后方）

（张　旻　陈起航）

重点推荐文献

[1] 朱吉高，杨阳，徐庆刚. 系统性红斑狼疮肺间质病变的 HRCT 诊断价值 [J]. 中国中西医结合影像学杂志，2011，6：513-515.

[2] Rahman A，Isenberg DA. Systemic lupus erythematosus

[J]. N Engl J Med，2008，358（9）：929-939.

[3] Tan EM，Cohen AS，Fires JF，et al. 1982 revised criteria for the classification of systemic Lupus erythematosus [J]. Arthritis Rheum，1982，25：1271.

第3节　系统性硬化症

【概念与概述】

系统性硬化症（systemic sclerosis，SSc）

● 一种以皮肤变硬和增厚为主要特征的结缔组织病

● 同义词：硬皮病（scleroderma）

【病理与病因】

一般特征

● 一般发病机制

○ 5 种亚型

■ 局限性皮肤型

■ CREST 综合征者，肺动脉高压明显

■ 弥漫性皮肤型

■ 无皮肤硬化型

■ 重叠综合征

● 病因学

○ 病因不明，可能与遗传因素、环境因素相关

■ 粉尘（煤矿、金矿）、某些化学物质（聚

乙烯、苯、甲苯、环氧树脂、三氯乙烯、聚氯乙烯、二氧化硅、芳香烃)、某些药物 (博莱霉素、喷它佐辛等)

- 流行病学
  - 发病率 12 ~ 20 人 /100 万
    - 我国发病率不详
- 相关异常：多系统受累

显微镜下特征

- 间质性肺病最常见为 NSIP，其次为 UIP，病理表现类似 IPF
- 中小肺动脉内膜增厚、中膜黏液瘤样变化

【临床表现】

症状与体征

- 最常见体征 / 症状
  - 初期表现雷诺现象、多关节痛、肌痛、皮肤增厚
  - 呼吸系统
    - 80% ~ 90% 有间质性肺病，慢性进行性加重的活动后气短、耐力减低、干咳，咯血少见，听诊肺底闻及爆裂音
    - 43% ~ 81% 患者胸膜炎及胸腔积液，自发性气胸少见但易复发
    - 6% ~ 60% 患者有肺动脉高压，肺心病，肺动脉瓣区第二心音亢进、三尖瓣区收缩期杂音、剑突下心脏搏动明显
    - 弥漫性肺泡出血，很少见
    - 吸入性肺炎
    - 肺癌，发病率是正常人群的 2.1 倍
  - 其他体征 / 症状
    - 消化系统：常见，食管受累 (90%)，1/3 食管 Barrett 化生，食管狭窄及腺癌发生率增高
    - 心：心肌纤维化，气短、胸闷、心悸、水肿，室性奔马律、窦性心动过速、心力衰竭、心包肥厚或积液
    - 肾：小叶间动脉受累，部分出现肾危象
- 临床病史：有感染前驱病史

疾病人群分布

- 年龄
  - 发病高峰 30 ~ 50 岁
  - 儿童及青年少见
- 性别
  - 男性：女性 ≈ 1 : 2 ~ 3，育龄女性发病可为男性的 15 倍

辅助检查

- 实验室检查
  - 90% ~ 100% 患者 ANA 阳性
  - 部分抗着丝点抗体阳性
  - 15% ~ 20% 血清抗 Scl-70 抗体阳性
- 肺功能检查
  - 肺间质纤维化患者，限制性通气功能障碍和弥散功能障碍
  - 孤立性肺动脉高压患者，DLco 下降
- 支气管肺泡灌洗
  - 50% ~ 60% 患者有异常，肺泡巨噬细胞、中性粒细胞、嗜酸性粒细胞或淋巴细胞增多，IgG、FN、CIC 非细胞成分增多

自然病史与预后

- 缓慢发展，早期出现心、肺、肾损害预后不良
- 间质性肺病患者较 IPF 预后好，5 年生存率 80%
- 肺动脉高压患者预后不良，孤立性者更差，2 年生存率 10% ~ 40%
- 出现肾损害 10 年内病死率 60%，不伴者为 10%

治疗

- 无有效疗法
  - 糖皮质激素和免疫抑制剂
  - 青霉胺

【影像表现】

概述

- 最佳诊断依据：两肺底及外带磨玻璃影、网状影，肺动脉高压，伴食管扩张
- 部位
  - 间质性肺病于两肺底及外带
  - 肺动脉增宽
- 形态学
  - 网状影及不规则线状影、磨玻璃影、蜂窝影，右下肺动脉增粗、肺动脉段突出 / 增宽

X 线表现

- X 线摄片
  - 间质性肺病
    - 两肺底及外带网状影及不规则线状影、蜂窝影 (图 11-3-1)
    - 肺容积减小
  - 肺动脉高压

- 右下肺动脉增粗，≥15mm，或右下肺动脉横径 / 气管横径≥1.07，肺动脉段突出，≥3mm，外周分支变细
  - 右心室增大
- 实变影
  - 弥漫性肺泡出血（diffuse alveolar hemorrhage）：两肺弥漫磨玻璃影及实变影，两侧对称
  - 吸入性肺炎：两中下叶背侧斑片状实变影
  - 机化性肺炎（OP）：两下肺实变影
- 胸膜病变
  - 胸膜增厚或胸腔积液，自发性气胸少见
- 膈肌高位
  - 膈肌萎缩和纤维化
- 食管扩张积气
- 心影增大
  - 心包积液
  - 心肌梗死，小血管病变或心肌浸润
- 食管造影
  - 食管扩张、反流、误吸
  - 晚期可梗阻

CT 表现
- HRCT
  - 间质性肺病
    - 最常见征象：两肺底及胸膜下磨玻璃影
    - 两肺底及胸膜下网状影及不规则线状影、蜂窝影、牵引性支气管扩张（图 11-3-2）
    - 小叶间隔增厚、胸膜下线（图 11-3-3）
    - 牵引性支气管扩张
    - 病变逐渐向中上肺、中央、前侧发展
    - 肺容积减小
  - 肺动脉高压
    - 右下肺动脉增粗
    - 主肺动脉直径＞29mm，或主肺动脉直径 / 升主动脉直径＞1
    - 右心室增大
  - 磨玻璃影和（或）实变影
    - 肺泡弥漫出血：两肺地图样或弥漫磨玻璃影及实变影

- 吸入性肺炎：两中下叶背侧斑片状实变影、树芽征
- 机化性肺炎（OP）：两肺片状实变影，下肺外周分布为主
- 纵隔、肺门淋巴结增大，60%～70%
  - 间质性肺病患者可见
- 胸膜病变
  - 胸膜增厚，胸膜下微结节、假性胸膜斑
  - 胸腔积液，少量
  - 自发性气胸少见
- 食管扩张，可见液气平面，80%

超声表现
- 心血管超声检查
  - 右心房和右心室增大，室间隔增厚，室间隔 / 左心室后壁比值异常增大，测量显示肺动脉收缩压升高

推荐影像学检查
- 最佳检查法：HRCT、食管钡餐、超声多普勒
  - HRCT：评价肺部受累程度、病变转变过程、治疗后改变
  - 食管钡餐：食管扩张、反流
  - 心血管超声：肺动脉高压

【鉴别诊断】
- 特发性间质纤维化（IPF）
  - 无食管扩张、骨骼肌肉、皮肤改变
  - 蜂窝影更常见
  - 磨玻璃影较系统性硬化症少见
- 特发性 NSIP
  - 影像学表现相似
  - 无其他系统受累，无食管扩张
- 系统性红斑狼疮（SLE）
  - 多见于青年女性，面部蝶形红斑
  - 无食管扩张
  - 胸腔积液、心包积液更常见
  - 抗核抗体及狼疮细胞常为阳性
- 类风湿关节炎
  - 影像学表现相似
  - 无食管扩张，但可有骨骼改变

诊断与鉴别诊断精要

- 自手指及手开始的皮肤增厚
- 肺受累常见，表现为间质性肺病和肺动脉高压，NSIP 是最常见类型
- 磨玻璃影是最常见影像学表现，肺底及胸膜下分布的网状影常见，也可表现为少许蜂窝影
- 食管扩张

典型病例

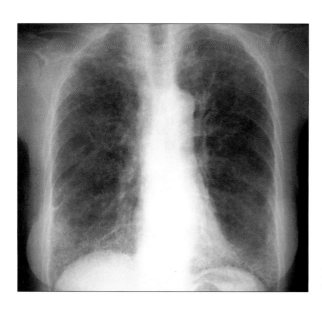

图 11-3-1 系统性硬化症的肺部表现
女性，72 岁，系统性硬化症。胸部 X 线片显示两肺广泛网状影，以两下肺为主

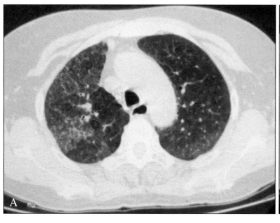
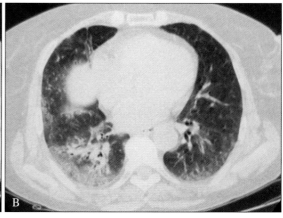

图 11-3-2 系统性硬化症的肺部表现
女性，61 岁，系统性硬化症。皮肤颜色加深、手指肿胀、雷诺现象 3 年，伴胸闷、心悸、反酸、烧心。ANA 阳性，抗 Scl-70 阳性。CT 示两肺以胸膜下分布为主的磨玻璃影、不规则小叶间隔增厚，右肺较明显，食管轻度扩张

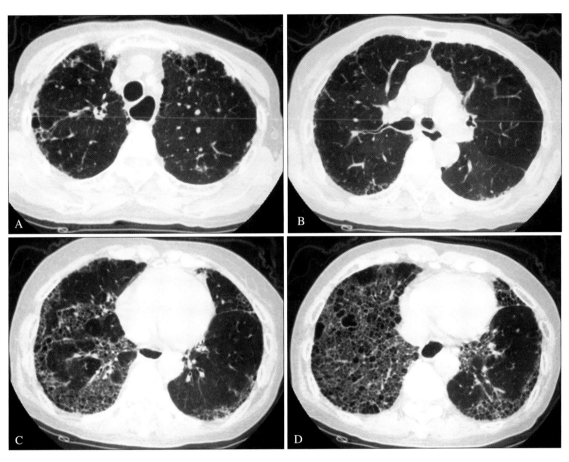

图 11-3-3　系统性硬化症的肺部表现
HRCT 显示两肺外带网状影，下肺蜂窝影形成，两侧不对称，以右下叶为主，食道轻度扩张（A ~ D）

（张　旻　陈起航）

重点推荐文献

[1] Tan EM，Cohen AS，Fires JF，et al. 1982 revised criteria for the classification of systemic Lupus erythematosus[J]. Arthritis Rheum，1982，25：1271.

[2] Liang MH，Socher SA，Roberts MN，et al.Measurement of systemic Lupus erythematosus activity in clinical research[J].

Arthritis Rheum，1998，31：817.

[3] Kim JS，Lee KS，Koh EM，et al. Thoracic involvement of systemic lupus erythematosus：clinical，pathologic，and radiologic findings. J Comput Assist Tomogr，2000 24（1）：9-18.

第 4 节　多发性肌炎和皮肌炎

【概念与概述】

多发性肌炎（polymyositis，PM）和皮肌炎（dermatomyositis，DM）

- 特发性炎性肌病（idiopathic inflammatory myopathies，IIM）是一组以四肢近端肌肉受累为突出表现的异质性疾病，其中最常见为多

发性肌炎和皮肌炎

【病理与病因】

一般特征

- 一般发病机制
  - 骨骼肌的非化脓性炎症
  - 细胞免疫缺陷导致自身免疫性疾病

- ○ 33% 肺部受累可以是首发表现，先于肌炎 / 皮肌炎出现
- ● 遗传学
  - ○ 与 HLA 等位基因有关
- ● 病因学
  - ○ 病因不明
    - ■ 遗传易感、免疫介导、病毒感染
- ● 流行病学
  - ○ 5 ~ 10 人 /100 万，DM 比 PM 多见
    - ■ 我国发病率不详
- ● 相关异常：多系统受累

显微镜下特征

- ● 肌活检是 PM/DM 诊断的重要依据，表现为肌纤维大小不一、变性、坏死和再生，以及炎性细胞的浸润
- ● 间质性肺病的病理包括 NSIP、OP、UIP、DAD

【临床表现】

最常见体征 / 症状

- ● 亚急性起病，对称性四肢近端肌肉无力是特征性表现
- ● 肺部受累，39% ~ 82%
  - ○ 间质性肺病、纤维化，气短、干咳、呼吸困难
  - ○ 肺不张，因黏液嵌塞所致
  - ○ 吸入性肺炎：15% ~ 20%，因膈肌及食管受累
  - ○ 胸膜炎、少量胸腔积液
  - ○ 少数有肺动脉高压
- ● 其他体征 / 症状
  - ○ 乏力、体重下降、发热
  - ○ 皮肤受累：眶周皮疹、Gottron 征、甲周病变、"技工手"、皮肤血管炎、雷诺现象
  - ○ 消化道受累：累及咽、食管上端常见，吞咽困难、饮水呛咳
  - ○ 心脏受累：心律不齐、传导阻滞、心力衰竭，心包填塞少见但是死亡原因之一
  - ○ 关节受累
- ● 肿瘤发生率增高，乳癌、肺癌、卵巢癌、胃癌

疾病人群分布

- ● 年龄
  - ○ PM 主要见于成人，儿童罕见，DM 成人儿童均可发生
  - ○ 两个发病高峰，分别于儿童 10 ~ 15 岁及成年人 45 ~ 60 岁
  - ○ 间质性肺病的平均年龄 50 岁
- ● 性别
  - ○ 男性：女性 ≈ 1：2

辅助检查

- ● 实验室检查
  - ○ 急性期血清肌酶明显升高，尤其肌酸磷酸激酶（CK）敏感
  - ○ 肌炎特异性抗体
    - ■ 25% ~ 35% 患者抗组氨酸（Jo-1）抗体阳性
    - ■ 4% ~ 5% 患者抗信号识别颗粒（SRP）抗体阳性
    - ■ 4% ~ 20% 患者抗（Mi-2）抗体阳性
  - ○ 肌炎相关抗体
    - ■ 60% ~ 80% 患者抗核抗体（ANA）阳性
    - ■ 20% 患者类风湿因子（RA）阳性
- ● 肌电图
  - ○ 敏感，非特异
  - ○ 90% 活动性患者肌电图异常
- ● 肺功能检查
  - ○ 限制性通气功能障碍及弥散功能障碍

自然病史与预后

- ● 肺部受累表现为 DAD 和 UIP 的患者预后差，5 年生存率为 33%
- ● 诊断间质性肺病后 1 年生存率 72% ~ 84%，5 年生存率为 34% ~ 77%，估计死亡率为 2% ~ 10%
- ● 预后不良因素：急性呼吸功能减退、DAD
- ● 肺部感染、肿瘤、心脏受累是主要死亡原因

治疗

- ● 糖皮质激素及免疫抑制剂

【影像表现】

概述

- ● 最佳诊断依据：两肺磨玻璃影、网状影及不规则线状影、实变影，肺体积减小
- ● 部位
  - ○ 两下肺及外带为著
- ● 形态学
  - ○ 磨玻璃影、网状影及不规则线状影、蜂窝影

X 线表现

- X 线摄片
  - 肺体积减小
  - 间质性肺病
    - 两肺网状影，以两下肺及外带为著，可进展为蜂窝影（图 11-4-1、11-4-2）
  - 实变影
    - 吸入性肺炎：两中下叶背侧斑片状实变影
    - 机化性肺炎（OP）：两下肺斑片状实变影
    - 弥漫性肺泡损伤（DAD）：两肺广泛密度增高或实变影
    - 肺梗死，少见：下肺胸膜下楔形实变影
  - 肺动脉高压：右下肺动脉增粗，肺动脉段膨隆
  - 膈肌高位：双侧
  - 胸膜病变，少见
    - 胸膜增厚或少量胸腔积液
    - 气胸：少见，激素治疗过程中偶见自发纵隔气肿
  - 胸壁软组织钙化
- 食管造影
  - 上段受累为主
  - 类似于系统性硬化症，食管扩张、反流、误吸
  - 晚期可梗阻

CT 表现

- 平扫 CT/HRCT
  - 磨玻璃影
    - 最常见征象
    - 早期改变，治疗后可消失
    - 两肺，以下肺及胸膜下为著
  - 网状影
    - 两肺，以下肺及胸膜下为著
    - 可进展为蜂窝影、牵引性支气管扩张（图 11-4-3、图 11-4-4）
    - 小叶间隔增厚、胸膜下线
    - 病变逐渐向中上肺、中央、前侧发展
  - 斑片影
    - 两肺胸膜下或支气管血管束分布
    - 两肺弥漫磨玻璃影和实变影
    - 吸入性肺炎：两肺中下叶背侧斑片状实变影、"树芽征"
  - 肺动脉高压
  - 膈肌高位、肺容积减小
  - 纵隔淋巴结增大
  - 胸膜病变，少见
    - 胸膜增厚或少量胸腔积液
    - 气胸：少见，激素治疗过程中偶见自发纵隔气肿
  - 软组织钙化

MRI 表现

- 可检出软组织受累严重程度
- 因炎症、水肿、瘢痕信号异常
- 指导肌肉活检

推荐影像学检查

- 最佳检查法：HRCT、MRI
  - HRCT：评价肺部受累程度、病变转变过程、治疗后反应
  - MRI：评价肌肉病变，发现肌肉的炎症、水肿或瘢痕改变

【鉴别诊断】

- 类风湿性关节炎
  - 骨质改变
  - RF 阳性
  - 影像学表现有结节及肿块
- 特发性肺纤维化
  - 网状影及蜂窝影更显著
  - 通过临床病史及抗体鉴别
- 药物性肺炎
  - 影像学表现相似，但有药物使用病史（博莱霉素、环磷酰胺、亚硝基脲）
  - 药物也可导致 PM-DM
- 过敏性肺泡炎
  - 有明确过敏病史
  - 弥漫磨玻璃影或小叶中心分布结节
  - 呼气相空气潴留

诊断与鉴别诊断精要

- 对称性四肢近端肌肉无力是特征性表现
- 肌酸磷酸激酶（CK）明显升高
- 两肺中下肺及胸膜下分布磨玻璃影、网状影、实变影，地图样或沿支气管血管束分布斑片影、弥漫磨玻璃影和实变影

典型病例

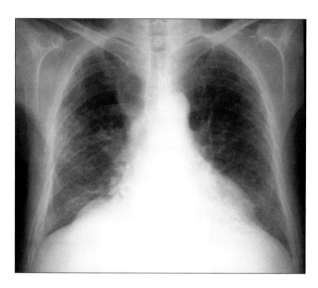

图 11-4-1　皮肌炎的肺部表现
男性，56 岁，皮肌炎。胸部 X 线平片显示两肺外带网状影，以中下肺较明显

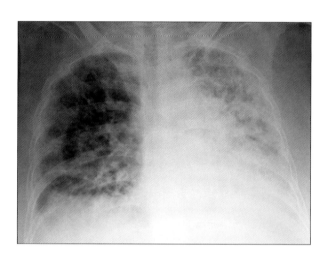

图 11-4-2　皮肌炎的肺部表现
女性，64 岁，皮肌炎。胸部正位像显示两肺斑片状影及网状影，以左肺为主

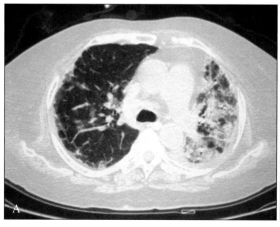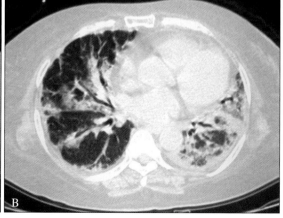

图 11-4-3　皮肌炎的肺部表现
与图 11-4-3 为同一患者。CT 显示左肺容积减少，两肺多发斑片状磨玻璃影和实变影，沿血管支气管束分布，左肺较明显

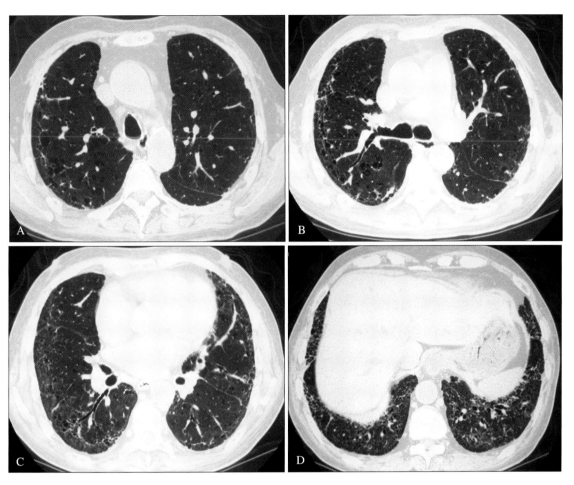

图 11-4-4　皮肌炎的肺部表现
HRCT 显示两肺外带网状影，下肺明显，内见牵引性支气管扩张（A ~ D）

（张　旻　陈起航）

重点推荐文献

[1] American Thoracic Society. Idiopathic pulmonary fibrosis：diagnosis and treatment. International consensus statement. Am J Respir Crit Care Med，（2000）161，646-664.

[2] Schnabel A，Reuter M，Biederer J，et al. Interstitial lung disease in polymyositis and dermatomyositis：clinieal course and response to treatment. Semin Arthritis Rheum，2003，32：273-284.

[3] Yamasaki Y，Yamada H，Yamasaki M，et al. Intravenous cyclophosphamide therapy for progressive interstitial pneumonia in patients with polymyositis/dermatomyositis. Rheumatology（Oxford），2007，46（1）：124 -30. Epub 2006 Jun 4.

第 5 节　显微镜下多血管炎

【概念与概述】

- 显微镜下多血管炎（microscopically polyangiitis, MPA）
- 是一种主要累及小血管的系统性坏死性血管炎，可侵犯肾、皮肤和肺等器官的小动脉、微动脉、毛细血管和微小静脉
- 同义词：显微镜下多动脉炎

【病理与病因】

一般特征

- 一般发病机制
  - 累及小血管（小动脉、小静脉、毛细血管）的坏死性血管炎，毛细血管壁无或少许免疫复合物沉积
  - 可累及中动脉，如肾叶间及弓形动脉
  - 肺 - 肾综合征的最常见原因
    - 肾受累是 MPA 的主要特征，90%
    - 肺受累 25% ～ 50%，其中弥漫肺泡出血发生率 10% ～ 30%，近年肺受累报道增加，50% ～ 72%
  - 易复发
- 病因学
  - 病因不明
    - 激活的中性粒细胞释放 ANCA 等抗体侵袭血管壁，造成血管壁纤维素样坏死和溶解
- 流行病学
  - 少见，1 ～ 3 人 /10 万（国外）
    - 我国发病率不详
- 相关异常：多系统受累

显微镜下特征

- 确诊依赖组织活检，尤其肾组织活检，经支气管肺活检诊断概率低
- 肺小血管的节段性纤维素样坏死，无坏死性肉芽肿性炎
- 肾小球毛细血管丛节段性纤维素样坏死、血栓形成和新月体形成，免疫荧光检查往往无免疫复合物的沉积

【临床表现】

表现

最常见体征 / 症状

- 发热、乏力、体重减轻、皮疹

- 最常累及肾：蛋白尿、镜下血尿、管型尿、肾功能减退
- 肺泡出血、咯血、呼吸困难
- 其他体征 / 症状
  - 消化系统：消化道出血、腹痛、腹泻、肝大
  - 心血管系统：高血压、心律失常、心包炎、心肌梗死、心力衰竭
  - 关节痛、肌痛
- 临床病史：多数有上呼吸道感染或药物过敏样前驱症状

疾病人群分布

- 年龄
  - 多在 50 ～ 60 岁发病
- 性别
  - 男性多见，男女比例约 2∶1

辅助检查

- 实验室检查
  - 50% ～ 70% 患者 p-ANCA 阳性，10% ～ 15% 患者 c-ANCA 阳性
- 肺功能检查
  - 早期限制性通气功能障碍或混合性通气功能障碍
  - 咯血：弥散量（DLco）增加
  - 肺间质纤维化：弥散功能障碍
- 支气管肺泡灌洗液
  - 血性，大量红细胞，巨噬细胞内有含铁血黄素

自然病史与预后

- 70% 的患者初次可以痊愈，复发高达 40%
- 1 年生存率 80% ～ 100%，5 年生存率 70% ～ 80%
- 死亡主要原因是弥漫性肺泡出血和治疗副作用

治疗

- 糖皮质激素及免疫抑制剂
- 血浆置换

【影像表现】

概述

- 最佳诊断依据：两肺斑片状实变影
- 部位
  - 弥漫分布或多发，以肺门旁、中下肺野为主

- ○ 可游走
- ○ 肺尖及肋膈角不受累
- ● 大小
  - ○ 大小不等
- ● 形态学
  - ○ 斑片状磨玻璃影和（或）实变影

X 线表现

- ● X 线摄片
  - ○ 两肺弥漫分布或多发磨玻璃影和（或）实变影
  - ○ 网状影
  - ○ 胸腔积液：15%，少量
  - ○ 心功能不全，肺水肿，5%

CT 表现

- ● HRCT
  - ○ 急性肺泡出血
    - ▪ 两肺弥漫分布磨玻璃影和（或）实变影（图 11-5-1、11-5-2）
    - ▪ 可伴有光滑小叶间隔增厚
    - ▪ 肺泡出血 10 天到 2 周可完全吸收，易复发
  - ○ 多发小结节影
    - ▪ 小叶中心分布
    - ▪ 边缘模糊
    - ▪ 1～3mm 大小
  - ○ 支气管血管束增厚
  - ○ 带有"晕征"的结节或肿块（图 11-5-3、11-5-4）
  - ○ 肺间质纤维化
    - ▪ 网状影及蜂窝影，牵引性支气管扩张
  - ○ 肺气肿

- ▪ 少见

MRI 表现

- ● T1WI：因含铁血黄素的顺磁性效应，可见弥漫明显高信号影
- ● T2WI：显著低信号影

推荐影像学检查

- ● 最佳检查法：HRCT
  - ○ HRCT：评价肺部受累程度、病变转变过程、治疗后改变

【鉴别诊断】

- ● 肺部感染
  - ○ 少有咯血及肾表现
  - ○ 无 ANCA 阳性
  - ○ 肺叶或肺段分布，而显微镜下多血管炎呈地图样或弥漫分布
- ● 肉芽肿性血管炎
  - ○ C-ANCA 阳性，病理示血管炎和坏死性肉芽肿
  - ○ 两肺多发结节或肿块影，可有空洞
- ● Goodpasture 综合征
  - ○ 影像学难以鉴别
  - ○ 抗肾小球基底膜（anti-GBM）抗体阳性，基底膜有免疫复合物沉积
- ● 急性血行播散型肺结核
  - ○ 结节影细小，边缘较显微镜下多血管炎清楚，分布均匀，无实变影
  - ○ ANCA 阴性
- ● 特发性间质纤维化（IPF）
  - ○ 两下肺外周分布、胸膜下网状或蜂窝影
  - ○ 无肺泡出血表现
  - ○ ANCA 阴性

诊断与鉴别诊断精要

- ● 主要表现是急进性肾小球肾炎
- ● 10%～30% 弥漫性肺泡出血
- ● 50%～70% 患者 p-ANCA 阳性
- ● 影像学表现：两肺弥漫或斑片状磨玻璃影和（或）实变影

典型病例

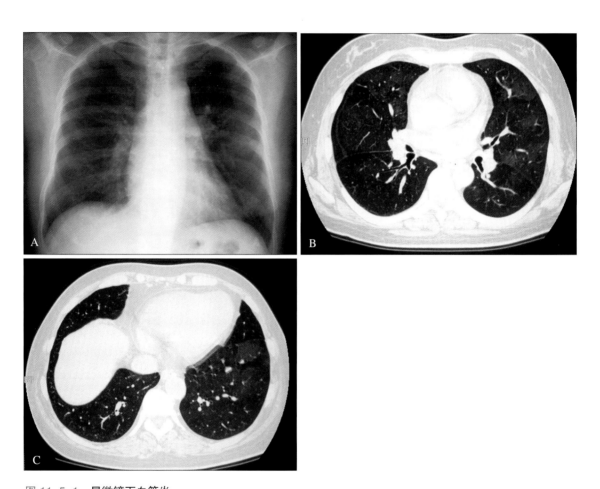

图 11-5-1　显微镜下血管炎

女性，45 岁。发热、咳嗽、咳痰 3 个月，咯血 2 月余，ANA 阳性，p-ANCA 阳性，超声心动示轻度肺动脉高压。X 线摄片示两肺未见明显异常，心影及膈肌未见异常。HRCT 示两肺多发斑片状磨玻璃影，呈地图样分布

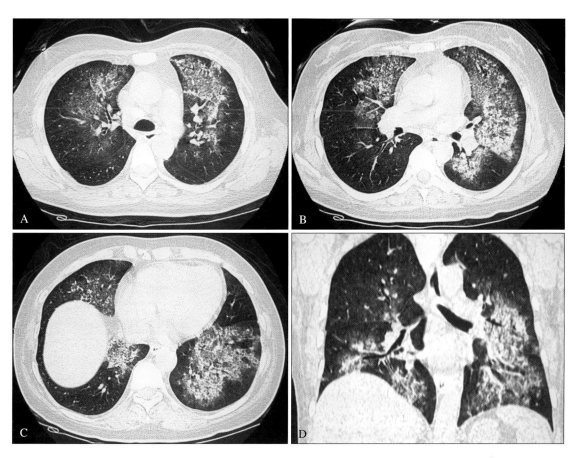

图 11-5-2　显微镜下多血管炎

与图 11-5-1 为同一患者。2 个月后复查，HRCT（A ~ C）显示两肺以内中带分布的斑片状磨玻璃影及实变影，较前次范围明显增大、密度增高；冠状 MPR 重建显示病变呈两肺分布，下肺较多。CT 引导下肺穿刺活检，病理诊断显微镜下多血管炎

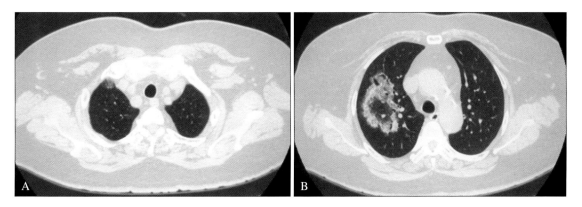

图 11-5-3　显微镜下多血管炎

女性，66 岁。咳嗽、咳痰、痰中带血 2 月余，伴左侧胸痛，ANA 阳性，c-ANCA 阳性。CT 示两肺斑片状磨玻璃影及实变影，以右肺为多，并形成"反晕征"

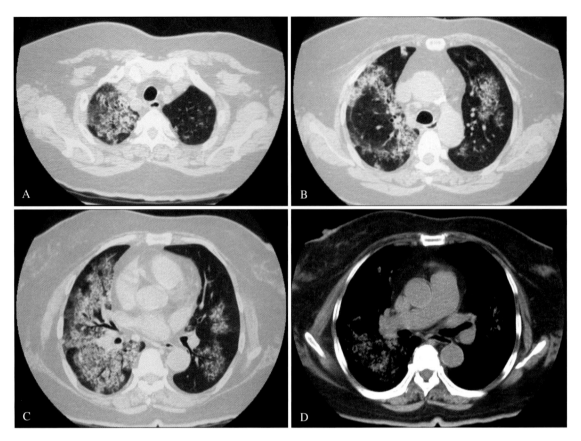

图 11-5-4　**显微镜下多血管炎**

与图 11-5-4 为同一患者。咳嗽、痰中带血加重 1 个半月，尿潜血，大量红细胞管型，贫血。复查 CT 示两肺病变范围明显增大，病变增多，纵隔窗示肺动脉干增粗达 3.2cm，主肺动脉直径 / 升主动脉直径＞1。几天后患者突然意识丧失，气管插管流出血性液体，尸检病理诊断显微镜下多血管炎

（张　旻　陈起航）

重点推荐文献

[1] 李俊，蔡柏蔷. 显微镜下多血管炎 29 例肺部病变特点分析 [J]. 中国实用内科杂志，2008，28：949-951.

[2] Bhanji A，Karim M. Pulmonary fibrosis-an uncommon manifestation of anti-myeloperoxidase-positive systemic vasculitis?. NDT Plus，2010，3：351-353.

[3] Eschun GM，Mink SN，Sharma S. Pulmonary Interstitial Fibrosis as a presenting manifestation in perinuclear antineutrophilic cytoplasmic antibody microscopic polyangiitis. Chest，2003，123：297-301.

第6节　肉芽肿性血管炎

【概念与概述】

肉芽肿性血管炎（granulomatosis with polyan-giitis GPA）

- 同义词：韦格纳肉芽肿（Wegener's granuloma-tosis，WG）
- 为原因不明一种坏死性肉芽肿性血管炎，ANCA 相关血管炎（ANCA related vasculitis）的一种，主要侵犯上下呼吸道和肾

【病理与病因】

一般特征

- 一般发病机制
  - 上下呼吸道坏死性肉芽肿性血管炎
  - 肾小球肾炎
  - 小及中等大小血管炎
    - 肺受累为毛细血管炎，易形成空洞，是弥漫肺泡出血的重要原因

- ■ 分系统型和局限型，后者仅有肺受累，肾无病变
  - 病因学
    - ○ 病因不明
  - 流行病学
    - ○ 30 ～ 60 人 /100 万
      - ■ 我国发病率不详
  - 相关异常：三联征，上呼吸道、肺、肾受累

显微镜下特征

- 肺小血管壁中性粒细胞及单核细胞浸润、肉芽肿形成，破坏肺组织形成空洞
- 局灶性、节段性、新月体坏死性肾小球肾炎

【临床表现】

最常见体征 / 症状

- 发热、乏力、体重减轻、关节痛和肌痛
- 肺受累
  - ○ 急性气道病变：中鼻甲为中心肉芽肿，鼻涕、鼻塞、鼻血、鼻窦炎、中耳炎，鞍鼻畸形
  - ○ 肺实质病变：> 90% 受累，咳嗽、无痰、咯血，咯血为最常见症状
- 肾受累：血尿、蛋白尿，肾衰竭是死亡的最主要原因
- 其他体征 / 症状
  - ○ "红眼"、紫癜、皮肤结节、口腔溃疡、周围神经炎、关节炎、心脏受累罕见

疾病人群分布

- 年龄
  - ○ 5 ～ 91 岁
  - ○ 发病高峰 40 ～ 50 岁
- 性别
  - ○ 男性略多于女性

辅助检查

- 实验室检查
  - ○ 67% ～ 90% 患者 c-ANCA 阳性
  - ○ 50% 类风湿因子阳性
- 支气管镜
  - ○ 50% 患者有异常，炎症、气管支气管狭窄、黏膜溃疡或假瘤
- 支气管肺泡灌洗液
  - ○ 弥漫性肺泡出血可呈血性，巨噬细胞内有含铁血黄素
- 肺功能检查
  - ○ 限制性或阻塞性通气功能障碍

自然病史与预后

- 未治疗平均生存期 5 个月，1 年和 2 年死亡率分别为 82%、90%
- 治疗后，接近 90% 完全缓解，5 年生存率大于 80%
- 50% 患者复发
- 影响预后因素：年龄、肺部感染、肾损害

治疗

- 诱导缓解、维持缓解、控制复发
- 糖皮质激素及免疫抑制剂

【影像表现】

概述

- 最佳诊断依据：两肺多发空洞性结节、肿块，气道狭窄
- 部位
  - ○ 无上下肺野分布特点
  - ○ 结节或肿块位于胸膜下或沿支气管血管束分布
- 大小
  - ○ 结节或肿块大小不等，几毫米到 10cm，通常 2 ～ 4cm
- 形态学
  - ○ 个数
    - ■ 单侧肺野分布，15%，单发结节占 25%
    - ■ 多发结节通常少于 10 个
  - ○ 主要形态
    - ■ 结节或肿块，圆形或椭圆形，周围磨玻璃影提示有出血
    - ■ > 2cm 的结节或肿块，> 25% 出现空洞
    - ■ 空洞壁为厚壁或薄壁，病程变化中有厚壁变薄趋势
    - ■ 病变转化过程，结节或空洞 – 厚壁空洞 – 薄壁空洞 – 完全吸收或残留星芒状纤维灶
    - ■ 治疗后病变通常 1 周内消失，完全吸收消失需 1 个月左右（2 ～ 6 周）
  - ○ 影像学表现复杂多变，几种病变类型同时存在，有自限性，可游走，23% 的患者复发

X 线表现

- X 线摄片
  - ○ 一侧 / 两肺多发结节或肿块，大小不等，可伴有空洞（图 11-6-1）

- 两肺弥漫分布实变影
- 胸膜增厚或少量胸腔积液

CT 表现

- 平扫 CT/HRCT
  - 结节及肿块（图 11-6-2、图 11-6-3、图 11-6-4）
    - 多发，少数为单发
    - 边缘清楚或不清，周围可见磨玻璃影
    - 光滑或分叶、短毛刺、长棘状突起
    - 空洞，厚壁或薄壁，内壁光滑或有小结节
    - 复发常在原病变区域出现
  - 实变影（图 11-6-5）
    - 多发、地图样或弥漫分布
    - 胸膜下或沿支气管血管束分布
    - 偶有空洞
  - 磨玻璃和实变影
    - 弥漫分布，反映弥漫性肺泡出血，10% 的患者出现
  - 小叶间隔增厚、小叶中心分布微结节、树芽征，少见
  - 马赛克征象
  - 气管支气管受累
    - 狭窄好发于声门下 3 ~ 4cm，局限性或弥漫向心性，气管支气管内结节或软组织肿物
    - 周围气道狭窄可导致肺叶或段不张
  - 纵隔淋巴结可增大，但肺门淋巴结增大少见
  - 胸膜增厚或少量胸腔积液，20%，气胸少见
- 增强 CT
  - 中央呈低密度，周边可有环形强化
  - 结节或肿块可见供养血管征

推荐影像学检查

- 最佳检查法：HRCT
  - 评价肺部受累程度、病变转变过程、治疗后反应
- 检查建议

- 多平面重建及仿真内镜更好的显示及评价气道狭窄

【鉴别诊断】

- 嗜酸性粒细胞性肉芽肿性血管炎（EGPA）
  - p-ANCA 阳性、血及组织嗜酸性粒细胞增高
  - 几乎都有哮喘，无上呼吸道狭窄
  - 肺内病变无空洞
- 显微镜下多血管炎
  - 坏死性血管炎，无肉芽肿形成
  - 影像学表现两肺磨玻璃影、实变影、多发小结节，晚期肺间质纤维化
  - p-ANCA 阳性
- 结节性多动脉炎
  - 坏死性血管炎
  - 很少累及肺
  - 肾受累为多发小动脉瘤
  - ANCA 阳性少见，HBV 标志物阳性
- 转移瘤
  - 下肺野分布多，大小差异更大
  - 有原发肿瘤病史及相应表现
- 肺脓肿
  - GPA 为肺内多种形态病变，而肺脓肿形态相对单一，呈圆形类圆形
  - GPA 空洞边缘清楚、无液平、可游走，可同时并存鼻窦炎、肾小球肾炎、c-ANCA 阳性，而多发肺脓肿多累及下肺野，少有直径 > 3cm，增强扫描呈环状强化
- 结核
  - 好发于上叶后段及下叶背段
  - 结核空洞壁更厚、周围可见卫星灶，多同时有树芽征等播散征象
- 肺真菌病
  - 急性发病，症状重
  - c-ANCA 阴性
- 肺癌
  - 肺癌结节及肿块可见分叶及毛刺，空洞壁厚，内壁结节

诊断与鉴别诊断精要

● 三联征：上呼吸道、肺、肾受累
● c-ANCA 阳性
● 两肺结节、肿块，空洞，两肺多发或弥漫磨玻璃影和实变影，胸膜下或沿支气管血管束分布，增强 CT 结节及实变影中央低密度，气管支气管狭窄，胸膜增厚或少量胸腔积液

典型病例

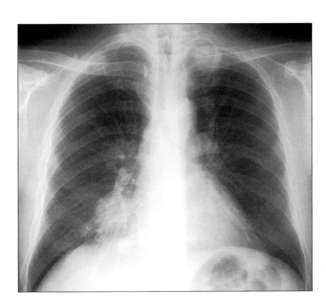

图 11-6-1 肉芽肿性血管炎的肺部表现
男性，39 岁。发现泪腺肿物 2 个月，咳嗽、咳痰、偶有血丝。c-ANCA 阳性。胸部 X 线片显示两肺尖及右心膈角可见多发结节和肿块影

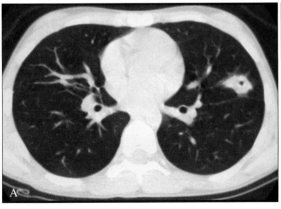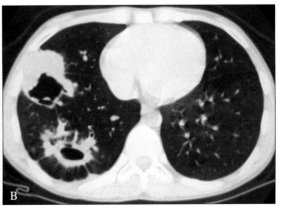

图 11-6-2 肉芽肿性血管炎的肺部表现
女性，15 岁。双膝疼痛、全身出血点及淤斑。CT 示两肺多发结节及肿块，可见分叶及毛刺征，部分形成厚壁空洞，内壁光滑或不规则。c-ANCA 阳性，PR3-ANCA 阳性。CT 引导下肺穿刺活检病理证实

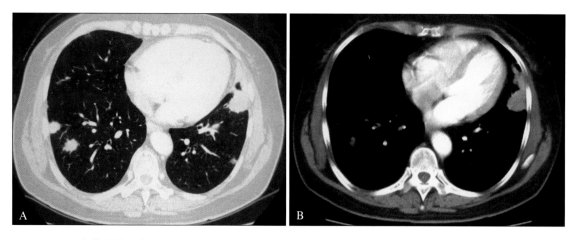

图 11-6-3　肉芽肿性血管炎

女性，52 岁。胸闷、憋气、干咳半年，加重伴咳嗽、发热 1 个月。MPO-ANCA 阳性，c-ANCA 阳性，肾穿刺活检病理诊断局灶节段坏死性肾小球肾炎伴有新月体形成。CT 肺窗（A）显示两肺多发结节影，病灶边缘不光滑，纵隔窗（B）结节影呈软组织密度。CT 引导肺穿刺活检病理诊断肉芽肿性血管炎

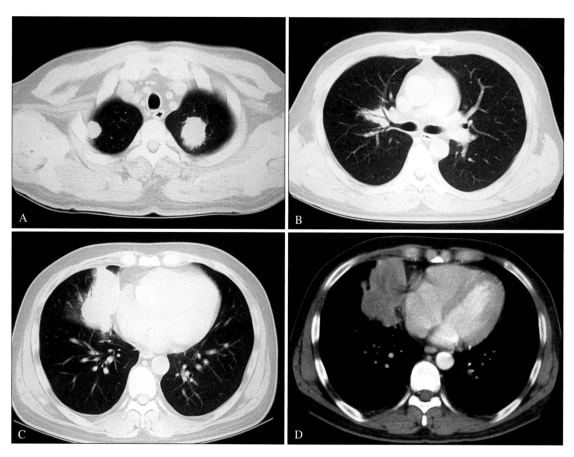

图 11-6-4　肉芽肿性血管炎的肺部表现

与图 11-6-1 为同一患者。CT 肺窗（A～C）可见两肺多发结节及肿块，比胸部 X 线片显示更多病灶，无明确空洞形成，边缘较为规则，增强扫描纵隔窗（D）显示肿块影中央密度稍低。腮腺活检病理诊断韦格纳肉芽肿

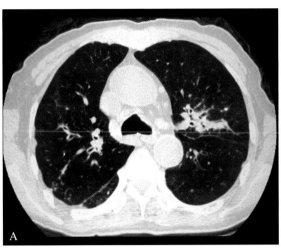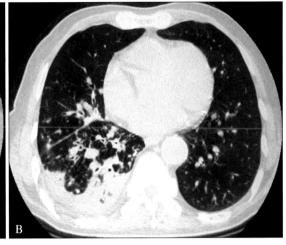

图 11-6-5　肉芽肿性血管炎的肺部表现

男性，74 岁。刺激性干咳、憋气 2 个月余，伴低热 1 个月。p-ANCA 阳性，肺功能示限制性通气功能障碍，弥散功能障碍。CT 示沿支气管分布斑片影、支气管血管束增粗、小叶间隔增厚，右下叶胸膜下斑片状实变影。CT 引导右下肺穿刺活检病理诊断肉芽肿性血管炎

（张　旻　陈起航）

重点推荐文献

[1] MullerN FraserR LeeKS etal 唐光健译. 肺部疾病放射影像与病理对照 [M]. 北京：中国医药科技出版社，2006，336-339.

[2] Jennette JC，Falk RJ，Bacon PA，et al. 2012 revised International Chapel Hill Consensus Conference Nomenclature of Vasculitides. Arthritis Rheum. 2013 Jan；65（1）：1-11.

[3] 冯仕庭，成镜弟. 韦格肉芽肿病肺部损害的影像分析 [J]. 放射学实践，2008，23（2）：138-140.

第 7 节　白塞综合征

【概念与概述】

白塞综合征（Behçet's syndrome）

- 以反复发作的口腔和生殖器溃疡、视力障碍及皮肤病变为特征的多系统慢性进行性疾病
- 同义词：贝赫切特综合征、白塞病（Behçet's Disease）

【病理与病因】

一般特征

- 一般发病机制
  - 循环免疫复合物沉积
  - 肺动脉瘤的最常见原因
  - 肺部表现常在肺外症状开始后 3 ～ 6 年出现
  - 肺部受累 1% ～ 18%，我国为 7.4% ～ 15.2%
- 遗传学
  - 与 HLA-B51 和莱顿第五因子基因（factor V Leiden）变异有关，也有学者报道与编码 IL10 和 L23R/L12RB2 基因变异相关
- 病因学
  - 病因不明
    - 与自发感染与自身免疫有关
- 流行病学
  - 少见
  - 丝绸之路区域（地中海国家、中亚、远东）发生率高，土耳其发生率400 ～ 3700 人 / 100 万，亚洲其他国家发生率20 ～ 300 人 / 100 万，中国 10 ～ 250 人 /100 万
  - 欧洲及美国低于 10 人 /100 万
- 相关异常：全身多系统受累

显微镜下特征

- 系统性血管炎：可累及大、中、小动脉或（和）静脉
  - 动脉瘤或瘤样扩张、肺动脉栓塞、上腔静脉血栓形成、肺梗死和肺泡出血
- 血管周围炎性浸润
  - 肺间质炎性细胞浸润、间质纤维化、渗出性胸腔积液和心包积液

297

【临床表现】

症状与体征

- 皮肤受累：口腔溃疡、生殖器溃疡、皮损
- 肺部受累：咳嗽、咯血、胸痛、呼吸困难等
- 其他体征 / 症状
  - 心血管受累：常见，20% ~ 40%，致死主要原因，可累及全身大小动静脉病变，血栓性静脉炎、血栓形成、动脉瘤
  - 眼部受累：葡萄膜炎
  - 神经系统受累：预后不佳，致死原因之一
  - 关节、消化道、肾受累

疾病人群分布

- 年龄
  - 平均年龄：30 ~ 40 岁（10 ~ 59 岁）
- 性别
  - 男性＞女性，男性较女性病情重

辅助检查

- 肺功能检查
  - 阻塞性通气功能障碍，弥散功能轻度下降

自然病史与预后

- 肺部受累，尤其肺动脉瘤患者预后不良，死亡率明显增加

治疗

- 无标准治疗方案
  - 糖皮质激素及免疫抑制剂
  - 抗凝治疗预后差，栓塞治疗的预后较好，手术治疗的死亡率高，但主动脉瘤患者支架置入预后好

【影像表现】

概述

- 最佳诊断依据：肺动脉瘤
- 部位
  - 胸主动脉及肺动脉
    - 腹主动脉受累常见，很少累及颈部动脉
    - 肺动脉最常累及右下叶肺动脉，其次是右肺动脉和左肺动脉
- 大小
  - 肺动脉瘤 1 ~ 7cm
- 形态学
  - 可单发，多为多发；对称或不对称
  - 囊状或纺锤状扩张
  - 边缘清楚；合并出血时，边缘模糊

X 线表现

- X 线摄片
  - 纵隔增宽
    - 主动脉瘤
    - 上腔静脉阻塞伴纤维性纵隔炎
  - 肺门旁圆形阴影或迅速进展的不对称的肺门增大
    - 肺动脉瘤
  - 胸膜下楔形高密度影
    - 肺梗死
    - 常发生于右下叶动脉栓塞
  - 局灶性、多灶性、弥漫结节 / 实变
    - 肺泡出血
  - 胸腔积液
    - 一侧或两侧

CT 表现

- 平扫 CT
  - 动脉局限扩张，瘤壁钙化罕见
  - 动脉瘤旁的实变影或磨玻璃影提示即将破裂
- 增强 CT
  - 主动脉瘤
    - 主动脉腔局限扩张
  - 肺动脉瘤
    - 肺动脉腔局部扩张，管壁增厚、强化
    - 糖皮质激素治疗后可缩小，75% 完全消失
  - 上腔静脉血栓形成
    - 可导致头臂干、锁骨下静脉和腋静脉栓塞
    - 慢性期上腔静脉完全阻塞，颈部及胸壁侧支循环开放、胸壁软组织水肿、纵隔脂肪浸润
  - 反复肺动脉栓塞
  - 肺内改变
    - 肺梗死，胸膜下楔形实变影，空洞罕见
    - 肺泡出血，两肺斑片状或弥漫磨玻璃影和实变影
    - 马赛克灌注
    - 继发感染：反复发生
    - 机化性肺炎（OP）
    - 肺间质纤维化、肺气肿、小气道病变

核医学表现

- 肺通气/灌注扫描
  - 双侧弥漫性或亚段灌注减低，与通气不匹配

肺血管造影

- 肺动脉高压、肺动脉病变多为双侧性、肺动脉瘤、肺动脉闭塞

推荐影像学检查

- 最佳检查法：增强 CT
  - 对肺血管炎和间质病变均良好显示
  - MRI 可用于肺动脉、主动脉及上腔静脉病变检查，对小的肺动脉瘤显示不如增强 CT
- 检查建议
  - 多层面重建（multi-planar reconstruction）、曲面重建（curved-planar reconstruction）、最大密度投影（maximum intensity projection）

和容积再现（volume rendering）

【鉴别诊断】

- 肺动脉栓塞综合征（Hughes-Stovin syndrome）
  - 反复发生的肺动脉栓塞、肺动脉瘤形成和破裂，难以鉴别
  - 无溃疡及皮损
- 感染所致假性动脉瘤和动脉瘤
  - 结核所致动脉瘤多位于上叶，牵引性
  - 无其他系统病变表现
- 继发原发肺癌和转移瘤的假性动脉瘤
  - 局部单发
  - 无其他系统病变表现
- 医源性或外伤性假性动脉瘤
  - Swan-Ganz 管位置过深、血管造影、手术或活检、外伤所致，病史明确

诊断与鉴别诊断精要

- 胸片肺门肿块或者肺门旁结节，最常累及右下叶肺动脉，单发或多发
- 增强 CT 或 MR 表现为肺动脉瘤
- 肺动脉瘤/远端血管部分或完全血栓形成
- 增强 CT 肺动脉壁增厚并强化
- 上腔静脉血栓形成及主动脉瘤

（张　旻　陈起航）

重点推荐文献

[1] 雷志丹，葛英辉，史大鹏. CT 肺血管成像在白塞氏综合征肺部损害诊断中的应用. 实用放射学杂志, 2007, 1: 57-59.

[2] Tunaci A, Berkmen YM, Gökmen E. Thoracic involvement in Behçet's disease：pathologic, clinical, and imaging features.AJR Am J Roentgenol, 1995, 164（1）: 51-56.

[3] Hiller N, Lieberman S, Chajek-Shaul T, et al. Thoracic manifestations of Behçet disease at CT. Radiographics, 2004, 24（3）: 801-808.

第 8 节　多动脉炎

【概念与概述】

多动脉炎（polyarteritis）

- 以中小动脉的节段性炎症与坏死为特征的肉芽肿性血管炎。侵犯中小肌性动脉，呈节段分布，易发生于动脉分叉处，并向远端扩散

- 同义词：结节性多动脉炎（polyarteritis nodosa, PAN）

【病理与病因】

一般特征

- 一般发病机制

- 累及全身中小动脉
  - 不伴肾小球肾炎、肺毛细血管炎、深静脉血栓形成
  - 肾多发小动脉瘤形成
- 病因学
  - 病因不明
    - 可能与感染（病毒、细菌）、药物及注射血清等相关，乙型肝炎病毒（HBV）标志物检出率6%～54%
- 流行病学
  - 少见，发病率2～9人/100万，乙型肝炎高发区可达77人/100万
    - 我国发病率不详
- 相关异常：多系统受累

显微镜下特征

- 灶性坏死性血管炎，血管壁炎症细胞浸润、水肿、坏死
- 慢性期血管内膜增生、纤维蛋白渗出和纤维素样坏死、血栓形成
- 无肉芽肿形成

【临床表现】

症状与体征

- 全身症状：发热、头痛、乏力、多汗、体重减轻
- 肾：最多见，少尿、尿闭、肾性高血压、肾衰竭、输尿管狭窄
- 肌肉、肢端及关节疼痛，腓肠肌痛最常见
- 神经系统：周围神经炎、中枢神经受累出现抽搐、意识障碍、脑血管意外
- 消化系统：提示病情严重，恶心、呕吐、肠梗阻、肠套叠、肠壁血肿、穿孔、腹痛、肠道出血、休克等
- 皮肤：痛性红斑性皮下结节、紫癜、溃疡、远端指（趾）缺血
- 心血管系统：致死原因之一，心肌梗死、心力衰竭、心包炎、心包积液及填塞，最常累及血管为肾、肝、冠状动脉
- 生殖系统：睾丸、附睾、卵巢受累，疼痛
- 呼吸系统：受累少见

疾病人群分布

- 年龄
  - 10～80岁
    - 最常见于40～60岁
- 性别
  - 男性：女性≈2.5～4.0∶1

实验室检查

- HBV标志物6%～54%阳性，20%患者ANCA阳性，主要是p-ANCA

自然病史与预后

- 未经治疗预后差，5年生存率＜15%
- 常见死亡原因：心、肾衰竭、胃肠道并发症或动脉瘤破裂
- 治疗后，5年生存率80%

治疗

- 糖皮质激素及免疫抑制剂

【影像表现】

概述

- 因肺受累少见，无肺毛细血管炎，仅有个案报道PAN肺受累
- 影像学表现
  - 两肺斑片状实变影

X线表现

- X线摄片
  - 两肺斑片状实变影
  - 5%的患者有少量胸腔积液

CT表现

- 平扫CT
  - 两肺斑片状实变影
  - 少量胸腔积液
- 增强CT
  - 肾多发缺血、梗死灶，多发小肾动脉瘤

MRI表现

- 显示动脉受累及动脉瘤，但小的动脉瘤难以显示

超声表现

- 彩色多普勒超声
  - 中等血管受累，血管狭窄、闭塞或动脉瘤形成
  - 小血管受累难以探及

血管造影

- 腹腔血管造影可显示肾多发小动脉瘤、肾显影缺损区
- 肠系膜上动脉受累征象

推荐影像学检查

- 最佳检查法：动脉造影

【鉴别诊断】

- 巨细胞性动脉炎
  - 累及中型肌动脉，典型病例累及颞动脉
  - 血管病变特征为肉芽肿性炎
- Kawasaki 病
  - 发病年龄 2～3 岁，无高血压
- 肉芽肿性血管炎
  - 小血管的坏死性肉芽肿性炎
  - 累及肺和肾，很少累及周围血管
  - 两肺多发结节及肿块，伴空洞

- 嗜酸性粒细胞性肉芽肿性血管炎
  - 几乎都有哮喘
  - 累及中、小动静脉
  - 血嗜酸性粒细胞增高，p-ANCA 阳性，组织嗜酸性粒细胞浸润
  - 两肺斑片实变影，可游走
- 系统性红斑狼疮
  - 皮肤病变
  - 累及小动脉、毛细血管和小静脉
  - 胸膜受累最多见，也可表现间质性肺病

诊断与鉴别诊断精要

- 中等大小肌性动脉受累，非肉芽肿性坏死性血管炎，ANCA 阴性
- 肾受累最常见，肾多发小动脉瘤
- 肺受累少见，可表现为两肺多发斑片状影

（张 旻 陈起航）

重点推荐文献

[1] Segelmark M，Selga D．The challenge of managing patients with polyarteritis nodosa．Curr Opin Rheumatol，2007，19：33-38.

[2] Stanson AW，Frises JL，Johnson CM，et al．Polyarteritis nodosa：spectrum of angiographic findings．Radiographies，

2001，21：151-159.

[3] Handa R，Wali JP，Gupta SD，et al．Classical polyarteritis nodosa and microscopic polyangiitis-a clinicopathologic study．J Assoc Physicians India，2001，49：314 -319.

第9节　嗜酸性粒细胞性肉芽肿血管炎

【概念与概述】

嗜酸性粒细胞性肉芽肿性血管炎（allergic granulomalous angilitis，AGA）

- 以支气管哮喘、血管外坏死性肉芽肿、外周血嗜酸性粒细胞增多和组织嗜酸性粒细胞浸润为特征的系统性小血管炎，ANCA 相关血管炎的一种
- 同义词：Churg-Strauss 综合征（Churg-Strauss syndrome，CSS），过敏性肉芽肿，过敏性肉芽肿和血管炎

【病理与病因】

一般特征

- 一般发病机制

- 多系统受累，呼吸系统受累最常见
- ANCA 相关性血管炎
  - ANCA 阳性：肾、紫癜、肺泡出血、鼻窦炎及周围神经病变发生率高
  - ANCA 阴性：心脏受累、肺浸润、胸腔积液、发热的发生率高，活检血管炎发生少，嗜酸性粒细胞浸润多见
- 三期
  - 前驱期：哮喘、过敏性鼻炎期
  - 中期：嗜酸性粒细胞组织浸润期
  - 晚期：系统性血管炎期，广泛的嗜酸性粒细胞坏死性血管炎和坏死性肉芽肿
- 病因学

- 病因不明
  - 抗中性粒细胞抗体（ANCA）、嗜酸性粒细胞及 T 细胞在发病中起作用
- 流行病学
  - 2.2 ～ 6.8 人 /100 万
    - 在哮喘患者中，发病率 67 人 /100 万
    - 我国无流行病学资料
- 相关异常：多系统受累

显微镜下特征

- 坏死性血管炎、血管外坏死性肉芽肿、嗜酸性粒细胞肺炎

【临床表现】

表现

- 最常见体征 / 症状
  - 发热、乏力及体重下降
  - 哮喘、过敏性鼻炎或鼻窦炎
    - 过敏性鼻炎及哮喘是最常见首发症状
  - 其他体征 / 症状
    - 单发神经病变、脑出血、脑梗死
    - 心力衰竭、心肌炎、心包炎
    - 紫癜、皮下结节、皮疹或荨麻疹
    - 腹痛、腹泻、呕血或黑便
    - 局灶性节段性坏死性肾小球肾炎及新月体形成，蛋白尿、血尿、肾功能不全
- 临床病史：几乎所有患者都有哮喘史
  - 发病前 3 ～ 8 年
  - 较一般哮喘发病年龄大
  - 血管炎阶段哮喘发作反而减轻

疾病人群分布

- 年龄
  - 10 ～ 85 岁
  - 多为 20 ～ 40 岁
- 性别
  - 无性别差异

辅助检查

- 实验室检查
  - 血嗜酸性粒细胞显著增多，常 > 10%，肺泡灌洗液中也增多
  - 75%IgE 增高
  - 40% ～ 75% 患者 p-ANCA 阳性

自然病史与预后

- 未经治疗，1 年内死亡率 50 ～ 90%，5 年生存率 25%

- 经过治疗，5 年生存率 92%，10 年生存率 79%
- 25% 复发，复发死亡率 3%
- 心力衰竭是致死最常见原因

治疗

- 糖皮质激素及免疫抑制剂

【影像表现】

概述

- 最佳诊断依据：短暂出现的两肺斑片实变 / 磨玻璃影
- 部位
  - 地图样分布，无上下肺野分布特点、不呈肺叶或肺段分布
  - 少数肺门旁分布或随机分布
  - 可游走
- 大小
  - 大小不等
- 形态学
  - 主要是斑片影

X 线表现

- X 线摄片
  - 短暂出现的两肺斑片实变影（图 11-9-1）
    - 非肺叶或肺段分布
    - 多为外周分布
    - 边缘模糊
    - 可游走
  - 心影增大、心包积液

CT 表现

- HRCT
  - 两肺斑片磨玻璃影和（或）实变影（图 11-9-2）
    - 外周分布或地图样分布
    - 少数沿支气管或随机分布
  - 小叶中心分布结节，0.5 ～ 1.0cm
  - 小叶间隔增厚、支气管壁增厚、支气管扩张，马赛克灌注，偶见树芽征
  - 弥漫性肺泡出血，罕见，比肉芽肿性血管炎和显微镜下多血管炎更少见
  - 一侧或两侧少量胸腔积液
  - 心脏增大、心包积液
  - 纵隔淋巴结增大

推荐影像学检查

- 最佳检查法：HRCT

○ 评价肺部受累程度、病变转变过程

【鉴别诊断】

- 慢性嗜酸性粒细胞肺炎
  ○ 两肺斑片状实影，多位于上叶和肺外带
  ○ 无多系统受累
  ○ p-ANCA 阴性
- 急性嗜酸性粒细胞肺炎
  ○ 轻微的肺部症状，肺部渗出影可游走
  ○ 自限性疾病

○ 无多系统受累
○ p-ANCA 阴性

- 变态反应性支气管肺曲霉菌病（ABPA）
  ○ 中心型气管扩张，黏液嵌塞、远端阻塞性肺炎或肺不张
  ○ 多见于上叶
  ○ 不累及肺外器官
  ○ p-ANCA 阴性

诊断与鉴别诊断精要

- 几乎所有患者都有哮喘
- 血嗜酸性粒细胞显著增多，常 > 10%，75%IgE 增高，40% ~ 75% 患者 p-ANCA 阳性
- 影像学表现：短暂的两肺斑片实变影，以外周、地图样分布为主，小叶间隔增厚，两肺小叶中心分布微结节，支气管壁增厚及扩张，胸腔积液

典型病例

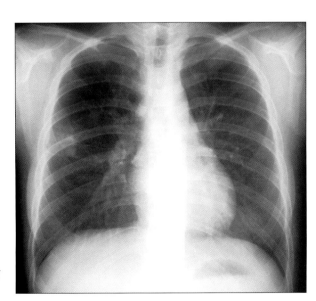

图 11-9-1　**变应性肉芽肿性血管炎**
女性，14 岁，变应性肉芽肿性血管炎。右肋下疼痛 2 个月。X 线摄片示右中肺外带及左下肺内中带团片状密度增高影

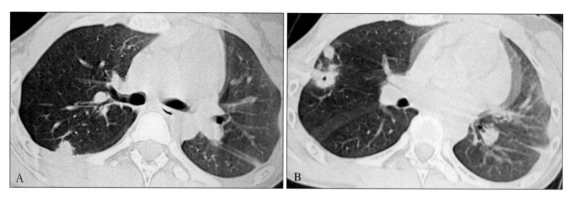

图 11-9-2　变应性肉芽肿性血管炎

与图 11-9-1 为同一患者。CT 示右上叶多发结节，形态不规则，周围见磨玻璃影，其中一个可见空洞形成。血常规嗜酸性粒细胞 14%，肺泡灌洗液嗜酸性粒细胞 7.92%。CT 引导下肺穿刺活检病理诊断肉芽肿性血管炎。有嗜酸性粒细胞浸润。右上叶楔形手术切除，病理诊断为显微镜下多血管炎

（张　旻　陈起航）

重点推荐文献

[1] Hellmich B，Gross W L. Recent progress in the pharmacotherapy of Churg-Strauss syndrome . Expert Opin Phamacother，2004，5（1）：25-35.

[2] Churg A. Recent Advances in the Diagnosis of Churg-Strauss Syndrome [J]. Mod Pathol，2001，14（12）：1284-1293.

[3] 张智斌. Churg-Straus 综合征诊断治疗新进展 [J]. 邯郸医学高等专科学校学报，2004，17（6）：590-592.

第 10 节　风湿热胸部表现

【概念】

风湿热（rheumatic fever，RF）

● A 组乙型溶血链球菌感染后引起的自身免疫性疾病

【病理与病因】

一般特征

● 一般发病机制

　○ 链球菌及其产物的直接毒性作用，免疫机制，个体遗传易感性

　○ 可有全身结缔组织病变

　○ 急性期可伴有风湿性肺炎（rheumatic pneumonitis）

　　■ 其他胸部并发症有肺水肿、胸腔积液、肺梗死以及含铁血黄素沉积症

　　■ 风湿性肺炎第 III 型变态反应的结果

● 病因学

　○ A 组乙型溶血链球菌

● 流行病学

　○ 风湿热：我国中小学生发病率 20 人 /10 万，

患病率 80 人 /10 万

　■ 肺部受累少见

显微镜下特征

● 肺泡炎及肺泡壁类纤维蛋白样坏死

● 肺泡内纤维素性渗出

● 透明膜形成

● 小动脉炎，肺泡出血

● 肺间质单核细胞浸润

● 肺泡内纤维组织团块或 Masson 体

【临床表现】

表现

● 最常见体征 / 症状

　○ 剧烈咳嗽、胸痛、呼吸困难，有时咯血

　○ 呼吸音增强、支气管性呼吸音、湿性啰音，重症者呼吸增快、发绀

　○ 其他体征 / 症状

　　■ 游走性多发性关节炎、心脏炎、皮下结节、环形红斑、舞蹈症、发热

● 临床病史：前驱症状，扁桃体炎或咽喉炎等上

呼吸道链球菌感染表现

疾病人群分布

- 年龄
  - 初发年龄：9 ~ 17 岁，学龄期，4 岁以前及 25 岁以后少见
- 性别
  - 男女比例相当

自然病史与预后

- 风湿热可反复发作，预后取决于心脏病变的严重程度、复发情况及治疗措施
- 风湿热性肺炎预后良好，可完全吸收

治疗

- 青霉素
  - 糖皮质激素用于重症
  - 阿司匹林

【影像表现】

概述

- 最佳诊断依据：两肺斑片状实变影，具有游走性特点

X 线表现

- X 线摄片
  - 肺门增大
  - 肺纹理增强
  - 两肺斑片实变影
    - 大小不等、边缘模糊，可融合
    - 游走性或持续性存在
  - 两肺受累可类似肺水肿表现，常有胸膜受累

CT 表现

- 平扫 CT/HRCT
  - 两肺斑片状磨玻璃影和（或）实变影
    - 肺泡炎、渗出、坏死、肺泡出血所致
  - 碎路石征
    - 肺泡出血所致
  - 轻度间质增厚

推荐影像学检查

- 最佳检查法：HRCT
  - 评价肺部受累程度、病变转变过程、治疗后反应

【鉴别诊断】

- 小叶性及大叶性肺炎
  - 无游走性
  - 无多系统受累
- 肉芽肿性血管炎
  - 可有游走性，但以多发结节为主，可有空洞形成
  - 肺外表现不同，c-ANCA 阳性
- 嗜酸性肺炎
  - 可有游走性，外周或胸膜下分布
  - 血和支气管肺泡灌洗液中嗜酸性粒细胞增高
- 肺水肿
  - 风湿热患者由于心脏瓣膜病变可导致肺水肿，可以是双侧性或单侧性实变影 / 磨玻璃影，影像学上与风湿热肺部改变无法鉴别
  - 抗风湿热治疗无效

诊断与鉴别诊断精要

- 风湿热性肺炎少见，0 ~ 25% 二尖瓣狭窄患者有肺泡出血，伴有多系统症状和体征
- 肺内大小不等、边缘模糊的斑片状磨玻璃影和（或）实变影，游走性或持续性存在，可融合，两肺受累可类似肺水肿表现，常有胸膜受累
- 斑片状或弥漫性磨玻璃影和（或）实变影，碎路石征，病程长可表现为间质增厚

（张　旻　陈起航）

重点推荐文献

[1] 王素平，李向东. 以风湿性肺炎为主要表现的成人风湿热 1 例. 实用医技杂志，2008，27.

[2] de la Fuente J, Nodar A, Sopeña B, et al. Rheumatic pneumonia [J]. Ann Rheum Dis, 2001, 60 (10):990-991.

[3] Ephrem D.Rheumatic pneumonia in a 10-year old Ethiopian child [J]. East Afr Med J, 1990, 67 (10):740-742.

第 11 节　混合性结缔组织病

【概念与概述】

混合性结缔组织病（mixed connective tissue disease，MCTD）

- 具有两种以上结缔组织病，包括 SSc、RA、SLE、PM-DM 共同表现的综合征，又不符合其中任一疾病的分类诊断标准，血液中有高效价的抗核抗体（ANA）和抗核糖核蛋白抗体（抗 U1RNP）
- 同义词：Sharp 综合征

【病理与病因】

一般特征

- 一般发病机制
  - 血管病变，大小血管都可侵犯
    - 内膜增生、中层变厚、管腔狭窄，炎性浸润少
  - 组织淋巴细胞和浆细胞浸润
  - 胸部受累表现：间质性肺病、胸膜渗出、肺动脉高压、肺栓塞、血管炎、吸入性肺炎、肺出血、肺部结节、纵隔淋巴结增大、呼吸困难
- 遗传学
  - 与 HLA-DRB1*04/*05 相关，异质性与等位基因相关
- 病因学
  - 病因不明
    - 与 B 细胞的高反应性导致高滴度的抗体有关
- 流行病学
  - 发病率不详，估计比多发性肌炎高，低于 SLE，与系统性硬化病相似
- 相关异常：多系统受累，部分患者可进展为某种确定的结缔组织病

显微镜下特征

- 肺间质弥漫炎症和纤维化、增殖性血管炎

【临床表现】

症状与体征

- 最常见的表现依次为系统性硬化症、肌炎、SLE
- 肺部病变：50% ~ 75% 患者受累，30% ~ 50% 间质性肺病，干咳、呼吸困难、胸膜炎性疼痛，肺动脉高压是最严重的肺部并发症，大部分表现与 SLE 和 PM-DM 相似
- 其他体征 / 症状
  - 发热、多关节炎、肌炎、雷诺现象、手肿胀、食管蠕动减弱、脱发、颊部皮疹、浆膜炎、淋巴结病（50%）、三叉神经痛、贫血
  - 心和肾受累相对少见

疾病人群分布

- 年龄
  - 4 ~ 80 岁
  - 平均 37 岁
- 性别
  - 80% 为女性

辅助检查

- 实验室检查
  - 抗核糖核蛋白抗体（抗 U1RNP），尤其高效价的抗体是 MCTD 的血清学标志
  - 斑点型抗核抗体（ANA）阳性
  - 抗 U1RNA 是另一特异性标志
  - 50% 的 RF 阳性
  - 80% 抗单链 DNA（ss-DNA）抗体阳性
  - 抗 Sam 抗体阴性
- 肺功能检查
  - 82% 患者肺功能障碍，限制性通气功能障碍，DLco < 70%

自然病史与预后

- 预后差异大，较 SLE 预后好，儿童病死率低
- 5 年生存率 80%

- 进展性肺动脉高压、心脏受累、免疫低下继发感染是死亡的主要原因

治疗

- 根据不同类型，以 SSc、RA、SLE、PM-DM 的治疗原则为基础

【影像表现】

概述

- 最佳诊断依据：两肺磨玻璃影、网状影，肺动脉高压
- 部位
  - 间质性病变位于肺底及外带
  - 肺动脉增粗
- 形态学
  - 主要形态：磨玻璃影、网状影、蜂窝影，右下肺动脉增粗、肺动脉段突出

X 线表现

- X 线摄片
  - 间质性肺病
    - 两肺底及外带网状影、蜂窝影
    - 肺容积减小
  - 肺动脉高压（图 11-11-1）
    - 右下肺动脉增粗，≥ 15mm
    - 右下肺动脉横径 / 气管横径 ≥ 1.07
    - 肺动脉段突出，≥ 3mm
    - 外周分支变细
    - 右心室增大
  - 胸腔积液，常为少量，自限性

CT 表现

- 平扫 CT/HRCT
  - 间质性肺病
    - 最常见征象：两肺底及胸膜下磨玻璃影，经激素治疗可吸收

- 两肺底及胸膜下网状影、蜂窝影、牵引性支气管扩张
- 小叶间隔增厚、胸膜下线
  - 磨玻璃影
    - 出血所致，少见，两肺呈地图样分布
  - 实变影
    - 吸入性肺炎
  - 肺动脉高压（图 11-11-2）
    - 右下肺动脉增粗
    - 主肺动脉直径 > 29mm，或主肺动脉直径 / 升主动脉直径 > 1
    - 右心室增大
  - 胸膜病变
    - 最常见胸部表现
    - 单侧或双侧胸腔少量积液，心包积液少见
- 增强 CT
  - 肺动脉栓塞

推荐影像学检查

- 最佳检查法：HRCT、超声多普勒
  - HRCT：评价肺部受累程度、病变转变过程、治疗后反应
  - 超声多普勒：肺动脉高压

【鉴别诊断】

- 其他结缔组织病
  - 有相似临床、影像表现
  - MCTD 患者抗 U1RNP 抗体、ANA 阳性，抗 Sam 抗体阴性
- 特发性间质性肺炎（NSIP、IPF）
  - 影像表现相似
  - 临床病史及抗体检查对鉴别很有帮助

诊断与鉴别诊断精要

- 具有两种结缔组织病的共同临床表现，但不符合任一结缔组织病的诊断标准
- 抗 U1RNP 抗体、ANA 阳性，抗 Sam 抗体阴性
- 两肺底及外周磨玻璃影、网状影、牵引性支气管扩张，蜂窝影
- 肺动脉高压
- 胸膜增厚、少量胸腔积液

典型病例

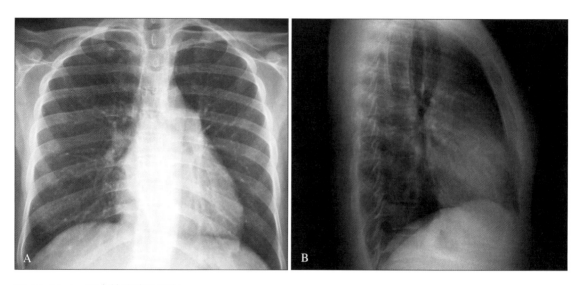

图 11-11-1　混合性结缔组织病

胸部 X 线正侧位像显示肺动脉段膨隆，两肺未见明显异常

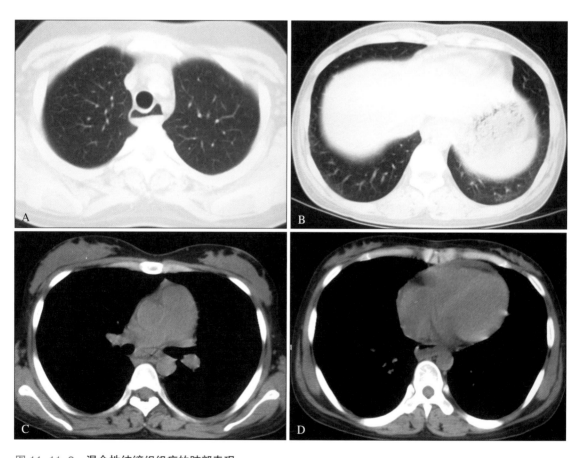

图 11-11-2　混合性结缔组织病的肺部表现

与图 11-11-1 为同一患者。CT 肺窗显示上段食道明显扩张，内见气液平面（A），两肺底胸膜下可见斑片状磨玻璃影。纵隔窗显示肺动脉干明显增粗（C），下段食道轻度扩张，内含液体和少量气体（D）

（张　旻　陈起航）

重点推荐文献

[1] 刘琳, 许玲华. 混合性结缔组织病的肺部损害 [J]. 安徽医药, 2004, 6: 421-422.
[2] Langevizy P, Buskila D, Gladman DD, et al. HLA alleles in systemic sclerosis: association with pulmonary hypertension and outcome. Br J Rheumatol, 1992, 31: 609-631.
[3] E Bodolay, Z Szekanecz, K Dévényi, et al. Evaluation of interstitial lung disease in mixed connective tissue disease (MCTD). Rheumatology 2005; 44: 656-661.

主要参考文献

[1] Tanoue LT. Pulmonary manifestations of rheumatoid arthritis [J]. Clin Chest Med, 1998, 19667-19685.
[2] Tanaka N, Kim JS, Newell DJ, et al. Rheumatoid Arthritis-ralated Lung Diseases: CT findings [J]. Radiology, 2004, 232: 81-91.
[3] 中华医学会风湿病学分会. 类风湿关节炎的诊断及治疗治指南. 中华风湿病学杂志 [J], 2010, 14 (4): 265-270.
[4] Murin S, Wiedemann HP, Matthay RA. Pulmonary manifestations of systemic lupus erythematosus [J]. Clin Chest Med, 1998, 19: 641-665.
[5] Kim JS, Lee KS, Koh EM, et al. Thoracic involvement of systemic lupus erythematosus: clinical, pathologic, and radiologic findings [J]. JCAT, 2000, 24: 9-18.
[6] 中华医学会风湿病学分会. 系统性红斑狼疮诊断及治疗治指南. 中华风湿病学杂志 [J], 2010, 14 (5): 342-346.
[7] Wells AU. High-resolution computed tomography and scleroderma lung disease [J]. Rheumatology, 2008, 47: v59-v61.
[8] Strollo D, Goldin J. Imaging lung disease in systemic sclerosis [J]. Curr Rheumatol Rep, 2010, 12 (2): 156-161.
[9] 中华医学会风湿病学分会. 系统性硬化病的诊治指南. 中华风湿病学杂志 [J], 2011, 15 (4): 256-259.
[10] 中华医学会风湿病分学会. 多发性肌炎和皮肌炎诊断及治疗指南. 中华风湿病学杂志, 2010, 14 (12): 828-831.
[11] Bonnefoy O, Ferretti G, Calaque O, et al. Serial chest CT findings in interstitial lung disease associated with polymyositis-dermatomyositis [J]. Eur J Radiol, 2004, 49 (3) 235-244.
[12] Kim EA, Lee KS, Johkoh T, et al. Interstitial lung diseases associated with collagen vascular disease: radiologic and histopathologic findings [J]. RadiogGraphics, 2002, 22: S151-S165.
[13] Ando Y, Okada F, Matsumoto S, et al. Thoracic manifestation of myeloperoxidase-antineutrophil cytoplasmic antibody MPO-ANCA-ralated disease. CT findings in 51 patients [J]. JCAT, 2004, 28 (5): 710-716.
[14] Chung MP, Yi CA, Lee HY, et al. Imaging of pulmonary vasculitis. Radiology [J], 2010, 255 (2): 322-341.
[15] 中华医学会风湿病分学会. 显微镜下多血管炎的诊治指南. 中华风湿病杂志 [J], 2011, 15 (4): 259-261.
[16] Chung MP, Yi CA, Lee HY, et al. Imaging of pulmonary vasculitis. Radiology [J], 2010, 255 (2): 322-341.
[17] Ananthakrishnan L, Sharma N, Kanne JP. Wegener's granulomatosis in the chest: High-resolution CT findings [J]. AJR, 2009, 192: 676-682.
[18] 中华医学会风湿病学分会. 韦格纳肉芽肿病诊断和治疗指南. 中华风湿病学杂志 [J], 2011, 15 (3): 194-196.
[19] 中华医学会风湿免疫学会. 白塞病诊断和治疗指南. 中华风湿学杂志, 2011, 15 (5): 345-347.
[20] Ceylan N, Bayraktaroglu S, Erturk SB, et al. Pulmonary and vascular manifestations of Behçet disease: imaging findings [J]. AJR Am J Roentgenol, 2009, (2), 194: W158-W164.
[21] Nguyen ET, Silva CS, Seely JM, et al. Pulmonary artery aneurysms and pseudoaneurysms in adults: finding at CT and radiography [J]. AJR 2007, 188 (2): W126-W134.
[22] 中华医学会风湿病学分会. 结节性多动脉炎的诊断和治疗指南. 中华风湿病学杂志〔J〕, 2011, 15 (3): 192-193.
[23] 越英, 叶霜. 结节性多动脉炎的诊断和治疗进展 [J], 中华风湿病学杂志, 2002, 19 (3): 171-174.
[24] Feng RE, Xu WB, Shi JH, et al. Pathological and high resolution CT findings in Churg-Strauss syndrome [J]. Chin Med Sci J, 2011, 26 (1): 1-8.
[25] Chung MP, Yi CA, Lee HY, et al. Imaging of pulmonary vasculitis. Radiology [J], 2010, 255 (2): 322-341.
[26] 中华医学会风湿病学分会. 风湿热诊治指南 (草案) [J]. 中华风湿病学杂志, 2004, 8 (8): 504-506.
[27] EI-Menyar A, AI-Hroob A, Numan MT, et al. Unilateral pulmonary edema: unusual oresentation of acute rheumatic fever [J]. Pediatr Cardiol, 2005, 26 (5): 700-702.
[28] 中华医学会风湿病分学会. 混合性结缔组织病诊断及治疗指南. 中华风湿病学杂志, 2011, 15 (1): 42-44.
[29] Jennette JC, Falk RJ, Bacon PA, et al. 2012 revised International Chapel Hill Consensus Conference Nomenclature of Vasculitides. Arthritis Rheum, 2013 Jan, 65 (1): 1-11.
[30] Müller NL, Silva CS. Imaging of the chest. Philadelphia: Elsevier Inc, 2008. 795-800.

12

肺出血性疾病

第1节　特发性肺含铁血黄素沉着症

【概念】

特发性肺含铁血黄素沉着症（idiopathic pulmo-maryhae mosiderosis，IPH；也称 ceelen 病）是一种病因未明的肺泡内反复出血的少见疾病，该病导致铁质在肺间质内积聚，逐渐造成贫血和肺纤维化

【病理与病因】

一般情况和流行病学

病因尚未明确，有人认为可能与牛奶过敏有关，多见于儿童和青少年

病理学改变

- 大体改变
  - 肺重量增加
  - 切面见弥漫性棕色色素沉着改变
- 光镜检查
  - 特征：含有含铁血黄素的巨噬细胞在肺泡和间质内弥漫性浸润
  - 可有肺泡上皮坏死增生、基底膜碎裂等改变
  - 后期肺间质弥漫性纤维化
- 电镜：广泛毛细血管内皮细胞肿胀，内膜蛋白沉积

【临床表现】

缺铁性贫血症状、咳嗽、咯血以及进行性气促

自然病史与预后

- 病程长短不一，可从数周至多年，部分可自然缓解
- 死亡原因：心力衰竭或大量肺出血

治疗

- 急性期：激素如泼尼松等
- 对症处理：铁剂治疗缺铁性贫血
- 继发感染：抗生素治疗

【影像表现】

概述

- 最佳诊断依据
  - 出血时期：肺内磨玻璃状或斑片状渗出阴影
  - 后期：肺内粟粒状结节改变
  - 晚期：肺纤维化
- 部位
  - 出血渗出常见两肺中、下野

X 线表现

- 出血时期
  - 两肺中、下野多个边缘不清的融合性斑点状阴影（图 12-1-1）
  - 变化很快或消失
  - 吸收后仅遗留网状微小结节影
- 后期
  - 结节逐渐增多，并出现粟粒状结节
  - 伴肺门周围纤维组织增生及肺门影增大（淋巴结增大所致）
- 晚期：肺纤维化改变

CT 表现

- 出血时期
  - 肺内渗出、肺泡内积血所致的淡薄云雾状影或磨玻璃样改变及吸收后所遗留网状微

　　小结节影
- 后期
  ○ 肺内粟粒状影及纤维网格影
  ○ 肺门周围纤维组织增生及肺门淋巴结增大
- 晚期：肺纤维化改变
  ○ 支气管壁增厚
  ○ 小叶间隔增厚

推荐影像学检查
　　胸部 CT 平扫

【鉴别诊断】
肺 - 肾综合征
- 肺泡内出血期：一侧或双侧中下肺野点状或"玫瑰花结"状阴影，肺尖很少累及
- 病变进展时，可融合呈大片状、云絮状阴影

- 在出现肾损害症状前较难与特发性肺含铁血黄素沉着症鉴别
- 免疫荧光检查有助于鉴别

粟粒性肺结核
- 急性者粟粒性结节影分布呈三均匀特点：分布、大小、密度均匀
- 亚急性和慢性
  ○ 结节多见于上中肺野
  ○ 内可见钙化结节
  ○ 有时伴有纤维条索及胸膜增厚等

风湿性心脏病
- 可出现肺内含铁血黄素沉着，同时肺内可出现间隔线
- 伴有心脏形态改变

诊断与鉴别诊断精要

- 分布在双肺中下叶
- 云雾状影或磨玻璃样出血灶，吸收后遗留网状微小结节影，发展至粟粒状影及纤维网格影，肺纤维化改变

典型病例

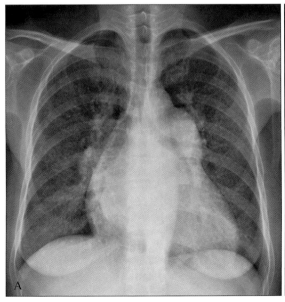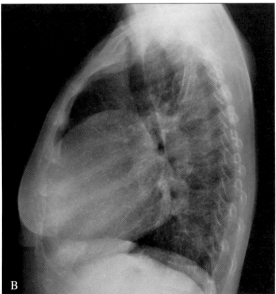

图 12-1-1　**肺含铁血黄素沉着症**
正侧位 X 线片示肺动脉段膨隆，双房影，双肺多发斑片影，肺纹理增多（本例由中国医科大学附属盛京医院放射科林爱军教授提供）

重点推荐文献

[1] Akyar S，Ozbek SS．Computed tomography findings in idiopathic pulmonary hemosiderosis．Respiration，1993，60（1）：63-64．

[2] Chen HZ；Pediatric Diffuse Parenchymal Lung Disease/ Pediatric Interstitial Lung Disease Cooperative Group； Subspecialty Group of Respiratory Diseases；Society of Pediatrics，Chinese Medical Association．[Clinical study on interstitial lung disease in children of China]． Zhonghua Er Ke Za Zhi. 2011 Oct；49（10）：734-739．

[3] Ibrahem R，Arasaretnam A，Ordidge K，Vedelago J，Toy R．Case report of idiopathic pulmonary haemosiderosis in a child with recurrent chest infections．J Radiol Case Rep，2011，5（9）：30-5．Epub 2011 Sep 1．

第2节 肺-肾综合征

【概念与概述】

肺-肾综合征，即肺出血肾炎综合征（Goodpasture 综合征），是一种急性自身免疫性疾病。可能是由病毒感染和（或）吸入某些化学性物质引起，其中肺部为原发性损害部位，因为肾小球基底膜与肺泡壁毛细血管基膜之间存在有交叉反应抗原，故可继发性引起肾损伤

【病理与病因】

一般情况和流行病学

- 病因
  - 病因未明，可能与感染，特别是病毒感染有关
  - 汽油、碳氢化合物等化学物质也可能是致病因子
- 发病机制

    致病因素原发性损伤肺泡间隔和肺毛细血管基膜，后者刺激机体产生抗肺基膜抗体。由于肺泡壁基膜和肾小球基底膜间存在交叉抗原，因此，抗基膜抗体作用于肺泡基膜的同时，也作用于肾小球基底膜，在造成肺损害的同时，也损害了肾组织，引起抗基底膜抗体型肾炎

- 可发生于任何年龄，以 20～30 岁的男性青年多见

肺部大体病理改变

- 肺饱满胀大，肺表面弥漫性出血斑
- 切面可见水肿和陈旧的出血

光镜检查

- 肺泡内见大量红细胞，并常有吞噬含铁血黄素的吞噬细胞
- 肺泡壁坏死，肺泡间隔局灶性增厚、纤维化

改变

电镜

- 肺泡基底膜增厚、断裂
- 内皮下斑点样电子致密物沉积
- 内皮细胞正常

免疫荧光检查：免疫球蛋白和C3线状沉积于肺泡壁基膜

肾病理改变：多数呈I型新月体性肾炎的病变特征

【临床表现】

主要临床表现

- 特征性临床表现为三联征：肺出血、肾小球肾炎和（或）抗基膜抗体阳性，患者可伴有缺铁性贫血症状
- 肺咯血和肺部浸润可先于肾表现数天至数年，出血轻重不一，重者可危及生命
- 肾病变的临床表现
  - 血尿最常见
  - 进行性肾损害是其特征，几个月内发展至尿毒症
  - 暴发性者，数周或数月内即出现急性肾衰竭

自然病史与预后

- 预后不良
  - 平均存活时间约 6～11 个月
- 大多死于肾衰竭
- 迅速死亡的患者中，死亡原因则多为肺出血和呼吸衰竭

治疗：关键在于早期确诊，及时施予有效的治疗

- 肾上腺皮质激素和免疫抑制剂治疗
- 血浆置换疗法
- 肾替代治疗：血透、腹透、肾移植等
- 支持疗法和控制感染

【影像表现】

概述

- 最佳诊断依据
  - 咯血肺部浸润是肺部改变的主要特点
  - 弥散性点状浸润阴影
  - 病变进展时，肺内阴影融合成大片状、云絮状
- 部位
  - 从肺门向外周散射，重点累及一侧或双侧中下肺野
  - 肺尖常清晰

X 线和 CT 表现

- 弥散性点状浸润阴影，从肺门向外周散射
- 累及一侧或双侧中下肺野点状或"玫瑰花结"样影
- 病变进展时，肺内阴影融合成大片状、云絮状

（图 12-2-1）

- 肺纹理改变少见，肺门影不大

推荐影像学检查

X 线平片、胸部 CT

【鉴别诊断】

- 流行性出血热
  - 早期血管增粗呈网状影，伴有肺门阴影增大
  - 肺水肿时呈粗网状，可见斑点状及小片状模糊影
  - 病变常集中于肺内中带，典型者呈蝶翼征改变
- 特发性肺含铁血黄素沉着症
  - 不会出现肾损害症状
  - 免疫荧光检查有助于鉴别
- 尿毒症伴咯血：肾损害出现早于肺部损害

诊断与鉴别诊断精要

- 临床三联征：肺出血、肾小球肾炎和（或）抗基膜抗体阳性
- 自肺门向外散布，主要累及中下肺野
- 点状或"玫瑰花结"状阴影，大片状、云絮状阴影

典型病例

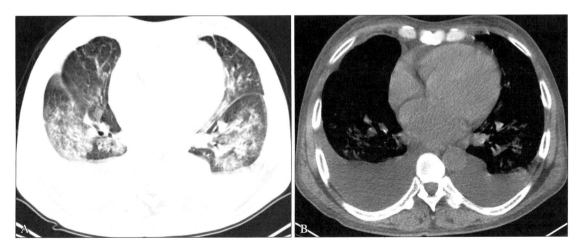

图 12-2-1　肺 – 肾综合征 CT 表现

A. 横断面肺窗示双肺下叶及左肺下舌段多发斑片状磨玻璃密度影及实变影，边缘模糊，双侧胸腔积液；B. 纵隔窗示双侧胸腔积液（本例由中国医科大学附属盛京医院放射科林爱军教授提供）

（杨志刚）

重点推荐文献

[1] Kim JY，Ahn KJ，Jung JI，Jung SL，Kim BS，Hahn ST．Imaging findings of central nervous system vasculitis associated with Goodpasture's Syndrome：a case report．Korean J Radiol．2007 Nov-Dec；8（6）：545-547．

[2] Klasa RJ，Abboud RT，Ballon HS，Grossman L.Goodpasture's syndrome：recurrence after a five-year remission．Case report and review of the literature．Am J Med，1988 Apr；84（4）：751-755．

[3] Wiseman KC.New insights on Goodpasture's syndrome．ANNA J，1993 Feb，20（1）：17-26．

第3节　钩端螺旋体病

【概念】

　　钩端螺旋体病（leptospirosis）是由钩端螺旋体所致的一组自然疫源性急性传染病的总称

【病理与病因】

一般情况和流行病学

- 由钩端螺旋引起，以猪和鼠为主要传染源
- 传播途径较多，以人和污染水源（雨水、稻田等）接触为主要传播方式
- 我国多数省份均有发病，尤其以长江以南常见

病理学改变

- 急性全身性中毒性损害，主要累及全身毛细血管，引起不同程度的循环障碍和出血，以及广泛的实质器官变性、坏死，从而导致严重的器官功能障碍
- 肺部改变
  - 最初表现为点状出血
  - 出血不断增多、增大、融合
  - 最终形成弥漫性全肺出血改变

【临床表现】

主要临床表现

- 临床主要见到三症状（寒热、酸痛、全身乏力）和三体征（眼红、腿痛、淋巴结肿大）
- 五个类型钩端螺旋体病
  - 流感伤寒型
  - 肺出血及肺弥漫性出血型
  - 黄疸出血型
  - 肾型
  - 脑膜脑炎型
- 病变分期
  - 败血症期
    - 高热、头痛、全身酸痛以腓肠肌痛为著
    - 结膜充血
    - 皮疹
    - 浅表淋巴结肿大

- 败血症伴器官损伤期：轻重不等的出血、黄疸、脑膜炎和肾衰竭等症状
  - 恢复期：逐渐康复，少数可遗留眼和神经系统后遗症

临床病史：发病前1～30天有接触疫水或动物尿或血史

自然病史与预后

- 预后很差
  - 死亡率较高，约5%，多死于肾衰竭，或因大量肺出血造成窒息而死
  - 黄疸出血型死亡率高达30%
- 轻症患者自然病史约2～3周，一般不遗留后遗症，少数可见眼和神经系统后遗症

治疗

　　强调早期发现、早期诊断、早期卧床休息和就地治疗，减少搬运过程中出现的意外情况

- 对症治疗和支持疗法
- 抗菌治疗：强调早期应用有效的抗生素以消灭和抑制体内的病原体
- 重症患者可用肾上腺皮质激素

【影像表现】

概述

- 最佳诊断依据
  - 肺内渗出性密集重叠粟粒状或小斑片状阴影，随病变进展，在短期内融合成大片状影，其间仍可见小点状阴影
- 部位：多分布于肺外带
- X线和CT表现
  - 早期双肺纹理增多，有密集粟粒状阴影或小片融合
  - 进展时可见点片状阴影在短期内扩大且大片状融合

推荐检查方法

　　胸部CT平扫

【鉴别诊断】

- 流行性出血热
  - 早期血管增粗呈网状影，伴有肺门阴影增大
  - 肺水肿时呈粗网状，可见斑点状及小片状模糊影
  - 病变常集中于肺内中带，典型者呈蝶翼征改变
- 肺结核
  - 浸润性病症好发于上叶尖后段和下叶背段
  - 病灶短期内变化不明显

- 其他改变如空洞、结核球等容易与肺钩端螺旋体病肺内改变鉴别
- 支气管扩张
  - 咳浓痰病史
  - 高分辨 CT：扩张的支气管呈囊状、柱状或囊柱状
- 肺部肿瘤
  - 细支气管肺泡癌可表现为肺内磨玻璃样改变或实变影，不易鉴别
  - 短期复查，肺内改变不明显，有助鉴别

诊断与鉴别诊断精要

- 发病前 1 ~ 30 天疫水或动物尿或血接触史
- 临床见三症状（寒热、酸痛、全身乏力）和三体征（眼红、腿痛、淋巴结肿大）
- 肺外带受累
- 磨玻璃影、密集重叠粟粒状影及小片状、絮团状影内夹杂小点状阴影

（杨志刚）

重点推荐文献

[1] Marchiori E，Gasparetto TD，Escuissato DL，Zanetti G.Leptospirosis of the lung presenting with crazy-paving pattern：correlation between the high-resolution CT and pathological findings. Rev Port Pneumol，2008 Nov-Dec；14（6）：887-891.

[2] Ahmad S，Sarwari AR.Leptospirosis induced pulmonary alveolar hemorrhage. W V Med J，2010 Nov-Dec；106（7）：20-22.

[3] Montero-Tinnirello J，de la Fuente-Aguado J，Ochoa-Diez M，Cabadas-Avión R．[Pulmonary hemorrhage due to leptospirosis]．Med Intensiva. 2012 Jan-Feb；36（1）：58-59．Epub 2011 May 17.

第4节　流行性出血热

【概念与概述】

　　流行性出血热（epidemic hemorrhagic fever）又称肾综合征出血热，是由流行性出血热病毒引起的急性病毒性传染病，以发热、出血倾向及肾损害为主要临床特征，在我国主要为肾综合征出血热

【病理与病因】

一般情况和流行病学

- 主要分布于欧亚大陆，在我国除青海、台湾省外均有疫情发生

- 主要传播为动物源性，鼠传播给人的直接传播是人类感染的重要途径
- 人群普遍易感，20 世纪 80 年代中期以来，此病在我国年发病数已逾 10 万
- 我国流行性出血热的主要宿主和传染源
  - 黑线姬鼠（野鼠型出血热）
  - 褐家鼠（家鼠型出血热）
  - 大林姬鼠（林区出血热）
- 通过宿主动物的血及唾液、尿、便排出，通过

呼吸道、消化道、接触传播、母婴传播、虫媒传播等传染人类

- 发病季节
  - 全年散发
  - 野鼠型发病高峰多在秋季，从 10 月份到次年 1 月份，少数地区春夏间有一发病小高峰
  - 家鼠型主要发生在春季

病理学改变

- 全身小血管广泛性损害
  - 内脏毛细血管高度扩张、淤血
  - 管腔内可见血栓形成病变
- 各组织、器官出现充血、出血和变性，甚至坏死
- 主要累及肾、脑垂体前叶、肾上腺皮质、右心房内膜、皮肤等处
- 炎性细胞存在不明显，一般以淋巴细胞、单核细胞和浆细胞为主

气管和肺部病理改变

- 大体改变：气管和支气管黏膜散在出血点
- 光镜检查
  - 肺泡壁毛细血管极度扩张、淤血，部分伴有微血栓形成
  - 肺泡腔内见大量浆细胞、红细胞渗出

【临床表现】

- 起病急骤，以发热、出血现象、低血压、急性肾功能损害等为本病特征
- 头痛、眼眶痛、腰痛、口渴、呕吐等症状
- 主要体征
  - 酒醉貌
  - 球结膜水肿、充血、出血
  - 软腭、腋下有出血点

临床病史：在流行地区、流行季节（11 月份 ~ 1 月份及 5 月份 ~ 7 月份）、与鼠类有直接或间接接触史

自然病史与预后

- 典型病例有五期经过，各期常交叉重叠
  - 发热期（约 3 ~ 7 日）
  - 低血压期（约 1 ~ 3 日）
  - 少尿期（约 3 ~ 7 日）
  - 多尿期（约数日到数周）
  - 恢复期（持续 1 ~ 2 月）
- 病死率约 5% ~ 10%，重型患者的病死率较高
- 主要死亡原因：休克、尿毒症、肺水肿、出血（包括脑、肺出血等）

治疗

- 以支持疗法和对症疗法为主
- 处理好休克、肾衰竭和出血
- 按各期特点进行不同处理

【影像表现】

概述

- 最佳诊断依据
  - 早期血管增粗呈网状影，伴有肺门阴影增大
  - 粗网状影伴斑点状及小片状模糊影常提示肺水肿
  - 可出现胸腔积液、心脏增大和上腔静脉增宽等改变
- 部位：常集中于肺内中带，典型者呈蝶翼征改变
- 影像学表现
  - 充血型
  - 间质性肺水肿型
  - 肺泡性肺水肿型
  - 混合型

X 线和 CT 表现

- 早期：肺充血为主，血管增粗呈网状影，伴有肺门阴影增大
- 肺水肿：肺纹理呈粗网状，可见斑点状及小片状模糊影
- 病变常集中于肺内中带，典型者呈蝶翼征改变推荐检查方法
- 胸部 CT 平扫
- MRI 了解颅内改变如脑水肿和脑出血等异常
- B 超检查可用于了解肾损害

【鉴别诊断】

- 肺出血型钩端螺旋体病
  - 肺透亮度降低，呈磨玻璃状改变
  - 早期肺内即可出现细小出血灶，呈密集重叠粟粒状影
  - 病变进展时出血灶增大呈小片状、絮团状，但其间仍可见小点状阴影
  - 病变分布于肺外带
- 肺出血肾炎综合征
  - 肺泡内出血期：一侧或双侧中下肺野点状或"玫瑰花结"状阴影，肺尖很少累及
  - 病变进展：融合呈大片状、云絮状阴影

- ○ 肺纹理改变少见，肺门影也不大
- ● 肺结核
  - ○ 浸润性肺结核病灶好发于上叶尖后段和下叶背段
  - ○ 通常不会出现肺内间质性改变及肺水肿改变
  - ○ 若伴发空洞、结核球等改变，则容易鉴别
- ● 支气管扩张

- ○ 咳脓痰病史
- ○ 高分辨 CT：扩张的支气管呈囊状、柱状或静脉曲张状
- ● 肺部肿瘤
  - ○ 细支气管肺泡癌可表现为肺内磨玻璃样改变或实变影，不易鉴别
  - ○ 短期复查，肺内改变不明显，有助鉴别

诊断与鉴别诊断精要

- ● 在流行地区、流行季节、与鼠类直接或间接接触史
- ● 肺内中带受累，"蝶翼征"分布
- ● 网状影内斑点状及小片状模糊影，伴有肺门阴影增大

（杨志刚　萧　毅）

重点推荐文献

[1] Mukhetdinova GA，Fazlyeva RM，Mustafina VKh，Nelubin EV，Evdokimov EV，Kuchina TA，Shchekin SV．Clinical and morphological parallels in lung lesions associated with hemorrhagic fever with renal syndrome．Klin Med（Mosk），2012，90（5）：17-20．

[2] Huang LY，Zhou H，Yin WW，Wang Q，Sun H，Ding F，Man TF，Li Q，Feng ZJ．The current epidemic situation and surveillance regarding hemorrhagic fever with renal syndrome in China，2010．Zhonghua Liu Xing Bing Xue Za Zhi. 2012 Jul，33（7）：685-691．

[3] Song G.Epidemiological progresses of hemorrhagic fever with renal syndrome in China. Chin Med J（Engl）．1999 May；112（5）：472-477．

主要参考文献

[1] 北京儿童医院放射科、内科、病理科．特发性含铁血黄素沉着症 X 线观察．中华放射学杂志,1980,14（2）：81-84．

[2] 赵锡力，冯建，王志学，等．特发性含铁血黄素沉着症的影像学诊断．临床放射学杂志，2003，22（1）：27-29．

[3] 李翔，张兴兵，纪强，等．特发性含铁血黄素沉着症的 X 线、CT 诊断．中华现代影像学杂志，2006，3（2）：145-146．

[4] 周鹏，高雪梅．肺出血肾炎综合征的 X 线诊断价值．上海医学影像杂，2004，13（2）：133-134．

[5] 张小辉，张羽军．肺出血型钩体病的 X 线表现．中华放射学杂志，1988（2）：114．

[6] 刘忠运，罗良平，刘俊峰，等．肺出血型钩端螺旋体病的 X 线诊断34 例报告．暨南大学学报（医学版），2002，23（6）：92-94．

[7] 林淦河，姜兆侯．流行性出血热的临床影像学分析．临床放射学杂志，2002，21（8）：667-668．

[8] 王勤钵，李裕，杨焕威，等．186 例流行性出血热胸部 X 线分析．中华放射学杂志，1985，19：129．

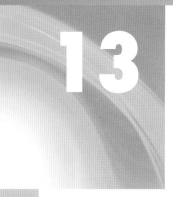

13 职业性肺病

第1节 尘 肺

【概念与概述】

尘肺（pneumoconiosis），在职业活动中长期吸入生产性粉尘并在肺内潴留而引起的以粉尘结节和肺组织弥漫性纤维化为主要病变的全身性疾病。尘肺是最常见和危害最大的职业病之一。

- 同义词：肺尘埃沉着病症（pneumonoconiosis）

【分类】

- 按生产性粉尘的性质分为：无机粉尘（含矿物性粉尘、金属性粉尘、人工合成的无机粉尘）；有机粉尘（含动物性粉尘、植物性粉尘、人工合成的有机粉尘）和混合性粉尘。
- 常见的具有代表性的尘肺为矽肺和石棉肺

【流行病学】

- 截至 2000 年，全国约有 600 000 尘肺患者
- 每年约 10 000 ～ 15 000 新发病例

【诊断】

- 尘肺诊断依靠职业接触史和放射学 / 病理学表现结合肺功能检查

【X 线表现及分期】

- 1 期尘肺
  - 有总体密集度 1 级的小阴影，分布范围至少达到 2 个肺区
- 2 期尘肺
  - 有总体密集度 2 级的小阴影，分布范围超过 4 个肺区；或有总体密集度 3 级的小阴影，分布范围达到 4 个肺区
- 3 期尘肺

- 有下列三种表现之一者
  - 有大阴影出现，其长径不小于 20mm，短径不小于 10mm
  - 有总体密集度 3 级的小阴影，分布范围超过 4 个肺区并小阴影聚集
  - 有总体密集度 3 级的小阴影，分布范围超过 4 个肺区并有大阴影
- 有关大小阴影、密集度和肺区等规范详见国家职业卫生标准 GBZ 70-2009

一、矽肺

【概念与概述】

矽肺（silicosis），长期吸入的含游离二氧化硅粉尘沉着于肺组织所引起的一种常见职业病。长期从事开矿、采石、坑道作业及在石英粉厂、玻璃厂、耐火材料厂、陶瓷厂等工人易患本病

- 同义词：肺硅沉着症（lung silicon AD cool-headed disease）、硅肺（silicosis）

【病因与病理】

一般特征

- 病因学
  - 吸入空气中的游离二氧化硅是矽肺发病的主要原因
  - 吸入二氧化硅的数量、大小、形状与发病密切相关
    - 吸入数量超过肺的清除能力

- <5μm 可以直达肺泡致病，尤以 1～2μm 致病性最强；>5μm 粉尘大多被上呼吸道黏膜黏附而排出体外
- 各种形状的均可致病，尤以四面体石英晶体致病性最强
- 发病机制
  - 与二氧化硅性质和巨噬细胞有关
    - 巨噬细胞吞噬二氧化硅，二氧化硅与水形成硅酸，后者致溶酶体破裂，巨噬细胞激活并自溶，二氧化硅释出，如此反复
    - 激活或自溶的巨噬细胞释放细胞因子引起肺组织的炎症反应、成纤维细胞增生和胶原沉积，导致肺纤维化
  - 多在吸入二氧化硅粉尘后 10～15 年后发病

大体病理
- 肺体积增大，硬度增加，弹性减低，触之有砂粒感
- 切面可见针尖大到豆粒大粗硬结节，灰白色
- 两肺中下叶、胸膜下病变明显

显微镜下特征
- 以矽肺结节（silicotic nodule）形成和肺组织弥漫性纤维化为特征
- 偏振光显微镜可见结节内双折射硅晶体
- 充满硅的巨噬细胞在肺门和纵隔淋巴结中形成肉芽肿

【临床表现】

症状与体征
- 症状和体征不具特征性
- 早期可无症状，可有干咳、气短
- 随病情进展可以出现咳嗽、咳痰、胸闷和胸痛；出现肺气肿、肺源性心脏病后可以出现相应体征，如桶状胸、叩诊过清音、杵状指、颈静脉怒张、下肢水肿等

分型
- 急性矽蛋白沉着症（acute silicoproteinosis）：由于吸入高浓度的二氧化硅粉尘引起肺泡腔内充填脂蛋白样物质而形成，类似肺蛋白沉着症
- 单纯型矽肺（simple silicosis）：小结节弥漫分布，多数在 2～5mm
- 复杂型矽肺（complicated silicosis）：结节融合出现大块纤维化，常 >1cm

并发症
- 肺结核并发率高于其他尘肺；较之单纯肺结核患者病变发展速度更快，累及范围更广；且治疗效果差，易复发
- 肺癌发病率可能轻微增加

自然病史与预后
- 即使离开粉尘环境，矽肺仍然进展
- 单纯型，寿命无明显影响
- 复杂型，死于呼吸衰竭、气胸、癌、结核
- 急性矽蛋白沉着症，多数 2～3 年内死于呼吸衰竭

治疗
- 迄今尚无特效药物
- 停止职业接触、延缓肺纤维化和治疗并发症为其治疗方法

【影像表现】

概述
- 最佳诊断依据：弥漫分布小结节，以上叶及后部为著；伴大块纤维化及肺门纵隔淋巴结钙化

X 线表现
- 急性矽蛋白沉着症
  - 以肺门为中心的蝶翼样分布的磨玻璃影，可伴有肺实变
  - 病变几个月内迅速进展
- 单纯型矽肺
  - 两肺弥漫分布小结节，上野为多
  - 约 10%～20% 患者可见钙化的淋巴结
- 复杂型矽肺
  - 出现 >1cm 融合结节，并发展为进行性大块纤维化，形态不规则，内可见空洞
  - 病变多见于中上肺野，常纵向分布，向肺门生长
  - 淋巴结钙化更多见
- 胸片是矽肺分期的主要依据

CT 表现
- 急性矽蛋白沉着症
  - 两肺多发结节状、斑片状磨玻璃影，肺小叶中心性分布，肺门周围为重
  - 肺门纵隔淋巴结肿大
- 单纯型矽肺
  - 两肺弥漫分布小结节，直径范围 1～10mm，多数为 2～5mm，上叶和后部为多

（图 13-1-1）

- 小结节小叶中心性分布，胸膜下分布
- 肺门纵隔可见淋巴结的蛋壳样钙化
- 复杂型矽肺
  - 单纯型矽肺 CT 表现均可以见到
  - 结节融合，可见进行性大块纤维化，形态不规则，内可见钙化、坏死区或空洞（图 13-1-2、图 13-1-3）
  - 两侧分布，右侧＞左侧，上叶＞下叶，背侧＞腹侧
  - 大块纤维化远侧肺气肿 - 瘢痕性肺气肿
- CT 对矽肺病变显示更加敏感

MRI 表现

- MRI 对矽肺诊断价值不大，对进行性大块纤维化与肿瘤的鉴别可能存在价值

超声表现

- 超声对矽肺诊断价值不大，对矽肺并发的胸腔积液穿刺定位价值较大

核医学表现

- 对肺功能评估价值较大
- PET 对大块纤维化与肿瘤鉴别存在价值
- PET 有利于对矽肺合并肺癌的诊断

推荐影像学检查

- 最佳检查法：高分辨 CT
- 检查建议
  - 肺窗冠状位重建有利于显示病变的分布规律

【鉴别诊断】

肿瘤

- 肺癌 多无粉尘接触史，多为单发病灶，钙化相对少见
- 肺血源性转移性肿瘤 有恶性肿瘤病史，结节多位于胸膜下，大结节形态也较规则

炎症

- 结核
  - 多数有低热、盗汗等症状
  - 结节多不融合
- 过敏性肺炎
  - 很少有胸膜下结节，无大块纤维化，病变无钙化，病变多在中肺野
- 结节病
  - 两侧肺门对称性淋巴结肿大多见，无大块性纤维化

诊断与鉴别诊断精要

- 有长期二氧化硅吸入史
- 小结节，直径多在 2 ~ 5mm，小叶中心及胸膜下多见
- 弥漫分布，以上叶和背部为著
- 进行性大块纤维化，形态不规则，内部可有坏死区或空洞
- 淋巴结肿大或钙化，蛋壳样钙化鉴别意义较大
- 网格影不明显

典型病例

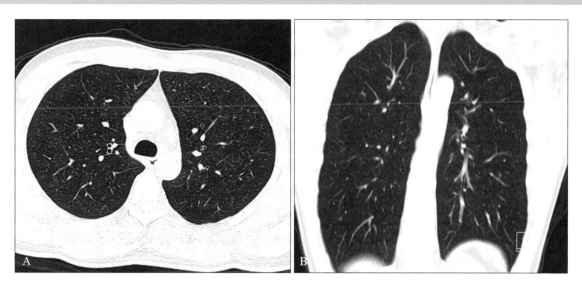

图 13-1-1　**单纯型矽肺**

男性，38 岁，玻璃厂工作 6 年。A. 两肺上叶肺窗横断面图；B. 肺窗冠状面重建图。两肺弥漫分布小结节，直径在 1mm 左右，分布较均匀

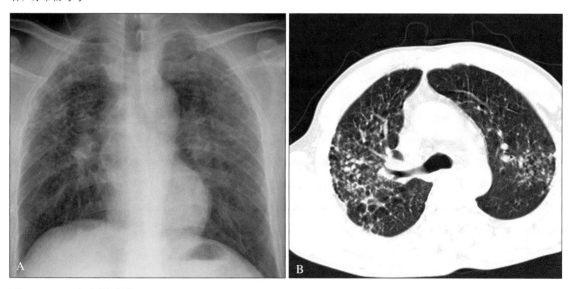

图 13-1-2　**复杂型矽肺**

男性，47 岁，开凿隧道工作 10 余年。A. 胸部后前位片；B. 两肺上叶肺窗横断面。两肺小结节明显增多，上叶为主，可见融合结节

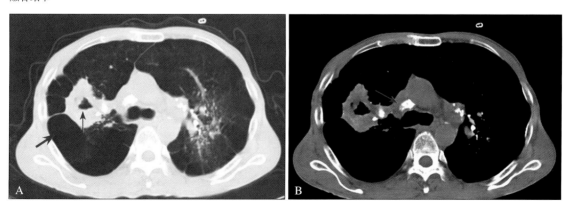

图 13-1-3　**复杂型矽肺**

男性，59 岁，曾从事开矿工作 10 余年。A. 肺窗；B. 纵隔窗。右肺上叶可见大块纤维化，内部空洞形成（图 A 细箭头所示），远侧可见瘢痕性肺气肿（图 A 粗箭头所示），纵隔内淋巴结可见钙化灶（图 B 箭头所示）

二、石棉肺

【概念与概述】

石棉肺（asbestosis），是长期吸入石棉粉尘引起的以肺组织和胸膜的纤维化为主要病变的职业病。患者多为长期从事石棉矿开采、选矿、运输、石棉加工及成品制作的工人

- 同义词：肺石棉沉着症（Lung asbestos AD cool-headed disease）

【病因与病理】

一般特征

- 病因学
  - 长期吸入石棉粉尘为石棉肺的主要原因；石棉为纤维状矿物结晶
- 发病机制
  - 多数石棉纤维停留在细支气管分支处，少数直达肺泡；随后石棉纤维穿入黏膜下间质和肺泡，被巨噬细胞吞噬
  - 激活的巨噬细胞释放细胞因子导致肺纤维化
  - 石棉纤维直接刺激成纤维细胞，加速胶原合成，也可能参与肺纤维形成
  - 多在接触石棉后 5 ～ 10 年发病

大体病理

- 病变肺体积缩小，色灰，质硬
- 切面可见两下肺及胸膜下肺纤维化明显，晚期肺组织弥漫性纤维化，伴气肿和支气管扩张，蜂窝状改变
- 胸膜增厚，纤维化；可见胸膜斑，类似软骨

显微镜下特征

- 早期为石棉纤维引起的脱屑性肺泡炎，部分巨噬细胞胞质内见石棉纤维
- 内含石棉小体（asbestoic body）的弥漫肺间质纤维化和胸膜肥厚钙化是其特征

【临床表现】

症状与体征

- 症状和体征不具特征性
- 进展性的气短、呼吸困难，多为干咳，合并支气管扩张后可有黏液脓痰
- 肺部听诊可及呼吸音粗糙，干湿啰音，后期可见肺气肿体征

并发症

- 恶性肿瘤，石棉有明显致癌作用。恶性间皮瘤、肺癌等明显增高
- 肺结核，石棉肺合并结核远较矽肺少见，约 10%

自然病史与预后

- 石棉肺影响寿命，死于肺癌者比例高

治疗

- 迄今尚无特效药物
- 注重预防，参加肺癌筛查

【影像表现】

概述

- 最佳诊断依据：两肺纤维化并胸膜斑（pleural plaque）

X 线表现

- 胸片检出石棉肺相对不敏感，早期可正常
- 不规则网状影，以两下肺外周部为著
- 国际劳工组织（ILO）分型：按网状影宽度分 3 型：s 阴影在 1.5mm 以下；t 阴影在 1.5 ～ 3mm；u 阴影在 3 ～ 10mm
- 可见胸膜斑，约 25%
- 后期为蜂窝肺
- 可以继发肺癌或胸膜间皮瘤征象

CT 表现

- CT 对病变敏感，其表现多样，取决于病变程度
- 早期表现为胸膜下逗点状影，继而融合形成胸膜下弧线状影，以背侧肺多见；反映了细支气管周围纤维化
- 病变进展，可见小叶间隔增厚、小叶内间质增厚、牵拉性细支气管扩张、蜂窝肺等
- 胸膜肥厚或钙化，临近肺组织内可见肺不张或粗大瘢痕等肺实质病变（图 13-1-4）
- 可见弥漫性胸膜肥厚，约 7%

MRI 表现

- MRI 对石棉肺诊断价值不大

超声表现

- 超声对石棉肺诊断价值不大，对继发的胸腔积液穿刺定位价值较大

核医学表现

- 可以用于肺功能评估

推荐影像学检查

- 最佳检查法：高分辨 CT
- 检查建议
  - 俯卧位扫描有助于显示早期背侧肺纤维化

【鉴别诊断】

- 特发性肺纤维化
  - 无石棉接触史及胸膜斑
- 硬皮病

- 可见食管扩张，无胸膜斑，肺间质改变类似
- 过敏性肺炎
  - 病变多在中肺野，少累及肋膈角区肺组织，无胸膜斑

诊断与鉴别诊断精要

- 有可靠的石棉吸入史，适当的潜伏期
- 肺纤维化表现，胸膜下线/不规则小叶间隔增厚
- 继发的牵引性支气管扩张或细支气管扩张
- 25%伴有胸膜斑（胸膜钙化）

典型病例

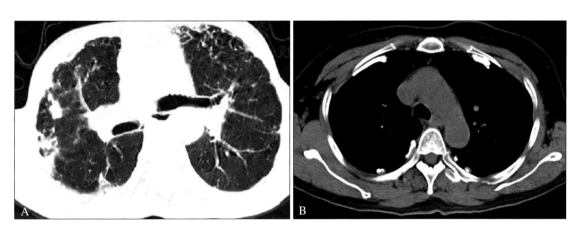

图 13-1-4 石棉肺

男性，56岁，石棉厂退休工人。A.肺窗；B.纵隔窗。两肺上叶可见条索状高密度影，代表纤维灶。双侧胸膜多发肥厚钙化

（张敏鸣）

重点推荐文献

[1] Yurdakul AS，Varol A，Yeniakten S，et al．False positive 18F-FDG PET/CT findings mimicking malignant disease in patients with pneumoconiosis（due to three case reports）．Tuberk Toraks. 2012；60（3）：269-273．

[2] González Vázquez M，Trinidad López C，Castellón Plaza D，et al．Silicosis：computed tomography findings．Radiologia. 2013；55（6）：523-532．

[3] Ameille J．The different pleuro-pulmonary pathologies related to asbestos：Definitions，epidemiology and evolution．Rev Mal Respir. 2012；29（8）：1035-1046．

第2节 化学性肺炎

【概念与概述】

- 化学性肺炎（chemical pneumonitis），吸入的化学物质到达下呼吸道引起的肺实质的炎症，广义的化学性肺炎也包括经过其他途径吸收的毒性物质经循环系统到达肺部所引起的肺炎

【常见毒性化学物质分类】

- 有机物，如有机磷酸盐、百草枯、聚乙烯氯化物等

- 无机物，如氯、硫化氢、氧化氮、二氧化硫等
- 金属化合物，如镉、汞、镍等
- 混合物，如火灾中烟雾

【流行病学】
- 与灾害和矿难等密切相关

【病因与病理】
一般特征
- 病因学
  ○ 吸入有毒性的化学物质
- 发病机制
  ○ 损伤可发生在上呼吸道到肺泡的任何部位
  ○ 各种有毒物质的致病机制不同
    - 水溶性高的物质多刺激上呼吸道，引起局部炎性反应；高浓度情况下可直达肺泡，引起肺水肿
    - 水溶性低的物质多损伤下呼吸道，在肺泡聚集，引起肺水肿
  ○ 高浓度毒性物质可以直接引起窒息
  ○ 毒性物质经黏膜、皮肤吸收经血液到达肺部，其本身或代谢物引起肺炎
大体病理
- 急性期出现肺水肿，肺泡出血，蛋白液渗出和透明膜形成（hyaline membrane formation）
- 慢性期可见小气道损伤，引起的支气管扩张或闭塞性细支气管炎
显微镜下特征
- 急性期气道水肿，炎细胞渗出；肺泡渗出，出血，透明膜形成
- 慢性期气道慢性炎症，闭塞性细支气管炎，肺纤维化

【临床表现】
症状与体征
- 速发症状：有毒物质吸入后的呼吸困难、咳嗽、头晕
- 迟发症状：呼吸困难，干咳
- 发绀，喉头水肿，听诊两肺广泛湿啰音
自然病史与预后
- 病程与预后取决于吸入物的成分、浓度和量及患者的反应
治疗
- 支持性机械通气：呼气末正压通气（positive end expiratory pressure，PEEP）
- 糖皮质激素可能有效

- 有感染证据者积极抗生素治疗

【影像表现】
概述
- 最佳诊断依据：毒性物质吸入后的弥漫性肺水肿
X线表现
- 其表现因化学物质的成分及病变程度变化较大
- 以弥漫性肺泡损伤的通透型肺水肿为常见表现
  ○ 多发性边界不清的肺泡致密影，弥漫分布；随病变进展，范围增大，发生融合
  ○ 心影大小通常无异常
  ○ 胸腔积液不常见
- 轻症或仅累及上呼吸道的患者胸片可以正常
- 重症患者可以出现肺大片实变
- 胸片基本可以满足临床诊断和病情监测
CT表现
- 两肺地图样分布磨玻璃影和实变（图13-2-1、图13-2-2）
  ○ 分布规律性不强
- 初期小叶间隔不常见，后期可出现肺间质纤维化
- 百草枯中毒常见纵隔气肿（pneumomediastinum）（图13-2-3）
- 氨气中毒慢性期可见支气管扩张或细支气管炎
- 急性期合并肺炎常见
MRI和超声表现
- MRI和超声对化学性肺炎诊断价值不大
核医学表现
- 对肺功能评估价值较大
推荐影像学检查
- 最佳检查法：胸片
- 检查建议
  ○ 重症患者床边胸片可以满足病情监测

【鉴别诊断】
心源性肺水肿
- 多有心脏病病史，心影增大
- 可有肺门周围蝶翼样阴影
- 合并双侧胸腔积液常见
肺炎
- 入院48小时后肺实变加重考虑合并肺炎
- 实验室检查提示感染
- 抗生素治疗有效

诊断与鉴别诊断精要

- 有毒性物质吸入史
- 早期非心源性肺水肿
- 晚期肺间质纤维化

典型病例

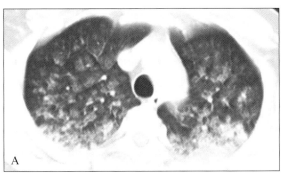
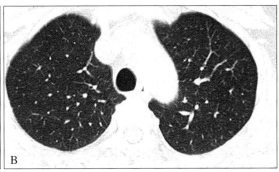

图 13-2-1　化学性肺炎
男性，39岁，吸入毒气后。A.治疗前肺窗；B.治疗后复查。两肺可见地图样磨玻璃影，左肺上叶部分实变；治疗后完全好转

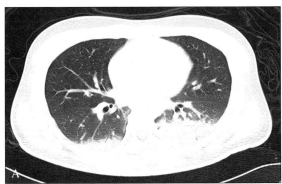
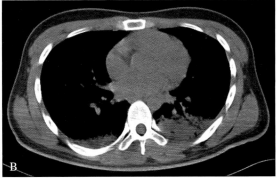

图 13-2-2　化学性肺炎
男性，26岁，吸入硫化氢后。A.肺窗；B.纵隔窗。两肺下叶背侧肺组织实变

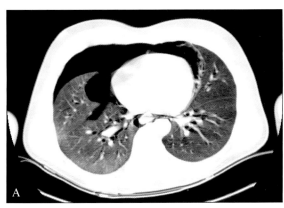
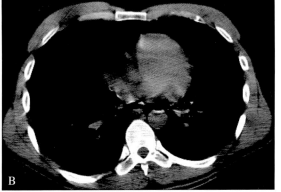

图 13-2-3　百草枯中毒后纵隔气肿
A.肺窗；B.纵隔窗。示纵隔气肿和气胸（本例由中国医科大学附属盛京医院放射科林爱军教授提供）

（张敏鸣）

重点推荐文献

[1] Kunimasa K, Arita M, Tachibana H, et al. Chemical pneumonitis and acute lung injury caused by inhalation of nickel fumes. Intern Med, 2011, 50 (18): 2035-2038.

[2] Niederman MS. Distinguishing chemical pneumonitis

from bacterial aspiration: still a clinical determination. Crit Care Med, 2011, 39 (6): 1543-1544.

[3] Andujar P, Nemery B. Acute and subacute chemical pneumonitis. Rev Mal Respir, 2009, 26 (8): 867-885.

第3节 职业性肺感染

【概念与概述】

职业性肺感染（occupational lung infection），在职业场所获得的由相对特定的病原微生物引起的肺部感染。常见感染人群有屠宰场工人、农民、医务人员等

【病因与病理】

一般特征

- 病因学
  - 细菌、真菌、病毒、螺旋体、衣原体、立克次体和支原体等为职业性肺感染的致病原
    - 细菌常见
      - 炭疽杆菌，寄居于牛、马、羊等。农民、牧民、屠宰场工人、皮毛加工人员及兽医等多发。肺炭疽主要表现为支气管肺炎
      - 布鲁杆菌，羊、牛、猪为主要宿主，牧民为多发人群。4～8月份高发
      - 结核分枝杆菌，多见于医务工作者，多为耐药结核分枝菌为主
    - 真菌 如粗球孢子菌、假膜组织胞浆菌。多见于农民
    - 病毒 多见于医务工作者
- 发病机制
  - 病原体被吸入到下呼吸道后繁殖
  - 病原体经循环系统到达肺间质后滋生繁殖
  - 引起炎症和免疫反应

大体病理

- 与致病原有关
- 可见肺体积增大，切面肺泡内渗出，空洞形成等

显微镜下特征

- 炎症性渗出、增生及坏死
- 特殊染色可以确定病原菌或真菌繁殖物

【临床表现】

症状与体征

- 非特异性症状，咳嗽，胸痛等
- 相对特异症状，午后低热和盗汗多见于结核；炭疽病可见寒战、高热并伴血性痰
- 其他部位并发症状，隐球菌病和结核可以并发脑膜炎等导致头痛、恶心等颅内高压症状；炭疽病90%有皮肤丘疹、溃疡等
- 听诊可及湿啰音或哮鸣音

自然病史与预后

- 轻症及有效治疗患者不影响寿命
- 重症患者不能得到有效治疗常死于败血症或呼吸衰竭

治疗

- 针对致病原的合理全程的有效治疗

【影像表现】

概述

- 与非职业性因素所致的相应影像学表现类似，也具有相对特征

X线及CT表现

- 炭疽病（anthracnose）表现为支气管肺炎和胸腔积液
- 职业性肺结核（occupational pulmonary tuberculosis）更容易浸润、播散及形成空洞，常规药物治疗效果较差（图13-3-1）
- 职业性肺真菌病（occupational pneumonomycosis）可以表现为结节、空洞或实变

MRI、超声和核医学表现

- 诊断价值不大

推荐影像学检查

- 最佳检查法：高分辨CT
- 检查建议
  - 常规检查一般满足需要，对空洞里的真菌球可采用俯卧位扫描加以验证

【鉴别诊断】

- 职业相关致病原接触史是其鉴别诊断要点，需

要鉴别的疾病与非职业性相应肺感染类似

> **诊断与鉴别诊断精要**
>
> - 职业相关致病原接触史
> - 相应的影像学表现
> - 合并的其他系统表现

重点推荐文献

[1] Poletti V，Romagnoli M，Piciucchi S，et al. Current status of idiopathic nonspecific interstitial pneumonia. Semin Respir Crit Care Med，2012，33（5）：440-449.

[2] Swedin L，Arrhigi R，Andersson-Willman B，et al. Pulmonary exposure to single-walled carbon nanotubes does not affect the early immune response against Toxoplasma gondii. Part Fibre Toxicol，2012，9（1）：16.

[3] Kurmi OP，Lam KB，Ayres JG. Indoor air pollution and the lung in low- and medium-income countries. Eur Respir J，2012，40（1）：239-254.

典型病例

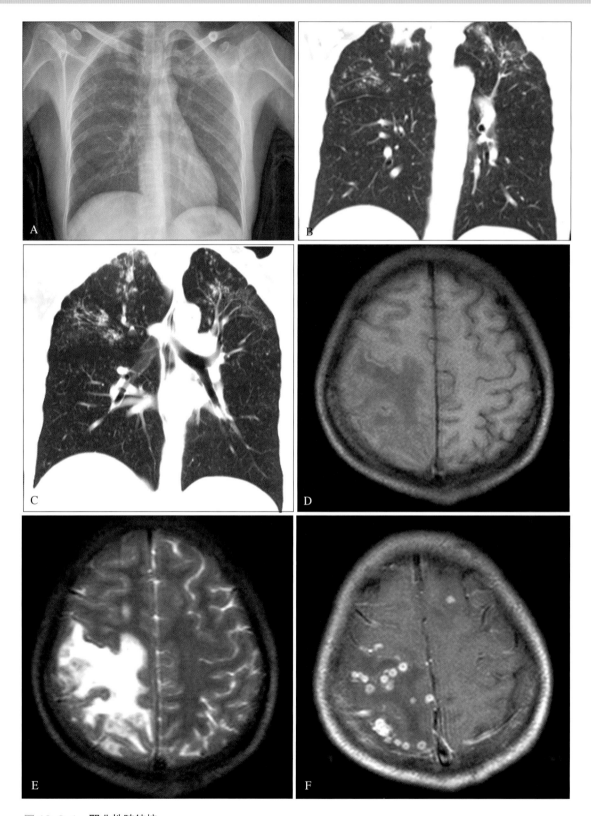

图 13-3-1　职业性肺结核

男性，37 岁，医务工作者。A. 胸部后前位胸片；B、C. 肺窗冠状位重建图；D. 颅脑 T1WI；E. 颅脑 T2WI；F. 颅脑增强 T1WI。A ~ C. 示两肺上叶斑片状高密度影，边界模糊，为浸润型肺结核；D. 示脑实质内多发等 T1 等 T2 信号结节，增强扫描明显结节状或环形强化，周围水肿明显，为结核脑内扩散；E-F. 示脑实质内多发等 T1 等 T2 信号结节，增强扫描明显结节状或环形强化，周围水肿明显，为结核脑内扩散

（张敏鸣）

第4节　有机粉尘毒性综合征

【概念与概述】

有机粉尘毒性综合征（organic dust toxic syndrome，ODTS），是指在职业活动中短时间内吸入大量有机粉尘后短时间内出现类似流行性感冒的症候群。多见于农民、饲养场工人、地窖工人、蘑菇养殖人员等

【病因与病理】

一般特征

- 病因学
  - 短时间内吸入较高浓度有机粉尘是 ODTS 的发病原因
  - 有机粉尘的主要种类有：谷物粉尘、皮毛颗粒、真菌孢子、昆虫及其代谢物等
- 发病机制
  - 其确切机制不明
  - 有研究表明内毒素、真菌孢子、真菌毒素等引起巨噬细胞分泌白介素 –1、白介素 –6、α- 肿瘤坏死因子等内源性致热源引起机体炎症反应
  - 非免疫介导机制
  - 多在吸入有机粉尘后 4 ~ 8 小时内发病

流行病学

- 全年均可发病；秋季多见
- 暴露人群中发病率约 30 % ~ 40%

大体病理

- 肺大体标本无异常表现

显微镜下特征

- 气管支气管黏膜炎症，嗜酸性粒细胞多见；肺泡多数无渗出

【临床表现】

症状与体征

- 流感样症状：发热、寒战、肌肉酸痛不适、干咳、胸痛常见，头痛见于 28% ~ 50%
- 重症患者可有呼吸困难
- 其他症状：食欲缺乏、恶心、呕吐、皮肤瘙痒等
- 体征：呼吸音多正常，也可闻及细小湿啰音或哮鸣音；结膜充血等
- 实验室检查：白细胞增多，可达 26×10^9/L；中性粒细胞比例增高

自然病史与预后

- 大多数病情较轻，预后良好
- 极少数可以引起永久性肺损伤

治疗

- 支持对症治疗为主，吸氧治疗效果明显
- 糖皮质激素治疗疗效不明确
- 重症患者考虑机器通气治疗

【影像表现】

概述

- 大多数 ODTS 影像学无异常表现

X 线表现

- 大多数 ODTS 胸片无异常表现
- 少数重症患者可以有间质性肺炎

CT 表现

- CT 检查主要用于除外肺实质病变

MRI、超声和核医学表现

- 对 ODTS 无价值

推荐影像学检查

- 最佳检查法：胸部后前位 X 线片

【鉴别诊断】

过敏性肺炎

- 潜伏期较长，发病为再次接触过敏源后
- HRCT 可以检出小叶中心性磨玻璃影

诊断与鉴别诊断精要

- 有短时间吸入大量有机粉尘病史
- 短时间内出现类似流行性感冒的症状
- 胸片正常或仅轻微肺间质改变

（张敏鸣）

主要参考文献

[1] Kim KI，Kim CW，Lee MK，et al. Imaging of Occuptional Lung Disease. Radiographics，2001，21：1371-1391.

[2] Chong S，Lee KS，Chung M，et al. Pneumoconiosis：Comparison of Imaging and Pathologic Findings. Radiographics，2006，26：59-77.

[3] Flors L，Domingo ML，Leiva-Salinas C，et al. Uncommon Occupational Lung Diseases：High-Resolution CT findings. Am J Roentgenol，2010，194：W20-26.

[4] White CS，Templeton PA. Chemical Pneumonitis. Radiol Clin North Am，1992，30：1231-1243.

[5] Esposito AL. Pulmonary Infections Acquired in the Workplace a review of occupation-associated pneumonia. Clin Chest Med，1992，13：355-365.

[6] Epler GR. Clinical overview of occupational lung disease. Radiol Clin North Am，1992，30：1121-1133.

[7] Bayarri Rodriguez MJ，Madrid San Martin F. Plumonary tuberculosis as an occupational disease. Arch Bronconeumol，2004，40：463-472.

[8] Seifert SA，Von Essen S，Jacobitz K，et al. Organic Dust Toxic Syndrome：a review. J Toxicol Clin Toxicol，2003，41：185-193.

重点推荐文献

[1] Madsen AM，Tendal K，Schlünssen V，et al. Organic dust toxic syndrome at a grass seed plant caused by exposure to high concentrations of bioaerosols. Ann Occup Hyg，2012，56（7）：776-788.

[2] Von Essen S，Robbins RA，Thompson AB，et al. Organic dust toxic syndrome：an acute febrile reaction to organic dust exposure distinct from hypersensitivity pneumonitis. J Toxicol Clin Toxicol，1990，28（4）：389-420.

[3] Seifert SA，Von Essen S，Jacobitz K，et al. Organic dust toxic syndrome：a review. J Toxicol Clin Toxicol，2003，41（2）：185-193.

其他弥漫性肺部疾病

第 1 节　肺水肿

【概念与概述】

　　肺水肿（pneumonedema）是肺内血管与组织之间液体交换功能紊乱所致的肺含水量增加的疾病。

【病理与病因】

一般特征

　　肺水肿按照不同的发病机制分为四种类型

- 静水压力增高性肺水肿（increased hydrostatic pressure edema）
  - 最常见的病因是各种原因引起的左心衰竭和液体负荷过重，引起肺毛细血管内压力增高致血管内液外渗产生肺水肿
  - 急性上气道梗阻解除后肺水肿、急或慢性肺动脉栓塞、弥漫性肺小静脉栓塞、溺水后肺水肿都属于这一类型
- 渗透性肺水肿伴随弥漫性肺泡损伤（permeability edema with diffuse alveolar damage）
  - 各种生物、理化因素直接或间接损伤肺泡导致毛细血管通透性增加，没有肺毛细血管压力增高
  - 临床上常见的原因有：细菌性或病毒性肺炎、放射性肺炎、过敏性肺泡炎、吸入有毒气体等
- 渗透性肺水肿不伴有弥漫性肺泡损伤（permeability edema without diffuse alveolar damage）

　　如高原性肺水肿、海洛因诱发的肺水肿、细胞因子介导的肺水肿等

- 混合性肺水肿（mixed edema）
  - 同时有净水压力增高和渗透性增高
  - 常见原因有神经源性肺水肿、再灌注肺水肿、移植后肺水肿

大体病理及手术所见

　　肺表面苍白，含水量增多，切面有大量液体渗出

显微镜下特征

　　显微镜下可将其分为间质期、肺泡壁期和肺泡期

- 间质期是肺水肿的最早期表现，液体局限在肺泡外血管和气道周围的疏松结缔组织中
- 液体进一步潴留时，进入肺泡壁期，肺泡壁进行性增厚
- 肺泡期，肺泡内充满液体，肺泡壁变形

【临床表现】

体征和症状

- 除了患者原发疾病外，肺水肿表现为咳嗽、胸闷、呼吸急促、呼吸困难、发绀等症状。肺泡性肺水肿患者咳大量白色或血性泡沫痰。查体可闻及两肺满布湿啰音
- PaO_2 和 $PaCO_2$ 均降低。血气分析提示低氧血症加重，甚至出现 CO_2 潴留和混合性酸中毒

治疗

- 治疗原发疾病
  在原发疾病有效控制后，肺泡性肺水肿吸收迅速，间质性肺水肿吸收相对缓慢。若伴有弥漫性肺泡损伤时，肺水肿消散缓慢，甚至持续进展，发展成急性呼吸窘迫综合征（acute respiratory distress syndrome，ARDS）。
- 高压氧治疗
  高压氧使肺泡内压及肺组织间压升高，超过毛细血管静水压时可阻止毛细血管渗出；高气压可使呼吸道内气泡体积缩小或破碎，呼吸道变得通畅；高压氧下血氧含量增加，肺泡内氧分压与肺毛细血管内氧分压差增大，氧从肺泡弥散入血的量相应增加，纠正心、脑、肾等重要脏器的缺氧状态，防止肺水肿

急性期因缺氧而致死

【影像表现】

概述

- 肺水肿的影像特点是肺实质、间质内含水量增大，分成间质性肺水肿和肺泡性肺水肿两个阶段
  - 当平均动脉透壁压力增加到 15 ~ 25mmHg，液体渗透到肺泡外血管和气道周围的疏松结缔组织中；当压力超过 25mmHg，血管外液体引流达到最大限度，导致液体进入肺泡，形成实变

X 线表现

- 间质性肺水肿：主要表现为胸膜下小叶间隔线增厚，即 Kerley 线，最常见的是 Kerley B 线，分布在双侧肋膈角区，垂直于侧胸壁，长约 3 ~ 4cm，厚约 1 ~ 2mm（图 14-1-1）
- 肺泡性肺水肿：表现为围绕两侧肺门的对称分布"蝶翼状"实变影，边缘模糊，密度淡薄呈"磨玻璃"影。部分患者因长期一侧卧位，可使两侧肺水肿分布不对称（图 14-1-2）

CT 表现

- 间质性肺水肿：表现为小叶间隔增厚、模糊，以双下肺常见。通常合并少量胸腔积液
- 肺泡性肺水肿：对称分布的围绕双侧肺门的模糊"磨玻璃"影，表现同 X 线胸片。支气

管周围模糊呈"套袖征"（图 14-1-3）

MRI 和超声表现

对肺实质和间质病变无诊断价值，但对心源性肺水肿，可以帮助评价原发心脏疾病、瓣膜疾病、心包积液、胸腔积液等

推荐影像学检查

最佳检查法是平片和 CT。

- CT 显示肺泡性肺水肿更敏感，且对胸腔积液、心包积液诊断更准确。
- X 线平片只有当肺含水量增多超过 30% 时才会出现明显的异常，但平片更简便快捷，对于危重患者，床边拍片可快速诊断、协助治疗。

【鉴别诊断】

根据病史、症状、体检和影像表现常可对肺水肿做出明确诊断

- 间质性肺水肿主要与肺间质性病变、纤维条索鉴别。间质性肺水肿通常有左心衰竭，可见左心扩大表现，间隔线发生的位置和形态有一定特点，易于鉴别
- 肺泡性肺水肿主要与肺部感染实变鉴别。肺泡性肺水肿分布较对称，以中内带肺门旁分布为主，肺叶外带分布少，治疗后消散迅速，密度淡薄，其内肺纹理可见；感染性实变呈小叶或大叶分布，密度较高，可见"支气管气相"

诊断与鉴别诊断精要

- 原发左心衰病史，心影异常扩大
- 特征性 Kerley B 线
- "磨玻璃"影、对称分布在肺门旁呈"蝶翼状"影

典型病例

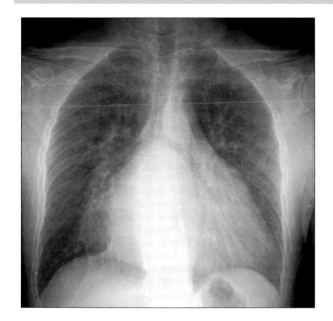

图 14-1-1　间质性肺水肿 Kerley B 线
男性，47 岁。风湿性心脏病患者。胸片显示心影扩大，左心扩大为主，肺淤血，右下肺肋膈角区见 Kerley B 线

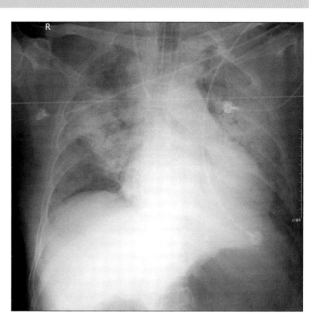

图 14-1-2　肺泡性肺水肿
男性，59 岁。呼吸困难，床边摄片。双肺对称分布"蝶翼状"高密度影，边缘模糊

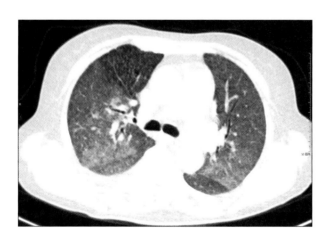

图 14-1-3　肺泡性肺水肿
女性，60 岁。心悸、发热、呼吸困难。CT 显示双肺对称分布"磨玻璃"影，其内肺纹理依稀可见

（韩　萍　刘　芳）

重点推荐文献

[1] Murray JF. Pulmonary edema: pathophysiology and diagnosis.Int J Tuberc Lung Dis, 2011, Feb;15（2）:155-160.

[2] Gluecker T, Capasso P, Schnyder P, et al. Clinical and radiologic features of pulmonary edema. Radiographics,

1999 Nov-Dec, 19（6）：1507-1531.

[3] Matthay MA, Ware LB, Zimmerman GA. The acute respiratory distress syndrome. J Clin Invest, 2012 Aug 1, 122（8）：2731-2740

第2节 小叶中心型肺气肿

【概念与概述】

- 肺气肿（pulmonary emphysema）是指终末细支气管远端（呼吸细支气管、肺泡管、肺泡囊和肺泡）的气道弹性减退、过度膨胀、充气、肺容积扩大，同时伴有气道壁破坏的病理状态
  - 小叶中心型肺气肿（centrilobular emphysema, CLE）是肺气肿最常见的一型，是终末细支气管及一级呼吸性细支气管因慢性炎症而狭窄，使远端的二、三级细支气管过度充气、囊状扩张，而肺泡管，肺泡囊、肺泡很少受累

【病理与病因】

一般特征

- 病因复杂，常继发于慢性支气管炎、反复发作的支气管哮喘、支气管扩张、肺纤维化等，特别是慢性支气管炎最为常见。因此，凡能引起慢性支气管炎的内外病因均与肺气肿发病密切相关，尤其是吸烟，大气污染，感染等

大体病理及手术所见

- 肺容积增大，肺表面呈灰白色，弹性差，表面可有大小不等的大泡。剖胸后肺气肿严重部分并不萎缩

显微镜下特征

- 镜下可见肺泡膨胀，甚至融合成较大气腔，间隔变窄。肺毛细血管受压狭窄、闭塞，数量减少

【临床表现】

症状与体征

- 病情轻时可没有明显症状和体征
- 病情严重时主要症状是呼吸困难，呈缓慢进行性加重。晚期出现肺心病系列症状。体征为桶状胸，肺功能低下。并发感染时可闻及干、湿啰音

疾患者群分布

中老年男性多见，有长期吸烟史

自然病史与预后

其病理变化为不可逆性，病情的严重程度与有无并发症有关

- 如病情较轻，肺功能尚可代偿
- 如有并发症或严重呼吸道感染，可导致呼吸衰竭或伴心力衰竭，则预后差，甚至危及生命

治疗

主要是改善呼吸功能，同时进行病因及并发症的防治

- 药物对症治疗，如出现呼吸道感染时抗生素对症治疗，部分患者可选用支气管舒张剂
- 呼吸功能锻炼，康复治疗或理疗操
- 出现自发性气胸时，保守治疗待气体吸收或闭式引流
- 对于局限性分布肺气肿或肺大泡患者可行肺减容手术（lung volume reduction surgery, LVRS），术后近期肺功能可明显改善

【影像表现】

概述

肺气肿影像特点是肺内含气量增大、肺泡壁破坏、肺泡融合

X线表现

- 肺野透亮度增加
- 胸廓扩张，呈"桶状胸"，肋间隙增宽、肋骨平行、活动减弱、横膈低平（图14-2-1）
- 合并肺动脉高压、肺心病时，表现为右下肺动脉干增粗、右心扩大
- 合并气胸时，站立位胸片肺尖或肺叶外带出现弧形无肺纹理区，可见被压缩的肺组织边界

CT表现

- 病变多分布于肺野上部，呈散在分布的小圆形、无壁的低密度区，部分可融合成肺大泡，压迫邻近肺组织。病变区肺纹理稀疏（图14-2-2、图14-2-3）
- 高分辨CT能更清晰显示肺气肿低密度区、肺泡壁破坏，同时可观察支气管壁增厚，呈"双轨征"和"树芽征"
- 呼气末CT扫描可见因气道阻塞导致的空气残留，肺密度不均呈"马赛克征"

核医学表现

肺灌注显像表现为斑片状显像剂分布缺损区，且不呈节段性分布。核素肺灌注成像敏感但图像较模糊

推荐影像学检查

- 肺部CT，尤其是高分辨CT是肺气肿活体检查的"金标准"。可敏感、准确显示肺气肿的分布和严重程度、肺大泡、合并症等。三维重建可以立体显示病变，指导手术精确定位
- 近期发展的定量CT肺功能成像技术，利用相关软件，凭借CT值测量可以客观、定量肺气肿严重程度

【鉴别诊断】

● 需与慢性支气管炎、支气管哮喘鉴别

阻塞性肺气肿、慢性支气管炎、支气管哮喘均属慢性阻塞性肺病，临床表现有一定相似处，且慢性支气管炎和支气管哮喘均可并发阻塞性肺气肿。但三者既有联系，又有区别

○ 慢性支气管炎在并发肺气肿前病变主要限于支气管，可有阻塞性通气障碍，但程度较轻，弥散功能一般正常

○ 支气管哮喘发作期表现为阻塞性通气障碍和肺过度充气，气体分布可严重不匀

> 诊断与鉴别诊断精要
>
> ● 主要分布在双上肺
> ● 肺野透亮度增高、"桶状胸"、肺内无壁透光区、肺纹理稀疏

典型病例

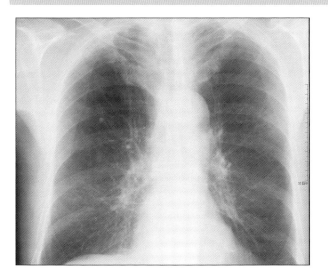

图 14-2-1　**肺气肿**
男性，70 岁。胸廓扩大呈"桶状胸"，肺野透亮度增加，横膈低平

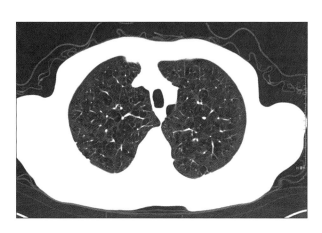

图 14-2-2　**小叶中心型肺气肿**
男性，62 岁。双上肺可见弥漫分布小圆形、无壁透光区

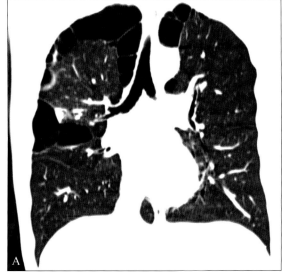

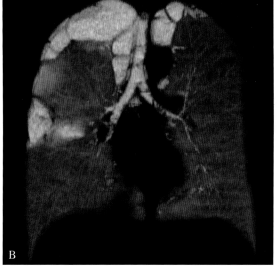

图 14-2-3　**A，B 小叶中心型肺气肿**
A. 为 MPR 重建图像显示小叶中心型肺气肿，肺气肿融合成肺大泡；B. 为 VRT 重建图像，立体显示肺大泡区域、分布及解剖关系

（韩　萍　刘　芳）

重点推荐文献

[1] Kirsten L. Boedeker, Michael F. et al. Emphysema：Effect of Reconstruction Algorithm on CT Imaging Measures. Radiology, Jul 2004，232：295 - 301.

[2] Madani A, Keyzer C, Gevenois P.A. Quantitative computed tomography assessment of lung structure and function in pulmonary emphysema. Eur. Respir J, Oct 2001，18：720-730.

[3] Jankowich MD, Rounds SI. Combined pulmonary fibrosis and emphysema syndrome：a review. Chest, 2012 Jan，141（1）：222-231.

第3节　弥漫性泛细支气管炎

【概念与概述】

弥漫性泛细支气管炎（diffuse panbronchiolitis, DPB），是一种呼吸性细支气管的弥漫性慢性炎症。受累部位主要是呼吸性细支气管以远的终末气道，炎症弥漫地分布并累及呼吸性细支气管管壁全层

【病理与病因】

一般特征

- 发病机制
  发病机制至今尚不清楚，有证据表明其与遗传因素、炎症细胞及炎症介质有关
- 遗传学
  - DPB 易感性或免疫反应的一个或几个基因可能位于 HLA-BW54 位点上
  - 韩国人 HLA-A11 与 DPB 有高度的相关性
  - 抗原加工相关转运蛋白 TAP2 的基因变异可能与 DPB 的发病有关
- 病因学　病因不清，可能与感染、遗传因素、刺激性有害气体吸入、大气污染有关
- 流行病学　可能为一种全球性的疾病，但有人种和地域的差异，以日本、韩国、中国为代表的东亚地区较为常见
- 相关异常　95% 患者合并副鼻窦炎，并且20% 患者有慢性副鼻窦炎家族史

大体病理所见

- 肺表面弥漫分布多个细小灰白色结节，触之有细沙样感
- 切面可见广泛分布的以细支气管为中心的结节，可见支气管扩张

显微镜下特征

- DPB 定位于细支气管和呼吸性细支气管，而其他肺组织区域可以完全正常
- 主要特点为细支气管全壁炎，表现为管壁增厚，淋巴细胞、浆细胞和组织细胞浸润
- 终末细支气管至呼吸性细支气管管腔内充满肉芽组织，呈闭塞性细支气管炎及其周围炎改变，管壁有淋巴细胞、浆细胞、圆形细胞浸润使管壁增厚，且常伴有淋巴滤泡增生；肺泡间隔和间质可见泡沫样细胞改变
- 呼吸性细支气管管腔狭窄、闭塞，近端的支气管扩张

【临床表现】

表现

- 最常见体征 / 症状
  - 慢性咳嗽、咳痰及活动后气促
  - 早期仅有轻咳，咳少量白黏液痰，随着病情进展，患者反复感染，痰量增多，咳黄脓痰，逐渐出现活动后气促
  - 两肺可闻广泛中小水泡音，偶有干性啰音或捻发音，以两肺下部明显
- 临床病史：95% 患者有慢性副鼻窦炎史，并且 20% 患者有慢性副鼻窦炎家族史。但发病时间与慢性副鼻窦炎的病程无关

疾病人群分布

- 年龄　各年龄组均可发生，以 40 ～ 50 岁为发病高峰
- 性别　本病患者无性别差异

诊断标准

日本厚生省 1998 年第二次修订的临床诊断标准：

- 慢性咳嗽、咳痰和活动后呼吸困难
- 两肺可闻及干湿啰音
- 胸部影像显示双肺弥漫性细小结节影
- 肺功能检查提示 $FEV_{1.0}/FVC < 70\%$，$PaO_2 < 80mmHg$
- 慢性鼻窦炎史
- 血清冷凝集效价大于 1：64 或 HLA-BW54 阳性
- 对临床和影像学表现不典型者取肺组织活检

自然病史与预后

- 在红霉素应用前，该病的 5 年生存率仅为

42%，合并铜绿假单胞菌感染后仅为 8%；自 1985 年红霉素应用后，5 年生存率达到 91%，死亡率也从 10% 下降到 2% 左右，预后改善十分明显

- 早期诊断，早期治疗，DPB 是可以治愈的

治疗

- 小剂量红霉素 400mg 或 600mg，疗程 6 个月～24 个月，停药后复发者再用仍有效
- 小剂量长期服用 14-15 碳大环内酯类药
- 皮质激素
- 其他措施包括抗生素、祛痰剂、扩张支气管药物、副鼻窦炎的治疗等

【影像表现】

概述

- 最佳诊断依据：弥散分布于双肺的小叶中心性结节状影，结节间无融合趋势
- 部位　弥散分布于双肺
- 大小　结节直径约为 2～5mm
- 形态学
  - 小叶中心性结节弥散分布于双肺，结节间无融合趋势
  - 结节近侧端有"Y"字形或线状高密度影与其相连

X 线表现

X 线胸片可见两肺散在边缘不清的颗粒状结节阴影，结节直径约为 2~5mm，伴有肺过度充气征

CT 表现

- 小叶中心性结节弥散分布于双肺，结节间无融合趋势（图 14-3-1）
- 结节近侧端有"Y"字形或线状高密度影与其相连
- 结节与胸壁有少许间隔
- 小支气管扩张呈管状或环状，伴有管壁增厚
- 病情进展时，结节间的气体潴留明显
- 结节影、线状影、高密度黏液栓影为可逆性，小支气管扩张为不可逆病变

推荐影像学检查

HRCT

【鉴别诊断】

- 慢性支气管炎
  - 误诊率最高的疾病，不易鉴别

- CT 上也可见两肺弥漫分布小叶中心结节伴"树芽征"
- 晚期合并肺气肿、肺大泡、支气管壁增厚，可合并小叶性肺炎和间质纤维化改变
- 支气管扩张
  - 常伴有咯血
  - 好发于中等大小的支气管
  - CT 表现为柱状或囊状扩张，常伴有肺纹理增厚聚拢或肺实质炎症
- 间质性病变
  - HRCT 以间隔增厚、网格状影为主，常有磨玻璃样改变，进而形成蜂窝肺
  - 弥散功能障碍
- 闭塞性细支气管炎伴机化性肺炎（bronchiolitis obliterans organizing pneumonia，BOOP）
  - 在 CT 上呈游走性斑片状实变影，附近支气管增厚、扩张，典型者呈胸膜下分布且下肺叶较多
  - 患者常伴有发热
  - 本病对激素治疗敏感
- 粟粒性肺结核
  - 结节多位于小叶中心或间质周围，亦可见于叶间裂、胸膜下
  - 表现为结节状小叶间隔增厚，血管结节状不规则变形如小树芽及排扣状叶间裂
- 支气管播散性结核

可见小叶中心性结节，主要沿支气管分布，局限于病变支气管所支配的肺叶或肺段的某一个区域，并可见斑片状小叶实变影，病变进展时可形成较大的小叶融合影及空洞，病变范围也明显广泛，多伴有支气管壁和小叶间隔增厚

- 结节病

其结节主要沿淋巴管走行分布，在两肺外围胸膜下和肺门区的支气管的两侧常有一串小结节，缺少线状或"Y"形高密度影及支气管扩张的表现，支气管血管束增粗呈粗长索条，肺门和纵隔淋巴结常伴有肿大，中晚期可有间质纤维化

- 弥漫型细支气管肺泡癌

小结节可有融合，并伴有小叶间隔增厚，肺网架结构无紊乱

> **诊断与鉴别诊断精要**
> - 慢性咳嗽、咳痰和活动后呼吸困难；HRCT 见弥漫性分布小叶中心性结节，常与小分支状"Y"形或线状高密度影相连的患者考虑 DPB
> - 小叶中心性结节间无融合趋势，小支气管扩张

典型病例

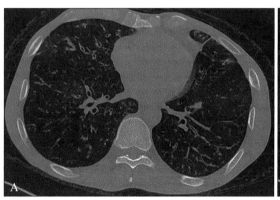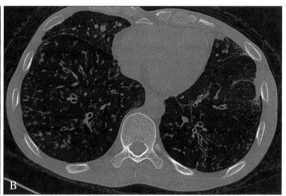

图 14-3-1　A，B 弥漫性泛细支气管炎
男性，49 岁。双肺弥散分布小叶中心性结节，有"Y"字形及线状影与其相连，结节与胸壁有少许间隔；小支气管轻度扩张，伴有管壁增厚

（韩　萍　蒋南川）

重点推荐文献

[1] Hanon S，Verbanck S，Schuermans D，Vanden Berghe B，et al. Evidence of improved small airways function after azithromycin treatment in diffuse panbronchiolitis. Respiration，2012，84（1）：75-79.

[2] Kudoh S，Keicho N. Diffuse panbronchiolitis. Clin Chest Med，2012 Jun，33（2）：297-305.

[3] Kudoh S. Applying lessons learned in the treatment of diffuse panbronchiolitis to other chronic inflammatory diseases. Am J Med，2004 Nov 8，117 Suppl 9A：12S-19S.

第4节　特发性肺纤维化

【概念与概述】

特发性肺纤维化（idiopathic pulmonary fibrosis，IPF），是特发性间质性肺炎（idiopathic interstitial pneumonia，IIP）最常见的临床类型。将病理上表现为寻常型间质性肺炎（usual interstitial pneumonia，UIP）的原因不明的慢性间质性肺炎称为 IPF。

【病理与病因】

一般特征

- 发病机制

确切的发病机制尚不明确，可能是肺泡炎导致肺泡毛细血管膜损伤、破坏以及机体为修复破坏组织产生的纤维化反应，最终发展为弥漫性肺间质纤维化

- 遗传学
  - 生长因子、细胞因子、趋化因子以及凋亡调控均与 IPF 发病机制有关
  - 血清中 IL-8 增高
- 病因学　吸烟是 IPF 的一个危险因素，但与病

程无关

- 流行病学
  - 欧洲报道其发病率为 7 ~ 11/10 万人，患病率估计为 27 ~ 29/10 万人

大体病理及手术所见

- 肺组织结构破坏、纤维化常伴蜂窝样变，分散的纤维化病灶呈斑片状分布，累及腺泡或小叶周围
- 外科活检标本应当有相对正常的区域，以排除其他间质性肺病的活动性损害
- 病情急性恶化期的活检可显示多种急性损害表现，包括感染、显著的机化性肺炎、弥漫性肺泡损害和毛细血管炎

显微镜下特征

- 低倍镜下可见间质炎症、纤维化和蜂窝肺改变，成纤维细胞灶，与正常肺组织呈灶状交替分布
- 成纤维细胞灶、伴胶原沉积的瘢痕化和蜂窝样病变组成的不同时相病变是诊断 UIP 重要的病理特征

【临床表现】

表现

- 最常见体征 / 症状
  - 缓慢发展的呼吸困难、干咳等
  - 80% 以上的患者可闻及爆裂音、Velcro 啰音；25% ~ 50% 的患者可见杵状指
  - 肺功能示限制性通气障碍和气体交换障碍
  - 乏力、发热、关节疼痛，非刺激性干咳也较常见
- 临床病史：患者大多有当前或者既往吸烟史

疾患者群分布

- 年龄　中老年人群，发病年龄为 40 ~ 70 岁，约 2/3 患者的年龄大于 50 岁
- 性别　男性略多于女性

自然病史与预后

预后不良，诊断后中位生存期 2.5 ~ 3.5 年

治疗

- IPF 的抗感染治疗、抗纤维化和抗氧化治疗无突破性进展
- 活血化瘀的中药，如三七总甙、丹参、川芎嗪等，在动物试验中表现出一定的抗纤维化作用

【影像表现】

- 最佳诊断依据：网状阴影、牵拉性支气管扩

张、肺结构扭曲及蜂窝状阴影；从肺尖至肺基底部，病变呈梯度式递增分布

- 部位　以基底部及胸膜下区域为主
- 形态学
  - 病程早期就可见到牵拉支气管扩张、蜂窝变
  - 基底部、胸膜下蜂窝状影是 IPF 的最主要 HRCT 表现之一
  - 肺结构扭曲反映了肺纤维化，是较常见的表现之一
  - 磨玻璃密度影、实变影、结节影、胸腔积液以及淋巴结轻度增大等非典型 HRCT 表现

X 线表现

- 双侧肺野呈弥漫分布的间质增厚或网状结节样阴影，以基底部及外周肺区（胸膜下区域）显著，常为双侧、不对称性，伴有肺容积减少
- 晚期胸片上出现 3 ~ 5mm 的透光区（蜂窝肺）

CT 表现

- HRCT
  - 典型表现为胸膜下和下叶分布的网状影、蜂窝肺、牵拉性支气管和细支气管扩张，肺结构变形，缺乏小结节影，无或少量的磨玻璃影（图 14-4-1）
  - 非典型表现广泛磨玻璃影、结节影、实变影，或分布异常，如上叶分布为主或沿支气管血管束周围

核医学表现

- ^{18}F- 氟代脱氧葡萄糖（^{18}F-FDG）吸收值升高
  - ^{18}F-FDG 标准吸收值高低反映疾病活动性的变化

推荐影像学检查

- 最佳检查方法：HRCT
- 检查建议
  - 采用仰卧位呼气、吸气末期双相扫描以及俯卧位吸气末期扫描

【鉴别诊断】

- 非特异性间质性肺炎（NSIP）
  - 典型征象是双肺胸膜下对称分布的斑片状磨玻璃影伴不规则线状、网状影和微结节
  - 磨玻璃影是大多数病例最主要的表现，是大约 1/3 患者唯一的表现
  - 进展期 NSIP 可出现胸膜下囊状影，囊状影较

小且范围局限，蜂窝影仅见于纤维型 NSIP
- 肺受累呈均质性，没有从肺尖到肺底的分布梯度，磨玻璃影广泛，有微结节，网状影更轻微且胸膜下少见
- 磨玻璃影通常不发展为蜂窝影
- 慢性过敏性肺炎
  - 磨玻璃影、小叶中央结节、不规则网状影和牵拉性支气管扩张、肺气肿和马赛克样影
  - 最有鉴别价值的征象是斑片状透光度增强

和血管影减少、小叶中央结节和下叶病灶不显著；而 IPF 双肺基底部蜂窝状影显著胸膜下分布为主，缺乏小叶中央结节。
- 多种胶原血管疾病如类风湿性关节炎、进行性系统性硬化、系统性红斑狼疮、多肌炎和皮肌炎及强直性脊柱炎类似 IPF 的 HRCT 表现
  - 特征性症状和自身抗体的检测有助于和 IPF 鉴别

诊断与鉴别诊断精要

- 以进行性呼吸困难、干咳、限制性肺通气障碍为主要临床特征，HRCT 示胸膜下和下叶分布的网状影、蜂窝肺、牵拉性支气管和细支气管扩张，肺结构变形，考虑为 IPF
- 无或少量的磨玻璃影是 IPF/UIP 的 HRCT 特征性表现之一，与非特异性间质性肺炎鉴别的最重要特征之一

典型病例

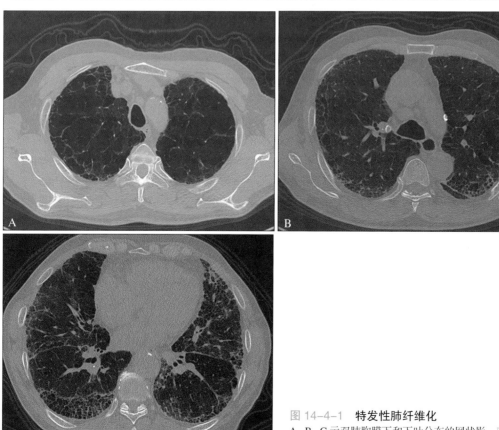

图 14-4-1　特发性肺纤维化
A，B，C 示双肺胸膜下和下叶分布的网状影，双肺呈蜂窝肺，从肺尖到肺底的分布梯度

（韩　萍　蒋南川）

重点推荐文献

[1] Zolak JS, de Andrade JA. Idiopathic pulmonary fibrosis. Immunol Allergy Clin North Am, 2012 Nov, 32 (4): 473-485.

[2] Kudoh S. Applying lessons learned in the treatment of diffuse panbronchiolitis to other chronic inflammatory diseases. Am J

Med, 2004 Nov 8, 117 Suppl 9A: 12S-19S.

[3] Castria D, Refini RM, Bargagli E, Mezzasalma F, Pierli C, Rottoli P.Pulmonary hypertension in idiopathic pulmonary fibrosis: prevalence and clinical progress. Int J Immunopathol Pharmacol, 2012 Jul-Sep, 25 (3): 681-689.

第5节　闭塞性细支气管炎并机化性肺炎

【概念与概述】

闭塞性细支气管炎并机化性肺炎（bronchiolitis obliterans organizing pneumonia，BOOP）是机化性肺炎的一种，其特征是在肺泡管内出现息肉样肉芽肿组织，伴有周围肺实质的慢性炎症。息肉样的肉芽肿组织也累及近端的毛细支气管，也称隐源性机化性肺炎

【病理与病因】

- 发病机制　呼吸性细支气管及其以下的小气道和肺泡腔内有机化性肺炎改变，病变呈斑片状，分布于支气管周围
- 病因学　病因不明
- 流行病学　1.97 例 / 百万
- 病理表现
  ○ 斑片状分布，以下肺和周边部分显著
  ○ 呼吸性细支气管及其以下的小气道，肺泡管和周围的肺泡内出现管腔内的息肉状肉芽组织
  ○ 伴轻度间质炎症，II 型肺泡上皮化生，肺泡内巨噬细胞增多

【临床表现】

症状与体征
- 流感样症状，咳嗽、发热、周身不适、乏力和体重下降
- 肺部可闻及吸气末爆裂音
- 肺功能表现为限制性通气障碍，静息和运动后的低氧血症是一个常见的特点

疾病人群分布
- 年龄：通常 50 ～ 60 岁，平均 55 岁
- 性别：无差异

自然病史与预后
大多数患者经口服激素治疗后，临床和影像表现均消失，有一定数量患者在停用激素后可以复发，少数可病情急剧恶化，引起肺纤维化或致死亡

治疗
肾上腺皮质激素治疗。可使临床和影像表现消退，但停药后有一定的复发率

【影像表现】

概述
- 最佳诊断依据：双肺多发分布的斑片实变
- 部位
  ○ 中下肺野外周分布居多
  ○ 支气管周边分布
  ○ 小叶周边分布

X 线表现
- 双肺对称或不对称分布的斑片实变病灶
- 大小从 1.0cm 至整个肺叶
- 以胸膜下分布为主
- 可有程度和位置的动态变化
- 实变病灶可有结节样表现
- 可伴有小结节，网状或网状结节病变模式

CT 表现（HRCT）
- 主要累及支气管周围和胸膜下的实变病灶
- 小叶周边受累是其特点，可出现"反牛眼征"（图 14-5-1）
- 小叶中央结节，磨玻璃密度，小叶间隔增厚，支气管壁增厚

推荐影像学检查
- 胸片：最初始的影像检查手段
- HRCT：有助于显示毛细支气管旁和胸膜下病变分布的特点，和小叶周边分布的病变

【鉴别诊断】

鉴别常需要结合临床表现、支气管冲洗和活检
- 继发性机化性肺炎

- 类风湿性、炎症性肠疾病，吸入性损伤，过敏性肺炎和药物反应等
- 多发斑片实变需与下列疾病鉴别
  - 肺炎（细菌、病毒、真菌性）
  - 细支气管肺泡癌
  - 淋巴瘤
  - 血管炎
- 结节病
- 慢性嗜酸性肺炎
- 与多发大结节和肿块鉴别的疾病
  - 肺转移瘤
  - 淋巴瘤
  - 韦氏肉芽肿
  - 化脓性肺感染

诊断与鉴别诊断精要

- 中年以上患者，亚急性起病，中等发热，呼吸道症状
- 双肺多发斑片实变，或有不规则结节，趋于外周分布
- HRCT 可见肺小叶周边分布特点，即"反牛眼征"

典型病例

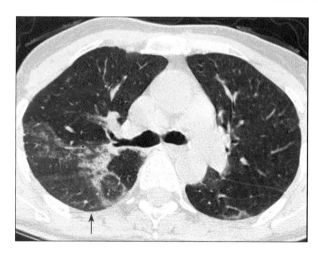

图 14-5-1　闭塞性细支气管炎合并机化性肺炎
女性，57 岁，反复发热 2 个月，胸片示肺内多发阴影。CT 显示肺内多发实变和磨玻璃密度病灶，并呈"反牛眼征"样表现。肺活检证实为 BOOP

（贺　文　萧　毅）

重点推荐文献

[1] Pardo J, Panizo A, Sola I, et al.Prognostic value of clinical, morphologic, and immunohistochemical factors in patients with bronchiolitis obliterans-organizing pneumonia. Hum Pathol, 2013 May, 44 (5): 718-724

[2] La Verde N, Piva S, Colombo F, et al. Lung infiltrates in cancer patients: differentiating metastases from bronchiolitis obliterans organizing pneumonia. Immunopharmacol Immunotoxicol, 2013 Feb, 35 (1): 195-197.

[3] Cottin V, Cordier JF.Cryptogenic organizing pneumonia. Semin Respir Crit Care Med, 2012 Oct, 33 (5): 462-475.

第6节　慢性嗜酸性粒细胞性肺炎

【概念与概述】

　　慢性嗜酸粒细胞性肺炎（chronic eosinophilic pneumonia）一种特发性肺慢性炎症，病理上以肺泡内弥漫充填主要以嗜酸性粒细胞为主的炎性渗出物

【病理与病因】

- 显著的组织学特点是肺泡内充填含有多量嗜酸性粒细胞成分的炎性渗出物，尚可见嗜酸性粒细胞脓肿和轻度的血管周边炎性渗出
- 50% 的患者有哮喘病史

【临床表现】

症状与体征

- 慢性起病，病程常超过 1 个月
- 咳嗽、气短、间断发热，体重下降，乏力、少见咯血和胸痛
- 大多数患者有周围血嗜酸性粒细胞计数增高，肺功能检查常显示限制性通气障碍

疾病人群分布

- 发病高峰年龄 50 ～ 60 岁，范围 18 ～ 80 岁
- 男：女发病比率 1 ： 2

治疗

　　经激素治疗后，大多数患者在 2 周之内，临床和影像表现迅速消退。一组经 10 年的随访病例，有83% 患者复发

【影像表现】

概述

- 以分布于周边部位，尤其以上叶为显著的浸润性病变

X 线表现

- 双侧不按肺段分布的实变病灶。侵及周边或中外 2/3 的肺野，典型的表现是侵及肺的上叶

CT 表现

- 双侧肺内，周边部位不按肺段、肺叶分布的实变病灶，磨玻璃密度病灶，主要累及上叶是其特点。较少见的征象还有小叶中央分布的小结节，小叶内线状影，实质性结节和带状影。少量胸膜渗出可在少数患者观察到（图 14-6-1、图 14-6-2）

推荐影像学检查

- 胸片，初始的评价和随访观察
- CT（HRCT），准确显示病变的类型和分布

【鉴别诊断】

- 单纯性嗜酸性粒细胞性肺炎，实变密度较低，变化快
- Churg-Strauss 综合征，伴有其他器官的血管炎症表现
- 结节病，以胸内淋巴结增大为主要表现
- 鉴别诊断需综合临床、实验室和影像表现特点

诊断与鉴别诊断精要

- 中老年女性患者多见，发病时有流感样症状
- 外周血嗜酸性粒细胞计数增高
- 影像表现，双肺多发分布的斑片实变，外周分布为特点
- 经激素治疗有效，但多有复发

典型病例

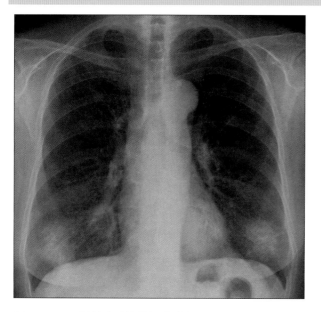

图 14-6-1　慢性嗜酸性粒细胞肺炎
女性，74岁，反复发生双肺炎症，双肺外带实变病灶，外周血嗜酸白细胞计数54%。双肺实变经皮质激素治疗后很快消退

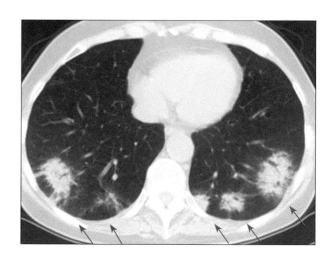

图 14-6-2　慢性嗜酸性粒细胞肺炎
与图 14-6-1 为同一患者的胸部CT，双肺外带不按肺段、肺叶分布的实变病灶及磨玻璃密度病灶

（贺　文）

重点推荐文献

[1] Cottin V，Cordier JF.Eosinophilic lung diseases. Immunol Allergy Clin North Am，2012 Nov，32（4）：557-586
[2] Akuthota P，Weller PF.Eosinophilic pneumonias. Clin Microbiol Rev，2012 Oct，25（4）：649-660.
[3] Wechsler ME.Pulmonary eosinophilic syndromes. Immunol Allergy Clin North Am，2007 Aug，27（3）：477-492.

第 7 节　结节病

【概念】

　　结节病（sarcoidosis）是一种以形成播散性非干酪上皮样细胞肉芽肿为特征的全身系统性疾病，肺是最常受累的器官

【病程与病因】

一般特征

- 发病机制
  - 位置抗原与免疫系统相关作用所引起的细胞免疫和体液免疫功能紊乱
  - 早期T淋巴细胞和单核细胞浸润肺泡炎，继而形成非干酪性肉芽肿结节
- 病因学
  - 未明致病因素
- 流行病学

  - 欧美多见，非洲裔人发病率高
  - 1～10例/百万
- 病理
  - 沿肺泡壁小叶间隔和支气管血管束分布的非干酪性类上皮细胞肉芽肿

【临床表现】

最常见体征/症状

- 40% 无症状
- 低热、干咳、胸闷、乏力
- 表浅淋巴结肿大、肝脾肿大
- 可伴发虹膜、睫状体炎
- 晚期肺功能受损出现气短、胸闷、发绀等

疾病人群分布

- 年龄：20～50岁最多

- 性别：女性高于男性

自然病史与预后

- 具有自限性，预后良好，有一定复发率
- 35% 淋巴结在 3 年内恢复正常
- 10% 淋巴结维持原状
- 15% 进展为 2 ~ 3 期

治疗

- 无特效疗法
- 肾上腺激素是控制病变的有效药物

【影像表现】

概述

- 最佳诊断依据：对称分布的纵隔、肺门多组淋巴结增大，肺内小叶周边和中央分布的小结节病灶，确诊需要肺组织或淋巴结活检
- 部位（淋巴结增大）
  - 30% 双侧肺门淋巴结
  - 30% 双侧肺门淋巴结 + 右侧气管旁淋巴结
  - 30% 双侧肺门淋巴结 + 双侧气管旁淋巴结
  - 其他部位包括前后纵隔淋巴结
- 大小
  - 变异很大，从仅仅可探及至肿块（＞3cm）大小
- 形态学
  - 肺门、纵隔淋巴结增大
  - 肺内小结节，条索，磨玻璃密度，蜂窝、实变样阴影
- 结节病的分期

  0 期：胸片未见异常

  Ⅰ期：仅有肺门淋巴结增大表现

  Ⅱ期：肺门淋巴结增大和肺实质内阴影

  Ⅲ期：肺纤维化改变表现

X 线表现

淋巴结增大，双侧肺门、纵隔的对称性淋巴结增大，80% 病灶侧肺实质受累，网状阴影，边界模糊的片状阴影，小结节病灶，实变样病灶，结节、索条及蜂窝

CT 表现

- 淋巴结增大，双侧对称性肺门、纵隔淋巴结增大，肺实质病变，以周边分布为主，小结节，散在实变，磨玻璃病灶，线样影（图 14-7-1、14-7-2）
- 气道受累时可表现为支气管狭窄，继发性肺不张；肺小血管受累可引起肺动脉高压，表现为肺段、肺叶或叶间肺动脉的管径增大（明显大于伴行支气管）
- 胸膜受累，可表现为胸水（1.9%）

MRI 表现

- 淋巴结增大（纵隔、肺门）
- T1WI 低、中等信号，T2WI 中等信号

核医学表现

- 镓扫描结果
- 纵隔、肺门淋巴结中等强度浓聚

推荐影像学检查

- 最常用检查法：胸部正侧位平片
- 最佳检查法：增强 CT，观察纵隔肺门淋巴结
- HRCT，观察肺实质内病变

【鉴别诊断】

肿瘤

- 肺原发肿瘤，单侧肺门淋巴结增大为主，肺内可见原发病灶
- 转移肿瘤：不对称的纵隔、肺门淋巴结增大，肺内间质病变局限于一个区域
- 淋巴瘤，以纵隔淋巴结增大为著

结核

- 淋巴结增大不对称，以患侧明显，淋巴结可见环形强化
- 肺内病灶呈多样性，弥漫小结节以腺泡结节为主，可见"树芽征"
- 其他可引起肺门、纵隔淋巴结增大的疾病

诊断与鉴别诊断精要

- 中青年多发，女性居多。可有低热乏力，表浅淋巴结肿大
- 影像上以对称分布的纵隔、肺门多组淋巴结增大，肺内小叶周边和中央分布的小结节病灶
- 确诊需要肺组织或淋巴结活检

典型病例

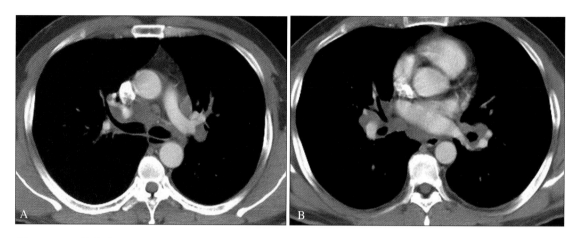

图 14-7-1　结节病
男性，47 岁，胸闷，咳嗽半年，颈部淋巴结增大。A. 胸部增强 CT 显示纵隔和双侧肺门淋巴结对称性增大。颈部淋巴结活检为结节病；B. 双侧对称性肺门、纵隔淋巴结增大

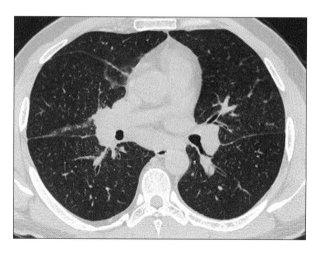

图 14-7-2　结节病
与图 14-7-1 为同一患者的 HRCT，显示结节病肺内侵犯，肺内及胸膜小结节

（贺　文）

重点推荐文献

[1] Riviere E，Neau D，Roux X，et al. Pulmonary streptomyces infection in patient with sarcoidosis. Emerg Infect Dis，2012 Nov，18（11）：1907-1909.

[2] Ribeiro Neto ML，Culver DA，Mehta AC.Sarcoidosis-no business of the bronchoscopist. J Thorac Cardiovasc Surg，

2012 Nov，144（5）：1276-1277.

[3] Prasad R.Pulmonary sarcoidosis and chronic cutaneous atypical mycobacter ulcer. Aust Fam Physician，1993 May，22（5）：755-758.

第8节　肺泡蛋白沉着症

【概念】

肺泡蛋白沉着症（pulmonary alveolar proteinosis），是以肺泡内脂蛋白积聚为特点的一种少见疾病

【病理与病因】

一般特征

肺实变表现，镜下可见肺泡内有嗜酸PAS强阳性物质填充。肺泡隔及间质结构基本完好。电镜下，肺泡巨噬细胞大量增加。吞噬肺表面活性物质。病因尚不明确，一般发病机制是由于体内多因素所致肺泡表面活性物质代谢异常

- 流行病学
  - 少见疾病，4例/百万
  - 20～50岁年龄段好发
  - 男：女=2.5：1
  - 70%患者为吸烟者
- 临床表现
  - 隐袭起病，以活动后气短为典型症状。咯血痰，或黄色痰，乏力、消瘦，少数患者可无症状，病情严重时可致呼吸功能不全

肺功能检查可以正常或显示限制性通气障碍，可有潮气量和全肺通气量的减少

- 治疗
  - 全肺灌洗可以取得很好的疗效。为避免继发感染，一般不使用激素治疗

【影像表现】

X线表现

- 双侧肺野内斑片实变，模糊结节病灶，有半数患者表现出近肺门侧分布（蝴蝶征）。影像表现重而临床表现轻是其特征

HRCT表现

- 双侧斑片分布的磨玻璃密度病灶。伴有实变，分布特点与平片相同。大多数病例磨玻璃病灶中可见细线影，围成多边形结构，形成"铺路石"表现，病变区域与正常肺实变分界清楚（图14-8-1）。发展到间质纤维化的病例少见

推荐影像学检查

- 平片：发现病变，随访动态变化
- HRCT：确定病变类型和分布特点

【鉴别诊断】

需鉴别的疾病有：肺炎、肺水肿、肺出血、肺泡癌，结合临床表现，典型临床征象和支气管肺泡灌洗液化验来进行鉴别诊断

诊断与鉴别诊断精要

- 慢性起病，气短，乏力，咳嗽
- 影像特点是双肺中内侧分布的磨玻璃病灶，有"铺路石"征
- 临床表现轻，与影像表现不相符
- 确诊需要病理活检或支气管肺泡灌洗液化验

典型病例

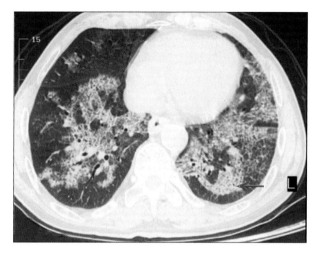

图 14-8-1　肺泡蛋白沉着症
男性，37 岁，气短乏力半年。肺部 HRCT。双侧肺内中带分布的
磨玻璃密度病灶，边界清楚，箭头示"铺路石"表现。经肺泡灌
洗诊断为肺泡蛋白沉着症

（贺　文）

重点推荐文献

[1] Wang T, Lazar CA, Fishbein MC, et al.Pulmonary alveolar proteinosis. Semin Respir Crit Care Med, 2012 Oct, 33 (5)：498-508.

[2] Campo I, Kadija Z, Mariani F, et al. Pulmonary alveolar proteinosis：diagnostic and therapeutic challenges.

Multidiscip Respir Med, 2012 Jun 11, 7 (1)：4.

[3] Carey B, Trapnell BC.The molecular basis of pulmonary alveolar proteinosis. Clin Immunol, 2010 May, 135 (2)：223-235.

第 9 节　单纯性嗜酸性粒细胞增多症

【概念与概述】

● 单纯性嗜酸性粒细胞增多症（loffler syndrome），其特征是外周血嗜酸性粒细胞计数增高，肺内出现游走性的实变病灶。

● 在胸片上常为短时出现的实变病灶。可为原发或继发，常见的继发病因有药物反应、寄生虫感染等，最常见的是线虫类感染。

● 原发者虽然病因不明，但考虑与患者对环境某种过敏原过敏有关

【病理与病因】

肺泡腔和肺泡壁内有嗜酸性粒细胞聚集

【临床表现】

● 无症状，或轻微咳嗽、发热，病程自限性

【治疗】

● 常不用治疗，症状和影像表现在一个月内消退

【影像表现】

X 线表现

● 游走性，快速消退的实变病灶，常在 1 个月内自行消退，病灶呈斑片状，边界模糊

CT 表现（HRCT）

● 磨玻璃密度病灶，实变，支气管壁增厚，小结节

推荐影像学检查

● 胸片：发现病灶，随访动态变化

● HRCT：对症状重的患者和有基础疾病的患者有帮助

【鉴别诊断】

● 慢性嗜酸性肺炎，临床表现严重，病变实变明显，持续时间长

诊断与鉴别诊断精要

● 临床表现轻微，影像表现以变化迅速的游走实变为特点

（贺 文）

重点推荐文献

[1] Te Booij M, de Jong E, Bovenschen HJ.Löffler syndrome caused by extensive cutaneous larva migrans；a case report and review of the literature. Dermatol Online J, 2010 Oct 15, 16（10）：2.

[2] Schaub NA, Perruchoud AP, Buechner SA.Cutaneous larva migrans associated with Löffler's syndrome. Dermatology, 2002, 205（2）：207-209.

[3] Guill MA, Odom RB.Larva migrans complicated by Loeffler's syndrome. Arch Dermatol, 1978 Oct,114（10）：1525-1526.

第10节　淋巴管平滑肌瘤病

【概念与概述】

淋巴管平滑肌瘤病（lymphangioma leiomyomatosis LAM）是一种原因不明的平滑肌不典型增生性全身性疾病，导致进行性肺囊性变，全身淋巴系统病变和腹部肿瘤，几乎全发病于育龄妇女

【病理与病因】

● 发病机制
　○ 病因不明，可能与雌激素有一定关系
● 流行病学
　○ 少见，约1例/百万；在结节性硬化患者中的发病率为1∶6000～9000
　○ 几乎仅见于女性，经常在育龄发病，平均年龄30岁
● 显微镜下特征
　○ 显微镜下可见扩张的淋巴管和异常增生的平滑肌细胞（LAM细胞），在肺血管和小气道也可见到LAM细胞，肺的多囊状改变是其特征
　○ 不典型的平滑肌细胞过度增生是其特点

【临床表现】

症状与体征

● 起病隐匿
● 呼吸困难、乏力、自发性气胸，乳糜胸
● 其他症状，咳嗽、咯血、胸闷
● 肺外表现的临床表现很少，可出现腹胀和腹痛，

包括腹膜后淋巴管肌瘤，血管平滑肌脂肪瘤

治疗

● 尚无特殊治疗

【影像表现】

概述

● 肺部弥漫囊性病变，气胸、胸腔积液，肺囊性变可呈弥漫分布，大小由数毫米至数厘米

X线表现

● 正常，或肺透亮度增高，网格影

CT（HRCT）表现

● 双肺弥漫薄壁囊性病灶，直径在数毫米至数厘米，从肺尖至肋膈角，每处肺实质均可受累（图14-10-1）
● 气胸、胸腔积液（多双侧）
● 肺外表现：胸膜后的淋巴管肌瘤、胃的血管平滑肌脂肪瘤

推荐影像学检查

● 最佳检查法：HRCT

【鉴别诊断】

● 肺气肿：在囊状结构的中央可见到小叶中央动脉，边界不清或不完整
● 朗格汉组织细胞增多症：囊的形态不规则，壁较厚，囊多位于双肺中上区域，不累及肋膈角区
● 转移瘤：囊壁较厚

诊断与鉴别诊断精要

● 女性育龄发病，临床主要表现自发性气胸，乳糜胸

● 影像表现为肺部均匀弥漫囊性病变

典型病例

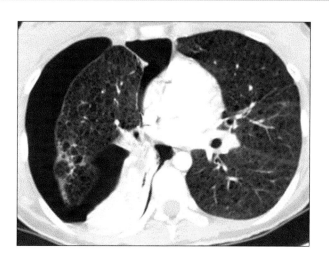

图14-10-1　**淋巴管平滑肌瘤病**
女性，18岁，右侧自发气胸。CT显示双肺弥漫薄壁囊性病灶，
右侧气胸

（贺 文）

重点推荐文献

[1] Peng SF, Chang YC, Su CT, et al.High-resolution computed tomography in pulmonary lymphangio（leio）myomatosis and pulmonary tuberous sclerosis. J Formos Med Assoc, 1996 May, 95（5）：399-402.

[2] Pallisa E, Sanz P, Roman A, et al.Lymphangioleiomyomatosis：pulmonary and abdominal findings with pathologic correlation. Radiographics, 2002 Oct, 22 Spec No：

S185-198.

[3] Urban T, Lazor R, Lacronique J, et al.Pulmonary lymphangioleiomyomatosis. A study of 69 patients. Groupe d'Etudes et de Recherche sur les Maladies "Orphelines" Pulmonaires（GERM "O" P）. Medicine（Baltimore）, 1999 Sep, 78（5）：321-337.

第11节　朗格汉斯组织细胞增生症

【概念与概述】

朗格汉斯组织细胞增生症（langerhans cell histiocytosis，LCH），是异常的朗格汉斯组织细胞在组织中增殖，破坏正常结构和功能的一组疾病；可累及骨骼、肺、垂体、黏膜、淋巴结和肝等多种组织器官。肺LCH可以作为多部位受累的一部分，也可以孤立存在

● 同义词：组织细胞增生症X

【病因与病理】

一般特征

● 病因学

○ 病因不明确；与吸烟有关，90%以上的LCH是吸烟者

● 发病机制

○ 朗格汉斯组织细胞对不明抗原刺激引起异常免疫反应，在细支气管壁形成肉芽肿，

随病变进展，细胞性肉芽肿依次发展为空洞、厚壁囊肿、薄壁囊肿、融合囊肿

- 流行病学
  - 罕见；朗格汉斯细胞组织细胞病中累及肺的占 40.8%，仅肺部受累的占 28%

大体病理

- 早期无异常，随病变进展肺剖面可见囊腔和小结节
- 晚期多发囊腔形成蜂窝肺，肺气肿，肺纤维化

显微镜下特征

- 细支气管壁上见朗格汉斯组织细胞聚集形成肉芽肿
- 由扩张的气道和周围纤维化的气腔形成囊腔

【临床表现】

症状与体征

- 多数患者有症状
- 干咳和呼吸困难最常见
- 少见的症状有：乏力、体重减轻、胸痛、发热等；咯血更少见
- 查体可及哮鸣音或干啰音

疾病人群分布

- 年龄
  - 多见于 20 ~ 40 岁吸烟者
- 性别
  - 男女无明确差异性

自然病史与预后

- 预后差异大，可完全恢复或死亡
- 多数患者预后较好，约 50% 病情稳定，25% 病变自行消退，25% 病情进展，少数死于呼吸衰竭或肺动脉高压

治疗

- 戒烟，可以使多数患者病情稳定
- 病情进展，皮质激素和环磷酰胺为代表的化疗方法有效
- 肺功能急剧恶化者可考虑肺移植，但如果不戒烟，移植肺同样会再发 LCH

【影像表现】

概述

- 最佳诊断依据：吸烟者两肺中上野多发结节及囊腔，不累及肋膈角区

X 线表现

- 两肺中上野网格状影，不累及肋膈角区
- 多发边界模糊小结节，直径多数在 1 ~ 5mm
- 随病情进展，结节减少，出现囊肿，直径多在 1cm 以内，最终可出现蜂窝肺
- 可伴肋骨膨胀性骨质破坏
- 肺容量正常或稍有增加
- 20% 合并气胸

CT 表现

- HRCT 基本反映其大体病理特征
- 结节：两肺中上叶为主；倾向小叶中心性分布；形态不规则；可伴空洞
- 囊肿：分布同结节，多数与结节并存，也可以单独存在；形状可以为圆形、椭圆形，也可表现怪异，如双叶形、四叶苜蓿形或分支形等（图 14-11-1、图 14-11-2）
- 结节或囊肿间的肺组织基本正常
- 重症患者可表现为蜂窝肺，但肺底部相对正常
- 可合并气胸及胸壁肿块

推荐影像学检查

- 最佳检查法：高分辨 CT
- 检查建议
  - 肺窗冠状位重建有利于显示病变的分布规律

【鉴别诊断】

- 淋巴管肌瘤病
  - 几乎只发生在生育期女性
  - 圆形囊性病变弥漫分布，以下肺及外周明显；结节少见
- 转移性肿瘤
  - 有原发肿瘤病史
  - 结节较大，大小不一，多位于胸膜下
  - 无囊性病变
- 晚期 IPF
  - 蜂窝主要累及胸膜下及肺基底部，肺容量通常变小

诊断与鉴别诊断精要

- 薄壁囊肿，有的融合或形态怪异，直径多小于 1cm
- 厚壁囊肿
- 结节，直径多在 1 ~ 5mm，小叶中心分布；可有空洞，多与囊肿并存
- 结节或囊肿大小及数量以中上野为著，不累及肋膈角区域
- 有吸烟史

典型病例

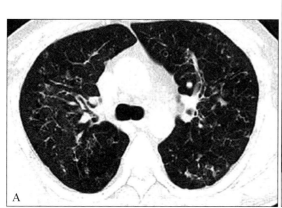
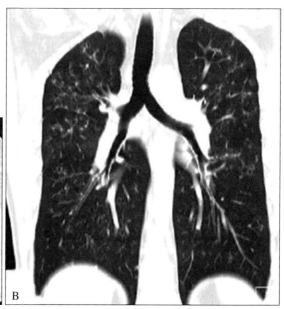

图 14-11-1　朗格汉斯组织细胞增生症
男性，32 岁，反复胸痛，气促 3 年。A. 肺窗；B. 肺窗冠状位重建双肺见多发囊壁厚薄不一的囊腔，形态怪异，以上中肺叶为著，不累及肋膈角

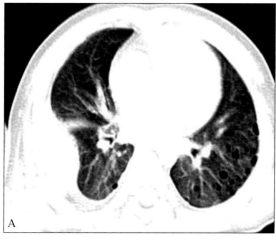
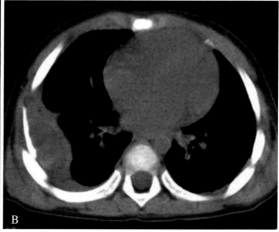

图 14-11-2　朗格汉斯组织细胞增生症
男性，3 岁，食欲缺乏，乏力 2 个月，鼻出血 1 周。A. 肺窗；B. 纵隔窗。双肺磨玻璃样密度增高影及网格状改变伴大小不一的多发囊腔。右胸壁肋骨受累，表现为软组织肿块形成

（张敏鸣）

重点推荐文献

[1] Haupt R, Minkov M, Astigarraga I, et al. Langerhans cell histiocytosis (LCH): Guidelines for diagnosis, clinical work-up, and treatment for patients till the age of 18 years. Pediatr Blood Cancer, 2013, 60 (2): 175-184.

[2] Hutter C, Kauer M, Simonitsch-Klupp I, et al. Notch is active in Langerhans cell histiocytosis and confers pathognomonic features on dendritic cells. Blood, 2012, 120 (26): 5199-5208.

[3] Badalian-Very G, Vergilio JA, Degar BA, et al. Recent advances in the understanding of Langerhans cell histiocytosis. Br J Haematol, 2012, 156 (2): 163-172.

第12节 肺淋巴道转移癌

【概念与概述】

肺淋巴道转移癌（pulmonary lymphangitic carcinomatosis，PLC）是一种以肿瘤细胞在淋巴管内浸润生长为特征的肺内转移癌。通常表现为癌性淋巴管炎，肺门和纵隔淋巴结肿大

- 同义词：癌性淋巴管炎

【病因与病理】

一般特征

- 病因学
  - 恶性肿瘤，最常见于乳癌、肺癌、胃癌、胰腺癌、宫颈癌等
- 发病机制
  - 恶性肿瘤血行播散到肺部，随后侵犯肺间质和淋巴系统
  - 恶性肿瘤从纵隔或肺门淋巴结直接蔓延
- 流行病学
  - 大约占肺内转移瘤的6%~8%

大体病理

- 小叶间隔及肺胸膜结构增厚
- 可伴肺门或纵隔淋巴结肿大

显微镜下特征

- 肺淋巴管内肿瘤细胞呈团块状生长，淋巴管扩张
- 邻近的肺间质和肺实质有不同程度的水肿、纤维化、炎性细胞浸润

【临床表现】

症状与体征

- 气促是最常见的症状，可伴咳嗽，症状进行性加重
- 原发恶性肿瘤既有症状

自然病史与预后

- 预后差，50%~85%的患者生存期为3~6个月

治疗

- 针对原发肿瘤的治疗，包括化疗
- 肺部症状的对症处理

【影像表现】

概述

- 最佳诊断依据：恶性肿瘤患者肺内弥漫性或局灶性支气管血管周围间质增厚，可光滑或表现结节状，伴纵隔或肺门淋巴结肿大

X线表现

- 肺纹理增粗，网状结节影
- 可类似于间质性肺水肿
- 单侧病变，多见于肺癌；双侧病变最常见于胸外原发肿瘤
- 肺门增大或纵隔影增宽
- 常见胸腔积液

CT表现

- 支气管/血管周围间质结节状或光滑增厚，小叶间隔/叶间裂结节状或光滑增厚
- 小叶中央小结节、小叶中央支气管血管束增粗（图14-12-1）
- 病变常为非对称性，弥漫或局灶性分布（图14-12-2）
- 胸腔积液
- 肺门/纵隔淋巴结肿大

推荐影像学检查

- 最佳检查法：高分辨CT

【鉴别诊断】

- 肺水肿
  - 心影增大，治疗后迅速好转
  - 小叶间隔及支气管血管周围间质不出现结节状增厚
- 结节病
  - 肺门淋巴结多对称性肿大
  - 小叶间隔及支气管血管周围间质不出现结节状增厚

┌───┐
│   **诊断与鉴别诊断精要**   │
│   │
│   ● 恶性肿瘤病史   │
│   ● 结节状或光滑支气管／血管周围间质增厚、叶间裂／小叶间 │
│   隔增厚   │
│   ● 病变弥漫性、斑片状或一侧性分布   │
│   ● 纵隔或肺门淋巴结肿大   │
│   ● 胸腔积液   │
└───┘

典型病例

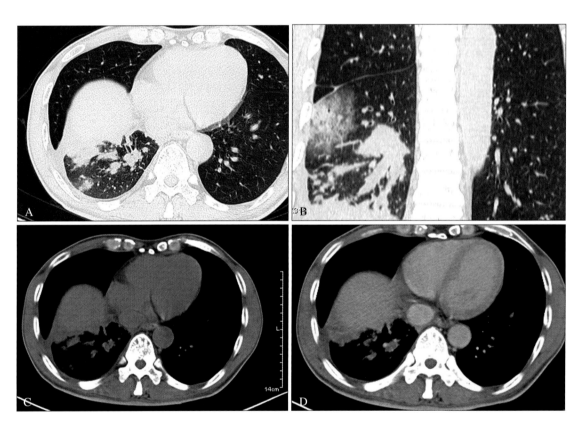

图 14-12-1 肺淋巴道转移癌

男性，53 岁；肺癌并右侧肺门淋巴结肿大。A. 肺窗；B. 肺窗冠状位重建；C. 平扫纵隔窗；D. 增强纵隔窗。右肺下叶沿肺血管见条索状软组织密度影，增强扫描病变轻度强化

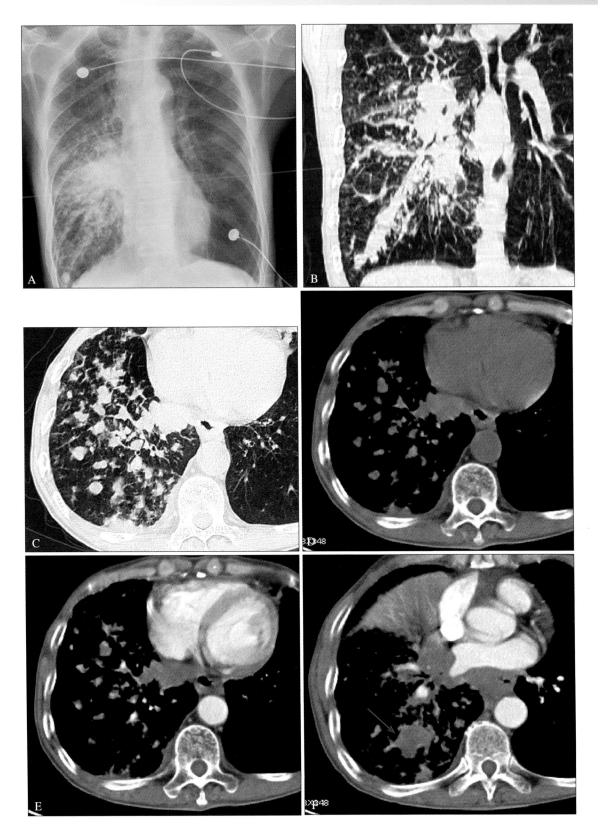

图 14-12-2　肺淋巴道转移癌

男性，74 岁，肺癌并右侧肺门纵隔淋巴结转移。A．床边胸片；B．肺窗冠状位重建；C．肺窗；D．纵隔窗平扫；E、F．纵隔窗增强。右肺下叶周围型肺癌并右侧肺门纵隔淋巴结转移，右肺下叶、中叶沿肺血管见串珠状软组织密度影，右肺中叶内侧段部分不张，F．箭头所示为原发肿瘤

重点推荐文献

[1] Guddati AK, Marak CP. Pulmonary Lymphangitic Carcinomatosis due to Renal Cell Carcinoma. Case Rep Oncol, 2012, 5 (2): 246-252.

[2] Ikezoe J, Godwin JD, Hunt KJ, et al. Pulmonary lymphangitic carcinomatosis: chronicity of radiographic findings in long-term survivors. AJR Am J Roentgenol,

1995, 165 (1): 49-52.

[3] Perez-Lasala G, Cannon DT, et al. Case report: lymphangitic carcinomatosis from cervical carcinoma--an unusual presentation of diffuse interstitial lung disease. Am J Med Sci, 1992, 303 (3): 174-176.

第13节　药物引起的肺疾病

【概念】

一些常规药物和特殊药物（化疗药物、集落刺激因子、干扰素类、TNF-α 和单克隆抗体等）可以造成肺实质、呼吸道、胸膜和肺循环不同程度的损伤，统称为药物引起的肺疾病（drug-induced lung disease，D-ILD）。

【分类】

- 按药源性肺损害最常见的组织病理学改变分为：非特异性间质性肺炎、闭塞性细支气管炎伴机化性肺炎、嗜酸性肺炎、弥漫性肺泡损伤；
- 其他少见的有弥漫性肺泡出血、肉芽肿性肺炎、闭塞性细支气管炎、血管炎、肺水肿等

【流行病学】

- 截至 2004 年，有 150 多种药物可以引起弥漫性肺疾病，而且这个数量还在增加
- 发病率从呋喃妥英的 1/10 万到胺碘酮的百分之几到基于高剂量亚硝基脲化疗的 40% 不等

【诊断】

- 药源性肺疾病的诊断为临床诊断，包括相关药物的服用史
- 肺损伤的组织病理学证据及排除其他原因的肺病

【自然病史与预后】

- 早期发现停药后病变可以完全消除
- 潜在致命性，可因 ARDS 等预后不良

【临床治疗】

- 去除药物的刺激对于大多数患者来说可以改善症状和影像表现
- 皮质类固醇类药物对于症状持续或去除药物无作用的时候应用

一、非特异性间质性肺炎

【概述】

非特异性间质性肺炎（nonspecific interstitial pneumonia，NSIP）是药物引起的肺疾病的最常见表现。组织学特点为不同程度的肺泡壁炎症和纤维化为特点的慢性间质性肺疾病

【病因与组织病理】

一般特征

- 病因学

NSIP 可见于多种药物损伤，最常见的是氨甲蝶呤、胺碘酮和卡莫斯汀等

- 组织病理学

药物引起的 NSIP 特点为分散的小叶间隔增厚伴单核炎症细胞浸润，轻度间质纤维化及 II 型肺泡壁细胞的反应性增生。按炎症成分不同分为细胞性 NSIP，纤维性 NSIP，或两者都存在

【临床表现】

- 症状与体征
  - 出现起病隐匿的进行性呼吸困难，干咳
  - 低热，全身乏力
  - 杵状指
- 辅助检查

一氧化碳弥散能力特征性减低

【影像表现】

概述

- 最佳诊断依据：肺间质纤维化与药物相关时高度怀疑此病

X 线表现

- 两肺弥漫性不均质斑片影

CT 表现

- 常见表现
  - 两肺对称性斑片状或弥漫性磨玻璃影（图 14-13-1）
  - 可在磨玻璃影基础上出现细网格影
  - 肺外周和下肺野为著
- 少见表现
  - 气腔实变
  - 广泛纤维化
  - 可以出现蜂窝状网格影

超声、磁共振、核医学检查

- 意义不大

推荐影像学检查

- 最佳检查法：高分辨 CT

【鉴别诊断】

- 寻常型间质性肺炎（usual interstitial pneumonia，UIP）
  - 无药物接触史，通常表现为两肺纤维化及细网格影
- 过敏性肺炎
  - 常有小叶中央结节和小叶性空气潴留，可与 NSIP 鉴别

二、闭塞性细支气管炎伴机化性肺炎

【概述】

闭塞性细支气管炎伴机化性肺炎（bronchiolitis obliterans organizing pneumonia，BOOP）是药物引起的肺疾病的一种非特异性组织学类型

【病因与组织病理】

一般特征

- 病因学

BOOP 最常见于氨甲蝶呤、环磷酰胺、金制剂、呋喃妥因、胺碘酮、博莱霉素和百消安等

组织病理学

BOOP 在组织学上以累及肺泡管和肺泡的斑片状机化性肺炎并伴有或不伴有细支气管腔内幼稚成纤维细胞栓形成为特点

【临床表现】

临床表现见第 14 章第 5 节相应内容

【影像表现】

影像表现及图片见第 14 章第 5 节相应内容

三、嗜酸细胞性肺炎

【概念】

嗜酸细胞性肺炎（eosinophilic pneumonia）是药物引起的肺疾病的一种类型，表现为嗜酸性粒细胞和巨噬细胞在肺泡内的聚集

【病因与组织病理】

- 病因学

嗜酸性粒细胞性肺炎药物反应最常见于氨甲蝶呤、柳氮磺胺吡啶、对氨基水杨酸、呋喃妥因、米诺环素及非激素类抗感染药物

- 组织病理学

肺泡间隔增厚并伴有嗜酸性粒细胞、淋巴细胞及浆细胞的浸润

【临床表现】

临床表现见第 14 章第 6 节相应内容

【影像表现】

影像表现及图片见第 14 章第 6 节相应内容

四、弥漫性肺泡损伤

【概述】

弥漫性肺泡损伤（diffuse alveolar damage，DAD）是药物引起的肺疾病的常见表现类型

【病因与组织病理】

一般特征

- 病因学

服用化疗药物是药物引起的 DAD 最常见的原因，特别是博莱霉素、百消安、卡莫司汀和丝裂霉素等

- 发病机制

化疗药物引起 II 型肺泡上皮细胞及肺泡血管内皮细胞的坏死

组织病理学

DAD 可以分成早期急性渗出阶段和晚期修复或增生阶段，渗出阶段特点是肺泡和间质的水肿；修复或增生阶段特点是 II 型肺泡壁细胞的修复和间质的纤维化

【临床表现】

- 症状

咳嗽，呼吸困难，偶有体温升高

- 辅助检查

一氧化碳弥散能力特征性减低

【影像表现】

概述

- 最佳诊断依据：与药物相关的两肺弥漫性渗出

X 线表现

- 两侧均质或不均质的斑片影
- 主要分布在两中下肺野及肺坠积区

CT 表现

- 早期表现
  ○ 两肺斑片状或弥漫性磨玻璃影（图 14-13-2）
  ○ 严重时出现两肺实变
- 晚期表现
  ○ 两肺纤维化多出现在 1 周以后
  ○ 随着纤维化进展，可以出现蜂窝状网格影

超声、磁共振、核医学检查

- 意义不大

推荐影像学检查

- 最佳检查法：高分辨 CT
- 检查建议
  ○ 肺窗高分辨率重建可观察渗出范围及纤维化程度

【鉴别诊断】

- 急性呼吸窘迫综合征
  ○ 无药物接触史，两肺分布均匀的斑片状或弥漫性磨玻璃影，实变常见
- 肺泡蛋白沉着症
  ○ 斑片状或弥漫性磨玻璃影，常见间隔增厚，纤维化罕见

五、弥漫性肺泡出血

【概念】

弥漫性肺泡出血（diffuse alveolar hemorrhage）是药物引起的肺疾病的一种少见并发症

【病因与组织病理】

一般特征

- 病因学
  最常见于抗凝血药，两性霉素 -B，大剂量环磷酰胺、丝裂霉素、阿糖胞苷和青霉胺等药物的肺部反应

组织病理学

广泛肺泡腔内出血

【临床表现】

症状

- 常见症状
  急性呼吸窘迫
- 少见症状
  咯血

自然病史与预后

- 发病急
- 死亡率较高，预后与药物种类有关

治疗

- 去除药物刺激后症状大多数会好转
- 少数即使去除药物刺激后病情仍进展

【影像表现】

X 线表现

- 两肺斑片状不均匀高密度影
- 实变少见

CT 表现

- 两肺散在或弥漫分布磨玻璃影（图 14-13-3）

超声、磁共振、核医学检查

- 意义不大

推荐影像学检查

- 最佳检查法：高分辨 CT
- 检查建议
  ○ 肺窗高分辨率重建可观察两肺肺泡出血分布的范围

【鉴别诊断】

- 过敏性肺炎
  ○ 常有过敏病史，发病亚急性或慢性，可有纤维化

非特异性间质性肺炎诊断与鉴别诊断精要

- 有氨甲蝶呤、胺碘酮和卡莫斯汀等药物服用史
- 两肺对称性斑片状或弥漫性磨玻璃影
- 可在磨玻璃影基础上出现细网格影
- 晚期出现纤维化

弥漫性肺泡损伤诊断与鉴别诊断精要

- 有博莱霉素、百消安、卡莫司汀和丝裂霉素等药物服用史
- 两肺斑片状或弥漫性磨玻璃影
- 弥漫分布，以两肺中下肺野为著
- 晚期出现纤维化
- 可以出现网格影

弥漫性肺泡出血诊断与鉴别诊断精要

- 有抗凝血药，两性霉素 -B，大剂量环磷酰胺、丝裂霉素、阿糖胞苷和青霉胺等药物服用史
- 急性起病
- 两肺散在或弥漫性分布磨玻璃影

典型病例

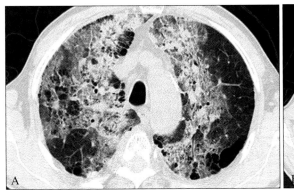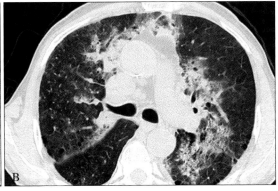

图 14-13-1　药物引起的非特异性间质性肺炎
男性，72 岁。小细胞肺癌化疗后 8 周。A、B. 肺窗。两肺弥漫分布细网格样及磨玻璃影

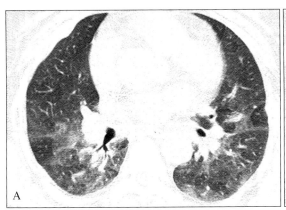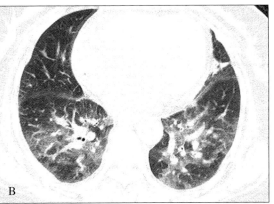

图 14-13-2　药物引起的弥漫性肺泡损伤
女性，58 岁。骨髓瘤化疗后 1 周。A、B. 肺窗。两肺弥漫磨玻璃影，两肺下叶和背侧明显

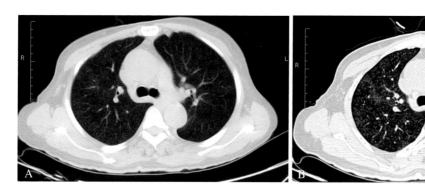

图 14-13-3 **弥漫性肺泡出血**
双肺弥漫分布的微小结节及磨玻璃密度影（本例由上海市肺科医院放射科史景云教授提供）

（张敏鸣）

重点推荐文献

[1] Schwaiblmair M, Behr W, Haeckel T, et al. Drug induced interstitial lung disease. Open Respir Med J, 2012, 6: 63-74.

[2] Rajagopala S, Shobha V, Devaraj U, et al. Pulmonary Hemorrhage in Henoch-Schönlein Purpura: Case Report and Systematic Review of the English Literature. Semin Arthritis Rheum, 2013, 42（4）: 391-400.

[3] Akuthota P, Weller PF. Eosinophilic pneumonias. Clin Microbiol Rev, 2012, 25（4）: 649-660.

第14节 放射治疗引起的肺炎及肺纤维化

【概念与概述】

　　放射性肺病变（radiation-induced lung disease, RILD）是核辐射事故、骨髓移植预处理及胸部肿瘤放疗等的常见并发症，临床一般表现为早期的放射性肺炎（radiation pneumonitis）和后期的放射性肺纤维化（radiation fibrosis）两个阶段

【病因与病理】

一般特征

- 病因学
  - 由放射线引起
  - 剂量超过 4000cGy 普遍性发生放射性肺炎，低于 2000cGy 罕见
- 致病因素
  - 射线相关因素：肺照射体积（决定性因素）、受照射剂量、剂量率、分隔方式
  - 患者方面因素：受照射部位、是否合并化疗、其他影响肺部健康状况的因素
- 发病机制
  - 有数种学说：细胞因子学说、肺Ⅱ型上皮细胞损伤学说、血管内皮细胞受损学说、自由基与放射性肺损伤、基因学说等

大体病理

- 病变范围与照射野相符
- 早期为肺泡内液体渗出，透明膜形成
- 晚期瘢痕性肺不张，肺纤维化

显微镜下特征

- 急性期为非特异性、弥漫性肺泡渗出
- 慢性期为肺纤维化

【临床表现】

症状与体征

- 症状取决于被照射肺野病变的严重性和体积
- 急性放射性肺炎的症状和体征与一般肺炎的症状和体征无明显区别
- 肺纤维化：早期症状有乏力、气促、干咳或伴少量白色黏痰、低热、胸部不适。中后期表现为呼吸困难、胸痛、发热或出现肺源性心脏病（肺心病）的症状和体征。当出现广泛肺纤维化时，肺泡呼吸音普遍减弱，可闻及捻发音（Velcro 啰音）。如继发细菌感染，可闻及干、湿性啰音

自然病史与预后

- 与基础病变程度有关

治疗

- 放射性肺炎的治疗关键在于预防，治疗带有很大的经验性
- 对仅有影像学表现而无临床症状者，不予特殊治疗
- 若有咳嗽、咳痰，对症治疗
- 肺部继发感染给予抗生素，早期应用糖皮质激素有效
- 抗凝疗法治疗小血管栓塞无效，给予氧气吸入能改善低氧血症

【影像表现】

概述

- 最佳诊断依据：被照射肺组织内出现非解剖单位形态的肺实变（consolidation without anatomic boundaries）、体积缩小或肺纤维化

X 线表现

- 纤维条索影：长短不一，粗细不等，中间伴有点状密度增高影，肺纹理紊乱，胸壁、胸膜肥厚
- 片状阴影：肺照射野片状阴影，近侧边缘清晰
- 胸膜改变：胸膜肥厚粘连，肋膈角变钝，胸腔积液
- 肺不张：可表现为段、叶肺不张
- 肺内病变与解剖关联不大，与被照射野密切相关
- 纵隔移位：表现向左、右移位，有时仅表现为气管扭曲移位

CT 表现

- 渗出型：多为早期，照射野内散在的小片状磨玻璃样影，密度淡薄，边缘模糊、"袖套征"（图 14-14-1）
- 实变型：早中期表现，在放射野出现斑片状实变影，密度均匀且较高，边缘平直似刀切样，可见支气管充气征（图 14-14-2）
- 含气不全型：中期表现，不按肺叶、肺段分布的不全肺不张，其内可见有支气管充气征，肺泡囊、小叶间隔增厚，部分边缘整齐，部分边缘呈星状，可超出放疗照射野
- 纤维化型：晚期表现，肺内出现纤维条索影，密度高，走形僵直，局部纵隔牵拉，胸廓塌陷，横膈上抬；可见小叶间隔增厚，胸膜下细网状改变，牵张性支气管扩张（图 14-14-3）

推荐影像学检查

- 最佳检查法：高分辨 CT

【鉴别诊断】

- 非放射性肺炎
  - 包括各种感染性肺炎及药物性间质性肺炎
  - 病变常受肺叶、肺段限制，多伴有体温升高和中性粒细胞升高，抗生素治疗明显有效
- 浸润性肺结核
  - 病变密度不均，常位于双上肺
  - 抗结核治疗可使病灶吸收

诊断与鉴别诊断精要

- 胸部放疗照射史
- 肺内病变分布与照射野相符，而与解剖关系不大
- 早期为放射性肺炎，斑片状渗出或实变，磨玻璃影
- 晚期为放射性肺纤维化，条索影，伴肺体积缩小的实变，牵拉性支气管扩张

典型病例

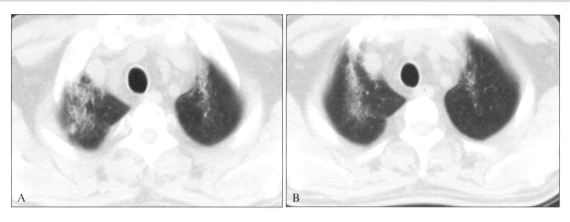

图 14-14-1　放射性肺炎
男性，46 岁，鼻咽癌放疗后 1 个月。两肺上叶照射区见条状高密度影，边界不清

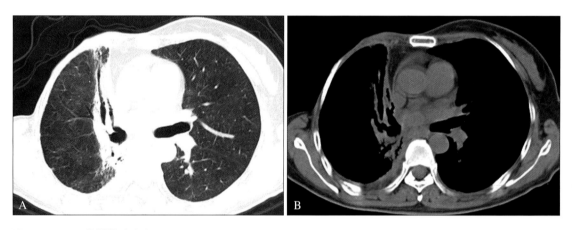

图 14-14-2　放射性肺实变
女性，56 岁，右乳癌术后 5 年，胸骨旁复发放化疗后 6 个月。右肺上叶纵隔旁肺组织不张，跨叶分布，与解剖结构无关系

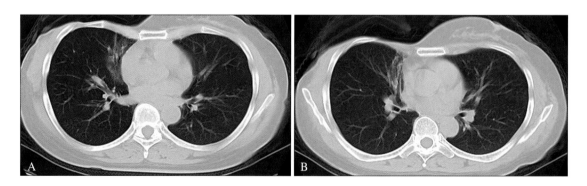

图 14-14-3　放射性肺纤维化
女性，49 岁，右乳癌术后 9 年，胸骨旁复发放化疗后 5 年。右肺中叶内侧段见条片状高密度影，边界较清，局部支气管牵拉扩张，其与放疗野相符，提示为放射性肺纤维化

（张敏鸣）

重点推荐文献

[1] Saito S, Murase K. Detection and Early Phase Assessment of Radiation-Induced Lung Injury in Mice Using Micro-CT. PLoS One, 2012, 7 (9): e45960.

[2] Paun A, Haston CK. Genomic and genome-wide association of susceptibility to radiation-induced fibrotic lung disease in mice. Radiother Oncol, 2012, 105930: 350-357.

[3] Vasić L, Durdević P. Radiation-induced lung damage-etiopathogenesis, clinical features, imaging findings and treatment. Med Pregl, 2012, 65 (7-8): 319-325.

主要参考文献

[1] Gluecker T, Capasso P, Schnyder P, et al. Clinical and radiologic features of pulmonary edema. Radiographics, 1999, 19 (6): 1507-1531.

[2] Fagenholz PJ, Gutman JA, Murray AF, et al. Chest ultrasonography for the diagnosis and monitoring of high-altitude pulmonary edema. Chest, 2007, 131 (4): 1013-1018.

[3] Primack SL, Müller NL, Mayo JR, et al. Pulmonary parenchymal abnormalities of vascular origin: high-resolution CT findings. Radiographics, 1994, 14 (4): 739-746.

[4] Beigelman-Aubry C, Hill C, Guibal A, et al. Multi-detector row CT and postprocessing techniques in the assessment of diffuse lung disease. Radiographics, 2005, 25 (6): 1639-1652.

[5] Bessis L, Callard P, Gotheil C, et al. High-resolution CT of parenchymal lung disease: precise correlation with histologic findings. Radiographics, 1992, 12 (1): 45-58.

[6] Foster WL Jr, Gimenez EI, Roubidoux MA, et al. The emphysemas: radiologic-pathologic correlations [J]. Radiographics, 1993, 13 (2): 311-328.

[7] 李惠萍. 弥漫性泛细支气管炎研究进展. 国外医学呼吸系统分册, 2004, 24 (2): 100-102.

[8] 武秀华. 弥漫性泛细支气管炎发病机制研究进展. 国外医学呼吸系统分册, 2004, 24 suppl (6): 48-51.

[9] 张伟宏, 朱杰敏, 吴晰, 等. 弥漫性泛细支气管炎的影像学表现 (附3例报告及文献复习). 临床放射学杂志, 2000, 19 (3): 146-148.

[10] 李睿, 特发性肺纤维化诊断的研究进展. 国际医学放射学杂志, 2010, 33 (4): 318-320.

[11] American Thoracic Society, European Respiratory Society. American Thoracic Society/European Respiratory Society international multidisciplinary consensus classification of the idiopathic interstitial pneumonias. Am J Respir Crit Care Med, 2002, 165 (2): 277-304.

[12] Schmidt SL, Sumdaram B, Flaherty KR. Diagnosing fibrotic lung disease: when is high-resolution computed tomography sufficient to make a diagnosis of idiopathic pulmonary fibrosis? Respirology, 2009, 14 (7): 934-939.

[13] Müller NL, Guerry-Force ML, Staples CA, et al. Differential diagnosis of bronchiolitis obliterans with organizing pneumonia and usual interstitial pneumonia: clinical, functional, and radiologic findings. Radiology, 1987, 162 (1 pt 1): 151-156.

[14] Izumi T, Kitaichi M, Nishimura K, et al. Bronchiolitis obliterans organizing pneumonia: clinical features and differential diagnosis. Chest, 1992, 102 (3): 715-719.

[15] Müller NL, Staples CA, Miller RR. Bronchiolitis obliterans organizing pneumonia: CT features in 14 patients. AJR Am J Roentgenol, 1990, (5): 154: 983-987.

[16] Ebara H, Ikezoe J, Johkoh T, et al. Chronic eosinophilic pneumonia: evolution of chest radiograms and CT features. J Comput Assist Tomogr, 1994, 18 (5): 737-744.

[17] Sheehan RE, English J, Wittmann R, et al. Levitating consolidation in eosinophilic lung disease. J Thorac Imaging, 2003, 18 (1): 45-47.

[18] Johkoh T, Müller NL, Akira M, et al. Eosinophilic lung diseases: diagnostic accuracy of thin-section CT in 111 patients. Radiology, 2000, 216 (3): 773-780.

[19] Baughman RP, Teirstein AS, Judson MA, et al. Clinical characteristics of patients in a case control study of sarcoidosis. Am J Respir Crit Care Med, 2001, 164 (10 Pt 1): 1885-1889.

[20] Lynch JP. Computed tomographic scanning in sarcoidosis. Semin Respir Crit Care Med, 2003, 24 (4): 393-418.

[21] Brauner MW, Grenier P, Mompoint D, et al. Pulmonary sarcoidosis: evaluation with high-resolution CT. Radiology, 1989, 172 (2): 467-471.

[22] Zimmer WE, Chew FS. Pulmonary alveolar proteinosis. AJR Am J Roentgenol, 1993, 161 (1): 26.

[23] Godwin JD, Müller NL, Takasugi JE. Pulmonary alveolar proteinosis: CT findings. Radiology, 1988, 169 (3): 609-613.

[24] Rossi SE, Erasmus JJ, Volpacchio M, et al. "Crazy-paving" pattern at thin-section CT of the lungs: radiologic-pathologic overview. Radiographics, 2003, 23 (6): 1509-1519.

[25] Cheon JE, Lee KS, Jung GS, et al. Acute eosinophilic pneumonia: radiographic and CT findings in six patients. AJR Am J Roentgenol, 1996, 167 (5): 1195-1199.

[26] Winn RE, Kollef MH, Meyer JI. Pulmonary involvement in the hypereosinophilic syndrome. Chest, 1994, 105 (3): 656-660.

[27] Kitaichi M, Nishimura K, Itoh H, et al. Pulmonary lymphangioleiomyomatosis: a report of 46 patients including a clinicopathologic study of prognostic factors. Am J Respir Crit Care Med, 1995, 151 (2 Pt 1): 527-533.

[28] Abbott GF, Rosado de Christenson ML,

Frazier AA，et al. From the archives of the AFIP：lymphangioleiomyomatosis：radiologic-pathologic correlation. RadioGraphics, 2005, 25（3）：803–828.

［29］Lenoir S，Grenier P，Brauner MW，et al.. Pulmonary lymphangiomyo-matosis and tuberous sclerosis：comparison of radiographic and thin-section CT findings. Radiology，1990，175（2）：329–334.

［30］Choi Yw，Munden RF，Eramsus JJ，et al. Effects of radiation therapy on the lung：radiologic appearances and differential diagnosis. Radiographics，2004，24（4）：985-997.

［31］Chen L，Li Z，Zhang D，et al. Progress of radiation pneumonitis research. China Journal of Modern Medicine，2010，20（2）：281-284.

［32］Cleverley JR，Screaton NJ，Hiorns MP，et al. Drug-induced lung disease：high-resolution CT and histological findings. Clin Radiol, 2002, 57（4）：292-299.

［33］Camus P，Fanton A，Bonniaud P，et al. Interstitial lung disease induced by drugs and radiation. Respiration，2004，71（4）：301-326.

［34］Erasmus JJ，McAdams HP，Rossi SE. High-resolution CT of drug-induced lung disease. Radiol Clin North Am，2002，40（1）：61-72.

［35］Bruce DM，Heys SD，Eremin O. Lymphangitis carcinomatosa：a literature review. J R Coll Surg Edinb，1996，41（1）：7-13.

［36］Johkoh T，Ikezoe J，Tomiyama N，et al.CT findings in lymphangitic carcinomatosis of the lung：correlation with histologic findings and pulmonary function tests. AJR Am J Roentgenol，1992，158（6）：1217-1222.

［37］Thomas A，Lenox R. Pulmonary lymphangitic carcinomatosis as a primary manifestation of colon cancer in a young adult. CMAJ，2008，179（4）：338-340.

［38］Abbott GF，Rosado-de-Christenson ML，Franks T，et al. From the archives of the AFIP：pulmonary Langerhans Cell Histiocytosis. Radiographics，2004，249（3）：821-841.

［39］Lin MW，Chang YL，Lee YC，et al. Pulmonary Langerhans cell histiocytosis. Lung，2009，187（4）：261-262.

［40］Hidalgo A，Franquet T，Giménez A，et al. Smoking-related interstitial lung diseases：radiologic-pathologic correlation. Eur Radiol，2006，16（11）：2463-2470.

纵隔疾病

15

第1节　纵隔炎症

【概念】

纵隔炎症（mediastinitis）指发生于纵隔结缔组织或淋巴组织的炎症，分为急性纵隔炎（acute mediastinitis）与慢性纵隔炎（chronic mediastinitis）

一、急性纵隔炎

【病因与病理】

病因学

- 主要病因（约90%）为食管穿孔或破裂引起的纵隔感染
- 其他原因
  - 口咽部及颈深部化脓性感染下行进入纵隔
  - 邻近组织如肺、胸膜、淋巴结、心包等化脓性感染直接蔓延
  - 腹膜后感染向上扩散至纵隔
  - 气管插管或气管镜检查损伤气管壁，气管术后吻合口瘘，正中胸骨切开术后、胸部贯通伤等
  - 其他部位感染血行扩散

病理学

- 主要表现为纵隔内结缔组织充血、水肿、炎性渗出等弥漫性蜂窝织炎改变
- 镜下表现为以中性粒细胞为主的化脓性炎症改变，伴组织坏死、液化则形成纵隔脓肿

【临床表现】

- 起病有高热、寒战等毒血症状，常伴吞咽困难、胸骨后疼痛，严重时可出现休克
- 实验室检查白细胞（中性粒细胞）明显增高

【影像表现】

X线表现

- 表现为两侧纵隔影增宽，通常以上纵隔明显；侧位像示胸骨后密度增高；气管、主动脉弓的轮廓模糊
- 若形成脓肿，可于纵隔的一侧或两侧见到突出的弧形阴影，气管、食管受压移位
- 亦可出现纵隔气肿、脓肿和液平、胸腔积液、液气胸、颈部皮下气肿等征象

CT表现

- 纵隔弥漫性增宽，纵隔结构之间边缘模糊，纵隔脂肪组织内弥漫性或条状浸润、密度增高，或显示为边缘模糊的肿块影（图15-1-1）
- 尚可见局部液体和（或）气体积聚，胸腔或心包积液，淋巴结肿大，以及纵隔结构的压迫移位等
- 纵隔脓肿平扫密度与邻近软组织密度相近，增强扫描脓肿壁有明显环形强化（图15-1-2）

MRI表现

- 纵隔增宽，纵隔各结构层次不清
- 渗出液或脓肿内液体T1WI为低信号，T2WI为高信号
- Gd-DTPA增强扫描，脓肿壁可见强化

影像学检查方法评价

- 最佳影像检查方法：增强CT
  - 必要时可行CT引导下经皮穿刺活检
  - 怀疑食管穿孔可行食管碘水造影显示穿孔部位

【鉴别诊断】

- 局限性脓肿有时需与纵隔肿瘤、纵隔包裹性积液、纵隔血肿等相鉴别

诊断与鉴别诊断精要

- X线检查可见纵隔增宽，纵隔内积液、积气；CT或MRI显示纵隔内各结构间层次模糊、炎性浸润及脓肿形成
- 怀疑食管穿孔可行食管碘水造影显示穿孔部位
- 根据病史、临床症状及影像表现多可做出明确诊断
- 必要时行纵隔穿刺抽出脓液即可确诊

典型病例

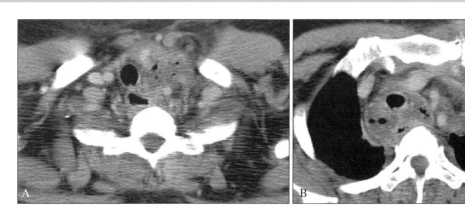

图 15-1-1　急性纵隔炎

A，B．CT示上纵隔增宽，纵隔脂肪组织内弥漫性浸润、密度增高，并见液体和气体积聚（本例由第二军医大学长征医院放射科刘士远教授提供）

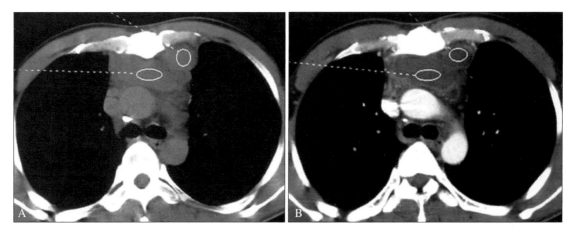

图 15-1-2　纵隔脓肿

男性，37岁，右颌面颈部肿痛伴发热、咳嗽、咳痰5天。A．CT平扫示前上纵隔接近软组织密度肿块，边缘模糊；B．增强后肿块多呈环形强化，内为低密度（本例由第二军医大学长征医院放射科刘士远教授提供）

二、慢性纵隔炎

【病因与病理】

病因学

- 病因尚不十分清楚
  - 与多种感染有关，包括结核、组织胞浆菌、放线菌、曲霉菌、毛霉菌等
  - 结节病、矽肺、外伤后纵隔出血、胸部放射治疗以及药物中毒等可能与部分病例有关
  - 亦可能与自身免疫有关
- 部分病例病因完全不明，称为特发性纵隔纤维化

病理学

- 主要表现为肉芽肿、纤维化或两者混合，有人认为纤维化是由长期慢性肉芽肿演变而来
- 少数患者可同时发生颈部纤维化和腹膜后纤维化

【临床表现】

- 多见于年轻人，男女发病率大致相等
- 早期可无明显症状
- 随病变缓慢加重，可逐渐出现纵隔内器官粘连或压迫的相应表现

【影像表现】

X 线表现

- 肉芽肿性纵隔炎通常继发于组织胞浆菌病或结核，表现为局限性的钙化肿块，多位于右侧气管旁区、隆突下或肺门处
- 非感染性纤维化性纵隔炎表现为纵隔非特异性增宽，纵隔表面扭曲、僵直
- 部分局限或弥漫性病例，纵隔轮廓可正常，仅表现为气管、主支气管狭窄或食管狭窄等
- 食管造影可见食管受压移位或狭窄

CT 表现

- 纵隔增宽，纵隔胸膜增厚，纵隔内或肺门肿块（图 15-1-3）
  - 肿块多为局限性含钙化灶的软组织密度肿块，常位于气管旁、隆突下或肺门处；约 60% ~ 90% 病例可见明显钙化
  - 亦可表现为弥漫浸润性不含钙化的软组织肿块，累及纵隔多个分区
- 可有气管、支气管、肺血管、上腔静脉等的受压表现

MRI 表现

- T1WI 表现为不均质的浸润性肿块，呈中等信号强度
- T2WI 信号多变，经常在一个病灶内同时见到高信号区和明显低信号区
  - 一般认为低信号区为钙化及致密纤维组织
  - 高信号区提示为活动性炎症
- Gd-DTPA 增强扫描呈不均匀强化

影像学检查方法评价

- 常规胸部 X 线检查对于本病是非特异性的，并且经常低估纵隔病变的范围
- CT 扫描在准确显示纵隔软组织浸润部位和范围、纵隔大血管及气道狭窄或阻塞程度以及钙化方面有很大优势
  - CT 增强扫描结合 MPR 能更好地评估上腔静脉及肺动静脉受累情况
- MRI 在显示病变的部位、范围及与邻近结构关系方面的作用与 CT 相似
  - 优点是不使用造影剂即可显示血管受累情况，还可显示肿块内部纤维化
  - 缺点是难以显示钙化，而钙化则高度提示由结核或组织胞浆菌引起的慢性纵隔炎

【鉴别诊断】

- 需与纵隔淋巴瘤、结节病、淋巴结转移等鉴别

诊断与鉴别诊断精要

- 当 CT 扫描发现纵隔或肺门处含有大量钙化的局限性肿块，结合患者年纪较轻、来自于结核或组织胞浆菌病流行地区的临床背景，有助于慢性纵隔炎的诊断
- 如肿块内不含钙化，或者有病变进展的临床或影像证据，需要进行纵隔组织活检以除外肿瘤
- 因霍奇金淋巴瘤等亦可有纤维化成分，故需充分取材才能完全除外可能的肿瘤；外科取材（纵隔镜、胸腔镜或开胸活检）优于经胸细针穿刺活检

典型病例

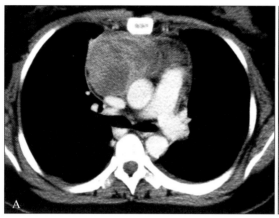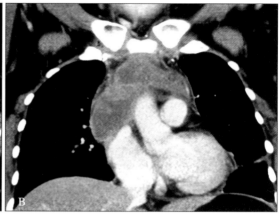

图 15-1-3　慢性纵隔炎

女性，34 岁。横断面 A 及冠状面 B 示前纵隔肿块，内部密度不均匀，可见坏死脓腔（本例由北京世纪坛医院放射科王仁贵教授提供）

（赵世俊　吴　宁）

重点推荐文献

[1] Akman C, Kantarci F, Cetinkaya S. Imaging in mediastinitis: a systematic review based on aetiology[J]. Clin Radiol, 2004, 59 (7): 573-585.

[2] Exarhos DN, Malagari K, Tsatalou EG, et al. Acute mediastinitis: spectrum of computed tomography

findings[J]. Eur Radiol, 2005, 15 (8): 1569-1574.

[3] Devaraj A, Griffin N, Nicholson AG, et al. Computed tomography findings in fibrosing mediastinitis[J]. Clin Radiol, 2007, 62 (8): 781-786.

第 2 节　纵隔脂肪增多症

【概念】

纵隔脂肪增多症（mediastinal fat accumulation mediastinal lipomatosis），是指过多的组织学正常、无包膜的脂肪沉积在纵隔内的良性病变

【病因与病理】

- Cushing 综合征
- 激素治疗后
- 肥胖
- 部分患者无明显诱因

【临床表现】

- 通常不产生临床症状
- 偶见呼吸困难，可能与压迫气管和咽部有关

【影像表现】

X 线表现

- 纵隔增宽，轮廓光滑，以上纵隔显著

CT 表现

- 大量脂肪组织弥漫分布于纵隔内，无包膜（图 15-2-1）

- 以前上纵隔胸骨后区为著，亦可见于心膈角及脊柱旁
- 一般不压迫纵隔大血管、气管等结构

MRI 表现

- T1WI、T2WI 均呈高信号
- 运用脂肪抑制技术可见信号显著下降

影像学检查方法评价

- CT 与 MRI 均具有定性诊断价值
- 最佳影像检查方法：CT 或 MRI

【鉴别诊断】

- 纵隔脂肪瘤
  - 多位于前纵隔下部和心膈角区
  - 均一脂肪密度，可含有少许纤维分隔，可见均匀包膜
- 含脂肪的疝
  - 膈疝有其特定位置
    - Morgagni 疝位于心膈角区，多位于右侧
    - Bochdalek 疝位于横膈后部，以左侧多见

- 胃周围脂肪亦可经食管裂孔疝入胸腔
  ○ CT 多平面重建或 MRI 可显示疝囊内脂肪与腹部脂肪的关系

○ 增强后可见脂肪肿块内的网膜血管

> **诊断与鉴别诊断精要**
>
> - CT 或 MRI 表现为过量脂肪组织弥漫分布于纵隔内，无包膜
> - 如果脂肪密度不均匀，应考虑伴有纵隔炎、出血、肿瘤浸润、纤维化或手术后异常

典型病例

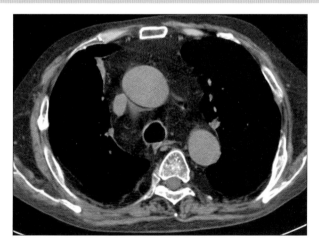

图 15-2-1　纵隔脂肪增多症
男性，59 岁。CT 横断面图像示大量脂肪组织弥漫分布于纵隔内，无包膜，纵隔大血管、气管等结构未见受压。后胸壁胸膜外亦可见脂肪沉积（本例由第二军医大学长征医院放射科刘士远教授提供）

（赵世俊　吴　宁）

重点推荐文献

[1] Gaerte SC, Meyer CA, Winer-Muram HT, et al. Fat-containing lesions of the chest[J]. Radiographics, 2002, 22 Spec No：S61-78.
[2] Müller NL, Silva CI. Imaging of the chest[M]. 1st ed.

Philadelphia：Saunders, 2008：1447-1570.
[3] Mohapatra PR, Janmeja AK. Images in clinical medicine. Asymptomatic mediastinal lipomatosis[J]. N Engl J Med, 2010, 363（13）：1265.

第 3 节　胸内甲状腺肿

【概念】

胸内甲状腺肿（intrathoracic goiter）包括胸骨后甲状腺肿（substernal goiter）和先天性胸内迷走甲状腺肿（intrathoracic ectopic thyroid）。

【病因与病理】

病因学

- 胸骨后甲状腺肿起源于颈部甲状腺。随着甲状腺肿块的生长，在吞咽、重力和胸腔内负压作

用下，进入胸腔内
  ○ 常位于胸骨后气管前间隙，少数可延伸至气管后方，以右侧多见
  ○ 肿块上端与颈部甲状腺相连（直接相连或以索条相连）

- 胸内迷走甲状腺肿极为少见，由胚胎发育时期异位在纵隔内的甲状腺组织发展而来
  ○ 可位于纵隔内任何部位，与颈部甲状腺无

直接联系

病理学

- 可为结节性甲状腺肿、甲状腺腺瘤、甲状腺囊肿、甲状腺癌等
  - 绝大多数为结节性甲状腺肿，恶性者较少见

【临床表现】

- 多见于年轻人，男女发病率大致相等
- 约 1/3 患者无症状，于体检时偶然发现
- 临床主要表现为气管、食管、喉返神经、上腔静脉等受压迫所致症状
  - 少数病例伴有甲状腺功能亢进症状

【影像表现】

X 线表现

- 胸骨后甲状腺肿表现为前上纵隔肿块影
  - 多向纵隔一侧突出且以右侧多见，较大者可向两侧突出
  - 通常上端较宽大并与颈部软组织影相连
  - 气管受压移位，多为后移位及侧移位，主动脉弓可向左下方移位
  - 可有斑点状钙化
  - 透视下纵隔肿块可随吞咽动作上下移动，如发生粘连也可固定不动
- 迷走甲状腺肿在纵隔内无固定位置，缺少特征性

CT 表现

- 肿块位于前上纵隔胸廓入口处、胸骨后或气管周围，与颈部甲状腺相连（图 15-3-1）
- 多呈结节状或卵圆形，边缘光滑清楚
  - 当边缘不规则、周围脂肪层消失或伴颈部淋巴结肿大时，则提示为恶性
- 密度多不均匀，其内可有点状或不规则形钙化或局灶性低密度囊变区
  - 平扫时肿块实质部分因含碘密度高于周围肌肉组织，与颈部甲状腺密度相近

- 增强后实质部分呈明显强化，且上升快、持续久，密度与正常甲状腺相仿或略低
- 相邻血管常受压，向前向外移位，气管受压变形并向肿块对侧移位

MRI 表现

- MRI 矢状面成像易于显示胸骨后肿块与颈部甲状腺的连续性
- T1WI 与肌肉相比，呈略低信号或等信号；T2WI 为不均匀高信号
- Gd-DTPA 增强检查，肿块呈明显强化
- 病变如有钙化，显示不及 CT 明确，表现为无信号区

推荐影像学检查

- 最佳检查方法：CT 平扫 + 增强
- MRI 可作为 CT 的重要补充

【鉴别诊断】

- 与纵隔内其他肿瘤、淋巴结病变相鉴别
  - 胸腺瘤
    - 鉴别要点在于其不与颈部甲状腺相连
  - 淋巴瘤及转移瘤
    - 常有临床背景提示，常同时累及纵隔内多组淋巴结
  - 畸胎瘤
    - 通常含有两个或三个胚层的组织
    - 牙齿、骨骼及脂质成分并存为其特征性表现
  - 神经源性肿瘤
    - 多见于后纵隔脊柱旁沟内
    - 可伴椎间孔扩大或邻近骨压迫、侵蚀改变
- 与纵隔内血管病变相鉴别
  - 血管扩张或动脉瘤
    - 与血管相连，通过 CT 或 MRI 平扫 + 增强扫描易于识别

诊断与鉴别诊断精要

- 迷走甲状腺肿比较少见，在纵隔内位置不定，缺乏特征性，通常排除其所在区域较常见的纵隔肿瘤后，才考虑这种可能
- 核素显像如 [131]I 示踪检查有助于判断病变是否来源于甲状腺组织，但部分病灶可因低摄取或无功能而表现为阴性
- 对于胸骨后甲状腺肿，根据其部位及与颈部肿大甲状腺的关系，结合病变形态、密度及强化特征，通过 CT 或 MRI 检查一般均可正确诊断

典型病例

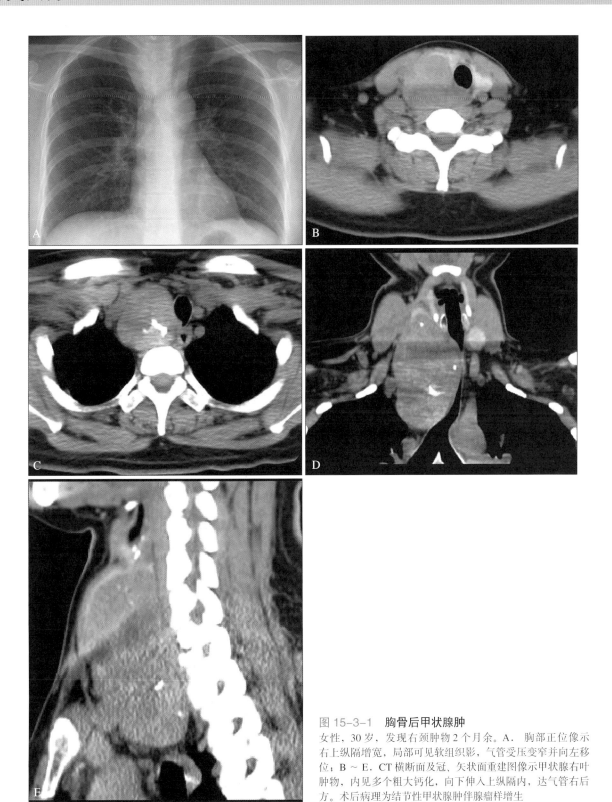

图 15-3-1　胸骨后甲状腺肿
女性，30岁，发现右颈肿物2个月余。A. 胸部正位像示右上纵隔增宽，局部可见软组织影，气管受压变窄并向左移位；B～E. CT横断面及冠、矢状面重建图像示甲状腺右叶肿物，内见多个粗大钙化，向下伸入上纵隔内，达气管右后方。术后病理为结节性甲状腺肿伴腺瘤样增生

（赵世俊　吴　宁）

重点推荐文献

[1] Duwe BV, Sterman DH, Musani AI. Tumors of the mediastinum[J]. Chest, 2005, 128 (4): 2893-2909.

[2] Batori M, Chatelou E, Straniero A, et al. Substernal goiters[J]. Eur Rev Med Pharmacol Sci, 2005, 9 (6): 355-359.

[3] Wu MH, Chen KY, Liaw KY, et al. Primary intrathoracic goiter[J]. J Formos Med Assoc, 2006, 105 (2): 160-163.

第4节　异位甲状旁腺腺瘤

【概念与概述】

异位甲状旁腺腺瘤（parathyroid adenoma）是指发生在颈部正常甲状腺旁腺位置以外的甲状旁腺腺瘤。多发生于纵隔内，也有报道发生于颈动脉旁、颌下腺、胸腔与膈顶等部位

【病理学】

- 组织学类型
  - 主细胞腺瘤
  - 嗜酸细胞腺瘤
  - 透明细胞腺瘤
  - 脂肪腺瘤
  - 非典型腺瘤
- 大体病理及手术所见
  - 典型腺瘤是棕褐至红褐色，软而均质性，表面光滑具有薄的包膜
- 显微镜下特征
  - 大多数腺瘤是以主细胞为主
  - 甲状旁腺激素（PTH）和CgA免疫染色阳性

【临床表现】

- 可见于任何年龄，高峰是20～50岁，女性与男性比例大约是3：1
- 是原发性甲状旁腺功能亢进症的最常见原因
  - 典型表现为高钙血症和低磷血症
  - 常合并骨质吸收和尿路结石
- 是原发性甲状旁腺功能亢进症的最常见原因
- 手术切除是最有效的治疗方法

【影像表现】

X线表现

- 甲状旁腺腺瘤通常较小，多在0.3～3.0cm，X线平片通常难以检出

CT表现

- 部位
  - 最常见于前上纵隔的胸腺内或其附近区域（图15-4-1）

- 平扫CT
  - 类圆形或类三角形软组织密度结节，边缘清楚
  - 密度多均匀，类似颈部大血管密度
    - 少数因有坏死和出血而密度不均
    - 钙化罕见
- 增强CT
  - 腺瘤因血供丰富而呈明显均匀强化

MRI表现

- T1WI呈低信号，信号强度类似肌肉或甲状腺；T2WI呈高信号，类似脂肪
- 若出现出血、坏死则有相应信号改变
- 增强后实性部分呈明显强化

核医学表现

- 核素检查依据是甲状腺腺瘤对放射性示踪剂的浓聚
- 常用的放射性核素是 ^{99m}TC-MIBI，平均敏感性约91.8%

超声表现

- 对于正常位置或异位于甲状腺内的病灶容易检出

影像学检查方法评价

- 超声对于异位于纵隔的甲状腺腺瘤探查受限
- CT、MRI可清晰显示纵隔的解剖结构，有利于术前精确定位和诊断
- 核素显像敏感性高（大于90%），特异性较低

【鉴别诊断】

- 颈部或纵隔血管
  - 为连续管状结构且有固定解剖位置
- 淋巴结
  - 强化程度低于腺瘤
  - 无甲状旁腺功能亢进症状
- 纵隔异位甲状旁腺腺癌
  - 十分罕见
  - 易出血、坏死和钙化，常侵犯邻近结构

诊断与鉴别诊断精要

- 临床表现为原发性甲状旁腺功能亢进症
- CT、MRI 表现为纵隔内异常密度或信号结节，增强扫描有较明显强化
- 核素显像敏感性高，表现为纵隔内局灶放射性浓聚

典型病例

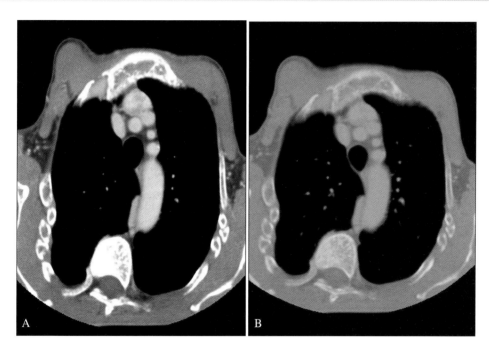

图 15-4-1　异位甲状旁腺腺瘤

男性，48 岁，多关节痛伴脊柱进行性侧弯 4 年，双侧肾盂结石，实验室检查甲状旁腺激素 3441pg/ml（正常范围 15 ～ 65 pg/ml）。CT 横断面图像示前上纵隔结节，呈不均匀明显强化，胸廓畸形，骨质疏松。术后病理为甲状旁腺腺瘤

（赵世俊　吴　宁）

重点推荐文献

[1] Che Kadir S, Mustaffa BE, Ghazali Z, et al. Mediastinal parathyroid adenoma：diagnostic and management challenges[J]. Singapore Med J, 2011, 52（4）：e70-74.

[2] Marzouki HZ, Chavannes M, Tamilia M, et al. Location of parathyroid adenomas：7-year experience[J]. J Otolaryngol Head Neck Surg, 2010, 39（5）：551-554.

[3] Sato N, Nakagawa T, Kanno M, et al. Ectopic mediastinal parathyroid adenoma[J]. Kyobu Geka, 2010, 63（9）：781-785.

第5节 胸腺增生

【概念与概述】

胸腺增生（thymic hyperplasia）可分为真性胸腺增生和淋巴样滤泡性增生

- 真性胸腺增生（true thymic hyperplasia）定义为胸腺的大小和重量增加而组织学结构正常
- 胸腺淋巴样滤泡性增生（thymic lymphoios follicular hyperplasia）特指胸腺髓质发生淋巴小结样增生

【病理生理改变】

- 真性胸腺增生为胸腺体积增大，重量增加，而大体形态及组织学结构正常
- 胸腺淋巴样滤泡性增生，较真性胸腺增生多见，胸腺的大小和重量多在正常范围内，组织学示髓质内淋巴小结样增生，胸腺皮质受压变薄
- 由于胸腺大小随年龄变化较大，且在退化过程中个体差异也较大，其大小和重量的正常标准难以掌握

【临床表现】

- 真性胸腺增生有时可合并甲状腺毒症、Graves病、肢端肥大症和红细胞发育不良
  - 胸腺反弹（thymic rebound）为真性胸腺增生的一种形式
    - 当人体遭受打击（疾病、化疗等）或肾上腺皮质激素水平增高可使胸腺迅速缩小，随后的数月内重新生长，称为胸腺反弹
    - 多见于儿童及青少年，一些患者反弹生长过度可被误为肿瘤
- 胸腺淋巴样滤泡性增生见于60%～80%重症肌无力患者，亦可见于许多免疫介导的疾病，如系统性红斑狼疮、类风湿性关节炎、硬皮病、甲状腺毒症及Graves病等
  - 胸腺通常保持正常形态，可为正常大小或弥漫性增大，偶尔可呈局灶性肿块

【影像表现】

X 线表现

- 可无阳性征象
- 或见胸腺增大而保持正常的三角形或帆形形态
- 偶尔也可向两侧纵隔膨出

CT 表现

- 前纵隔脂肪内可完全正常，无或仅有少许条状、结节状软组织密度
- 或见大小在正常范围内的胸腺呈软组织密度
- 或见胸腺弥漫增大，保留正常轮廓（图15-5-1）
- 有时边缘膨隆，易被误诊为胸腺瘤（图15-5-2）

MRI 表现

- 在 MRI 上，信号与正常腺体相似

影像学检查方法评价

- 临床上诊断胸腺增生需在 CT 图像上测量其大小
  - 一般认为：20 岁以下，正常胸腺的最大厚度是 1.8cm；大于 20 岁者，最大厚度为 1.3cm
- 如在 CT 图像上测量胸腺，超过以上标准者，被认为是胸腺增生

【鉴别诊断】

- 在重症肌无力患者中，增大的或有局灶性肿块的胸腺既可为滤泡增生也可为胸腺瘤
  - MRI 化学移位成像对鉴别二者有帮助，正常胸腺和胸腺增生因弥漫脂肪浸润而在反相位上呈均匀衰减信号
- 对于纵隔淋巴瘤患者，在化疗时必须鉴别是胸腺增生还是有肿瘤组织残留
  - 依靠 CT 或 MRI 往往难以鉴别，常需借助镓放射性核素扫描，因为镓会被淋巴瘤组织摄取，很少被纤维组织、坏死组织或成人的胸腺摄取，但小儿胸腺的摄取量相对会多些
  - 在临床实践中，更多的是结合治疗过程与系列随诊影像做出判断
- 对于不明病因的胸腺肿大，往往在切除术后才能准确鉴别，而经皮穿刺等微创检查，由于标本量少，常难以作出准确的诊断

> **诊断与鉴别诊断精要**
>
> - 真性胸腺增生，为胸腺的大小和重量增加而组织学结构正常，胸腺反弹是其最常见形式
> - 胸腺淋巴样滤泡性增生，为胸腺内淋巴滤泡数量增加而胸腺大小和重量多在正常范围内，见于 60% ~ 80% 重症肌无力患者

典型病例

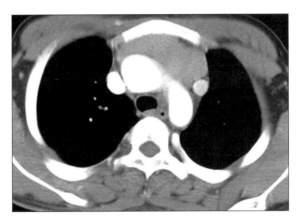

图 15-5-1　胸腺增生
男性，14 岁，右眼睑下垂 2 个月。CT 横断面图像示胸腺体积增大，最大厚度 2.5cm，呈均匀软组织密度。术后病理为胸腺增生

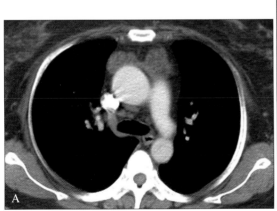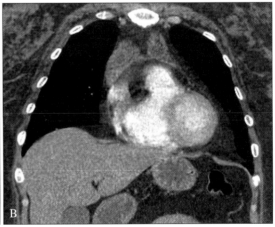

图 15-5-2　胸腺增生
女性，46 岁，2 个月前有支气管炎，高热史，抗感染治疗后缓解，1 个月前查体发现纵隔肿物。A ~ B. CT 横断面及冠状面重建图像示前纵隔软组织肿物，形态同正常胸腺，术后病理为胸腺增生

（赵世俊　吴　宁）

重点推荐文献

[1] Mlika M，Ayadi-Kaddour A，Marghli A，et al. True thymic hyperplasia versus follicular thymic hyperplasia：a retrospective analysis of 13 cases[J]. Pathologica, 2009, 101（5）：175-179.

[2] Hofmann WJ, Möller P, Otto HF. Thymic hyperplasia. I. True thymic hyperplasia. Review of the literature[J]. Klin

Wochenschr, 1987, 15；65（2）：49-52.

[3] Hofmann WJ, Möller P, Otto HF. Thymic hyperplasia. II. Lymphofollicular hyperplasia of the thymus. An immunohistologic study[J]. Klin Wochenschr, 1987, 15；65（2）：53-60.

第6节 胸腺囊肿

【概念与概述】

胸腺囊肿（thymic cyst）约占前纵隔肿瘤的1%～3%。多位于胸骨后前上纵隔区、胸腺的发育线上，少数可异位于颈部、前下纵隔或中后纵隔。可为先天性或获得性，以先天性多见。

【病理生理改变】

- 先天性胸腺囊肿（congenital thymic cyst）
  - 可能因胸腺咽管未闭所致
  - 常为单房，囊壁薄，囊内含清亮液体
  - 无炎性改变
- 获得性胸腺囊肿（acquired thymic cyst）
  - 通常为多房，故亦被称为多房性胸腺囊肿
  - 是一种继发性的反应性质的病变，伴有炎症及纤维化改变
  - 囊壁较厚，囊内含混浊液体或凝胶样物

【临床表现】

- 近50% 先天性囊肿于20岁前偶然发现
- 多房胸腺囊肿
  - 可见于自身免疫性疾病患者和HIV感染者
  - 可继发于囊性退变
    - 见于胸腺肿瘤（如胸腺瘤、淋巴瘤、精原细胞瘤）治疗前与治疗后
  - 甚至发生于胸骨切开术后

【影像表现】

X线表现

- 多位于前上纵隔区域
- 向纵隔侧缘突出，瘤肺交界面光滑
- 若病变较小，可无阳性征象

CT表现

- 单纯先天性胸腺囊肿
  - 边缘清晰光滑、均匀水样密度肿块（图15-6-1）

- 囊壁菲薄难辨，张力较低
- 获得性胸腺囊肿
  - 边缘清晰、密度不均匀、单房或多房囊性肿块，以多房者多见（图15-6-2）
  - 如继发出血或感染，密度可增高，可误为实质性肿块
  - 少数病例囊壁可见弧形钙化

MRI表现

- 显示为囊肿的信号特征
- 如合并出血或感染，T1WI及T2WI可均呈高信号

影像学检查方法评价

- X线胸片难以检出较小的囊肿，对区别肿块的囊、实性较为困难
- CT或MRI均能很好地明确肿块的囊性特征，并可显示与邻近结构的关系以及是否合并胸腺增生

【鉴别诊断】

- 皮样囊肿
  - 壁相对较厚，张力较高，可含有脂肪、钙化甚至牙齿样结构
- 心包囊肿
  - 通常位置较低，好发于前心膈角处，特别是右侧，张力较低
- 支气管囊肿
  - 好发于中纵隔气管两旁或气管分叉处，与气管或主支气管关系密切
- 淋巴管瘤
  - 可呈单房或多房囊状，亦可为海绵状，可跨越多个纵隔分区呈蔓状生长

诊断与鉴别诊断精要

- 先天性囊肿常为单房，呈均匀水样密度，壁薄而光滑，边界锐利，偶尔可因出血或高蛋白含量而被误为实性肿块，此时可通过 MRI 进行鉴别
- 获得性囊肿是一种继发性的反应性质的病变，通常为多房，表现为增大的胸腺内出现多房囊变区域，易与胸腺瘤或纵隔其他囊性肿瘤混淆
- 少数囊肿位于颈部、前下纵隔或中后纵隔等非常见部位，术前确诊困难

典型病例

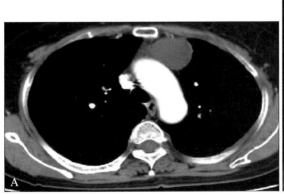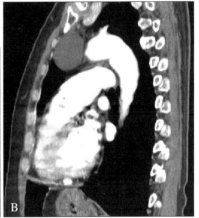

图 15-6-1　胸腺囊肿
女性，59 岁，查体发现前纵隔肿物 1 周。A，B. 增强 CT 横断面及矢状面重组图像示左前纵隔囊性肿物，边缘锐利，壁薄。术后病理为胸腺囊肿

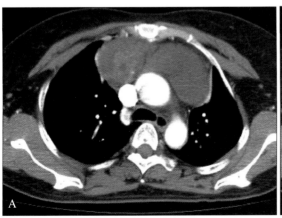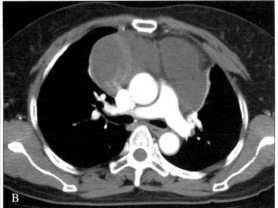

图 15-6-2　多房胸腺囊肿
女性，56 岁，胸痛 2 周。A，B. CT 示前纵隔肿物，大部分为囊性，壁厚，有分隔；右侧部分为实性，不均匀环形强化。术后病理为胸腺囊肿，囊壁内见炎细胞浸润、胆固醇结晶，伴出血、退变及坏死

重点推荐文献

[1] Jeung MY, Gasser B, Gangi A, et al. Imaging of cystic masses of the mediastinum[J]. Radiographics, 2002, 22 Spec No: S79-93.

[2] Kim JH, Goo JM, Lee HJ, et al. Cystic tumors in the anterior mediastinum. Radiologic-pathological

correlation[J]. J Comput Assist Tomogr, 2003, 27 (5): 714-723.

[3] Müller NL, Silva CI. Imaging of the chest[M]. 1st ed. Philadelphia: Saunders, 2008: 1447-1570.

第7节 胸腺瘤及胸腺癌

胸腺瘤（thymoma）和胸腺癌（thymic carcinoma）属于胸腺上皮肿瘤（thymic epithelial tumors），起源于胸腺上皮干细胞，是成人最常见的纵隔原发性肿瘤之一，约占成人纵隔肿瘤的20%～25%，占前纵隔肿瘤的45%～50%，发病率约0.1～0.5/10万人。

一、胸腺瘤

【概念与概述】

胸腺瘤是指起源于胸腺上皮细胞或显示向胸腺上皮细胞分化的肿瘤，由胸腺上皮细胞和淋巴细胞混合组成，且不论非肿瘤性成分的淋巴细胞是否存在及其相对数量的多少

【病理生理改变】

- WHO（2004）组织学主要分类（括号内为同义词）
  - A 型（梭形细胞型；髓质型）
  - AB 型（混合型）
  - B1 型（淋巴细胞富有型，淋巴细胞型；皮质优势型，器官样型）
  - B2 型（皮质型）
  - B3 型（上皮性，不典型性，鳞状上皮样；高分化胸腺癌）
- 胸腺瘤不具有或具有低至中度的恶性潜能
  - A 型，AB 型，B1 型为低危性胸腺瘤
  - B2 型，B3 型为高危性胸腺瘤
- 多数胸腺瘤为实性肿瘤，但高达1/3可出现坏死、出血及囊变
- 多数胸腺瘤具有完整的纤维包膜，约34%肿瘤可侵透包膜、侵犯周围结构
- 可经横膈侵入腹腔或种植至同侧胸膜及心包
- 很少发生淋巴转移和血行转移

【临床表现】

- 胸腺瘤主要发生于成人，好发年龄为40～60岁，无性别差异
  - 20岁以下少见，儿童罕见
- 约1/3～1/2胸腺瘤患者伴有重症肌无力
  - 仅10%～20%重症肌无力患者合并胸腺瘤
- 约10%胸腺瘤患者伴有低内种球蛋白血症
- 约5%～10%胸腺瘤患者可出现纯红细胞再生不良
- 可伴有系统性红斑狼疮、类风湿性关节炎等结缔组织疾病
- 约20%患者可合并淋巴瘤、肺癌、甲状腺癌等恶性肿瘤
- 实验室检查血清抗乙酰胆碱受体（AchR）抗体滴度测定有时可明显增高

【影像表现】

X 线表现

- 表现为纵隔增宽及前纵隔内肿块影
  - 肿块绝大多数位于前纵隔心脏大血管连接处附近
  - 亦可发生于从胸廓入口至心膈角的任何部位
  - 少数可位于后纵隔甚至纵隔外（如颈部、胸膜或肺内）
- 多呈圆形或卵圆形，边界清楚，边缘光滑或分叶状
- 多自纵隔突向一侧肺野，向双侧突出者少见

CT 表现

- 前纵隔边界清楚的圆形、椭圆形或分叶状肿块，贴邻于心包及大血管前外侧缘表面（图15-7-1）
- 小的胸腺瘤往往位于中线一侧，大的胸腺瘤可位于中线两侧，甚至伸入到中后纵隔内
  - 大小可自1～2cm至10cm以上
- 大多呈均匀软组织密度，增强扫描呈轻至中度均匀强化

- 当出现低密度区时代表出血、坏死或囊变
- 个别以囊变为主的肿块，有时可被误为囊肿
- 少数可见包膜（或边缘）或瘤内的弧形、斑点状或粗大钙化
- 约1/3的胸腺瘤可不同程度地侵犯肿瘤包膜、邻近纵隔脂肪及周围结构（图15-7-2）
  - 以下征象提示肿瘤为侵袭性
    - 肿块边缘呈条索状伸入脂肪内
    - 楔入其他纵隔结构之间
    - 直接侵入或包埋邻近结构超过3/4周
    - 与邻近肺组织的界面不规则
    - 胸膜或心包面上检出种植结节
    - 穿透横膈进入腹腔
- 侵袭性胸腺瘤可沿胸膜、心包膜种植转移，常累及后肋膈角、膈脚部甚至经横膈裂孔进入腹腔（所谓重力性转移）
- 胸腔积液很少见
- 肺转移亦少见

MRI 表现

- T1WI 呈中等或略低信号（等于或高于骨骼肌）；T2WI 上呈中高信号（低于脂肪）
- 肿瘤内囊变坏死区在 T1WI 上呈低信号，T2WI 上呈高信号
- 如存在出血则在 T1WI 及 T2WI 上均可为高信号
- 纤维分隔在 T1WI 及 T2WI 上表现为线状或网状低信号影
- Gd-DTPA 增强扫描呈轻至中度强化

推荐影像学检查

- 最佳检查方法：增强 CT 或 MRI
- CT 或 MRI 在区分组织学分类亚型上的价值有限
  - 不同组织学亚型胸腺瘤的影像表现有很大重叠
    - 光滑的轮廓和圆形肿物，更多情况下与良性的组织学行为有关

【鉴别诊断】

- 胸腺增生
  - 胸腺形态、轮廓多保持正常
- 胸腺脂肪瘤
  - 主要由脂肪成分构成，CT 或 MRI 较具特征性
- 胸腺囊肿
  - 获得性囊肿在影像上往往表现为增大的胸腺内出现多房囊变区域，易与胸腺瘤混淆
    - 当胸腺瘤囊变时，通常以实性成分为主，壁厚而不规则
- 生殖细胞肿瘤
  - 典型的畸胎瘤常混杂有脂肪、钙化、骨骼或牙齿等成分，较具特征性
  - 肿瘤标记物水平升高有助于提示某些非畸胎类生殖细胞瘤的诊断
    - AFP 升高与胚胎性癌或卵黄囊肿瘤成分强烈相关
    - β-hCG 升高与绒毛膜癌成分相关
- 淋巴瘤
  - 淋巴瘤发病年龄轻，平均 < 40 岁，放化疗后肿瘤可不同程度缩小或消失
    - 胸腺瘤常 > 40 岁，常伴重症肌无力等自身免疫性疾病
  - 淋巴瘤肿块周围常见肿大淋巴结，与肿块融合或孤立存在，有时可合并颈部、胸部或腹部其他部位淋巴结肿大
    - 胸腺瘤周围很少伴有肿大淋巴结
  - CT 增强扫描淋巴瘤一般强化不明显，而胸腺瘤可有中度强化
- 胸骨后甲状腺肿
  - 与颈部甲状腺关系密切

诊断与鉴别诊断精要

- 临床上好发年龄为 40～60 岁；约 1/3～1/2 胸腺瘤患者伴有重症肌无力
- 绝大多数位于前纵隔心脏大血管连接处附近
- 不同组织学亚型胸腺瘤的影像表现有很大重叠
  - 光滑的轮廓和圆形肿物，更多情况下与良性的组织学行为有关

典型病例

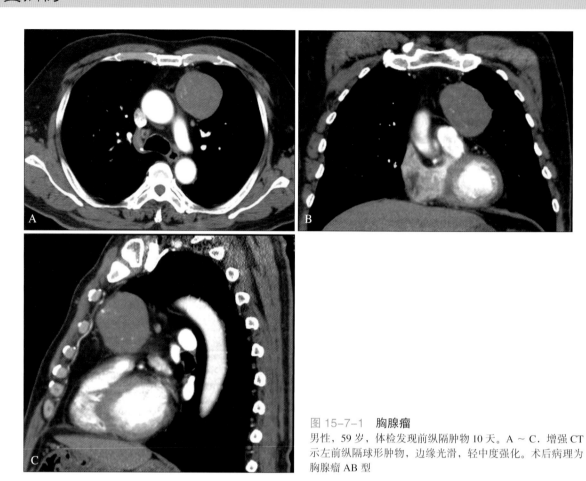

图 15-7-1　胸腺瘤

男性，59 岁，体检发现前纵隔肿物 10 天。A ～ C. 增强 CT 示左前纵隔球形肿物，边缘光滑，轻中度强化。术后病理为胸腺瘤 AB 型

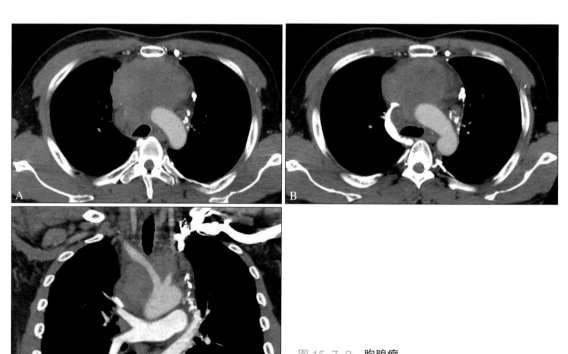

图 15-7-2　胸腺瘤

男性，45 岁，颈面部肿胀 1 年余。A ～ C. 增强 CT 示前上纵隔肿物，浸润性生长，包绕上腔静脉、升主动脉等纵隔大血管。术后病理为胸腺瘤 B3 型

二、胸腺癌

【概念与概述】

胸腺癌是具有明显细胞异型性的原发恶性胸腺上皮肿瘤，具有高度侵袭性，在 WHO（1999）组织学分类中曾将其归为 C 型胸腺瘤，但由于胸腺癌缺乏胸腺分化的器官样特征，形态上类似于其他器官相应类型的癌，故在 WHO（2004）组织学分类中取消了 C 型胸腺瘤这一术语，而将缺乏器官样特征的恶性胸腺上皮性肿瘤（除外生殖细胞肿瘤）均列入胸腺癌

- 胸腺神经内分泌肿瘤（neuroendocrine tumors of the thymus）在 WHO（2004）分类中被归为胸腺癌的一个亚型
- 胸腺癌约占所有胸腺上皮肿瘤的 15%～20%

【病理生理改变】

- 包括多个组织学亚型，以鳞癌和神经内分泌癌最为多见
- 胸腺类癌（thymic carcinoid）是最常见的胸腺神经内分泌癌
  - 绝大多数为不典型类癌，典型类癌极为少见
- 胸腺癌恶性生物学行为较侵袭性胸腺瘤更明显
  - 易侵犯邻近肺、心包、大血管等结构
  - 常转移至区域淋巴结、骨、肺、肝和脑

【临床表现】

- 胸腺癌
  - 可见于各年龄段，但最常见于 30～60 岁成人，男性稍多
  - 临床症状常继发于肿瘤对纵隔及周围结构的压迫、侵犯或远处转移
    - 很少伴发重症肌无力或其他各种免疫介导的系统性疾病
  - 预后较差
- 胸腺类癌
  - 发病年龄跨度较大（平均 43 岁），多见于男性（男女比例 2～7：1）
  - 较支气管类癌更具侵袭性，经常转移至区域淋巴结、肾上腺、骨（成骨性转移多见）、肺、肝、脑
  - 很少伴有经典的类癌综合征（＜1%）
  - 约 1/3 胸腺类癌有功能活性，可引起库欣综合征（33%～40%）或多发内分泌肿瘤综合征（19%～25%）
  - 实验室检查血浆 ACTH（促肾上腺皮质激素）及血、尿皮质醇常明显升高
  - 预后差，术后易局部复发或转移

【影像表现】

- 胸腺癌好发部位与胸腺瘤相同（图 15-7-3）
  - 影像表现为前纵隔大的肿块，通常边界不清楚，边缘不规则或分叶状，常侵犯并推移邻近结构
  - 常有坏死、出血和（或）囊性变，10%～40% 在 CT 上可见灶状钙化
  - 常侵犯心包、胸膜并出现心包和胸腔积液
- 胸腺类癌影像表现与常见胸腺上皮肿瘤相仿（图 15-7-4）
  - 当前纵隔肿块伴有库欣综合征时，诊断上应首先考虑为胸腺类癌
  - MRI 上 T2WI 呈明显呈高信号，可能提示神经内分泌癌的诊断

推荐影像学检查

- 最佳检查方法：CT 或 MRI

【鉴别诊断】

- 侵袭性胸腺瘤（invasive thymoma）
  - 胸腺癌的侵袭性较侵袭性胸腺瘤更为明显
    - 当出现神经受累（如膈肌麻痹）或淋巴转移、血行转移等征象时，往往提示肿瘤为胸腺癌或其他恶性肿瘤而不是侵袭性胸腺瘤
  - 胸腺鳞癌通常缺乏包膜及瘤内纤维分隔
    - 当肿瘤较大且瘤内缺乏分隔或结节状结构时，则支持胸腺癌而不是侵袭性胸腺瘤的诊断
- 纵隔其他肿瘤
  - 鉴别诊断同胸腺瘤

诊断与鉴别诊断精要

- 胸腺癌影像表现非常类似于侵袭性胸腺瘤
  - 淋巴或血行转移主要见于胸腺癌
  - 胸腺癌比胸腺瘤较少引起胸膜种植转移
  - 胸腺癌很少伴有副肿瘤综合征，如重症肌无力
- 胸腺癌的诊断，需要排除其他部位原发肿瘤的转移

典型病例

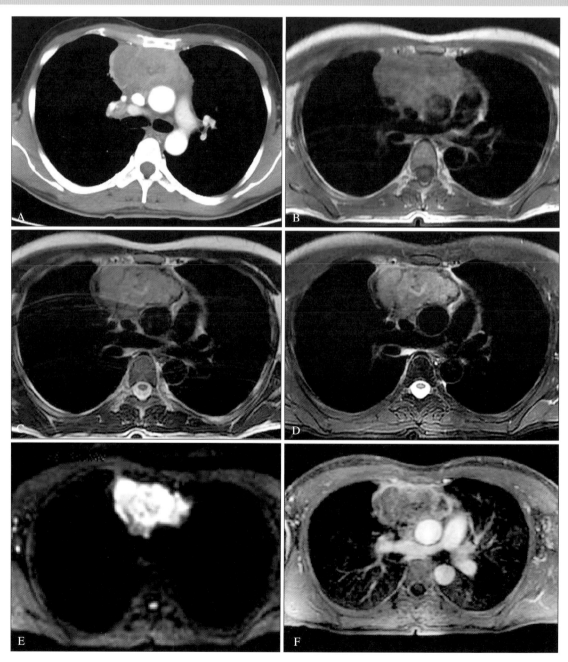

图 15-7-3　胸腺癌

男性，31岁，胸闷2个月。A～F.CT及MRI示前纵隔软组织肿物，形态不规则；CT增强呈轻中度强化，其内可见囊变区；MRI T1WI呈等信号，T2WI呈中高信号，DWI显示扩散受限，增强后呈不均匀轻中度强化（A. CT增强；B. T1WI；C. T2WI；D. T2WI/FS；E. DWI；F. MRI增强）。术后病理为胸腺低分化鳞癌

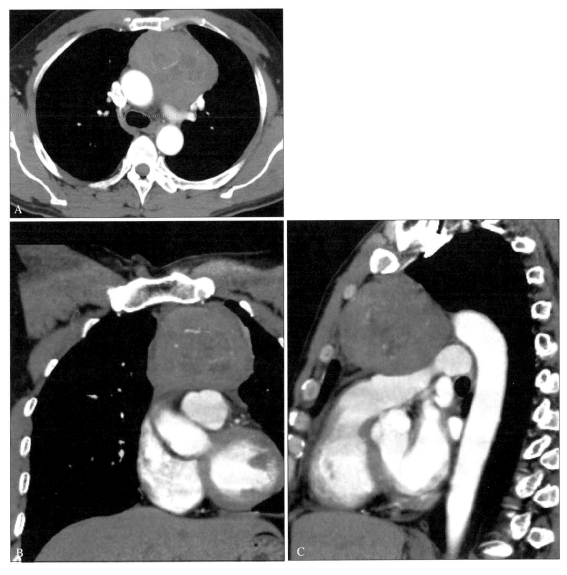

图 15-7-4　胸腺类癌

男性，46 岁，胸闷半个月。A ~ C. 增强 CT 横断面及冠、矢状面重建图像示前上纵隔软组织肿物，不均匀轻中度强化，内见片状低密度区及迂曲血管，凸向左肺野。术后病理为胸腺不典型类癌

（赵世俊　吴　宁）

重点推荐文献

[1] Venuta F，Anile M，Diso D，et al. Thymoma and thymic carcinoma[J]. Eur J Cardiothorac Surg，2010，37（1）：13-25.

[2] Rosado-de-Christenson ML，Strollo DC，Marom EM. Imaging of thymic epithelial neoplasms[J]. Hematol Oncol Clin North Am，2008，22（3）：409-431.

[3] Sadohara J，Fujimoto K，Müller NL，et al. Thymic epithelial tumors：comparison of CT and MR imaging findings of low-risk thymomas，high-risk thymomas，and thymic carcinomas[J]. Eur J Radiol，2006，60（1）：70-79.

第 8 节　纵隔生殖细胞肿瘤

纵隔生殖细胞肿瘤（germ cell tumors of the mediastinum）约占成人纵隔肿瘤的 15%，约占儿童纵隔肿瘤的 19% ～ 25%。其组织发生现认为是由原始生殖细胞发育到配子（gamete）阶段时的生殖细胞所形成。发生部位与胸腺特别相关，较典型的是起源于胸腺内或非常接近胸腺处。分为畸胎类（teratomatous lesions）和非畸胎类（non-teratomatous lesions）两大类，前者远较后者多见。

一、畸胎瘤

【概念与概述】

畸胎瘤（teratoma）由来自两个或三个胚层的数种类型的器官样成熟和（或）不成熟的体细胞组织构成。

- 瘤体内可出现人体任何器官的组织成分
  - 脑组织、牙齿、皮肤、毛发——外胚层衍化物
  - 软骨、骨——中胚层衍化物
  - 支气管、肠道、胰腺组织——内胚层衍化物
- 占全部纵隔生殖细胞肿瘤的 50% ～ 70%，占全部纵隔肿瘤的 7% ～ 9%
- 超过 80% 的成熟畸胎瘤位于前纵隔
  - 少见部位
    - 3% ～ 8% 位于后纵隔
    - 2% 位于中纵隔
    - 13% ～ 15% 病例跨越多个纵隔分区

【病理生理改变】

根据组织分化程度不同可将畸胎瘤分为成熟型和未成熟型

- 成熟畸胎瘤（mature teratoma）
  - 由成熟的成人型组织构成，多以外胚层成分为主，常为囊性
    - 皮样囊肿（dermoid cyst）为成熟畸胎瘤的一种，主要由角化的鳞状上皮及皮肤附属物构成，囊肿可为单房或多房
- 未成熟畸胎瘤（immature teratoma）
  - 可仅含有未成熟的胚胎性或胎儿型组织
  - 或同时含有来自三个胚层的成熟组织
- 成熟畸胎瘤和大多数未成熟畸胎瘤为良性肿瘤

【临床表现】

- 多见于成年人，平均发病年龄 28 岁，女性略多于男性
- 肿瘤较小时可无任何症状
- 肿瘤较大时会出现压迫症状，如呼吸困难、胸部压迫感、上腔静脉综合征等
- 肿瘤内的胰腺组织或肠黏膜分泌的消化酶，可促使肿瘤破向邻近组织
  - 累及肺时可引起反复发作的肺炎、肺不张，出现发热、咳嗽、咳痰症状
  - 如破入支气管，有时会咳出毛发、豆渣样皮脂物
  - 如破入胸腔，可产生胸腔积液、脓胸
  - 如穿破心包，可引起心包积液、心包炎

【影像表现】

X 线表现

- 多位于前纵隔中部，呈圆形、类圆形或分叶状肿块
- 常向一侧肺野突出，少数可向双侧突出
- 少数大的肿瘤可自前向后达后纵隔，甚至占据一侧胸腔
- 边缘多光整，如肿瘤破裂时则边缘不规则、境界不清

CT 表现

- 以厚壁单房或多房囊性为主
  - 部分囊壁可发生钙化，典型者呈蛋壳样钙化
  - 内部多呈混杂密度，包括脂肪密度、钙化和骨骼、水样及软组织密度（图 15-8-1、图 15-8-2）
    - 可同时存在上述几种成分，或有 2 ～ 3 种成分
    - 少数可见到脂液分层现象
    - 极少数可表现为完全实性肿块
- 成熟畸胎瘤多表现为单房或单一较大囊腔为主的肿块
  - 如穿破纵隔胸膜破入肺内，可以引起肺的继发感染
- 未成熟畸胎瘤往往呈复杂多房囊性或以实性成分为主，但肿块内亦可有脂肪或钙化成分
- 恶性畸胎瘤边缘常不规则，与周围结构界面不清或明显浸润邻近结构

- 与良性畸胎瘤相比，恶性畸胎瘤更多表现为实性肿块，不常含有脂肪，但也可为囊性

MRI 表现

- MRI 能显示畸胎瘤内的脂肪、液体成分
  - 脂肪呈高 T1WI、高 T2WI 信号
  - 液体呈低 T1WI、高 T2WI 信号

推荐影像学检查

- 最佳检查方法：CT 或 MRI

【鉴别诊断】

- 胸腺瘤
  - 好发年龄为 40 ~ 60 岁，无性别差异；约 1/3 ~ 1/2 患者伴有重症肌无力

- 大多呈均匀软组织密度，钙化少见
- 胸腺囊肿
  - 多呈水样密度，囊壁薄，张力较低，不同于皮样囊肿
- 胸腺脂肪瘤
  - 以脂肪密度为主，其内混杂有条状、螺纹状或类圆形软组织致密影
  - 少数脂肪瘤可含有较多软组织成分
- 其他生殖细胞肿瘤
  - 恶性畸胎瘤如表现为软组织肿块，无脂肪成分，很难与非畸胎类恶性生殖细胞瘤鉴别

诊断与鉴别诊断精要

- 典型的畸胎瘤常混杂有脂肪、钙化、骨骼或牙齿等成分，影像上较具特征性
- 当肿瘤内以实性成分为主，而脂肪很少或缺如，亦无钙化者，则与纵隔内其他肿瘤难以鉴别
  - 此时要特别注意寻找小的脂肪灶，多点测量 CT 值

典型病例

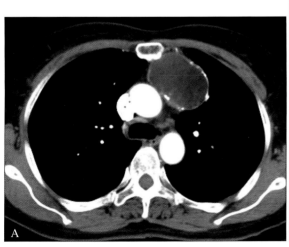
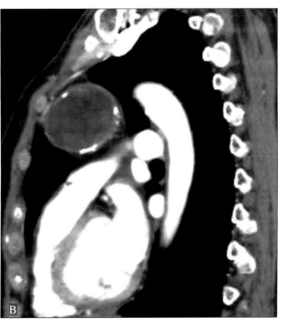

图 15-8-1　**皮样囊肿**

女性，55 岁，查体发现纵隔肿物 1 周。A ~ B. CT 横断面及矢状面重建图像示左前纵隔囊性肿物，边界清楚，囊壁可见多处钙化，囊内见软组织及脂肪成分。术后病理为皮样囊肿

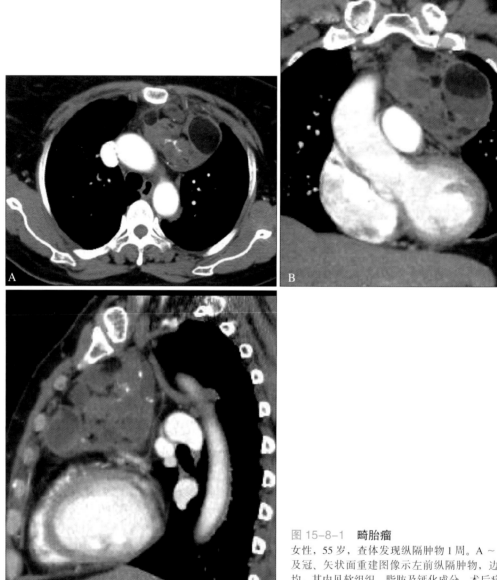

图 15-8-1 **畸胎瘤**
女性，55 岁，查体发现纵隔肿物 1 周。A ~ C. CT 横断面及冠、矢状面重建图像示左前纵隔肿物，边界清，密度不均，其内见软组织、脂肪及钙化成分。术后病理为成熟性囊性畸胎瘤

二、非畸胎类生殖细胞肿瘤

【概念与概述】

非畸胎类生殖细胞肿瘤（non-teratomatous germ cell tumors）包括：精原细胞瘤（seminoma）、胚胎性癌（embryonal carcinoma）、内胚窦瘤（卵黄囊瘤，yolk sac tumour）、绒毛膜癌（choriocarnoma）及混合性生殖细胞瘤（mixed germ cell tumours），均属恶性肿瘤，其中以精原细胞瘤最为常见，约占恶性生殖细胞肿瘤的 40%。

【病理生理改变】

- 精原细胞瘤
- 非精原细胞性生殖细胞瘤
  - 胚胎性癌
  - 内胚窦瘤（卵黄囊瘤）
  - 绒毛膜癌
  - 混合性生殖细胞瘤

【临床表现】

- 精原细胞瘤
  - 几乎均见于男性，好发于 20 ~ 40 岁
  - 临床症状通常由肿瘤压迫或侵犯纵隔大血管或大气道所致
    - 常见症状为胸痛和气短
    - 上腔静脉综合征见于 10% 病例
  - 约 1/3 的纯精原细胞瘤患者可有绒毛膜促性腺激素（β-hCG）升高
    - 但甲胎蛋白（AFP）均正常
  - 对放疗或化疗非常敏感，预后较好
- 非精原细胞性生殖细胞瘤
  - 极少见，多累及男性，平均年龄 27 岁，女性很少见
  - 约 20% 病例伴有 Klinefelter 综合征
    - 此病并发血源性恶性肿瘤的危险性升高
    - 与细胞毒性药物无关
  - 胚胎性癌几乎所有患者都出现血清 AFP 水平升高
    - 血清 β-hCG 水平升高仅见于伴有绒毛膜癌成分的患者
  - 90% 卵黄囊瘤患者出现血清 AFP 水平升高
  - 绒毛膜癌患者血清 β-hCG 水平升高

【影像表现】

- 精原细胞瘤
  - 表现为前纵隔边界清楚的分叶状大肿块（图 15-8-3）
    - 如侵犯邻近纵隔结构或肺组织可致边缘不规则
  - 通常呈均质软组织密度，坏死、囊变及钙化均少见
  - 可侵犯邻近结构
  - 可转移至区域淋巴结、肺、骨、胸膜等部位
- 胚胎性癌、内胚窦瘤、绒毛膜癌
  - 肿块内常有大片不规则低密度区，提示肿瘤囊变或坏死（图 15-8-4）
  - 多呈浸润性生长，可侵及纵隔结构、肺、胸壁
  - 可有纵隔淋巴结和远处转移
  - 常见胸腔和心包积液

推荐影像学检查

- 最佳检查方法：CT 或 MRI

诊断与鉴别诊断精要

- 非畸胎类生殖细胞肿瘤均为恶性，几乎仅见于男性
- 精原细胞瘤密度相对均匀，而非精原细胞性生殖细胞瘤常见囊变或坏死
- 实验室检查血清肿瘤标记物水平升高有助于某些肿瘤的诊断
  - AFP 水平升高与胚胎性癌或卵黄囊瘤成分强烈相关
  - β-hCG 水平升高与绒毛膜癌成分密切相关
- 诊断时要注意排除生殖器官（如睾丸、卵巢）原发的同类肿瘤的纵隔转移

典型病例

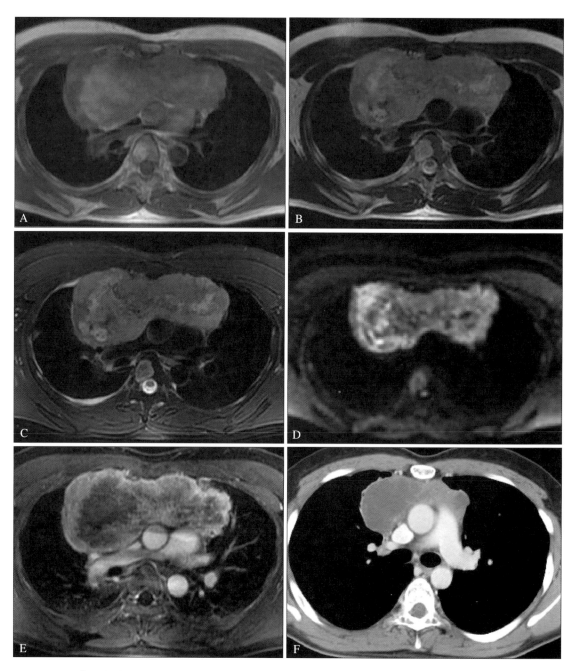

图 15-8-3　内胚窦瘤

A ~ E. MRI 示前纵隔不规则巨块型肿物，T1WI 呈等信号，内见片状高信号区，T2WI 及 T2WI/FS 呈不均匀高信号，DWI 明显扩散受限，增强后呈不均匀明显强化，内见片状无强化区（A. T1WI；B. T2WI；C. T2WI/FS；D. DWI；E. 增强）。F. 化疗 2 周期后，CT 示肿物明显缩小。穿刺活检病理为内胚窦瘤

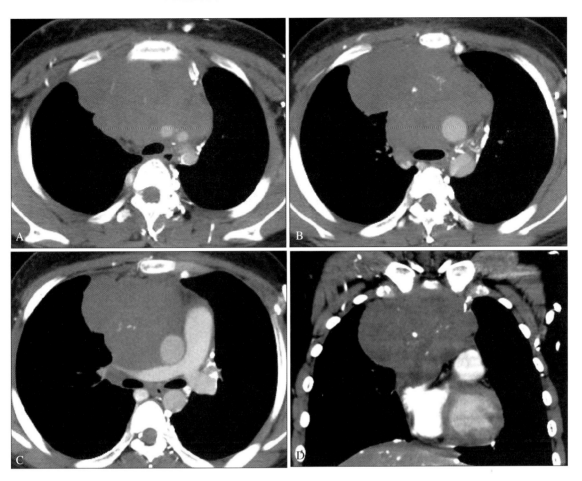

图 15-8-4 精原细胞瘤
男性，17 岁，面部水肿 1 个月，咳嗽 20 天。A ～ D．CT 横断面及冠状面重建图像示前纵隔巨大肿物，分叶状，内见钙化，强化不明显，密度相对均匀，包绕、推压纵隔大血管。纵隔探查术后病理为精原细胞瘤

（赵世俊 吴宁）

重点推荐文献

[1] Drevelegas A，Palladas P，Scordalaki A. Mediastinal germ cell tumors：a radiologic-pathologic review[J]. Eur Radiol，2001，11（10）：1925-1932.

[2] Moeller KH，Rosado-de-Christenson ML，Templeton PA. Mediastinal mature teratoma：imaging features[J]. AJR

Am J Roentgenol，1997，169（4）：985-990.

[3] Tian L，Liu LZ，Cui CY，et al. CT findings of primary non-teratomatous germ cell tumors of the mediastinum-A report of 15 cases[J]. Eur J Radiol，2012，81（5）：1057-1061.

第 9 节　淋巴瘤

淋巴瘤（lymphoma）是原发于淋巴结或结外淋巴组织的恶性肿瘤，分为霍奇金淋巴瘤（Hodgkin lymphoma，HL）和非霍奇金淋巴瘤（non-Hodgkin lymphoma，NHL）两大类。

- 纵隔淋巴瘤可原发孤立存在，但更为常见的是作为淋巴瘤全身性病变的一部分，与其他部位病变同时存在或先后发生

- HL 较 NHL 更易侵犯纵隔，HL 约 50% ～ 70% 侵及纵隔，而 NHL 约有 15% ～ 25%
  - NHL 发病率高于 HL，实际纵隔受侵的病例中，NHL 所占比例更高
- 原发纵隔淋巴瘤最常见的 3 种亚型
  - 结节硬化型霍奇金淋巴瘤（nodular sclerosis Hodgkin lymphoma）

○ 原发纵隔大B细胞淋巴瘤（primary mediastinal large B-cell lymphoma，PMLBCL）

○ 淋巴母细胞淋巴瘤（precursor T-lymphoblastic lymphoma，LBL）

一、霍奇金淋巴瘤

【概念与概述】

霍奇金淋巴瘤，以往称为霍奇金病（Hodgkin's disease，HD），是淋巴瘤的一个独特类型，发病率约4/10万人年，大多数病例起源于B细胞，组织学特征为肿瘤组织由肿瘤性的系列R-S细胞（Reed-Sternberg细胞）散布于反应性的多细胞背景中构成

【病理生理改变】

- HL组织学上分为两类
  - 结节性淋巴细胞为主型（<3%）
  - 经典型HL，又分为4种亚型
    - 结节硬化型（66%）
    - 混合细胞型（25%）
    - 淋巴细胞消减型（5%）
    - 富于淋巴细胞型（<3%）
- 结节硬化型约占纵隔HL的80%，最常侵犯前纵隔尤其是胸腺
  - 常表现为前纵隔分叶状肿块
- 其他类型的HL较少累及纵隔且通常累及淋巴结而非胸腺

【临床表现】

- HL的发病年龄有两个高峰
  - 第一个高峰出现在15～34岁的青壮年期
  - 第二个小高峰出现在50岁以后
- 有传染性单核细胞增多症病史者患病风险增加2～3倍
- 有纵隔侵犯的HL（29岁）发病年龄低于无纵隔侵犯的HL（38岁）
- 虽然结节硬化型HL女性发病率2倍于男性，但累及胸腺者多为男性
- HL的首发症状常是无痛性的颈部或锁骨上淋巴结肿大。约1/3患者可出现发热、盗汗、消瘦、瘙痒及疲劳等全身症状
- 纵隔淋巴瘤常因前纵隔大肿块压迫或侵犯纵隔结构而出现相应症状
- 80%以上HL患者淋巴结病变局限在横膈以上，主要累及前纵隔及中纵隔，伴或不伴肺门淋巴结肿大
- 约5%～10%的HL初诊患者有结外淋巴组织或器官受侵

【影像表现】

X线表现

- 主要表现为前上纵隔增宽或胸骨后间隙内肿块影

CT表现

- 71%～85%的初诊HL病例在胸部CT上显示胸部受累
- 表现为前纵隔分叶状肿块（淋巴结融合或胸腺肿块）或多发淋巴结肿大（图15-9-1）
  - 肿块通常呈均匀软组织密度，较大肿块可因局灶性的出血、坏死、囊变而呈不均匀密度
  - 淋巴结受累多为连续性
  - 肿块或淋巴结内钙化在治疗前极为少见，在治疗后约1%病例可出现钙化，通常发生在治疗后1年之内
- 可引起占位效应或侵犯邻近纵隔结构或侵犯胸膜、肺及胸壁
- 可出现单侧或双侧胸腔积液

MRI表现

- 肿块在T1WI上呈相对均匀的低信号，信号强度与肌肉相似
- T2WI上呈混杂或相对高信号，等于或略高于脂肪
  - T2WI上高信号区对应于瘤内水肿、炎症、未成熟纤维组织、肉芽肿组织或囊性变
- 钙化及致密纤维带在T1WI及T2WI上均为低信号

PET-CT表现

- 根据HL组织学亚型不同，表现为放射性摄取增高或显著增高

二、非霍奇金淋巴瘤

【概念与概述】

非霍奇金淋巴瘤起源于淋巴组织的B细胞、T细胞及NK细胞，是一组具有高度异质性，由不同病理亚型、不同恶性程度的疾病组成的淋巴组织恶性肿瘤

- 纵隔原发性NHL中最常见的亚型
  - 原发纵隔大B细胞淋巴瘤

○ 前体 T 淋巴母细胞淋巴瘤

【病理生理改变】

● 原发纵隔大 B 细胞淋巴瘤

○ 是弥漫大 B 细胞淋巴瘤的一个亚型，约占 NHL 的 2% ~ 3%

○ 免疫表型表达 B 细胞表面标记，推测其来源于胸腺髓质 B 细胞

○ 肿瘤起源于胸腺并侵犯周围结构和组织，包括区域淋巴结

■ 远处淋巴结极少受累

■ 进展期可通过血行播散累及远处器官

● 前体 T 淋巴母细胞淋巴瘤

○ 通常侵犯胸腺、邻近纵隔软组织及纵隔淋巴结，也可累及膈上淋巴结

○ 肿瘤细胞易脱入到胸腔积液内

○ 多数病例累及骨髓和外周血，中枢神经系统受侵也很常见

【临床表现】

● NHL 的临床表现与其组织学亚型密切相关

● 可见于各年龄组，但随年龄增长而发病增多

● NHL 的淋巴结受累常为跳跃性，无一定规律

● 除惰性淋巴瘤外，一般发展迅速，易早期远处扩散，结外受侵也较多见

● 全身症状多见于晚期，约占 10% ~ 15%

● 原发纵隔大 B 细胞淋巴瘤

○ 好发于 30 ~ 40 岁，女性多见，男女比例为 1∶2

○ 临床症状主要与前上纵隔肿物局部侵犯或压迫有关

○ 初诊时肿瘤通常局限在胸腔内，胃肠道、脾、皮肤、骨髓等罕有受侵

○ 复发多发生于结外器官，如肝、胃肠道、肾、肾上腺和中枢神经系统

● 前体 T 淋巴母细胞淋巴瘤

○ 好发于 10 ~ 20 岁，男性多见，男女比例为 2∶1

○ 患者起病较急，表现为迅速增大的原发纵隔大肿块

○ 常有急性气道压迫症状，有时需要紧急放疗以缓解症状

○ 多伴有胸腔积液和（或）心包积液

○ 上腔静脉综合征、大量胸腔积液及心包填塞在疾病初期较其他类型纵隔淋巴瘤更为常见

○ 早期还经常累及中枢神经系统、骨髓、性腺等

【影像表现】

● NHL 初诊时胸部受累约占 45%，绝大多数为继发性病变

● 纵隔淋巴结受累除常见于气管旁、前纵隔外，还常见于隆突下、肺门、后纵隔（主动脉旁、椎旁、膈脚后）及心包等部位

● NHL 仅累及一组纵隔淋巴结较 HL 常见

○ 单纯根据淋巴结的分布很难区分 NHL 与 HL

● NHL 肺受侵不足 5%，多见于晚期患者，伴或不伴肺门淋巴结肿大

● 原发纵隔大 B 细胞淋巴瘤（图 15-9-2、图 15-9-3）

○ 典型表现为前纵隔大的分叶状肿块，常大于 10cm，肿块内常见出血、坏死及囊变

○ 周围常有肿大淋巴结与肿块融合或孤立存在

○ 肿块常压迫气管、食管，易侵犯邻近结构如肺、胸壁、胸膜、心包或膈神经等

○ 可有胸腔积液及心包积液

● 前体 T 淋巴母细胞淋巴瘤（图 15-9-4）

○ 胸内病变的影像表现与原发纵隔大 B 细胞淋巴瘤相似

○ 初诊时 PMLBCL 病变多局限在胸腔内，而 LBL 常有结外侵犯

三、影像学检查方法评价

● 常规胸部 X 线检查和 CT 扫描是检出及监测胸部淋巴瘤病变的基本影像学方法

● MRI 常作为碘过敏患者的二线检查方法

● PET-CT 在肿瘤分期、疗效监测以及残留肿物性质判断方面均优于传统的影像检查方法

四、鉴别诊断

需与引起纵隔淋巴结广泛肿大的其他疾病鉴别，如结节病、淋巴结转移、结核等；对于局限在前纵隔的原发性纵隔（胸腺）淋巴瘤要注意与其他纵隔原发肿瘤如胸腺瘤、生殖细胞肿瘤等鉴别

● 结节病

○ 典型表现是双侧肺门淋巴结对称性肿大，可同时伴有纵隔淋巴结肿大
○ 仅有纵隔淋巴结肿大而无肺门淋巴结肿大者很少见
○ 受累淋巴结很少融合，很少引起上腔静脉综合征
○ 大多预后良好，激素治疗有效
● 纵隔淋巴结转移
○ 多数有原发肿瘤病史，患者年龄常较大
○ 最常见于肺癌，常转移至同侧肺门和（或）相应纵隔引流区淋巴结
● 纵隔淋巴结结核
○ 多为单侧性淋巴结肿大
○ 平扫淋巴结呈不均匀中央低密度，病灶内常见钙化
○ 增强扫描可呈环状或分隔样强化
○ 常伴有结核中毒症状及结核分枝杆菌素试验阳性
● 胸腺瘤
○ 发病年龄常大于 40 岁，可伴重症肌无力等自身免疫性疾病
○ CT 增强扫描胸腺瘤可有中度强化，而淋巴瘤强化不明显
● 生殖细胞肿瘤
○ 畸胎瘤常混杂有脂肪、钙化、骨骼或牙齿等成分，影像表现较有特征
○ 非畸胎类生殖细胞瘤中血清 AFP 或 β-hCG 水平升高有助于提示诊断

诊断与鉴别诊断精要

● 若胸片显示纵隔向两侧增宽，边缘呈波浪状或分叶状；CT 或 MRI 显示纵隔多组淋巴结增大或前纵隔分叶状大肿块，包绕、浸润邻近纵隔结构，则应考虑淋巴瘤的诊断
● 确诊依靠组织病理学，多数病例通过颈部等浅表部位淋巴结活检即可确诊，部分纵隔孤立性侵犯病例需要行纵隔镜、胸腔镜或经皮穿刺活检
　○ 由于淋巴瘤通常都需要行免疫组化检查，如行穿刺活检，需注意应有足够的样本量
　○ 开胸探查并不常用且不必完整切除肿瘤

典型病例

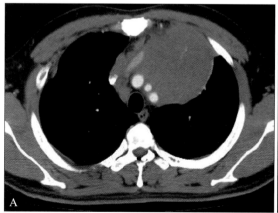
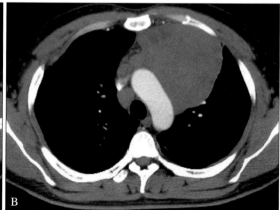

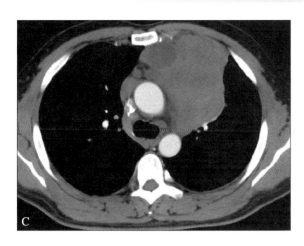

图 15-9-1　霍奇金淋巴瘤

男性，41 岁，间断发热 2 年伴胸痛 1 周。A ~ C. CT 横断面图像示左前纵隔不规则软组织肿物，呈轻中度强化，内见多发囊变区。纵隔探查术后病理为霍奇金淋巴瘤，结节硬化型

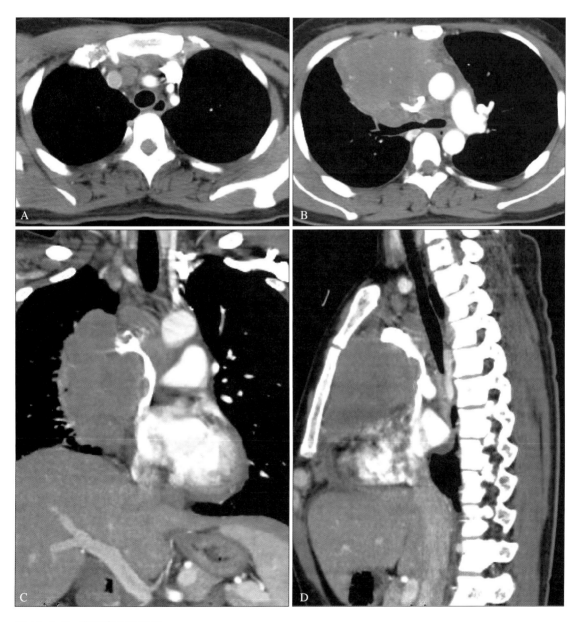

图 15-9-2　非霍奇金淋巴瘤

女性，33 岁，咳嗽伴胸痛 1 月余。A ~ D. CT 横断面及冠、矢状面重建图像示右前纵隔巨大肿物，包绕邻近纵隔大血管，侵犯上腔静脉，纵隔多发淋巴结肿大，右侧膈肌升高。开胸活检术后病理为非霍奇金淋巴瘤，弥漫大 B 细胞型

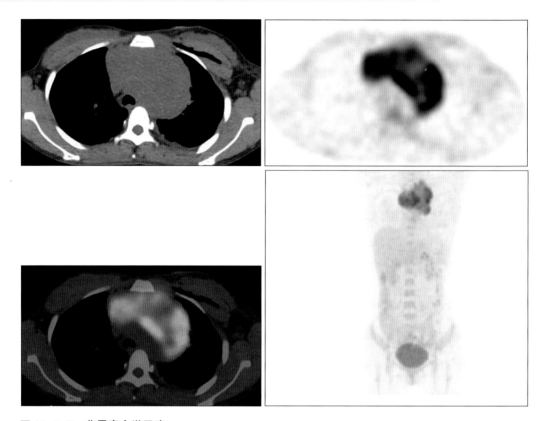

图 15-9-3　非霍奇金淋巴瘤

女性，29 岁，查体发现前上纵隔肿物 1 周余。PET-CT 示前纵隔肿物，包绕纵隔大血管，有放射性摄取增高，最大 SUV 为 7.0（左上图、右上图、左下图和右下图分别为 CT、PET、PET-CT 融合图像和 PET 最大密度投影）。左前胸壁内气体为穿刺后改变。经胸壁穿刺活检术后病理为弥漫大 B 细胞淋巴瘤

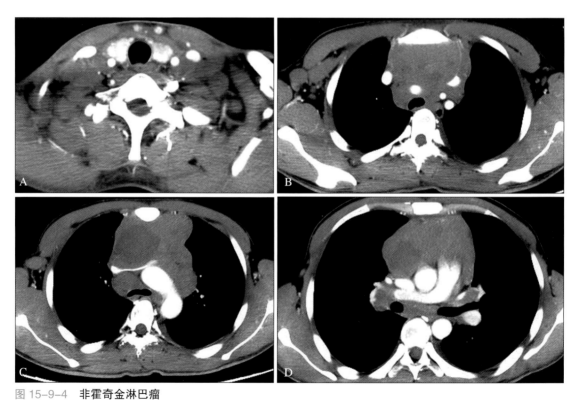

图 15-9-4　非霍奇金淋巴瘤

男性，22 岁，发现右颈包块 2 个月。A ~ D. CT 横断面图像示前纵隔不规则软组织肿物，呈轻度强化，内见多发囊变区，包绕、压迫纵隔大血管。双颈、双锁骨上区、右侧腋窝及纵隔可见多发肿大淋巴结。右颈淋巴结活检术后病理为 T 淋巴母细胞淋巴瘤

（赵世俊 吴 宁）

重点推荐文献

[1] Rademaker J. Hodgkin's and non-Hodgkin's lymphomas[J]. Radiol Clin North Am, 2007, 45（1）：69-83.

[2] Bae YA, Lee KS. Cross-sectional evaluation of thoracic lymphoma[J]. Radiol Clin North Am, 2008, 46（2）：253-264.

[3] Johnson PW, Davies AJ. Primary mediastinal B-cell lymphoma[J]. Hematology Am Soc Hematol Educ Program, 2008：349-358.

第 10 节　巨大淋巴结增生症

【概念与概述】

巨大淋巴结增生症（Castleman's disease，CD）于 1956 年由 Castleman 等首先报道，是一种罕见的、原因不明的淋巴结增生性病变，发生于淋巴结内或结外存在淋巴组织的部位。

- 同义词：血管滤泡淋巴结增生症、血管淋巴样错构瘤

【病因与病理】

- 病因尚不十分清楚
- 组织学上分为透明血管型（hyaline-vascular type）、浆细胞型（plasma cell type）和混合型（mixed type）
  - 透明血管型约占 70% ~ 90%
    - 主要由增生的淋巴细胞及丰富的血管构成
  - 浆细胞型约占 10% ~ 20%
    - 主要由增生的淋巴滤泡及滤泡间片状成熟的浆细胞构成
  - 混合型较少见

【临床表现】

- 临床上根据病变范围分为局限型和多中心型
  - 局限型表现为纵隔内孤立淋巴结或某一组淋巴结受累
    - 多见于青年人，无全身症状
    - 预后良好
  - 多中心型表现为一组以上的淋巴结受累或影像学发现胸外淋巴结受累，可累及肺部
    - 多见于老年患者，伴发全身症状重
    - 预后不良，易发展成恶性肿瘤

【影像表现】

X 线表现

- 胸部的巨大淋巴结增生症多为局限性
  - 表现为纵隔或肺门较大的单发肿块
  - 呈球形、梭形或不规则形，边缘光滑规整或分叶
  - 密度均匀，可见团块状、棉絮状或不规则形钙化
- 多中心型少见
  - 表现为淋巴结肿大，纵隔增宽、肺门增大，胸腔积液
  - 可有肺内边缘模糊的小结节影、纵隔内多发较小的肿大淋巴结

CT 表现

- 增强扫描示肿瘤早期显著强化和延迟期持续强化，可有分支状或斑点状钙化（图 15-10-1、图 15-10-2）
- 多中心型病变的 CT 表现复杂多样
  - 主要表现为纵隔或肺门多组淋巴结肿大或伴胸外淋巴结肿大
  - 可伴有肺内淋巴细胞性间质性肺炎、肝脾肿大、胸腹腔积液等

MRI 表现

- T1WI 肿块呈等信号，T2WI 呈均匀性高信号
- 肿块内有扭曲扩张的流空小血管为其典型表现

影像学检查方法评价

- X 线胸片可显示肿块的部位和形态，但对明确诊断缺乏特征性
- CT 增强扫描可显示病灶显著强化的特征，具有重要的诊断价值
- MRI 对本病的诊断同样具有较高价值

【鉴别诊断】

- 胸腺瘤
  - 一般发病年龄较大，10% ~ 45% 合并重症肌无力
  - 肿块多位于心脏大血管前区
- 淋巴瘤
  - 病变范围一般较广，肿大的淋巴结易融合成团
  - 常侵犯、包绕纵隔大血管结构
- 神经源性肿瘤
  - 好发于脊柱旁沟区
  - 强化程度通常低于巨大淋巴结增生
- 结核性淋巴结肿大
  - 增强后环形或分隔样强化是其较具特征性的影像表现

> **诊断与鉴别诊断精要**
> - 胸内巨大淋巴结增生症多为局限性的透明血管型，增强后呈均匀显著强化，可有分支状或斑点状钙化
> - 多中心型在病理上多为浆细胞型，影像表现复杂多样，缺乏特征性

典型病例

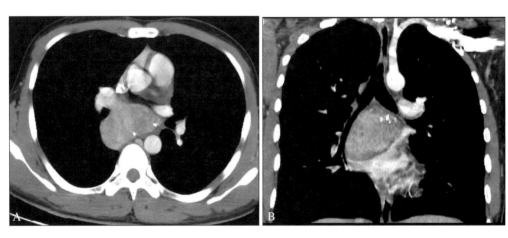

图 15-10-1 巨大淋巴结增生症
男性，26岁，咳嗽、痰血1个月。A，B．CT 横断面及冠状面重建图像示中纵隔隆突下肿物，边界清楚，增强呈中高度强化，边缘有较粗大钙化，未见明显增粗血管。术后病理为巨大淋巴结增生症（透明血管型）

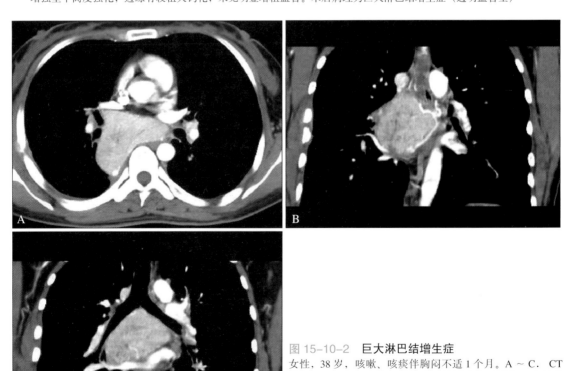

图 15-10-2 巨大淋巴结增生症
女性，38岁，咳嗽、咳痰伴胸闷不适1个月。A～C．CT 横断面及冠状面重建图像示中后纵隔隆突下肿物，边界清楚，增强呈明显强化，边缘可见迂曲增粗血管。术后病理为巨大淋巴结增生症（透明血管型）

（赵世俊 吴宁）

重点推荐文献

[1] Regal MA，Aljehani YM，Bousbait H. Primary mediastinal Castleman's disease[J]. Rare Tumors，2010，31；2（1）：e11.

[2] Duwe BV，Sterman DH，Musani AI. Tumors of the mediastinum[J]. Chest，2005，128（4）：2893-2909.

[3] Saeed-Abdul-Rahman I，Al-Amri AM. Castleman disease[J]. Korean J Hematol，2012，47（3）：163-177.

第11节　纵隔淋巴结结核

【概念】

　　纵隔淋巴结结核（mediastinal tuberculous lymphadenitis）是原发性肺结核的一种类型

【病理生理改变】

- 肿大的淋巴结多边缘清楚，如伴淋巴结周围炎可致边缘模糊
- 淋巴结内干酪灶可溶解破溃至纵隔，亦可破溃至血管或支气管而产生血行或支气管播散
- 淋巴结痊愈后可残留有钙化

【临床表现】

- 多发生于儿童，也可偶见于未感染过结核分枝杆菌的青少年或成人
- 免疫功能严重受抑制的成年人由于丧失对结核分枝杆菌的敏感性，可多次发生原发性肺结核
- 在成人继发性肺结核中，由于以往有过肺部结核的感染，机体具有一定的免疫力，再感染时结核病灶多局限于肺内，发生纵隔淋巴结结核者并不多见
- 临床上可有低热、盗汗、乏力、消瘦、胸闷、胸痛等症状
  - 部分患者可有咳嗽、咳痰，如伴发肺结核可出现咯血
- 实验室检查结核分枝杆菌素试验多为阳性，红细胞沉降率常增快

【影像表现】

X线表现

- 表现为肺门增大，纵隔增宽
- 多限于右上纵隔和肺门淋巴结
  - 对于其他部位的纵隔淋巴结肿大，除非有明显增大一般难以检出
- 有时可见气管受压变扁

CT表现

- 表现为一组或多组淋巴结受累，以多发为主，单侧多于双侧，右侧多于左侧，且以2R、4R、10R及7区最多见
  - 前纵隔淋巴结极少受累

- 受累淋巴结可为孤立性、部分融合或完全融合成单一软组织肿块
- 淋巴结周围脂肪界面可存在，也可部分或完全消失
- 平扫时密度可均匀或不均匀，部分较大病灶常见中央稍低密度的干酪坏死区，有时病灶内可见斑片、斑点状钙化或全部钙化（图15-11-1）
- 增强后可有多种强化形式，如环形强化、不均匀强化、均匀强化、无明显强化及分隔样强化等
  - 同一患者可同时存在多种强化方式，与肿大淋巴结处于不同病理阶段有关
    - 环形强化及分隔样强化是纵隔淋巴结结核较具特征性的表现

MRI表现

- 主要表现为3种类型
  - 平扫呈相对均匀信号，T1WI及T2WI信号均高于肌肉，增强后均匀强化
    - 临床症状轻微或无全身症状
    - 病理上为结核肉芽肿，无或仅有轻微坏死
  - 平扫信号不均匀，增强后周边部呈不均匀显著强化
    - 此型最为常见，有明显的临床症状
    - 强化区T1WI呈中等信号，T2WI呈中低信号，病理上为结节周边部的肉芽组织
    - 未强化区T1WI呈相对低信号，T2WI呈明显高信号，病理上为结节内的干酪或液化坏死区
  - 平扫T1WI及T2WI均呈相对均匀低信号，增强后无或仅有轻微强化
    - 无临床症状
    - 病理上为纤维钙化结节

影像学检查方法评价

- 常规胸部X线上检出者不多，常易漏诊
- CT或MRI有较高的诊断价值，可直接观察病变部位、大小、形态、范围及与周围结构关系，增强扫描更能准确地反映淋巴结结核的病

理演变过程

- 平扫时 CT 上淋巴结中央低密度区或 MRI 上 T1WI 低信号、T2WI 高信号改变，反映了淋巴结内液化的干酪性结核，是平扫诊断纵隔淋巴结结核的有价值征象
- 增强后环形强化或分隔样强化则是纵隔淋巴结结核很具特征性的影像表现

【鉴别诊断】

- 淋巴瘤
  - 病变范围一般较广，相邻区域淋巴结常互相融合成团
  - 易侵犯、包绕纵隔大血管结构
  - 结节内少见坏死

- 常伴浅表淋巴结无痛性肿大及肝、脾肿大
- 恶性肿瘤所致的纵隔转移性淋巴结肿大
  - 一般有明确的肿瘤病史，最常见于肺癌，患者年龄常较大
- 胸部结节病
  - 最常累及双侧肺门及右侧气管旁淋巴结，其次为主肺窗及隆突下淋巴结
  - 典型特征是双侧、对称性分布，增强后多呈中度以上均匀强化
- 矽肺
  - 在累及肺的同时可伴有肺门纵隔淋巴结肿大，常常为双侧对称性分布，可有蛋壳样钙化
  - 结合特殊职业史及肺内特征性表现易于诊断

诊断与鉴别诊断精要

- 纵隔淋巴结结核根据典型临床症状、影像表现及实验室检查多可做出诊断
- 部分病例尚需经支气管镜或 CT 引导下穿刺活检或经纵隔镜活检证实
- 如条件不允许时可试行试验性抗结核治疗并密切随诊观察

典型病例

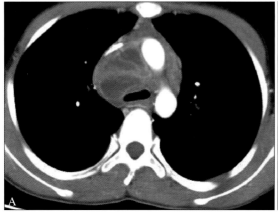
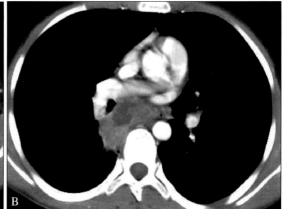

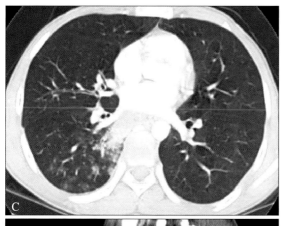

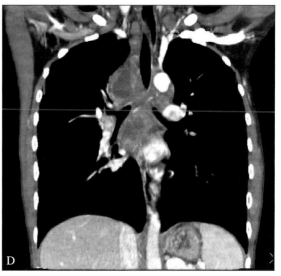

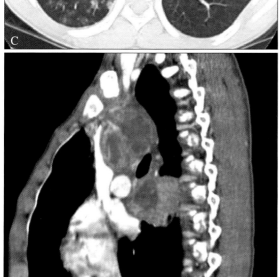

图 15-11-1　纵隔淋巴结结核

男性，18岁，发现纵隔肿物 2 周。A ~ E. CT 示纵隔（2R、4R/L、6、7 区）多发淋巴结肿大，以 2R、4R 及 7 区为著，部分融合成团，病灶密度不均，中央可见低密度区，呈环形及分隔样强化，右肺下叶见播散性病灶。纵隔镜活检术后病理为干酪增殖性结核

（赵世俊　吴　宁）

重点推荐文献

[1] Burrill J, Williams CJ, Bain G, et al. Tuberculosis: a radiologic review[J]. Radiographics, 2007, 27（5）: 1255-1273.

[2] Moon WK, Im JG, Yu IK, et al. Mediastinal tuberculous lymphadenitis: MR imaging appearance with clinicopathologic correlation[J]. AJR Am J Roentgenol, 1996, 166（1）: 21-25.

[3] Moon WK, Im JG, Yeon KM, et al. Mediastinal tuberculous lymphadenitis: CT findings of active and inactive disease[J]. AJR Am J Roentgenol, 1998, 170（3）: 715-718.

第 12 节　脂肪瘤及脂肪肉瘤

【概念与概述】

　　纵隔脂肪瘤（mediastinal lipoma）不常见，为良性间叶性肿瘤。多见于前纵隔及心膈角区，亦可起源于食管、气管、心脏等纵隔内结构。肿瘤常为单侧性，有时可伸展至两侧胸腔，有些可通过胸廓入口达颈部或经肋间隙达前胸壁。

　　纵隔脂肪肉瘤（mediastinal liposarcoma）较为罕见，在全部纵隔恶性肿瘤中所占比例不到 1%。

可发生于纵隔的任何部位，但多见于前纵隔，发现时常较大。

【病理生理改变】

● 脂肪瘤
　○ 由成熟脂肪组织外周被以包膜构成
● 脂肪肉瘤
　○ 主要成分为未成熟的和成熟的脂肪细胞，以及纤维组织和黏液性组织

○ 可从高分化、有包膜的肿瘤，到高度侵袭性、无包膜、浸润邻近结构的肿瘤

【临床表现】
- 脂肪瘤
  ○ 可见于任何年龄
  ○ 临床上常无自觉症状，当瘤体巨大时，可产生压迫症状
- 脂肪肉瘤
  ○ 多发生于成年人，儿童少见，男性略多于女性
  ○ 常有胸痛、呼吸困难等症状

【影像表现】

X 线表现
- 脂肪瘤
  ○ 多位于前纵隔及心膈角区
  ○ 可见纵隔增宽或纵隔内肿块，边缘光滑，密度均匀且较低
  ○ 病灶周围气管受压移位不明显
- 脂肪肉瘤
  ○ 多见于前纵隔，肿块常较大
  ○ 边缘锐利或模糊

CT 表现
- 脂肪瘤
  ○ 均一脂肪密度，可含有少许纤维分隔（图 15-12-1）
  ○ 边缘光滑，与周围结构分界清楚，常可见薄且均匀一致的包膜
  ○ 增强扫描肿瘤实质无强化，包膜可轻度强化
- 脂肪肉瘤
  ○ 密度不均匀，常含除脂肪外的软组织成分

（图 15-12-2）
- 脂肪含量越多，软组织含量越少，肿瘤倾向分化越好
  ○ 可表现为边缘模糊或向周围浸润性生长
  ○ 可能见到间隔的钙化和一定程度的强化

MRI 表现
- 脂肪瘤
  ○ 均匀脂肪信号，T1WI 及 T2WI 均呈高信号，脂肪抑制成像呈低信号
- 脂肪肉瘤（图 15-12-3）
  ○ 脂肪组织与软组织混杂信号，边界可不清

影像学检查方法评价
- 最佳影像检查方法：CT 或 MRI

【鉴别诊断】
- 纵隔脂肪沉积症
  ○ 见于库欣综合征、使用激素治疗及肥胖患者
  ○ 为大量正常的脂肪弥漫蓄积在纵隔内，无肿块形态，无包膜结构
- 胸腺脂肪瘤
  ○ 肿物内有散在分布的条带状残存胸腺组织
- 畸胎瘤
  ○ 含有脂肪、软组织、钙化、骨化及牙齿等多种成分
  ○ 有时可见到因囊液内的高脂肪含量而出现的特征性的脂肪 - 液体平面
- 脂肪疝
  ○ 大网膜脂肪通过 Morgagni 孔疝入胸腔引起心膈角区肿块，多位于右侧
  ○ CT 多平面重建或 MRI 可显示疝入胸腔的脂肪与腹腔大网膜的关系（图 15-12-4）

诊断与鉴别诊断精要

- 脂肪瘤根据典型 CT 或 MRI 表现一般不难诊断
- 如表现为脂肪与软组织混杂，边界不清楚，则提示脂肪肉瘤的诊断

典型病例

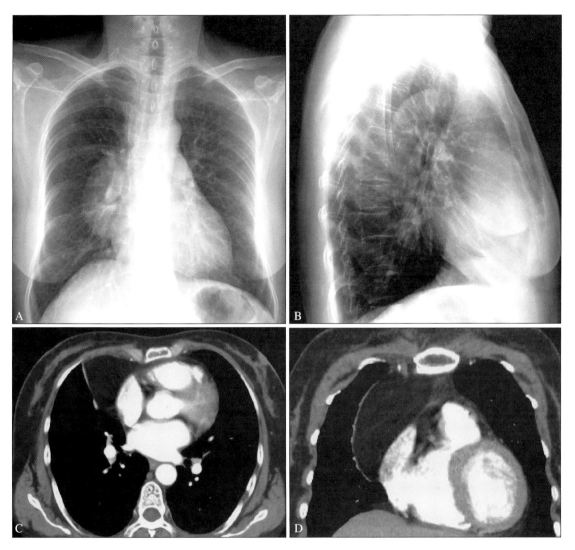

图 15-12-1　纵隔脂肪瘤
女性，54岁，查体发现心缘旁肿物1月余。A～D. 胸片及增强CT示右前纵隔楔形肿物，呈脂肪密度。术后病理为脂肪瘤

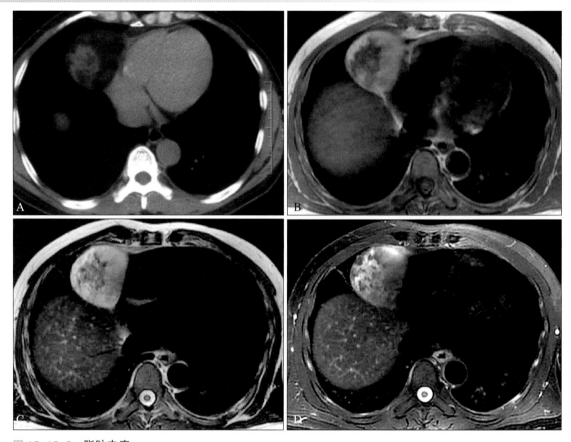

图 15-12-2　脂肪肉瘤

男性，47 岁，咳嗽 2 月余。A ～ D. CT 及 MRI 示右前心膈角区肿物，边界清晰，有包膜，由脂肪及软组织成分构成（B. T1WI；C. T2WI；D. T2WI/FS）。术后病理为高分化脂肪肉瘤

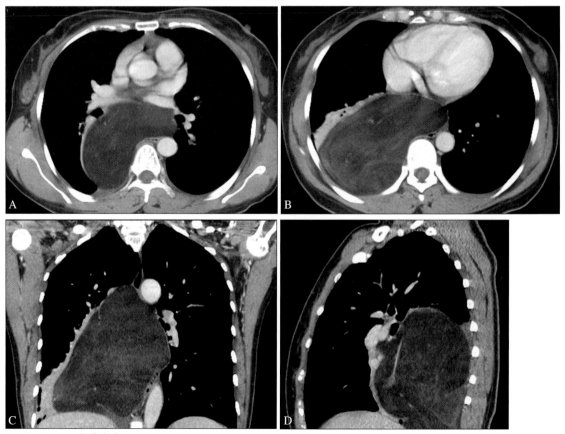

图 15-12-3　脂肪肉瘤

女性，41 岁，胸闷、咳嗽 1 周。A ～ D. CT 横断面及冠、矢状面重建图像示右后下纵隔肿物，以脂肪密度为主，内见血管影及片絮状稍高密度影。术后病理为高分化脂肪肉瘤

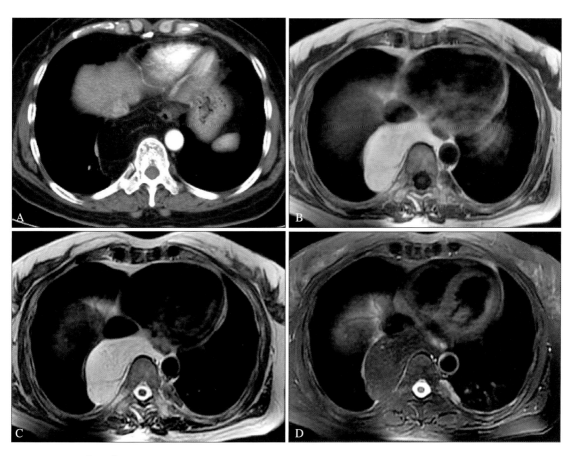

图 15-12-4　**大网膜疝**
女性，52 岁，甲状腺癌术后复查，发现右后纵隔肿物。A ～ D．CT 及 MRI 示右后纵隔脂肪密度（信号）肿物，内见血管穿行（A：增强 CT；B：T1WI；C：T2WI；D：T2WI/FS）。术后病理为网膜组织

（赵世俊　吴　宁）

重点推荐文献

[1] Macchiarini P, Ostertag H. Uncommon primary mediastinal tumours[J].Lancet Oncol, 2004, 5（2）：107-118.

[2] Gaerte SC, Meyer CA, Winer-Muram HT, et al. Fat-containing lesions of the chest[J]. Radiographics, 2002,

22 Spec No：S61-78.

[3] Boiselle PM, Rosado-de-Christenson ML. Fat attenuation lesions of the mediastinum[J]. J Comput Assist Tomogr, 2001, 25（6）：881-889.

第 13 节　淋巴管瘤

【概念与概述】

　　淋巴管瘤（lymphangioma）也称淋巴管囊肿、囊状水瘤，是较少见的起源于淋巴组织的良性先天性畸形，约占纵隔肿瘤的 0.7% ～ 4.5%。

【病理生理改变】

- 囊肿内壁衬以内皮细胞，外壁为纤维结缔组织和数量不等的淋巴组织，囊内含有淋巴液，呈乳白色或淡黄色
- 根据淋巴管的大小分为毛细血管状、海绵状和囊状（囊性水瘤）三种类型

- 发生于纵隔内者以囊状最常见，有时可与海绵状共存

【临床表现】

- 淋巴管瘤多见于小儿，近半数病例见于出生时，90% 以上在 2 岁前被发现
- 75% 发生于颈部，20% 位于腋窝，在颈部淋巴管瘤中有 10% 可延伸到上纵隔
- 临床上可分为颈纵隔型和纵隔型
  ○ 颈纵隔型因临床体征较明显，多数在 2 岁前被发现

○ 纵隔型多见于成人，因肿瘤质地柔软，很少产生临床症状，常为体检或偶然发现

- 尽管淋巴管瘤是良性的，但因不易完整切除，术后可有 10% ~ 15% 的复发率

【影像表现】

X 线表现

- 纵隔影增宽，纵隔内可见圆形、类圆形或不规则形肿块
- 多位于前纵隔的上中部，向纵隔一侧或双侧突出，部分病例可与颈部相连
- 肿块边缘多光滑锐利，密度均匀
- 少数可出现单侧或双侧胸腔积液，通常为乳糜性

CT 表现

- 多见于前上纵隔，亦可发生于中、后纵隔，少数可位于心包周围、肺门、食管等部位
- 常为边界清楚的圆形或类圆形孤立性肿块，部分病例可铸型或包绕纵隔结构呈蔓状生长，轻度推移纵隔结构（图 15-13-1）
- 通常呈均匀水样密度
  ○ 有时因囊内含有蛋白质、液体、血液或脂肪而呈不均质密度
  ○ 当合并出血或感染时则呈高密度
  ○ 钙化罕见
- 囊肿张力低，近 1/3 病例呈多房囊性肿块并可见其薄分隔，增强后囊壁及分隔呈轻度强化，囊液无强化
  ○ 少数淋巴管瘤可合并血管瘤成分，增强扫描可见强化的血管腔

MRI 表现

- T1WI 呈低信号，T2WI 呈高信号，表现为囊肿的信号特征
- 增强扫描可显示海绵状淋巴管瘤的强化分隔

影像学检查方法评价

- 常规胸部 X 线检查对本病诊断价值有限，部分病例可无异常 X 线表现
- 超声对颈纵隔型有较大诊断价值，表现为由颈部向胸内延伸的囊性肿块，张力偏低，液体透声好，后场增强，多房者其内可见多发纤细分隔
- CT 或 MRI 可提供丰富的形态学信息，可清晰显示病变的部位、大小及延伸范围，是术前诊断和术后随访的主要手段

【鉴别诊断】

- 胸腺囊肿
  ○ 多位于胸骨后前上纵隔区、胸腺的发育线上
- 支气管囊肿
  ○ 好发于中纵隔气管两旁或气管分叉处，与气管或主支气管关系密切
- 食管囊肿
  ○ 常发生于食管附近或食管壁内
- 神经肠源性囊肿
  ○ 罕见，可见邻近脊椎畸形
- 脊膜膨出
  ○ 位于后纵隔脊柱旁，与蛛网膜下腔相通

诊断与鉴别诊断精要

- 颈纵隔型淋巴管瘤具有典型的临床体征及影像表现，多可明确诊断
- 纵隔型淋巴管瘤的定性诊断相对困难，需与纵隔其他囊性病变鉴别

典型病例

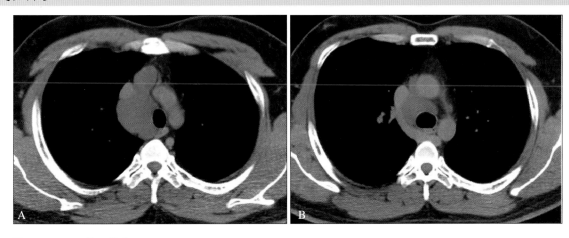

图 15-13-1　淋巴管瘤
男性，32 岁，查体发现纵隔肿物 2 年。A，B．CT 横断面图像示右中纵隔不规则肿物，边界清晰，平扫 CT 值约 20Hu，沿血管、气管间隙呈铸型生长。术后病理为囊性淋巴管瘤

（赵世俊　吴　宁）

重点推荐文献

[1] Shaffer K，Rosado-de-Christenson ML，Patz EF Jr，et al. Thoracic lymphangioma in adults：CT and MR imaging features[J]. AJR Am J Roentgenol，1994，162（2）：283-289.

[2] Park JG，Aubry MC，Godfrey JA，et al. Mediastinal lymphangioma：Mayo Clinic experience of 25 cases[J]. Mayo Clin Proc，2006，81（9）：1197-1203.

[3] Charruau L，Parrens M，Jougon J，et al. Mediastinal lymphangioma in adults：CT and MR imaging features[J]. Eur Radiol，2000，10（8）：1310-1314.

第 14 节　心包囊肿

【概念与概述】

　　心包囊肿（pericardial cyst）属间皮囊肿（mesothelial cyst），起源于心包体腔腹侧壁层隐窝，在胚胎时期体腔发育过程中形成

- 常位于前心膈角区，尤其是右侧
- 也可发生于沿心脏周围心包膜的任何部位
- 有时可高达升主动脉及肺动脉处的心包隐窝

【病理生理改变】

- 囊肿通常为单房，囊壁菲薄，内壁为单层间皮细胞，外壁为疏松结缔组织，内含清澈液体
- 以宽基底或呈蒂状与心包相连且不相通
  - 如与心包腔相通，即为心包憩室

【临床表现】

- 可发生于任何年龄
- 一般没有临床症状，常为体检发现
- 少数可出现呼吸困难、胸骨后疼痛等症状

【影像表现】

X 线表现

- 囊肿常发生在前心膈角区，右侧多见
- 呈球形或泪滴状，密度均匀，边缘清晰锐利
- 囊肿张力低，变换体位时其外形可改变
- 偶见囊壁蛋壳样钙化

CT 表现

- 表现为前心膈角区圆形或类圆形单房囊性肿块（图 15-14-1）
  - 发生位置高者呈长形，可沿心包返折 / 隐窝呈铸型状
  - 边界锐利，密度均匀，CT 值 0Hu ～ 20Hu，壁薄而均一
  - 偶见钙化
- 宽基底或部分与心包相连，少数带蒂者可与心包无明显连接
- 增强扫描无强化

MRI 表现

- T1WI 为低信号，T2WI 为高信号
  - 当囊内蛋白含量高时，则 T1WI 亦为高信号
- 囊壁通常薄而清晰，为软组织信号

影像学检查方法评价

- 胸部 X 线检查发现前心膈角区、特别是右前心膈角区肿块，密度均匀，边缘光滑，可提示为心包囊肿
- CT、MRI 易于确定其良性囊肿性质，结合部位往往可做出正确诊断

【鉴别诊断】

- 心包憩室
  - 鉴别要点在于观察其是否与心包相通，但往往鉴别困难
  - 如果改变体位病变缩小则提示心包憩室的可能
- 支气管囊肿、食管囊肿
  - 多位于中后纵隔，分别与气管和食管关系密切，内可含气，张力较高
- 淋巴管瘤
  - 多见于 2 岁内儿童，常为颈部淋巴管瘤延伸至纵隔内
  - 真正局限于纵隔内者多见于成人，好发生于前上纵隔，张力较低
    - 可呈单房或多房囊状，亦可为海绵状
    - 可跨越多个纵隔分区呈蔓状生长
- 胸腺囊肿
  - 位置较高，多位于前上纵隔，张力可较低
- 皮样囊肿
  - 位于前纵隔，张力较高，壁相对较厚
  - 内可含脂肪、钙化或骨化
  - 如破入支气管，可形成液气腔，有时会咳出毛发、豆渣样皮脂物

诊断与鉴别诊断精要

- 心包囊肿典型发病部位是前心膈角区，特别是右侧
- 囊肿张力较低，当改变体位时囊肿形态随之改变

典型病例

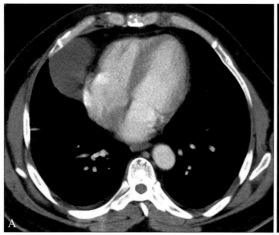
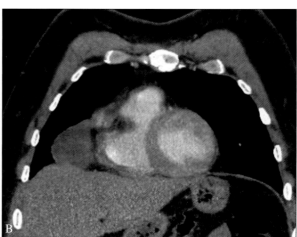

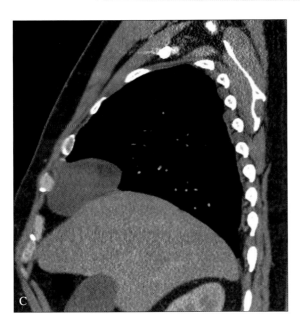

图 15-14-1　心包囊肿
男性，47 岁，体检发现右心膈角肿物 10 天。A ～ C. CT 增强横断面图像示右前心膈角区囊性肿物，囊壁菲薄难辨，边缘光滑，贴邻心包。术后病理为心包囊肿

（赵世俊　吴　宁）

重点推荐文献

［1］Wang ZJ，Reddy GP，Gotway MB，et al. CT and MR imaging of pericardial disease[J]. Radiographics，2003，23 Spec No：S167-180.

［2］Jeung MY，Gasser B，Gangi A，et al. Imaging of cystic masses of the mediastinum[J]. Radiographics，2002，22 Spec No：S79-93.

［3］Kim JH，Goo JM，Lee HJ，et al. Cystic tumors in the anterior mediastinum. Radiologic-pathological correlation[J]. J Comput Assist Tomogr，2003，27（5）：714-723.

第 15 节　支气管囊肿

【概念与概述】

　　支气管囊肿（bronchogenic cyst）是最常见的前肠囊肿，几乎占纵隔囊肿的 2/3。可发生在纵隔的任何部位，但大多数位于中后纵隔气管隆突附近，且多在右侧，少数发生于前纵隔、肺实质、胸膜或横膈等部位。偶尔可合并其他先天性肺畸形，如肺隔离症、肺叶气肿等。如与气道相通可继发感染。也可因出血或感染而突然增大

【病因与病理】

病因学

- 为胚胎期前肠腹侧肺芽或气管支气管树分支发育异常所致

病理学

- 光镜下可见囊壁内衬假复层柱状呼吸上皮，但有时可见广泛的鳞状上皮化生，囊壁含有软骨、平滑肌及黏液腺组织
- 大体上呈圆形或卵圆形，通常为单房，囊壁薄，囊内含清澈的浆液或稠厚的黏液

【临床表现】

- 可见于任何年龄，但多见于年轻人，无性别差异
- 临床表现大多无症状，多为体检或偶然发现
- 少数因压迫邻近结构或继发感染或出血而产生相应症
  - 气道梗阻可见于婴儿及儿童

【影像表现】

X 线表现

- 呈单发的圆形或椭圆形肿块，边缘光整，密度均匀一致
- 多位于中纵隔的上、中部，好发于气管两旁或气管分叉处，突出于一侧或双侧纵隔边缘，长轴与气管支气管走行一致
  - 位于隆突下者胸片表现与左心房增大类似
- 偶尔与气道相通，可出现气液平面
- 偶可见局灶性钙化
- 透视下，随胸腔压力变化可变形

CT 表现

- 表现为边缘锐利的圆形、卵圆形或管状囊性肿块，常为单腔囊肿（图 15-15-1、图 15-15-2）
- 多位于气管与主支气管周围，与周围结构分界清楚
- 含清亮稀薄液体者呈均匀水样密度；如合并出血 CT 值可增高
  - 约 50% 囊肿因蛋白或钙盐含量高而呈软组织密度，CT 值甚至可超过 100Hu
  - 增强后可以显示薄且光滑的强化囊壁，而囊内容物无强化
- 合并感染时囊壁增厚，与支气管相通时可见气液平面
- 约 10% 可见钙化，见于囊壁或囊内容物内钙乳沉积

MRI 表现

- 显示为边界清楚，边缘光滑的肿块
- 无论囊内成分如何，T2WI 均表现为亮白的均匀高信号；因囊内容物不同，T1WI 上信号差异很大，清亮稀薄的囊液呈水样低信号，黏稠、蛋白含量高的液体呈中高信号，偶可见液 - 液平面
- Gd-DTPA 增强扫描，囊壁可见强化，囊内容物不强化

影像学检查方法评价

- 常规胸部 X 线检查可以发现较大的突出于正常纵隔轮廓外的病变，而对于较小的支气管囊肿则显示不满意

- CT 扫描结合后处理技术（如 MPR）可很好地显示支气管囊肿的典型形态学特征及与周围结构关系，对揭示囊肿性质有重要价值
- 对于 CT 表现为高密度者，MRI 在识别其囊性特征方面有明显的优势，无论囊内成分如何，T2WI 像均呈特征性的高信号

【鉴别诊断】

- 食管囊肿
  - 与支气管囊肿同属前肠囊肿，二者胚胎起源十分接近，但发病率远较支气管囊肿低
  - 典型的食管囊肿发生于后纵隔食管壁内或附着在食管壁上
- 心包囊肿
  - 通常位置较低，好发于前心膈角处，特别是右侧，张力较低
  - 当心包囊肿发病部位较高或支气管囊肿发病部位较低时，影像难以鉴别
- 淋巴管瘤
  - 好发生于前上纵隔，可呈单房或多房囊状，亦可为海绵状，可跨越多个纵隔分区呈蔓状生长
  - 张力较低，易变形
- 神经肠源性囊肿
  - 罕见，发生于后纵隔脊柱旁，常伴邻近脊椎畸形
- 神经源性肿瘤
  - 多见于后纵隔脊柱旁沟内，可伴椎间孔扩大或邻近骨压迫、侵蚀改变

诊断与鉴别诊断精要

- 支气管囊肿好发于中纵隔气管两旁或气管分叉处
- 表现为边缘光滑的水样或软组织密度肿块，CT 增强扫描囊内容物无强化
- MRI 上无论囊内成分如何，T2WI 均呈特征性的高信号

典型病例

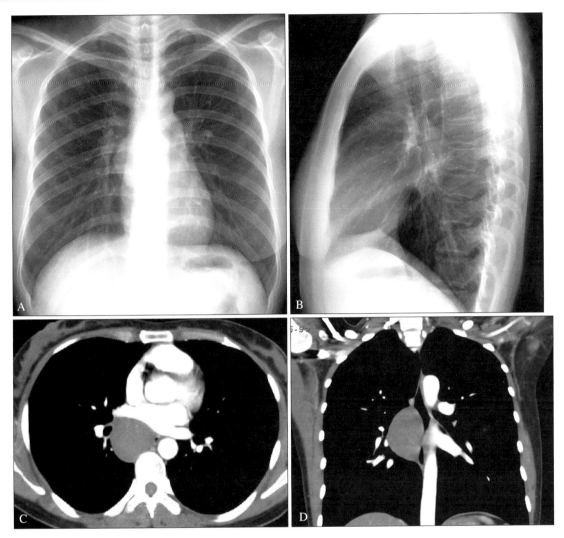

图 15-15-1　支气管囊肿
女性，33 岁，胸背部疼痛，发现纵隔肿物半个月。A ~ B．胸部正侧位像示隆突下水平类球形肿物，突向右肺野，与肺交界面光整；C ~ D．CT 横断面及冠状面重建图像示中后纵隔隆突下肿物，边缘光滑，囊壁薄并见强化，囊液 CT 值 50 ~ 70Hu。术后病理为支气管囊肿

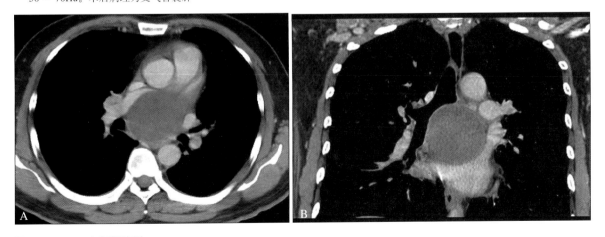

图 15-15-2　支气管囊肿
男性，50 岁，胸背痛半月余。A ~ B．CT 横断面及冠状面重建图像示隆突下囊性肿物，边缘光滑，CT 值 20Hu。术后病理为支气管囊肿

重点推荐文献

[1] McAdams HP, Kirejczyk WM, Rosado-de-Christenson ML, et al. Bronchogenic cyst: imaging features with clinical and histopathologic correlation[J]. Radiology, 2000, 217 (2): 441-446.

[2] Jeung MY, Gasser B, Gangi A, et al. Imaging of cystic masses of the mediastinum[J]. Radiographics, 2002, 22

Spec No: S79-93.

[3] Kim JH, Goo JM, Lee HJ, et al. Cystic tumors in the anterior mediastinum. Radiologic-pathological correlation[J]. J Comput Assist Tomogr, 2003, 27 (5): 714-723.

第16节　食管囊肿

【概念与概述】

食管囊肿（esophageal cyst），或称食管重复囊肿（esophageal duplication cyst），为食管先天性异常，其胚胎起源与支气管囊肿相近，但其发病率远较支气管囊肿低。囊肿可呈单房或多节段，大小通常在2～10cm，有时与周围组织纤维性粘连。典型的发病部位是中后纵隔食管壁内或食管周围。

【病因与病理】

- 胚胎起源与支气管囊肿十分接近，均源自胚胎期前肠
- 光镜下囊肿内衬鳞状或柱状消化道上皮，囊壁有双层平滑肌结构而无软骨
- 囊内含黏液或酸性物质
- 具有异位胃黏膜上皮的囊肿可引起出血、穿孔或感染

【临床表现】

- 多数无症状，但可引起吞咽困难、胸痛或体重偏低等症状
- 多在婴儿或儿童期发现，成人少见
- 少见症状包括咳嗽、呕吐、发热、肺部感染等

【影像表现】

X线表现

- 显示为中后纵隔向一侧肺野凸出的圆形或椭圆形肿块，长轴与食管走行一致
- 可发生于食管走行区的任何部位
- 密度均匀，边缘光滑
- 食管造影可见食管呈外压性压迫，黏膜完整
  - 若囊肿与食管相通，则囊肿内可见气体或造影剂
- 若囊内容物破入周围组织，则可出现胸腔积液、肺实变等

CT表现

- 表现为圆形或管状水样密度肿块（图15-16-1）
  - 如囊液蛋白含量高则CT值可较高
- 位于食管周围或食管壁内，可与食管、气管相粘连
- 增强后囊壁强化，囊内容物无强化

MRI表现

- MR表现同支气管囊肿相似

【鉴别诊断】

- 鉴别诊断同支气管囊肿

诊断与鉴别诊断精要

- 食管囊肿典型发病部位是后纵隔食管壁内或食管周围，食管中1/3附近
- 主要应与发生于食管旁的支气管囊肿鉴别，但术前不易鉴别，确诊有赖于病理组织学
- 镜下囊壁内有确定无疑的双层平滑肌结构而无软骨成分，是诊断食管囊肿的最好证据

典型病例

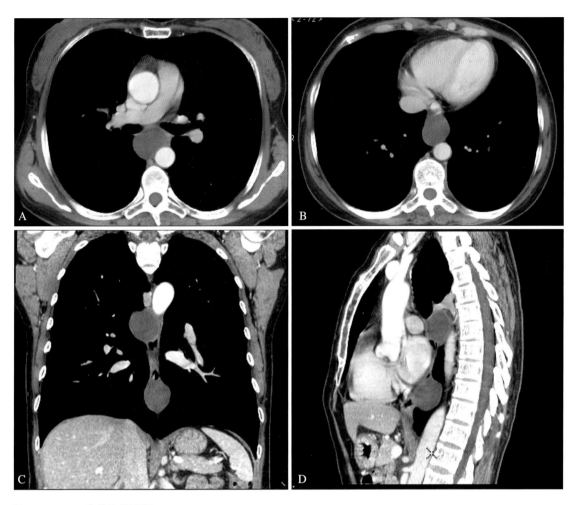

图 15-16-1　**食管多发囊肿**

女性，46 岁，腹胀 3 个月。A ~ B. CT 横断面图像示食管中下段 2 个囊性肿物，与周围结构分界清楚。术后病理为食管囊肿。C ~ D. CT 冠、矢状面重建图像示食管中下段 2 个囊性肿物，与周围结构分界清楚。术后病理为食管囊肿

（赵世俊　吴　宁）

重点推荐文献

［1］ Gupta B，Meher R，Raj A，et al. Duplication cyst of oesophagus：a case report[J]. J Paediatr Child Health，2010，46（3）：134-135.

［2］ Sotoudehmanesh R，Behgam-Shadmehr M，Jamali R. Esophageal duplication cyst[J].Arch Iran Med，2009，12

（4）：424，432.

［3］ Jeung MY，Gasser B，Gangi A，et al. Imaging of cystic masses of the mediastinum[J]. Radiographics，2002，22 Spec No：S79-93.

第 17 节　纵隔神经源性肿瘤

神经源性肿瘤（neurogenic tumors）在成人原发性纵隔肿瘤中约占 20%，在儿童中约占 35%，绝大多数发生于脊柱旁沟（传统上称为后纵隔），约占原发后纵隔肿瘤的 75%，其中 70% ～ 80% 为良性，约半数患者无症状，偶尔可引起压迫症状或神经症状。

- 根据肿瘤的细胞起源可分为三类
  - 起源于周围神经
  - 起源于交感神经节
  - 起源于副神经节

一、起源于周围神经鞘膜的肿瘤

【概念与概述】

周围神经鞘膜起源的肿瘤包括神经鞘瘤（neurilemoma）、神经纤维瘤（neurofibroma）和恶性外周神经鞘膜肿瘤（malignant peripheral nerve sheath tumor，MPNST）。90% 以上为良性。良性肿瘤多见于青中年人。神经鞘瘤较神经纤维瘤更为常见

（一）神经纤维瘤

【病理生理改变】

- 由梭形细胞、疏松的黏液基质、神经元纤维和胶原构成
- 约 30% ～ 45% 的神经纤维瘤患者伴有神经纤维瘤病
  - 丛状神经纤维瘤是神经纤维瘤病 I 型的一种特殊形式

【临床表现】

- 好发于 20 ～ 40 岁，男性发病率高于女性
- 发病年龄低于神经鞘瘤并且与神经纤维瘤病密切相关
- 手术切除后罕见复发

【影像表现】

X 线表现

- 表现为边缘光滑的圆形或椭圆形肿块
- 位于椎旁或沿周围神经分布

CT 表现

- 表现为边界清楚、边缘光滑的圆形或椭圆形肿块，密度均匀（图 15-17-1）
- 平扫时 CT 值约 20 ～ 25Hu

- 增强后可达 30 ～ 50Hu，可表现为早期中心强化

MRI 表现

- T1WI 呈均匀低至中等信号
- T2WI 有时肿瘤周边区信号强度高于中央区，可形成所谓"靶征"表现
  - 肿瘤周边区的高信号是由于肿瘤黏液样变产生的胶状物质所致
  - 中央区的低信号改变代表实性软组织成分

（二）神经鞘瘤

【病理生理改变】

- 起源于周围神经鞘的施万细胞的良性肿瘤
- 组织学上包括两种成分
  - 肿瘤细胞丰富、规则排列的区域为束状型组织（Antoni A 型）
  - 基质丰富、肿瘤细胞稀少的区域为网状型组织（Antoni B 型）

【临床表现】

- 好发于 30 ～ 50 岁，男女发病率相近
- 预后良好，手术切除后很少复发

【影像表现】

X 线表现

- 表现为边缘光滑的圆形或椭圆形肿块，偶呈分叶状
- 位于后纵隔脊柱旁沟、肋骨下缘或胸廓入口处
- 有时可见邻近骨改变，如肋骨或椎体良性压迹、肋间隙增宽、椎间孔扩大等

CT 表现

- 表现为界限清楚的圆形或椭圆形肿块（图 15-17-2）
- 平扫时绝大多数肿瘤表现为均匀的低密度或等密度肿块
  - 约 13% 的患者可见瘤内钙化
- 增强扫描可呈均匀或不均匀强化
  - 强化不均是由于肿瘤内存在 Antoni A 型组织、Antoni B 型组织、脂化泡沫细胞区、囊变、黄色瘤样改变和出血等多种因素所致
  - 均匀高密度肿块由大片 Antoni A 型组织和少量 Antoni B 型组织构成

- 均匀低密度肿块由大片 Antoni B 型组织和少量 Antoni A 型组织构成
- 约 10% 的神经鞘瘤和神经纤维瘤可经邻近椎间孔向椎管内生长，呈"哑铃状"或"沙漏状"外观

MRI 表现

- T1WI 呈低至中等信号
- T2WI 呈不均匀中至高信号，有时肿瘤内可见明显高信号区
  - 信号不均匀是因肿瘤内 Antoni A 型和 Antoni B 型组织交织存在所致
  - 明显高信号区则是由于囊变所致
- 增强扫描可见周边部分强化而囊变区无强化

（三）恶性外周神经鞘膜肿瘤

【病理生理改变】

- 旧称为恶性施万细胞瘤、恶性神经纤维瘤或神经纤维肉瘤
- 来源于外周神经的神经纤维瘤恶变或显示神经鞘膜分化的梭形细胞肉瘤

【临床表现】

- 好发于 20 ~ 50 岁，男女发病相等
- 常见疼痛及神经缺陷症状
- 手术切除后复发率高，约 1/3 患者经历或死于术后复发

【影像表现】

X 线表现

- 表现为球形或不规则形的后纵隔肿块
- 直径常超过 5cm，尤其是伴神经纤维瘤病者
- 有时可见邻近骨破坏

CT 表现

- 表现为边界欠清、圆形或不规则形的不均质肿块（图 15-17-3）
  - 由于出血、坏死和透明变性，瘤内常见低密度区
  - 5% 的患者可见肿瘤内钙化
- 常呈浸润性生长，可压迫、侵犯纵隔结构和邻近胸壁
  - 可出现胸膜转移，表现为胸腔积液或胸膜结节
  - 血行转移以肺内转移最常见
  - 淋巴结转移少见

MRI 表现

- T1WI 呈低至中等信号
- T2WI 呈高信号，囊变区呈更高信号
- Gd-DTPA 增强后肿瘤实质部分强化，囊变坏死区不强化

二、起源于交感神经节的肿瘤

【概念与概述】

　　交感神经节肿瘤包括良性的神经节细胞瘤（ganglioneuroma）、恶性的神经节母细胞瘤（ganglioneuroblastoma）和高度恶性的神经母细胞瘤（neuroblastoma）。神经节细胞瘤和神经节母细胞瘤绝大多数发生于后纵隔交感神经节。神经母细胞瘤 80% 发生于肾上腺髓质及腹膜后，发生于后纵隔及其他部位的约占 20%。神经母细胞瘤和神经节母细胞瘤好发于婴儿及儿童，而神经节细胞瘤好发于青少年和年轻成人。

（一）神经节细胞瘤

【病理生理改变】

- 大体上为包膜完整、长椭圆形、质地均匀的肿块，偶见呈"哑铃状"伸入椎管内
- 组织学上由成熟的大神经节细胞、神经鞘细胞及神经纤维组成

【临床表现】

- 可见于任何年龄组，但 60% 的患者见于 20 岁以前
- 男性多于女性
- 可发生于椎旁交感链行程的任何部位，偶尔发生于肾上腺髓质
  - 以腹膜后（32% ~ 52%）及后纵隔（39% ~ 43%）最为常见
  - 其次为颈部（8% ~ 9%）
- 预后良好，术后罕见复发

【影像表现】

X 线表现

- 表现为境界清楚的长椭圆形或梭形肿块
  - 宽基底贴于脊柱的前外侧缘
  - 沿交感链的长轴延伸
  - 常纵行跨越 3 ~ 5 个椎体长度
- 可引起脊柱侧弯、邻近骨结构移位及良性压迹
- 相对于肿块体积而言，其占位效应较轻

- 有时可见斑点状钙化

CT 表现

- 平扫呈低密度，增强后呈轻度或中度不均匀强化（图 15-17-4）
- 约 20% 的病例可见散在的斑点状钙化
  - 区别于神经母细胞瘤的无定形的粗大钙化

MRI 表现

- T1WI 表现为相对均匀的低信号或中等信号
- T2WI 的信号强度取决于肿瘤内黏液基质与细胞成分的比例以及胶原纤维的含量
  - T2WI 上中到高信号对应于大量的细胞和纤维成分以及少量的黏液基质
  - T2WI 上明显高信号则对应于大量的黏液基质和相对少量的细胞、纤维成分
  - 有时 T2WI 肿瘤内可见曲线状或结节状的低信号带，形成"旋涡状"表现
- MRI 动态扫描时肿瘤多呈渐进性强化而非早期强化

（二）神经节母细胞瘤

【病理生理改变】

- 是含有恶性的神经母细胞瘤和良性的神经节细胞瘤两种成分的过渡性肿瘤
- 大体上比神经母细胞瘤境界清楚，具有部分或完整包膜，常见颗粒状钙化
- 组织学上由原始的神经母细胞和成熟的神经节细胞组成

【临床表现】

- 最常见的发病年龄为 2～4 岁，10 岁以后罕见
- 男、女发病率相等
- 常见发病部位依次为腹部、纵隔、颈部和下肢
- 预后和对治疗的反应明显好于神经母细胞瘤

【影像表现】

X 线表现

- 边缘光整的长椭圆形椎旁肿块
- 或形态不规则的肿块伴局部浸润和（或）广泛转移

CT 表现

- CT 表现复杂多样
  - 可为密度均一的实性肿块
  - 或为囊性为主肿块，带有少量细条状实性成分

（三）神经母细胞瘤

【病理生理改变】

- 是由原始神经母细胞形成的恶性肿瘤
- 大体上呈圆形或不规则分叶状肿块，无包膜结构
  - 瘤内可见粗大或微小钙化
  - 常见广泛的出血、坏死和囊变区
  - 可见局部侵犯和远处转移，易转移至骨、骨髓、肝、淋巴结和皮肤
- 组织学上由神经上皮细胞构成，并含有原始未分化小圆细胞

【临床表现】

- 常见于 10 岁前儿童，近 80% 在 5 岁前诊断，2 岁前发病约占 50%
- 成人罕见
- 常见症状包括疼痛、神经缺陷、Horner 综合征、呼吸困难、运动失调等
- 与神经节细胞瘤和神经节母细胞瘤相比，神经母细胞瘤更易分泌血管活性物质而引起高血压、潮红和腹泻症状
- 患者常伴有尿中儿茶酚胺代谢产物（香草扁桃酸 VMA，高香草酸 HVA）含量增高

【影像表现】

X 线表现

- 表现为脊柱旁椭圆形软组织肿块
- 常推压侵犯邻近结构、跨越中线生长及伴发广泛骨质破坏
- 10%～30% 的患者可见钙化

CT 表现

- 表现为圆形或形态不规则的分叶状肿块，无包膜结构（图 15-17-5）
- 常因出血、坏死、囊变而致密度不均
- 可侵入椎管、浸润邻近结构和包绕大血管等
- 钙化常见，呈云雾状、斑点状、环状或团块状

MRI 表现

- T1WI 呈相对低信号，T2WI 呈高信号
- 出血区 T1WI 可呈高信号，囊变区 T2WI 呈亮白高信号
- 增强扫描呈不同程度的强化

三、起源于副神经节细胞的肿瘤

【概述】

副神经节瘤（paraganglioma）是一种罕见的神经源性肿瘤，起源于交感神经节和交感神经丛附近的副神经节细胞

【病因与病理】

- 通常发生于心脏大血管基底部附近、心包（心脏）旁、房间隔内或左房壁内
  - 即主动脉肺动脉体化学感受器经常出现的部位
- 或者起源于后纵隔脊柱旁沟交感神经链的节段性副节组织
- 大体上表现为圆形或椭圆形肿块，包膜完整或不完整，恶性者可为不规则形、无包膜，切面呈灰红色或棕红色，血管丰富，可伴有出血、坏死和囊变
- 组织学上由硬化的血管间质小梁分隔的均匀细胞团组成，瘤内可见被肿瘤细胞岛分隔的明显的血管间隙

【临床表现】

- 发病通常无年龄或性别的偏好
- 临床表现与发病部位和是否具有功能性有关
  - 通常表现为无痛性肿块
  - 有时可因局部压迫或侵犯而引起胸痛、咳嗽、声音嘶哑、吞咽困难或上腔静脉综合征
  - 少数（特别是与交感系统有关的）可表现出儿茶酚胺分泌过多症状，如阵发性高血压、心悸、潮红、多汗等
- 手术切除通常有效，但 13% 的纵隔副神经节瘤为恶性并可发生转移，常见的转移部位包括区域淋巴结、骨、肝和肺
- 由于良恶性副神经节瘤具有完全相同的组织学表现，故其临床行为（如复发或转移）是判断预后的最佳指标

【影像表现】

X 线表现

- 表现为主肺动脉窗区域或椎旁区的软组织肿块

CT 表现

- 表现为主肺动脉窗或后纵隔等典型部位的软组织肿块
- 常为高血供，CT 增强扫描可显著强化，密度可与邻近大血管密度相仿（图 15-17-6）

- 瘤内可有囊变区，有时瘤周或瘤内可见粗大迂曲的供血血管

MRI 表现

- T1WI 呈低至中等信号，T2WI 呈中到高信号，有时可见呈流空信号的供血血管
- 增强后呈不均匀显著强化

四、纵隔神经源性肿瘤——影像学检查方法评价

- 常规胸部 X 线检查可以检出多数病灶，表现为后纵隔脊柱旁圆形或椭圆形肿块，可伴有邻近骨压迫性改变
  - 如有相邻椎间孔增大，则是诊断神经源性肿瘤的有力佐证
  - 如同时并有钙化或骨破坏、胸腔积液或胸膜结节，则提示为恶性，特别是在儿童
- CT 或 MRI 检查能清楚地显示肿瘤部位、范围、区域侵犯及淋巴结肿大等改变
  - CT 在显示瘤内钙化及邻近骨质有无吸收破坏方面优于 MRI
  - MRI 在评估肿瘤与椎管、神经根、硬膜囊、脊髓关系以及骨髓受累方面明显优于 CT
- 对所有疑有伸入椎管内肿瘤术前均应行 MRI 检查评估

五、纵隔神经源性肿瘤——鉴别诊断

- 脊膜膨出
  - 为脊膜经椎间孔或伴发的脊柱先天缺损区突出于椎管外而形成
  - 肿块内为均一脑脊液成分，无实性成分亦无强化
- 神经肠源性囊肿
  - 多发生于 1 岁以下的小儿
  - 可与蛛网膜下腔或胃肠道相通，增强扫描无强化
  - 伴有脊椎先天异常时可提示诊断
- 椎旁脓肿
  - 多见于胸椎结核患者，表现为椎旁梭形软组织肿块
  - 肿块多为双侧性，也可一侧较为显著而另

一侧不甚明显
- 　○　脓肿相对应的椎体骨质破坏，椎间隙狭窄
- 　○　多伴有肺结核
- ● 巨大淋巴结增生症
- 　○　主要应与纵隔内副神经节瘤鉴别，二者同

为富血供肿瘤，增强扫描均呈明显强化
- 　○　副神经节瘤坏死、囊变多见，部分可伴有儿茶酚胺分泌过多症状，对鉴别诊断有一定帮助

诊断与鉴别诊断精要

- 纵隔神经源性肿瘤绝大多数发生于脊柱旁沟，极少位于前纵隔或中纵隔
- 在成人中最常见的为源于神经鞘膜的肿瘤，多数为良性的神经鞘瘤和神经纤维瘤
- 在儿童中最常见的为源于交感神经节的肿瘤，并且年龄越小肿瘤为恶性（神经节母细胞瘤、神经母细胞瘤）的可能性越大

典型病例

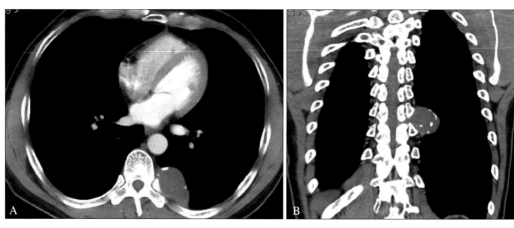

图 15-17-1　**神经纤维瘤**
男性,44 岁,胸痛 1 年。A ~ B. CT 横断面及冠状面重建图像示左侧脊柱旁沟软组织肿物，边界清晰，内见钙化，局部似与椎间孔相通。术后病理为神经纤维瘤，伴骨化及钙化

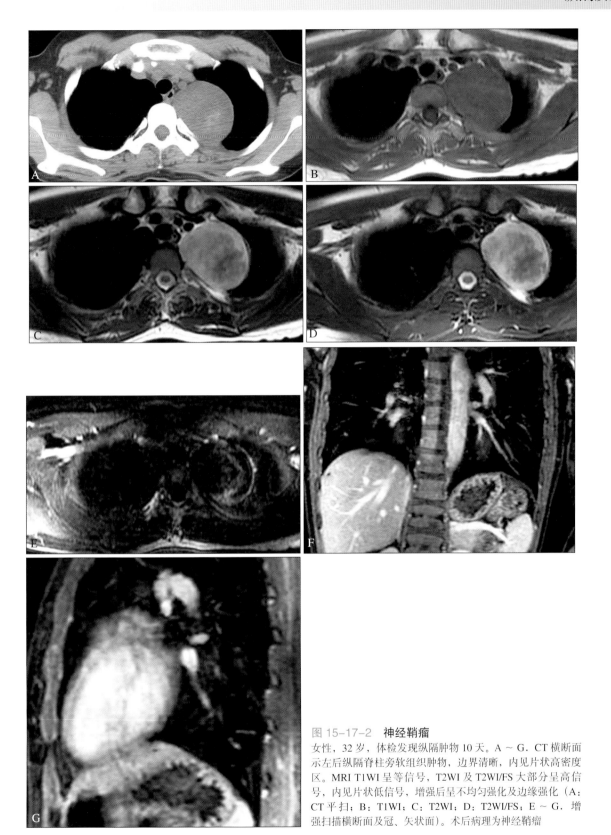

图 15-17-2　神经鞘瘤

女性，32 岁，体检发现纵隔肿物 10 天。A ~ G. CT 横断面示左后纵隔脊柱旁软组织肿物，边界清晰，内见片状高密度区。MRI T1WI 呈等信号，T2WI 及 T2WI/FS 大部分呈高信号，内见片状低信号，增强后呈不均匀强化及边缘强化（A：CT 平扫；B：T1WI；C：T2WI；D：T2WI/FS；E ~ G. 增强扫描横断面及冠、矢状面）。术后病理为神经鞘瘤

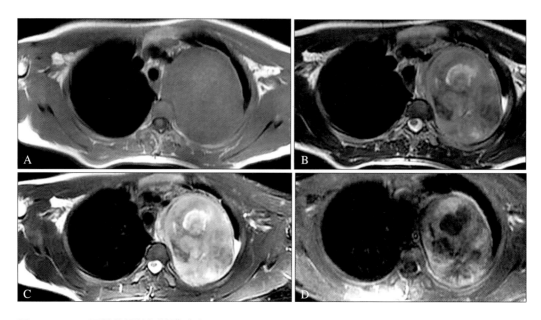

图 15-17-3　恶性外周神经鞘膜肿瘤

女性，24 岁，胸痛 2 月余。A ～ D. MRI 示左后上纵隔肿物，边界清晰，T1WI 呈低信号，T2WI 及 T2WI/FS 呈不均匀高信号，增强后呈不均匀强化，内见大片状无强化区（A. T1WI；B. T2WI；C. T2WI/FS；D. 增强）。术后病理为恶性外周神经鞘膜肿瘤

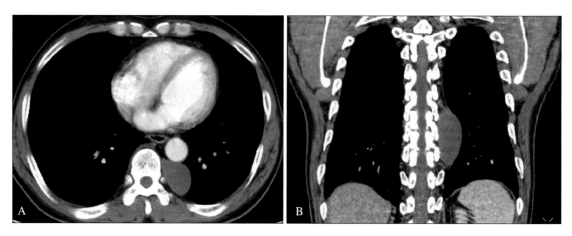

图 15-17-4　神经节细胞瘤

男性，55 岁，因食管癌就诊，同时发现后纵隔肿物。A ～ B. CT 横断面及冠状面重建图像示左侧脊柱旁沟肿物，边界清晰，CT 值约 25HU，长轴与脊柱走行一致。术后病理为神经节细胞瘤

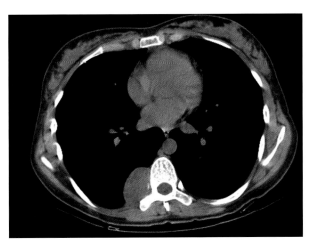

图 15-17-5　**神经母细胞瘤**
CT 横断面平扫纵隔窗示右后纵隔脊柱旁肿块影，内部密度均匀
（本例由中国医科大学附属盛京医院放射科林爱军教授提供）

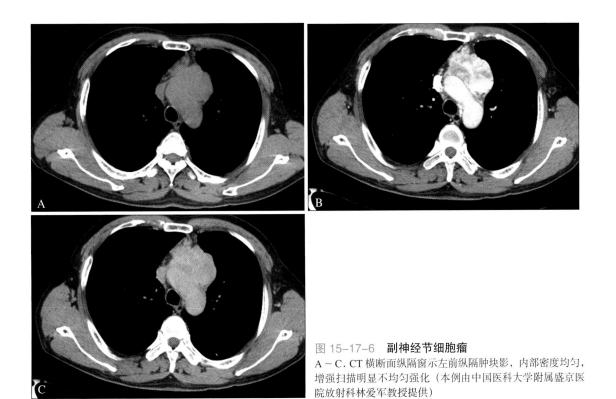

图 15-17-6　**副神经节细胞瘤**
A ~ C. CT 横断面纵隔窗示左前纵隔肿块影，内部密度均匀，
增强扫描明显不均匀强化（本例由中国医科大学附属盛京医
院放射科林爱军教授提供）

（赵世俊　吴　宁）

重点推荐文献

[1] Tanaka O, Kiryu T, Hirose Y, et al. Neurogenic tumors of the mediastinum and chest wall：MR imaging appearance[J]. J Thorac Imaging, 2005, 20 (4)：316-320.

[2] Lonergan GJ, Schwab CM, Suarez ES, et al. Neuroblastoma, ganglioneuroblastoma, and ganglioneuroma：radiologic-pathologic correlation[J]. Radiographics, 2002, 22 (4)：911-934.

[3] Duwe BV, Sterman DH, Musani AI. Tumors of the mediastinum. Chest, 2005, 128 (4)：2893-2909.

主要参考文献

[1] Travis WD, Brambilla E, Müller-Hermelink HK, Harris CC (eds.) Pathology and Genetics：Tumours of the Lung, Pleura, Thymus and Heart[M]. Lyon：IARC Press, 2004：146-247.

[2] Müller NL, Silva CI. Imaging of the chest[M]. 1st ed. Philadelphia：Saunders, 2008：1447-1570.

[3] Duwe BV, Sterman DH, Musani AI. Tumors of the mediastinum[J]. Chest, 2005, 128 (4)：2893-2909.

[4] Akman C, Kantarci F, Cetinkaya S. Imaging in mediastinitis：a systematic review based on aetiology[J]. Clin Radiol, 2004, 59 (7)：573-585.

[5] Exarhos DN, Malagari K, Tsatalou EG, et al. Acute mediastinitis：spectrum of computed tomography findings[J]. Eur Radiol, 2005, 15 (8)：1569-1574.

[6] Athanassiadi KA. Infections of the mediastinum[J]. Thorac Surg Clin, 2009, 19 (1)：37-45.

[7] Worrell JA, Donnelly EF, Martin JB, et al. Computed tomography and the idiopathic form of proliferative fibrosing mediastinitis[J]. J Thorac Imaging, 2007, 22 (3)：235-240.

[8] Rossi SE, McAdams HP, Rosado-de-Christenson ML, et al. Fibrosing mediastinitis[J]. Radiographics, 2001, 21 (3)：737-757.

[9] Devaraj A, Griffin N, Nicholson AG, et al. Computed tomography findings in fibrosing mediastinitis[J]. Clin Radiol, 2007, 62 (8)：781-786.

[10] Gaerte SC, Meyer CA, Winer-Muram HT, et al. Fat-containing lesions of the chest[J]. Radiographics, 2002, 22 Spec No：S61-78.

[11] Mohapatra PR, Janmeja AK. Images in clinical medicine. Asymptomatic mediastinal lipomatosis[J]. N Engl J Med, 2010, 363 (13)：1265.

[12] Batori M, Chatelou E, Straniero A, et al. Substernal goiters[J]. Eur Rev Med Pharmacol Sci, 2005, 9 (6)：355-359.

[13] Wu MH, Chen KY, Liaw KY, et al. Primary intrathoracic goiter[J]. J Formos Med Assoc, 2006, 105 (2)：160-163.

[14] Che Kadir S, Mustaffa BE, Ghazali Z, et al. Mediastinal parathyroid adenoma：diagnostic and management challenges[J]. Singapore Med J, 2011, 52 (4)：e70-74.

[15] Marzouki HZ, Chavannes M, Tamilia M, et al. Location of parathyroid adenomas：7-year experience[J]. J Otolaryngol Head Neck Surg, 2010, 39 (5)：551-554.

[16] Sato N, Nakagawa T, Kanno M, et al. Ectopic mediastinal parathyroid adenoma[J]. Kyobu Geka, 2010, 63 (9)：781-785.

[17] Bogot NR, Quint LE. Imaging of thymic disorders[J]. Cancer Imaging, 2005, 15 (5)：139-149.

[18] Nishino M, Ashiku SK, Kocher ON, et al. The thymus：a comprehensive review[J]. Radiographics, 2006, 26 (2)：335-348.

[19] Mlika M, Ayadi-Kaddour A, Marghli A, et al. True thymic hyperplasia versus follicular thymic hyperplasia：a retrospective analysis of 13 cases[J]. Pathologica, 2009, 101 (5)：175-179.

[20] Hofmann WJ, Möller P, Otto HF. Thymic hyperplasia. I. True thymic hyperplasia. Review of the literature[J]. Klin Wochenschr, 1987, 15；65 (2)：49-52.

[21] Hofmann WJ, Möller P, Otto HF. Thymic hyperplasia. II. Lymphofollicular hyperplasia of the thymus. An immunohistologic study[J]. Klin Wochenschr, 1987, 15；65 (2)：53-60.

[22] Jeung MY, Gasser B, Gangi A, et al. Imaging of cystic masses of the mediastinum[J]. Radiographics, 2002, 22 Spec No：S79-93.

[23] Kim JH, Goo JM, Lee HJ, et al. Cystic tumors in the anterior mediastinum. Radiologic-pathological correlation[J]. J Comput Assist Tomogr, 2003, 27 (5)：714-723.

[24] Venuta F, Anile M, Diso D, et al. Thymoma and thymic carcinoma[J]. Eur J Cardiothorac Surg, 2010, 37 (1)：13-25.

[25] Rosado-de-Christenson ML, Strollo DC, Marom EM. Imaging of thymic epithelial neoplasms[J]. Hematol Oncol Clin North Am, 2008, 22 (3)：409-431.

[26] Sadohara J, Fujimoto K, Müller NL, et al. Thymic epithelial tumors：comparison of CT and MR imaging findings of low-risk thymomas, high-risk thymomas, and thymic carcinomas[J]. Eur J Radiol, 2006, 60 (1)：70-79.

[27] Jeong YJ, Lee KS, Kim J. Does CT of thymic epithelial tumors enable us to differentiate histologic subtypes and predict prognosis[J]? AJR Am J Roentgenol, 2004, 183 (2)：283-289.

[28] Moran CA, Suster S. Thymic carcinoma：current concepts and histologic features[J]. Hematol Oncol Clin North Am, 2008, 22 (3)：393-407.

[29] Drevelegas A, Palladas P, Scordalaki A. Mediastinal germ cell tumors：a radiologic-pathologic review[J]. Eur Radiol, 2001, 11 (10)：1925-1932.

[30] Ueno T，Tanaka YO，Nagata M，et al. Spectrum of germ cell tumors：from head to toe[J]. Radiographics，2004，24（2）：387-404.

[31] Moeller KH，Rosado-de-Christenson ML，Templeton PA. Mediastinal mature teratoma：imaging features[J]. AJR Am J Roentgenol，1997，169（4）：985-990.

[32] Tian L，Liu LZ，Cui CY，et al. CT findings of primary non-teratomatous germ cell tumors of the mediastinum-A report of 15 cases[J]. Eur J Radiol，2012，81（5）：1057-1061.

[33] Yang CJ，Cheng MS，Chou SH，et al. Primary germ cell tumors of the mediastinum：10 years of experience in a tertiary teaching hospital[J]. Kaohsiung J Med Sci，2005，21（9）：395-400.

[34] Okada F，Ando Y，Kondo Y，et al. Thoracic CT findings of adult T-cell leukemia or lymphoma[J]. AJR Am J Roentgenol，2004，182（3）：761-767.

[35] Rademaker J. Hodgkin's and non-Hodgkin's lymphomas [J]. Radiol Clin North Am，2007，45（1）：69-83.

[36] Bae YA，Lee KS. Cross-sectional evaluation of thoracic lymphoma[J]. Radiol Clin North Am，2008，46（2）：253-264.

[37] Johnson PW，Davies AJ. Primary mediastinal B-cell lymphoma[J]. Hematology Am Soc Hematol Educ Program，2008：349-358.

[38] Regal MA，Aljehani YM，Bousbait H. Primary mediastinal Castleman's disease[J].Rare Tumors，2010，31；2（1）：e11.

[39] Saeed-Abdul-Rahman I，Al-Amri AM. Castleman disease. Korean J Hematol，2012，47（3）：163-177.

[40] Burrill J，Williams CJ，Bain G，et al. Tuberculosis：a radiologic review[J]. Radiographics，2007，27（5）：1255-1273.

[41] Moon WK，Im JG，Yeon KM，et al. Mediastinal tuberculous lymphadenitis：CT findings of active and inactive disease[J]. AJR Am J Roentgenol，1998，170（3）：715-718.

[42] Moon WK，Im JG，Yu IK，et al. Mediastinal tuberculous lymphadenitis：MR imaging appearance with clinicopathologic correlation[J]. AJR Am J Roentgenol，1996，166（1）：21-25.

[43] Venkateswaran RV，Barron DJ，Brawn WJ，et al. A forgotten old disease：mediastinal tuberculous lymphadenitis in children[J]. Eur J Cardiothorac Surg，2005，27（3）：401-404.

[44] Macchiarini P，Ostertag H. Uncommon primary mediastinal tumours[J]. Lancet Oncol，2004，5（2）：107-118.

[45] Boiselle PM，Rosado-de-Christenson ML. Fat attenuation lesions of the mediastinum[J]. J Comput Assist Tomogr，2001，25（6）：881-889.

[46] Menditto VG，Cavicchi A，Marchetti G，et al. Hernia of Morgagni and mediastinal lipoma：a case report[J]. Ann Thorac Cardiovasc Surg，2011，17（1）：77-80.

[47] Shaffer K，Rosado-de-Christenson ML，Patz EF Jr，et al. Thoracic lymphangioma in adults：CT and MR imaging features[J]. AJR Am J Roentgenol，1994，162（2）：283-289.

[48] Park JG，Aubry MC，Godfrey JA，et al. Mediastinal lymphangioma：Mayo Clinic experience of 25 cases[J]. Mayo Clin Proc，2006，81（9）：1197-1203.

[49] Charruau L，Parrens M，Jougon J，et al. Mediastinal lymphangioma in adults：CT and MR imaging features[J]. Eur Radiol，2000，10（8）：1310-1314.

[50] Wang ZJ，Reddy GP，Gotway MB，et al. CT and MR imaging of pericardial disease[J]. Radiographics，2003，23 Spec No：S167-80.

[51] Gupta B，Meher R，Raj A，et al. Duplication cyst of oesophagus：a case report[J]. J Paediatr Child Health，2010，46（3）：134-135.

[52] Sotoudehmanesh R，Behgam-Shadmehr M，Jamali R. Esophageal duplication cyst[J]. Arch Iran Med，2009，12（4）：424，432.

[53] Jeung MY，Gasser B，Gangi A，et al. Imaging of cystic masses of the mediastinum[J]. Radiographics，2002，22 Spec No：S79-93.

[54] Tanaka O，Kiryu T，Hirose Y，et al. Neurogenic tumors of the mediastinum and chest wall：MR imaging appearance[J]. J Thorac Imaging，2005，20（4）：316-320.

[55] Lonergan GJ，Schwab CM，Suarez ES，et al. Neuroblastoma，ganglioneuroblastoma，and ganglioneuroma：radiologic-pathologic correlation[J]. Radiographics，2002，22（4）：911-934.

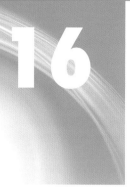

胸壁疾病

第1节 胸壁感染性疾病

一、胸壁化脓性感染

【概述】

- 胸壁化脓性感染（pyogenic infection of chest wall）不常见，但可能是致命性的疾病
- 仅仅根据体检很难判断胸壁感染的范围

【病因与病理】

- 最常见的致病菌：葡萄球菌、铜绿假单胞菌
- 致病原因：胸部外伤、肺/胸膜/纵隔病变向胸壁直接浸润、胸部手术后的并发症、继发于骨髓炎及全身脓毒症、静脉注射毒品者、营养不良者、免疫缺陷患者

【临床表现】

表现

- 任何年龄均可发生
- 发病急骤，有感染史，全身发热、不适、头痛
- 胸壁感染部位组织有肿物，疼痛
- 检查发现局部皮肤发红、肿胀、触疼
- 穿刺可抽出脓液
- 实验室检查白细胞总数增高，分类中性粒细胞增多，脓液菌检阳性

治疗与预后

- 控制感染
  - 应用抗生素，控制细菌感染
- 手术治疗
  - 软组织感染抽出脓液时，应切开引流
  - 骨髓炎时，待感染局限后，对受累肋骨行骨膜下肋骨切除术。肋软骨有感染时，应切除。肋骨感染时应作保留骨膜切除术，以保持胸壁稳定

【影像表现】

X 线表现

- 在胸片上常常难以显示胸壁病变
- 肺内病变、胸腔积液、术后改变等可掩盖胸壁病变
- 当出现明显骨质破坏时可在胸片上显示

CT 表现

- 胸壁软组织肿物
- 可有肋骨或胸骨骨质破坏，骨质破坏周围常伴软组织肿块，可见骨膜反应
- 可显示邻近肺内的炎性病变、胸膜、纵隔的病变或胸部术后改变等
- 可显示皮肤窦道、皮下组织内气液平形成；有时脓肿内可见气体影
- 增强扫描病变呈环形显著强化，中心因液化坏死而呈低密度区
- 为临床穿刺、引流提供最佳路径

MRI 表现

- 与 CT 相仿，在显示骨质破坏及骨膜反应方面不如 CT，在胸壁软组织病变方面优于 CT（图 16-1-1）

超声表现

- 价值有限：可显示胸壁肿物及其内的液化、坏死，引导穿刺、引流

推荐影像学诊断方法

- CT 增强扫描或者 MRI（平扫＋增强）

【鉴别诊断】
- 恶性肿瘤
  - 胸壁化脓性感染与胸壁恶性肿瘤常常难以鉴别，如果出现病变区内液体积聚或出现皮肤窦道、皮下组织内气液平形成，全身

感染症状重，则提示感染性病变可能
- 结核
  - 化脓性与结核性感染很相似，但化脓性病变的局部及全身性中毒症状更重

典型病例

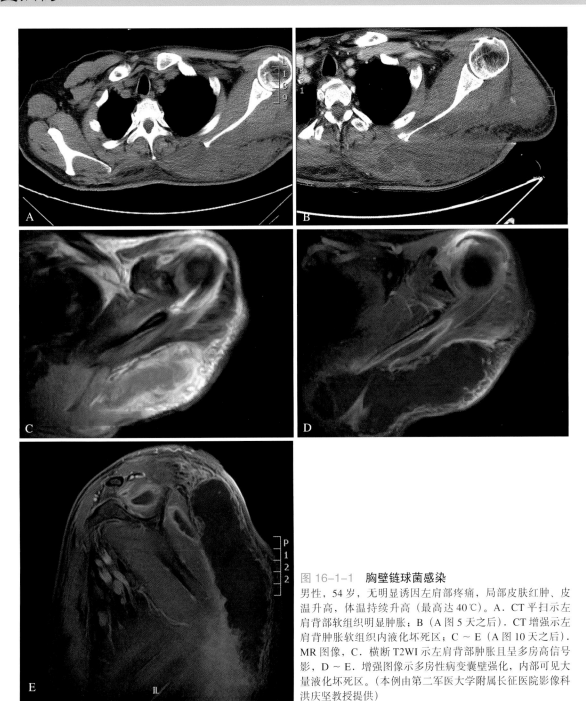

图 16-1-1　胸壁链球菌感染

男性，54 岁，无明显诱因左肩部疼痛，局部皮肤红肿、皮温升高，体温持续升高（最高达 40℃）。A. CT 平扫示左肩背部软组织明显肿胀；B（A 图 5 天之后）. CT 增强示左肩背肿胀软组织内液化坏死区；C ～ E（A 图 10 天之后）. MR 图像，C. 横断 T2WI 示左肩背部肿胀且呈多房高信号影，D ～ E. 增强图像示多房性病变囊壁强化，内部可见大量液化坏死区。（本例由第二军医大学附属长征医院影像科洪庆坚教授提供）

诊断与鉴别诊断精要

- CT 表现为胸壁软组织肿块，可伴有骨质破坏、骨膜反应等
- 增强扫描显示病变明显环形强化
- 局部及全身中毒症状
- 实验室检查示白细胞增高等
- 外伤、手术史等

二、胸壁结核

【概述】

- 胸壁结核（chest wall tuberculosis）并不常见，可由胸膜或肺内病变蔓延而来；也可无活动性肺部病变而经血行扩散而来
- 病变可侵犯胸壁各种组织
- 穿刺脓液中找到结核杆菌或取窦道处肉芽组织病理活检可确定诊断

【病因与病理】

- 感染途径
  - 大部分由肺、胸膜的原发病灶侵入胸壁组织，可有三种途径：
    - 结核分枝杆菌由肺或胸膜的原发病灶经淋巴侵入胸壁组织，此为最常见的感染途径
    - 肺或纵隔的结核病灶穿破胸膜后，直接侵入胸壁各种组织，包括胸壁软组织以及骨和软骨都可受到侵犯
    - 结核分枝杆菌经血循环侵入胸壁组织，病原菌破坏肋骨或胸骨，引起结核性骨髓炎
  - 流行病学
    - 少见
    - 约占骨骼肌肉系统结核的 1% ~ 5%
    - 约占所有结核病例的 1% ~ 2%
    - 在肋骨破坏的疾病中位列第二
    - 是最多见的肋骨炎性病变

【临床表现】

症状与体征

- 大多数患者症状不明显，或有轻度疼痛。起初

可为冷脓肿，亦可能有轻微疼痛，但无急性炎症征象

- 按压时可有波动感，穿刺可抽出乳白色脓液或少量干酪样物质，涂片或普通培养无化脓细菌可见
- 病变继续发展，肿块逐渐长大、变软、穿破皮肤，可形成久不愈合的慢性窦道，长期流脓

疾病人群分布

- 常见于 30 岁以下的青年人
- 男性较多

治疗与预后

- 在治疗上必须加强患者机体的抵抗力及抗痨药物治疗
- 在合并有活动性肺结核或较广泛的肺门淋巴结核患者，应先保守治疗
- 在肺部或全身其他部位的结核症得到有效控制和基本稳定以后，可对胸壁结核行手术治疗
- 对于较小的胸壁冷脓肿，可行穿刺排脓及腔内注射抗痨药物治疗
- 如已有慢性窦道形成，在经过局部及全身抗感染及抗痨药物治疗后，应作胸壁窦道及结核病灶的彻底切除手术

【影像表现】

概述

- 脓肿可自行破溃，形成慢性不愈合的窦道
- 病变多见于前胸壁，侧胸壁次之，脊柱旁更少

胸片表现

- 胸片价值有限，可显示明显的骨质破坏、胸壁肿物；有时可显示胸膜或肺的结核病灶

CT 表现

- 典型 CT 表现为多发骨及软骨破坏，伴有钙化的胸壁软组织肿块（图 16-1-2）
- 骨质破坏较常见，可为骨皮质中断或膨胀性溶骨性骨质破坏，可有骨膜反应。
- 25% 病例可见胸壁脓肿、窦道形成
- 增强扫描显示环形强化
- 可显示胸膜、肺、淋巴结结核病变

MRI 表现

- 与 CT 相仿，在显示骨质破坏及骨膜反应、钙化等方面不如 CT

超声表现

- 价值有限：可显示胸壁肿块及其内的液化、坏死，进行 B 超导引下穿刺

推荐影像学诊断方法

- CT 增强扫描应为首选，可同时显示肺内、胸膜有无病变存在

【鉴别诊断】

- 胸壁肿瘤
  - 常见的胸壁肿瘤有：软骨瘤、软骨肉瘤、纤维肉瘤、神经纤维瘤及海绵状血管瘤
  - 有时可类似胸壁寒性脓肿，因而诊断时应加以区别
- 化脓性胸壁脓肿
  - 局部有急性炎症表现，并常有全身感染症状，病程较短且于脓液中多可查到化脓菌

诊断与鉴别诊断精要

- CT 示伴有钙化的胸壁肿物，环形强化
- 可见慢性窦道形成
- 患者肺部或其他器官可有结核病
- 无急性症状
- 穿刺脓液中找到结核杆菌或取窦道处肉芽组织病理活检可确定诊断

典型病例

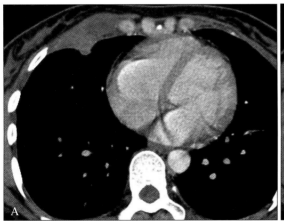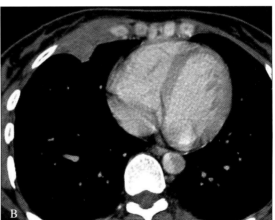

图 16-1-2　胸壁结核
女性，32。CT 增强扫描（A、B. 横断面）示右前胸壁软组织肿物，边界模糊，不均匀中等强化

（黄遥　吴宁　刘莉）

重点推荐文献

[1] Jeung MY, Gangi A, Gasser B, et al. Ima ging of Chest Wall Disorders[J]. RadioGraphics, 1999, 19（3）: 617-637.

[2] O'Sullivan P, O'Dwyer H, Munk PL, et al. Soft Tissue Tumours and Mass-like Lesions of the Chest Wall: a Pictorial Review of CT and MR Findings[J]. The British Journal of Radiology, 2007, 80（955）: 574-580.

[3] Kublman JE, Bouchardy L, Fishman EK, et al. CT and MR Imaging Evaluation of Chest Wall Disorders[J]. RadioGraphics, 1994, 14（3）: 571-595.

第 2 节　胸壁软组织肿瘤

一、脂肪瘤

【概述】

脂肪瘤（lipoma）是常见的胸壁良性肿瘤之一

- 大部分胸壁脂肪瘤位于胸壁的深部
- 多为单发，多发病变少见（5% ~ 15%）脂肪瘤内若有其他间叶成分，分别称为纤维脂肪瘤、黏液脂肪瘤、软骨脂肪瘤、肌肉脂肪瘤，其中以纤维脂肪瘤最常见

【病因与病理】

病因

- 病因未明，更多见于肥胖者

大体病理及手术所见

- 一般瘤体多向外生长形成外突性肿块，也可向胸腔内生长，或同时向内、外两个方向生长，形成哑铃状
- 常有一薄层纤维包膜，但发生于肌肉内的脂肪瘤常呈浸润状生长，可无包膜或包膜不完整
- 肿瘤成扁平或分叶状、质软、边界清楚

显微镜下特征

- 脂肪瘤是由成熟白色脂肪细胞构成的良性肿瘤，镜下见成熟的脂肪细胞堆积，与周围正常脂肪组织没有区别
- 其间有不规则纤维组织分隔

【临床表现】

症状

- 通常无症状，较大脂肪瘤压迫外周神经时可有疼痛

疾病人群分布

- 常见于 40 ~ 60 岁
- 肥胖者发病率高
- 罕见于儿童
- 是胸壁最常见的良性肿瘤

治疗与预后

- 手术切除
- 局部切除的复发率不超过 5%。深部脂肪瘤复发率高
- 脂肪瘤的恶变很罕见

【影像表现】

概述

- 界限清楚的脂肪密度肿块
- 多位于胸壁深部
- 相对于表浅部位的脂肪瘤而言，发生于胸壁深部的病变通常较大，包膜不完整，深部病变更趋于边界不光整

X 线表现

- 呈宽基底附于胸壁的长梭形或椭圆形肿物，密度浅淡，外缘锐利，瘤内偶有钙化
- 若瘤体贯穿全胸壁，则局部肋间隙增宽，部分病例可见肿瘤邻近骨的骨赘形成
- 当瘤体较小、密度较淡、位置较深、部位较隐蔽等时易漏诊

CT 表现

- 常呈均匀的脂肪密度，CT 值低于 –40Hu 具有特征性（图 16-2-1）
- 部分瘤体内因坏死、囊变、出血、钙化而表现为密度不均
- 增强扫描不强化，但肿瘤内部纤细的分隔（常多发）可轻度强化
- 边界清楚，肿瘤包膜与肌肉密度相仿而难以在 CT 上显示

MRI 表现

- 对脂肪组织很敏感，在 T1WI 像及 T2WI 像均表现为高信号，与皮下脂肪信号相仿
- 多轴位成像，可明确病灶与邻近结构的关系
- 肿瘤内的分隔在 T1WI 像上呈低信号
- 增强扫描肿瘤无强化，包膜及分隔可见轻度强化

超声表现

- 肿瘤呈椭圆形或扁平形，长轴与皮肤平行，与正常脂肪回声相等

推荐影像学诊断方法

- CT 是最常用的检查方法
- MRI 是最佳检查方法

【鉴别诊断】

- 脂肪肉瘤（liposarcoma）

- 常呈浸润性生长，边界不清
- 密度多高于周围正常脂肪组织，肿物内部可见云雾状软组织密度、条索状或软组织分隔
- 软组织成分且可有强化
- 有时高分化脂肪肉瘤难与因坏死、囊变、出血、钙化等而密度不均的脂肪瘤鉴别

诊断与鉴别诊断精要

- 缓慢生长的无痛性肿块，多为体检时偶尔发现
- 边缘光滑的肿块
- 脂肪性肿块：CT 值在 –40Hu 以下，T1WI/T2WI 高信号、无强化
- 分隔可轻度强化
- 可因坏死、囊变、出血、钙化等而密度信号不均

典型病例

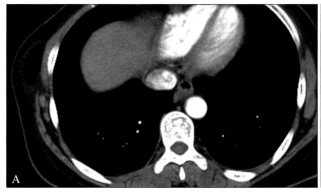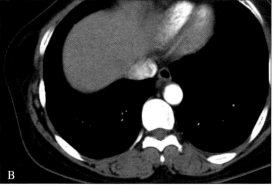

图 16-2-1　胸壁脂肪瘤

女性，35 岁。CT 增强扫描（A、B. 横断面）示右侧胸壁脂肪密度肿物，边界清楚。

二、神经源肿瘤

【概述】

- 神经源性肿瘤（neurogenic tumors）可分为：
  - 周围神经源性：良性的神经纤维瘤、神经鞘瘤、恶性的神经纤维肉瘤及恶性的神经鞘瘤。
  - 交感神经源性：包括节神经瘤、节神经母细胞瘤、神经母细胞瘤。
  - 副神经节细胞源性：嗜铬细胞瘤、副节细胞

瘤

- 神经源性肿瘤是常见的胸壁软组织肿瘤之一。神经鞘瘤最常见，其次是神经纤维瘤
- 发生于肋间神经者多见，其次是锁骨上区、腋窝的臂丛神经

【病理】

- 神经鞘瘤（neurilemmoma）
  - 起源自 Schwann 细胞，又称 Schwann 细胞瘤
  - 肿瘤有完整包膜

○ 切面因囊变、出血、脱髓鞘等改变而呈不均质状

○ 往往为单发，极少发生恶变；伴发神经纤维瘤病时可多发

○ 肿瘤细胞与神经纤维平行排列，不相互交织

○ 肿瘤细胞丰富，排列规则

○ 基质相对缺乏的区域称 Antoni A 型组织；黏液基质丰富，其中肿瘤细胞稀少且排列不规则的区域称 Antoni B 型组织，两者分界清晰

- 神经纤维瘤（neurofibroma）

○ 是由神经细胞和神经鞘组成。常无包膜或可有假包膜形成

○ 肉眼上似乎有包膜，切面灰白半透明，有小圆凸或梭形肿胀

○ 增生的神经膜细胞鞘及轴突构成了交错的网络

○ 电镜下观察肿瘤是由伸出少数粗大胞质突的长形细胞构成，在广阔的胶原基质中偶尔可看到有髓鞘或无髓鞘的轴突

【临床表现】

症状与体征

- 神经源性良性肿瘤，多数无症状
- 少数患者其症状常是由于机械原因引起，如肋间神经、骨或胸壁受压引起疼痛、支气管树受压引起咳嗽和呼吸困难等

疾病人群分布

- 好发于 20 ~ 50 岁
- 男女比率相近

治疗与预后

- 以手术切除为好，在切除肿瘤时应将肿瘤瘤体及包膜全部切除
- 神经鞘瘤多能完整切除。神经纤维瘤在保全神经功能的情况下，可能无法完全切除
- 包膜完整，手术切除彻底，外科切除后能治愈
- 包膜不完整或是 Von Recklinghausens（神经纤维瘤病 I 型）的一部分，则术后复发的机会较多
- 个别复发后再手术治愈率仍然较高

【影像表现】

概述

- 神经鞘瘤有包膜。神经鞘瘤较小时，形态常为球形且边界清楚；较大时形态常为椭圆形或分叶状

- 神经纤维瘤为起源于神经的生长缓慢的肿瘤，伴或不伴包膜，可有囊变区及钙化。偶见恶变
- 神经鞘瘤更易发生囊变
- 10% ~ 30% 的神经纤维瘤为 Von Recklinghausens（神经纤维瘤病 I 型），即可发现 2 个或 2 个以上神经纤维瘤病灶
- 肿瘤生长缓慢，可见骨受压、硬化，无骨质破坏
- 约半数的神经鞘瘤与神经纤维瘤表现相似

X 线表现

- 胸片价值有限，仅可显示骨性胸廓，对软组织肿物显示不满意。当肿块相当大时或突入肺野时才能被检出

CT 表现

- 神经鞘瘤

○ CT 平扫为边缘清晰、密度均匀的肿物，密度略低于或等于同层肌肉密度

○ 增强后呈斑驳样表现，病变等于或略高于周围肌肉密度，其内囊性区或坏死区不强化

- 神经纤维瘤

○ 肿瘤在平扫 CT 上常为软组织密度，密度可不均

○ 增强后强化不均匀

MRI 表现

- 神经鞘瘤（图 16-2-2）

○ T1 加权像上呈低 ~ 中等信号，信号等于或略高于同层肌肉

○ T2 加权像上呈中 ~ 高信号；有时可见明显高信号，为肿瘤囊变区

○ 增强后肿瘤较明显的强化，较大肿瘤因肿瘤囊变而强化不均

○ 可观察到其起源的神经沿着肿瘤一侧走行

- 神经纤维瘤（图 16-2-3）

○ T1WI 像上常呈均匀低 ~ 中等信号

○ 因其内组织成分常不同，故在 T2WI 像上可呈中心信号低于周围的靶征（此征象亦可见于神经鞘瘤）

○ 增强扫描中心区域强化明显

推荐影像学诊断方法

- MRI 是最佳检查方法。增强扫描可显示肿瘤血供情况

【鉴别诊断】

- 胸壁其他良性软组织肿瘤如弹力纤维瘤和颗粒细胞瘤等需与之鉴别
  - 弹力纤维瘤（elastofibroma）
    - 是一种纤维增生性、病因不明的假性肿瘤，多见于成年女性，一般无症状
    - 其最大特征为好发于肩胛下角处
    - 10% ~ 66% 为双侧
    - CT 显示一个凸镜样、无包膜的软组织肿物位于肩胛下角处
    - MRI 的信号强度与肌肉相仿，其内可见
      散在脂肪信号区域
  - 颗粒细胞瘤（granular cell tumor）
    - 少见，可见于各种年龄，以 30 ~ 50 岁多见，性别无差异
    - 其临床表现与肿瘤生长部位有关
    - 常表现为组织内质硬、无痛、缓慢生长的单个结节状肿块，直径多在 1 ~ 2cm，有时会更大
    - 肿块大时中央可有坏死。本病术前诊断困难，主要依靠病理

> ### 诊断与鉴别诊断精要
>
> - 发生于肋间神经者多见边界清楚的软组织密度肿块
> - 肿瘤内可出现囊变、钙化
> - 骨受压、硬化，无骨质破坏
> - 肿物均匀或不均匀轻中度强化
> - MRI 可观察到其起源的神经沿着肿瘤一侧走行

典型病例

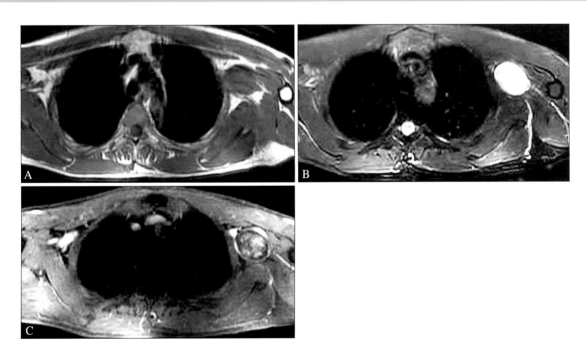

图 16-2-2　胸壁神经鞘瘤

男性，44 岁。左上胸壁肿物，MRI 扫描 T1 加权像（A）呈等信号，T2 加权像（B）示肿瘤呈混杂中－高信号，边界清楚，可见包膜，增强扫描（C）肿瘤呈不均匀强化

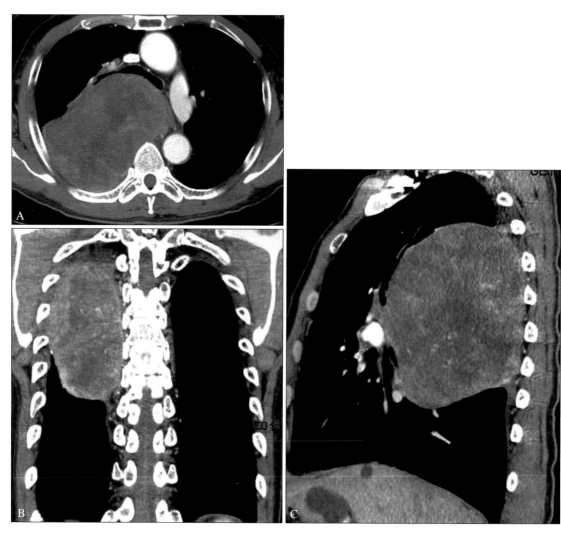

图 16-2-3 胸壁神经纤维瘤

男性，68 岁。CT 增强扫描（A. 横断位，B. 冠状位，C. 矢状位）显示后胸壁肿物，不均匀强化，边界清楚，深入纵隔

三、侵袭性纤维瘤病

【概述】

● 侵袭性纤维瘤病（aggressive fibromatosis）是成纤维细胞克隆性增生性病变，位于深部软组织，以浸润性生长和易于局部复发为特征，但不发生转移

● 同义词：韧带样型纤维瘤病、肌肉腱膜纤维瘤病、韧带样肿瘤

【病因与病理】

病因

● 可能的病因包括多方面如遗传、内分泌和物理因素（如外伤）等

大体病理及手术所见

● 病变质硬

● 切面白色、无光泽

● 多数肿瘤 5 ～ 10cm 大小

显微镜下特征

● 镜下见肿瘤含有丰富的胶原纤维

● 病变无包膜，与周围组织无界限，有时将周围组织包括在病变中

● 核分裂罕见

● 少数复发病例可出现纤维肉瘤的形态变化

【临床表现】

症状

● 多无症状，有时可有轻度疼痛

疾病人群分布

● 发病年龄多在 30 ～ 50 岁，儿童和青少年也不少见

● 女性多于男性

治疗与预后

- 主要是外科手术广泛切除。放射治疗和应用激素在个别病例可抑制肿瘤生长，但一般认为不能作为主要的治疗手段，可作为无法手术者的姑息治疗
- 易局部复发（复发率可达 50%），无转移。复发时间多在术后 1 个月～1 年，甚至可达 10 年以上
- 多次复发，可致病变累及范围更加广泛，而出现不可抑制的生长，侵犯重要器官而危及生命

【影像表现】

概述

- 好发于肋间肌及肩胛带周围
- 肿瘤边界不光整，长轴与肌肉一致
- 浸润状生长
- MRI 具有一定的特征性

X 线表现

- 胸片价值有限。可显示胸壁软组织肿物，常邻近肩胛骨、肋骨，可以伴有骨膜反应甚至骨质破坏

CT 表现

- 平扫密度略低于 / 等于肌肉，可有低密度区（图 16-2-4）

- 沿肌肉长轴生长，边界不清
- 可包绕周围组织及结构，有时可见侵犯邻近组织和器官
- 增强扫描，可有不同程度强化

MRI 表现

- T1WI 均匀等信号，与肌肉信号相仿
- T2WI 稍高信号，高于肌肉而低于脂肪，并可见点状、条状低信号带。以成纤维细胞成分为主的区域，T2WI 为稍高信号；以纤维细胞和胶原纤维成分为主的区域，T2WI 为中～低信号
- 增强扫描提示肿瘤血供丰富，且易累及邻近血管

推荐影像学诊断方法

- MRI（平扫＋增强）

【鉴别诊断】

- 神经源肿瘤：通常为界限清楚的肿物，有好发部位，不侵犯周围结构，可见骨质硬化改变
- 恶性软组织肉瘤
  - 与恶性纤维组织细胞瘤、纤维肉瘤等相比，侵袭性纤维瘤病的 MRI 信号较均匀，一般无出血及坏死，信号均匀可能为其与恶性软组织肿瘤的一个鉴别点

诊断与鉴别诊断精要

- 好发于肋间肌及肩胛带周围
- 浸润性生长的胸壁软组织肿物，可侵犯周围结构
- 其长径与受累肌纤维方向一致
- 肿瘤强化明显

典型病例

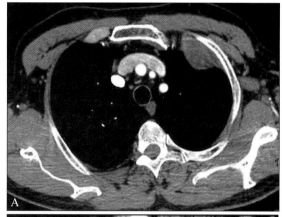

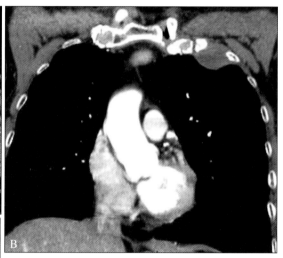

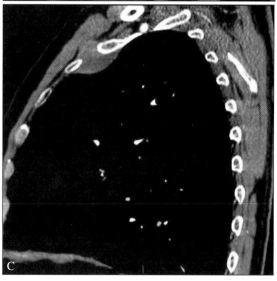

图 16-2-4　胸壁侵袭性纤维瘤病
男性，64 岁。CT 增强扫描（A．横断面；B．多平面重建冠状位；C．多平面重建矢状位）示左前胸壁梭形肿物，密度均匀，边界清楚

四、平滑肌肉瘤

【概述】
- 平滑肌肉瘤（leiomyosarcoma）是具有平滑肌特点的细胞构成的恶性肿瘤
- 好发于腹膜后，胸壁不是其好发部位

【病因与病理】
病因
- 病因不明。可能有激素的作用，但尚不明确

大体病理与手术所见
- 颜色灰白色或褐色
- 可见旋涡状结构
- 较大肿物内可见出血、坏死或囊变
- 边界多较清楚，也可有明显侵袭性

显微镜下特征
- 界限清楚的梭形细胞束整齐排列
- 细胞丰富，也可有纤维化和黏液变
- 较大肿瘤可见玻璃样变和凝固性坏死区

【临床表现】
症状与体征
- 胸壁肿物
- 压迫 / 侵犯周围结构，引起疼痛等症状
- 部分患者可能是 AIDS、EB 病毒感染者、器官移植患者

疾病人群分布
- 好发于中年或老年患者，也可见于年轻人，甚至儿童
- 发生于胸壁的平滑肌肉瘤，男女发病率无差异

治疗与预后

- 手术切除是主要治疗手段
- 对放化疗不敏感
- 可复发及远处转移，早期即可发生转移
- 以血行转移为主，多见于肺，其次是肝、骨等处
- 预后与病变部位及肿瘤大小有关，5 年生存率约 40%

【影像表现】

概述

- 常表现为纺锤形
- 多为孤立性病灶

X 线表现

- 较大的胸壁肿物

CT 表现

- 胸壁较大软组织肿物（图 16-2-5）

- 可见血管受压移位或扭曲变形
- 无钙化，可有坏死或囊变
- 增强扫描显示环形或外周性强化，中心呈低密度

MRI 表现

- T1WI 呈低信号
- T2WI 呈高信号
- 增强扫描呈环形强化，中心呈低信号

推荐影像学诊断方法

- CT 增强扫描或者 MRI 平扫 + 增强扫描

【鉴别诊断】

- 其他胸壁恶性肿瘤
  - 胸壁平滑肌肉瘤的影像学表现不具特征性，难与其他胸壁恶性肿瘤如纤维肉瘤、恶性纤维组织细胞瘤等鉴别

诊断与鉴别诊断精要

- 胸壁较大软组织肿物
- 密度不均
- 可见血管受压移位或扭曲变形
- 周边或环形强化

典型病例

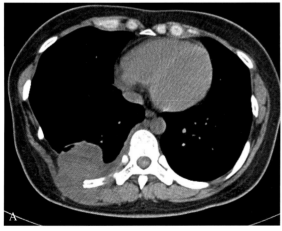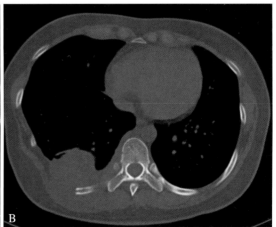

图 16-2-5　**胸壁平滑肌肉瘤**

A. 平扫纵隔窗示右后胸壁软组织肿块影；B. 骨窗示邻近肋骨骨质破坏（本例由中国医科大学附属盛京医院放射科林爱军教授提供）

五、恶性纤维组织细胞瘤

【概述】

- 恶性纤维组织细胞瘤（malignant fibrous histiocytoma，MFH）多见于成年人，目前组织起源还不清楚
- 常发生于深部组织或骨骼肌
- 偶可发生于胸壁
- 分类
  - 多形性 MFH，又称未分化高级别多形性肉瘤，最常见
  - 巨细胞性 MFH，又称伴巨细胞的未分化多形性肉瘤
  - 炎症性 MFH，又称伴明显炎症反应的未分化多形性肉瘤

【病因与病理】

病因

- 病因不明

大体病理与手术所见

- 大部分为局限性、膨胀生长的肿物
- 可有假包膜
- 大部分肿瘤直径为 5 ～ 15cm
- 可有坏死、出血、黏液样变

显微镜下特征

- 细胞及细胞核有明显多形性
- 常见编席状结构和间质慢性炎性浸润
- 梭形细胞常表现为成纤维细胞、肌成纤维细胞、平滑肌样细胞

【临床表现】

症状

- 当肿瘤迅速增大时，可出现疼痛

- 5% 患者在初诊时出现转移

疾病人群分布

- 多发生于 45 岁以上的成年人
- 男女比率为 1.2 ：1

治疗与预后

- 广泛手术切除
- 放化疗作为辅助及姑息疗法
- 预后与病变大小、部位、肿瘤分类等有关；5 年生存率 50% ～ 60%

【影像表现】

X 线表现

- 胸壁软组织肿物

CT 表现

- 平扫密度常不均匀，无钙化或骨化
- 通常边界清楚，可分叶
- 可有肋骨、纵隔等邻近组织或器官的受累（图 16-2-6）
- 可出现胸水
- 增强扫描示肿物不均匀强化

MRI 表现

- T1WI 与肌肉信号相仿，信号均匀或不均匀
- T2WI 与等于或高于脂肪组织，信号均匀或不均匀
- 增强扫描示肿物不均匀强化

推荐影像学诊断方法

- CT 增强扫描 /MRI（平扫 + 增强扫描）

【鉴别诊断】

- MFH 的影像学表现缺乏特征性，与胸壁其他恶性肿瘤如多形性脂肪肉瘤、纤维肉瘤难以鉴别

诊断与鉴别诊断精要

- 胸壁深处的软组织肿物
- 密度不均，无钙化
- 可侵犯周围组织或器官
- 增强扫描肿物不均匀强化

典型病例

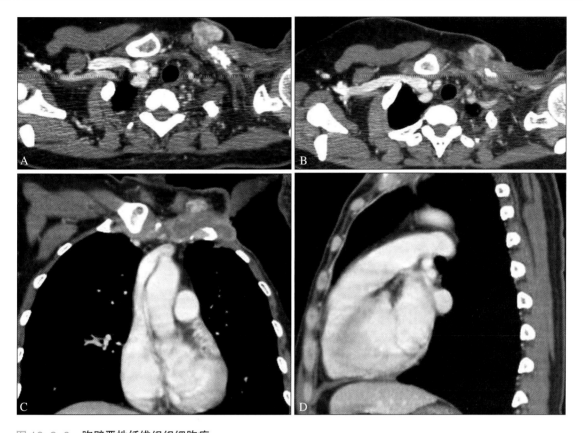

图 16-2-6　胸壁恶性纤维组织细胞瘤
女性，46岁，左侧乳腺癌术后、放疗后9年。CT增强扫描（A、B．横断面；C．多平面重建冠状位；D．多平面重建矢状位）示左前上胸壁肿物，边界模糊，明显不均匀强化，局部骨质破坏（左侧锁骨及胸骨）

六、恶性外周神经鞘膜肿瘤

【概述】
- 恶性外周神经鞘膜肿瘤（malignant peripheral nerve sheath tumor，MPNST）占软组织肉瘤的6%～10%。一半以上发生于多发性神经纤维瘤患者
- 同义词：恶性施万瘤

【病因与病理】
病因
- 神经纤维瘤病 I 型相关，偶可见于放射治疗后

大体病理与手术所见
- 肿瘤呈球形或梭形，可分叶
- 无完整包膜，可形成假包膜
- 切面均匀，呈灰白色或灰红色。可有坏死和出血

显微镜下特征
- 可见恶性 schwannomas 细胞，肿瘤细胞形状及大小不一
- 有核分裂像

【临床表现】
症状
- 肿瘤生长缓慢，明显增大时可伴有疼痛

疾病人群分布
- 发病年龄：20～50岁，平均年龄40岁
- 性别无差异

治疗与预后
- 手术广泛切除
- 5年生产率仅为15%～40%
- 病灶大于5cm和多发性神经纤维病患者，预后不良

【影像表现】
X线表现
- 正常或显示胸壁软组织肿物

CT表现
- 神经内或靠近神经的软组织肿块
- 密度不均匀，偶可见骨质破坏
- 增强扫描不均匀强化

MRI 表现

- 大的侵袭性肿块，沿周围神经生长
- 因坏死、出血而使信号不均匀
- T1WI 等于或高于肌肉信号
- T2WI 信号显著性升高
- 病灶浸润性生长可累及周围脂肪间隙、邻近结构或骨，可致骨膜水肿或骨质破坏
- 恶性神经鞘瘤缺乏神经纤维瘤的靶征

- 增强扫描不均匀强化

推荐影像学诊断方法

- MRI（平扫 + 增强）

【鉴别诊断】

恶性软组织肉瘤

- 影像表现难以鉴别
- 恶性周围神经鞘瘤常沿着周围神经生长
- 恶性周围神经鞘瘤有半数患者合并神经纤维瘤病

诊断与鉴别诊断精要

- 沿周围神经呈浸润性生长的胸壁肿物
- 半数合并神经纤维瘤病
- 不均匀强化

七、脂肪肉瘤

【概述】

- 为最常见的软组织肉瘤之一，但胸壁脂肪肉瘤（liposarcoma）并不常见
- 分类：高分化脂肪肉瘤、黏液样脂肪肉瘤、去分化脂肪肉瘤、多形性脂肪肉瘤、混合型脂肪肉瘤

【病因与病理】

病因

　　病因不明

大体病理及手术所见

- 高分化的脂肪肉瘤表现为边界清楚的分叶状肿物。切面黄色至白色，较大者可见坏死区
- 低分化脂肪肉瘤常表现为多结节状肿物，切面白色至黄色，可见黏液样区域和坏死区

显微镜下特征

　　分化程度不同而不同，从分化差的圆形细胞到成熟的脂肪组织

【临床表现】

症状

- 一般无症状，部分可引起疼痛

疾病人群分布

- 好发年龄：40 ～ 60 岁
- 男性略多于女性

治疗与预后

- 扩大切除术，是否需要术后放疗视具体情况而定

- 预后与肿瘤部位、肿瘤大小、分化程度、是否能手术切除等相关

【影像表现】

概述

- 分化好的肿瘤，其表现类似成熟脂肪组织
- 分化差的肿瘤，其表现类似其他软组织肉瘤

X 线表现

- 胸壁肿物

CT 表现

- 脂肪密度肿块或肿瘤密度略高于脂肪组织。低分化脂肪肉瘤可仅见极少脂肪密度影（图 16-2-7）
- 密度常不均匀，可见钙化、骨化等
- 增强扫描不均匀强化

MRI 表现

- 高分化：脂肪信号肿块，间隔增厚
- 低分化：信号强度变化大。可能有极少的脂肪信号
- 增强扫描呈不均匀强化

推荐影像学诊断方法

- CT/MRI（平扫 + 增强）

【鉴别诊断】

- 脂肪瘤
  - 高分化脂肪肉瘤需与之鉴别；分隔或软组织成分强化有助于鉴别诊断
- 其他胸壁恶性肿瘤
  - 如果检出脂肪成分，则鉴别不难
  - 但当脂肪肉瘤缺乏脂肪成分时鉴别则十分困难

诊断与鉴别诊断精要

- 含脂肪成分的软组织肿块
- 增强扫描显示分隔或软组织成分强化

典型病例

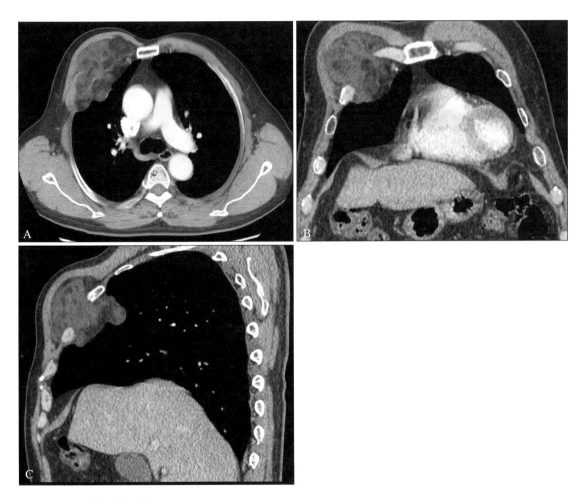

图 16-2-7　胸壁脂肪肉瘤

男性，59 岁，发现右前胸壁肿物 10 余年，逐渐增大。增强 CT（A．横断面；B．冠状位；C．矢状位）示右前胸壁肿物，分叶状，边界清楚，密度不均，其内部分区域呈脂肪密度，部分实性成分有轻中度强化。术后病理为脂肪瘤样型脂肪肉瘤

（黄　遥　吴　宁　刘　莉）

重点推荐文献

[1] O'Sullivan P，O'Dwyer H，Munk PL，et al. Soft Tissue Tumours and Mass-like Lesions of the Chest Wall: a Pictorial Review of CT and MR Findings[J]. The British Journal of Radiology, 2007, 80（955）: 574-580.

[2] 程虹，金木兰，李增山，等主译. 软组织与骨肿瘤病理学和遗传学 [M]. 北京：人民卫生出版社，2006: 14-17.

[3] Tanaka O, Kiryu T, Hirose Y, et al. Neurogenic Tumors of the Mediastinum and Chest Wall. MR imaging Appearance[J]. J Thorac Imaging, 2005, 20（4）: 316-320.

第 3 节　胸壁骨肿瘤及肿瘤样病变

- 胸壁骨源性肿瘤分为原发性和继发性两类
- 原发性肋骨、胸骨肿瘤的发病率较低，占全身骨骼肿瘤的 5% ~ 10%
- 肋骨肿瘤多发生于前胸壁及侧胸壁
- 胸骨肿瘤多源于胸骨柄、胸骨体；胸骨肿瘤几乎全为恶性

一、骨软骨瘤

【概念与概述】
- 骨软骨瘤（osteochondroma）是有软骨帽的骨性突起，发生于骨的外表面
- 同义词：骨软骨性外生骨疣、孤立性骨软骨瘤

【病理与病因】
一般特征
- 遗传学
  ○ 涉及 EXT1 基因的突变或缺失
- 病因学
  ○ 病因不明，有骺板发生损坏、旋转角度改变、畸变生长或疝入干骺部生长等假说
- 流行病学
  ○ 孤立性骨软骨瘤是常见的肋骨良性肿瘤

大体病理及手术所见
- 多发生在肋骨及肋软骨的交界处，或胸骨的软骨部，局部可触及肿块及畸形表面光滑或结节状
- 肿瘤呈起自骨表面特征性带蒂的隆凸
- 广基或有蒂，皮质及髓腔都与病变延续
- 软骨帽通常较薄（厚度随年龄增长而减少），软骨帽增厚（> 2mm）和形态不规则提示有恶变的可能

显微镜下特征
- 病变分三层：软骨膜、软骨和骨
- 软骨帽内表浅的软骨细胞呈簇状分布；邻近骨移行区的软骨细胞排列呈条索状，与骺板相似，并有软骨内骨化

【临床表现】
症状与体征
- 多无症状，偶然发现
- 或表现为长期存在的硬肿块

- 渐进性的疼痛和肿块逐渐增大可能是肿瘤恶变的征象之一

疾病人群分布
- 常见于青少年
- 男女发病率相近

治疗与预后
- 经手术切除一般可治愈
- 复发见于切除不完全者
- 多次复发或完整切除后的复发提示恶性可能增加

【影像表现】
概述
- 病变和母体皮、髓质骨相延续
- 肋骨多见
- 有蒂的骨疣，顶部圆形或菜花状，有时可有软骨帽钙化

X 线表现
- 肋骨的骨软骨瘤常表现为沿肋骨体前后侧面或近前端出现 1 个或 2 个较大的有蒂的骨疣伸入胸膜腔或胸壁软组织
- 肿瘤包括骨性基底和软骨盖帽两部分，软骨盖帽在 X 线片上不显影。当软骨钙化时，基底顶缘外出现点状和环行钙化影

CT 表现
- 肿瘤顶部为圆形或菜花状，边缘清晰，有时呈现不规则的钙化软骨帽（图 16-3-1）
- 瘤体内有松质骨及软骨，有不规则密度减低区，无骨膜反应

MRI 表现
- T1WI：软骨帽为低信号
- T2WI：帽内软骨组织表现为明显高信号，与关节透明软骨信号相似

推荐影像学检查
- 最佳检查方法：CT 平扫 /MRI
  ○ 典型病例，常规 X 线可获诊断
  ○ MRI 在显示肿瘤界限、成分等方面更佳，在提示早期恶变方面更具优势

【鉴别诊断】
- 骨旁骨瘤（paraosteal osteoma）
  ○ 肿瘤来自骨皮质表面，不与母体骨的髓腔

相通
- 表面骨肉瘤（surface osteosarcoma）
- 没有骨皮质和骨松质结构的基底
- 基底部与母体骨没有骨皮质和骨小梁的延续

> **诊断与鉴别诊断精要**
> - 包括骨性基底和软骨盖帽两部分
> - 骨性基底的骨皮质、骨小梁与母体骨的骨皮质、骨小梁相延续

典型病例

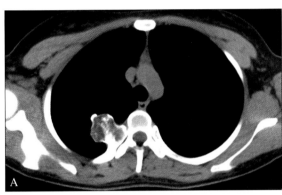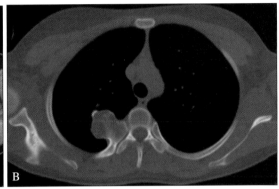

图 16-3-1　肋骨骨软骨瘤
A. CT 纵隔窗示右侧肋骨局限性菜花样突起，内部密度不均匀；B. CT 骨窗示骨皮质、骨小梁与母体肋骨的骨皮质、骨小梁相延续（本例由中国医科大学附属盛京医院放射科林爱军教授提供）。

二、软骨瘤

【概念和概述】

- 软骨瘤（chondroma）包括内生软骨瘤（enchondroma）、骨膜软骨瘤（periosteal chondroma）和内生软骨瘤病（enchondromatosis）
- 内生软骨瘤为发生在髓质骨的良性透明软骨肿瘤，多为孤立性
- 骨膜软骨瘤是发生在骨膜的骨表面良性透明软骨肿瘤，相当少见

【病理与病因】

一般特征
- 遗传学
  - 涉及 6 号和 12 号染色体为主的简单的结构异常
- 流行病学
  - 内生软骨瘤占所有良性骨肿瘤的 10% ~ 25%

大体病理及手术所见
- 肿瘤呈膨胀性生长，分叶状，有纤维包膜

- 主要成分为透明软骨

显微镜下特征
- 软骨细胞稀疏，软骨细胞间有丰富的透明软骨基质
- 核小呈固缩状，没有双核细胞、核分裂象和核不典型性

【临床表现】

症状
- 病程缓慢，多无症状

疾病人群分布
- 5 ~ 80 岁均可发病。多数发病年龄在 10 ~ 40 岁
- 性别无差异

治疗与预后
- 大部分病变刮除可彻底治疗，局部复发不常见
- 内生软骨瘤偶尔可在多年之后复发，复发成低级别软骨肉瘤者罕见

【影像表现】

概述
- 最佳诊断依据：髓腔内的骨质破坏区，有硬化

缘和病灶内钙化

- 多数累及小管状骨，发生在骨盆、肋骨、肩胛骨、胸骨、脊柱等扁骨者不多见，颅面骨更罕见。发生于胸骨者约 1%
- 分叶状边界清楚的骨质破坏区，有硬化缘，内有点状或斑片状钙化

X 线表现

- 病变显示为分叶状边界清楚的骨质破坏区，多有硬化缘与正常骨质相隔
- 肋骨软骨瘤可发生显著的膨胀现象及骨质破坏，通常使骨皮质变形但并不穿透骨皮质
- 可出现弥漫性的钙化，或表现为局灶性钙化点或钙化斑
- 如瘤内钙化减少，溶骨加快，常为恶性变的征兆

CT 表现

- 髓腔内出现异常软组织影，密度略低于肌肉（图 16-3-2）

- 内见小环形、点状或不规则钙化
- 邻近骨皮质膨胀变薄，边缘锐利
- 肿瘤内有骨嵴而显示内缘凹凸不平

MRI 表现

- 未钙化的瘤软骨在 T1WI 呈低信号，T2WI 呈高信号，钙化呈低信号
- 对较小的病变 MRI 显示及诊断较困难

推荐影像学检查

- 最佳检查法：CT 平扫或者 MRI
  - 典型病例，常规 X 线可获诊断
  - CT 有助于细小钙化的显示，而 MRI 可显示骨膜被肿瘤掀起

【鉴别诊断】

- 骨囊肿（bone cyst）
  - 骨破坏区内无钙化影
- 骨巨细胞瘤（giant cell tumor of bone）
  - 骨膨胀较明显，骨破坏区内无钙化

诊断与鉴别诊断精要

- 发生在髓腔内的软组织影，密度略低于肌肉，内见小环形、点状或不规则钙化
- 发生在肋骨者，使肋骨梭形膨大，骨皮质变形但通常不穿透骨皮质

典型病例

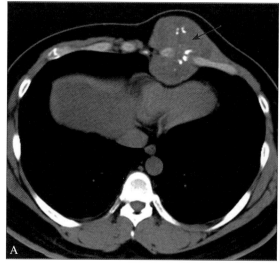
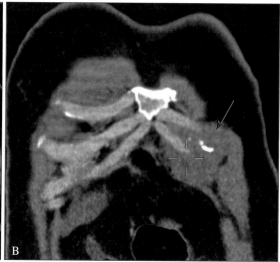

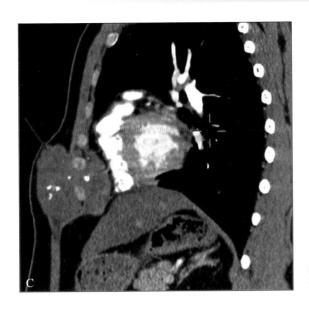

图 16-3-2　胸壁软骨瘤
C. 增强图像示肿瘤轻度强化（本例由广东省人民医院放射科赵振军教授提供）。

三、骨纤维结构不良

【概念与概述】

- 骨纤维结构不良（fibrous dysplasia）是髓内良性的纤维性 - 骨性病变
- 可累及单骨或多骨
- 同义词：骨纤维异常增殖症

【病理与病因】

一般特征

- 病因学
  - 与 G 蛋白的激活突变有关
- 流行病学
  - 70% ～ 80% 为单骨性病变
  - 20% ～ 30% 为多骨性
  - 在胸廓多见于肋骨的侧后部，锁骨亦可发病

大体病理及手术所见

- 受累骨膨胀
- 质地韧实或沙砾状
- 内可有囊腔，内含淡黄色液体

显微镜下特征

- 界限清楚，由纤维和骨性成分构成
- 纤维成分核分裂活性低
- 骨性成分由不规则的编织骨小梁构成，板层骨少见

【临床表现】

症状与体征

- 一般无明显症状
- 病理性骨折及病变肋骨压迫神经可引起胸痛和不适

疾病人群分布

- 单骨性病变发病年龄在 10 ～ 70 岁，但多在 20 ～ 30 岁时才被发现
- 无性别差异

治疗与预后

- 无需特殊治疗，预后好
- 极少数患者可发生恶变

【影像表现】

概述

- 梭形膨胀的骨病变，内有磨玻璃密度及粗大骨嵴
- 肋骨多见
- 梭形膨胀的骨病变

X 线表现

- 一个或多个肋骨病变处单侧梭形膨大、变形，呈纺锤形或圆形
- 骨皮质增厚，骨小梁形成，病变区骨密度增高
  - 其中可有透亮区及特征性的磨玻璃样表现

CT 表现

- 肋骨病变可表现为囊状膨胀性、密度不均匀增高如磨玻璃状（图 16-3-3）
- 骨质膨胀增粗，皮质变薄甚至近似消失
- 骨小梁扭曲粗大，沿骨纵轴方向走行，似丝瓜瓢样改变

- 肿瘤内有时可见不规则钙化影

MRI 表现

- T1WI：肿瘤纤维成分为低信号
- T2WI：依含骨小梁、纤维成分、胶原、囊变及出血等成分的不同而呈低或高信号

推荐影像学检查

- 最佳检查法：CT 平扫或者 MRI
  - 典型病例，X 线平片即可诊断；但 CT 及 MRI 有利于重叠部位病变的检出

【鉴别诊断】

- 纤维性骨皮质缺损（fibrous cortical defect）

  - 多见于 6～15 岁儿童，有家族发病倾向
  - 病变常多发、对称，呈囊状或片状皮质缺损区，无膨胀性骨壳
  - 多于 2～4 年内自行消失
- 骨纤维肉瘤（fibrosarcoma of bone）
  - 多见于 20～40 岁，边缘模糊的溶骨性破坏
  - 常有局部软组织肿块，瘤内无明显骨化及钙化
  - 易发生病理性骨折

诊断与鉴别诊断精要

- 肋骨多见，骨质膨胀增粗，病灶内密度不均匀增高如磨玻璃状
- 病灶内骨小梁扭曲，呈丝瓜瓤样改变

典型病例

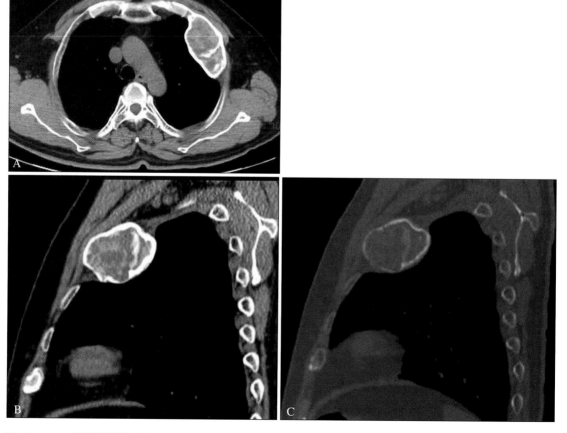

图 16-3-3 肋骨骨纤维结构不良
男性，74 岁。CT 平扫（A. 横断面；B、C. 多平面重建矢状位软组织窗及骨窗）示沿左侧肋骨走行的梭形膨胀骨质破坏区，内为不均匀的软组织密度，骨性包壳完整，增厚，肿瘤内有粗大骨嵴

四、骨囊肿

【概念与概述】

- 髓内的、常是单房的骨囊肿（bone cyst），充盈血清或血清 – 血液样液体
- 发生于肋骨的骨囊肿少见

【病理与病因】

一般特征

- 病因学
  - 可能与骺板生长缺陷或静脉血流阻塞有关

大体病理及手术所见

- 充盈液体的囊腔
- 囊肿表面覆一层薄膜
- 可见凹陷的区域被嵴状隆起分隔，囊内有时可见不完整的分隔

显微镜下特征

- 囊的内衬和间隔由结缔组织构成
- 有时可见灶性反应性新生骨
- 含铁血黄素和散在的巨细胞，纤维蛋白沉积常见
- 部分可发生矿化，形态类似与牙质骨

【临床表现】

症状与体征

- 一般无任何症状，多数病例因外伤和（或）发生病理性骨折做 X 检查时才被发现

疾病人群分布

- 多见于儿童和少年
- 男女比例约为 3 : 1

治疗与转归

- 抽液和类固醇治疗
- 预后好。10% ～ 20% 的病例可复发，特别是儿童

【影像表现】

概述

- 最佳诊断依据：肋骨的囊性病灶，界限清楚，骨壳完整，无硬化
- 卵圆形的透光区，界限清楚
- 有时可见骨折
- 病灶多为卵圆形，居中心，很少偏心性生长
- 肿瘤膨胀的程度一般不超过干骺端的宽度

X 线表现

- 近干骺端的溶骨性骨质破坏，边界清楚
- 可见骨折，呈"坠落骨片征"

CT 表现

- 边界清楚的椭圆形低密度影（图 16-3-4）
- 囊内为液体密度
- 骨皮质变薄，但骨皮质完整，有时可见骨折影

MRI 表现

- 囊内容物在 T1WI 为低信号，在 T2WI 为高信号
- 其内如有出血或含胶样物质则在 T1 加权像和 T2 加权像上均呈高信号

推荐影像学检查

- 最佳检查法：CT 平扫或者 MRI
  - MRI 可显示病灶内部的特点，如出血等

【鉴别诊断】

- 骨巨细胞瘤
  - 好发与骨骺闭合后的骨端，偏心性生长，呈囊状或皂泡状结构
- 单灶骨纤维异常增殖症
  - 病变范围大，髓腔内多弧状改变，磨玻璃样改变是其特征性表现

诊断与鉴别诊断精要

- 囊性病灶，界限清楚，骨壳完整，无硬化
- 囊内液体成分通常较单一

典型病例

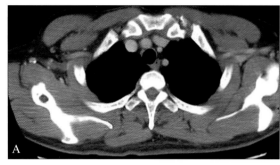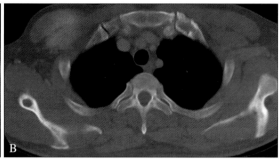

图 16-3-4　肩胛骨骨囊肿

男性，46 岁。CT 增强扫描（A．横断面软组织窗；B．横断面骨窗）右侧肩胛骨软组织窗显示囊性骨破坏区内为液体密度。骨窗显示边界光整的囊性破坏区，骨壳连续、光整，无硬化边

五、动脉瘤样骨囊肿

【概念与概述】

- 动脉瘤样骨囊肿（aneurysmal bone cyst）是骨的良性囊性病变
- 可原发，也可继发于其他发生出血囊性变的良性或恶性肿瘤

【病理与病因】

一般特征

- 流行病学
  - 在胸廓最常见的发生部位是脊柱椎体后部
  - 0.15/100 万人口

大体病理及手术所见

- 境界清楚的充盈血液的多房囊性包块
- 囊内有黄棕色 – 灰白色沙砾样间隔
- 病灶包膜完整，伴多发血流间隙

显微镜下特征

- 充盈血液的囊腔内有纤维间隔
- 间隔由吻合的成纤维细胞、散在的破骨细胞型多核巨细胞及围绕骨母细胞的编织骨等成分构成
- 核分裂像常见，但没有病理核分裂像

【临床表现】

症状与体征

- 胸廓局部不适、肿胀并疼痛
- 椎骨的病变可压迫神经和脊髓导致神经性症状出现

疾病人群分布

- 绝大多数发生于 30 岁以下
- 无性别差异

治疗与转归

- 肿瘤刮除和植骨术
- 具有局部复发潜能的良性病变
- 刮除治疗后的复发率差异较大，从 20% ~ 70% 不等
- 少数可发生恶性转化

【影像表现】

概述

- 薄壁囊性骨质破坏，病变周围有硬化边缘，有液 – 液平面
- 胸廓最常见的发生部位是脊柱椎体后部
- 边界清楚的囊性膨胀性骨破坏伴分叶状肿块

X 线表现

- 椎体及附件内的明显膨胀性骨质破坏，境界清楚

CT 表现

- 囊状膨胀性骨质破坏，骨壳菲薄，其内面凹凸不平，有多个骨嵴（图 16-3-5）
- 破坏区与正常骨交界区可有硬化
- 破坏区常见多个含液囊腔，并可见液 – 液平面
- 囊腔间隔为软组织密度，并可见钙化和（或）骨化
- 增强 CT 示囊腔间隔强化而显示更清晰

MRI 表现

- 边界清楚的囊性膨胀性骨破坏伴分叶状肿块
- 边缘有薄如纸的低信号边界
- T1WI、T2WI 均可见灶内液平面，可显示囊内出血
- 其特征性表现：在 T1WI 液 – 液平面上下方均为高信号，在 T2WI，上层为高信号，下层为

低信号

推荐影像学检查

- 最佳检查法：CT 平扫或者 MRI
  - MRI 在显示囊内出血、特征性液 - 液平上下层信号方面有优势

【鉴别诊断】

- 骨巨细胞瘤（giant cell tumor of bone）

- 偏心的骨溶解区，皮质变薄并膨胀，一般没有液 – 液平面
- 骨囊肿（bone cyst）
  - 多在干骺愈合前发生，位于干骺端而不在骨端
  - 骨囊肿膨胀较轻，沿骨干长轴发展

诊断与鉴别诊断精要

- 薄壁囊性骨质破坏，病变周围有硬化边缘，有液 – 液平面
- 胸廓最常见的发生部位是脊柱椎体后部

典型病例

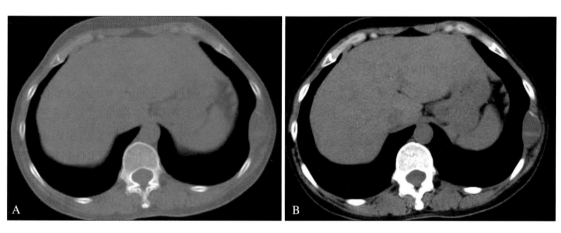

图 16-3-5　**肋骨动脉瘤样骨囊肿**
女性，41 岁。CT 平扫（A. 横断面骨窗；B. 横断面软组织窗）左侧肋骨梭形膨胀的骨质破坏区，边界光整，皮质变薄，内有密度不一的液 – 液平面

六、巨细胞瘤

【概念与概述】

- 巨细胞瘤（giant cell tumour）是具有局部侵袭性的良性肿瘤
- 由成片的肿瘤性卵圆形单核细胞和其间散在均匀分布的大的破骨细胞样巨细胞构成
- 同义词：破骨细胞瘤

【病理与病因】

一般特征

- 流行病学
  - 是相对常见的良性骨肿瘤

大体病理及手术所见

- 境界较清楚的偏心性骨破坏区，常包绕薄的不完整的反应性骨壳
- 质地柔软，棕红色，可含有淡黄色和白色区域，有时可见血液充盈的囊性区域

显微镜下特征

- 肿瘤内含线状排列的血管组织，充满丰富的巨细胞和梭形细胞
- 巨细胞体积很大，核仁可达 50 ～ 100 个
- 基质细胞染色质疏松
- 核分裂像可见，但没有病理核分裂像

【临床表现】

症状

- 典型的症状是疼痛、肿胀和关节活动受限

疾病人群分布

- 多发生于 21 ~ 40 岁
- 女性较男性多见

预后

- 巨细胞瘤有局部侵袭的生物学行为，偶尔发生远处转移
- 组织学不能预测其局部侵袭的程度
- 经刮除等治疗后，仍有约 25% 的患者局部复发
- 约 2% 的患者可发生肺转移
- 真正的恶变少见，多发生在放疗后

【影像表现】

概述

- 横向膨胀性多房偏心的骨破坏区
- 胸廓巨细胞肿瘤常起自胸骨、锁骨和肋骨的软骨下区
- 膨胀性多房偏心的骨破坏区，皮质变薄

X 线表现

- 膨胀性多房偏心的骨破坏区，皮质变薄，轮廓一般完整
- 肿瘤有横向膨胀的倾向，最大径线常与骨干垂直
- 骨破坏区内无钙化和骨化影

CT 表现

- 骨性包壳显示清晰，少部分肿瘤的骨性包壳可不完整连续，但无包壳外的软组织肿块影（图 16-3-6）
- 骨壳内面凹凸不平，肿瘤内并无真正的骨性间隔
- 肿瘤内密度不均匀，可见低密度的坏死区
- 肿瘤与松质骨交界清楚，但无骨质增生硬化
- 增强 CT：肿瘤实质成分不同程度强化

MRI 表现

- 多数肿瘤在 MRI 图像上边界清楚，周围无低信号环
- 瘤体的 MRI 信号为非特异性，T1WI 表现为低至中等信号，T2WI 为混杂高信号
- 因肿瘤内常含有大量的含铁血黄素，T1WI、T2WI 均可见低信号
- T1WI 增强：肿瘤有不同程度的强化

推荐影像学检查

- 最佳检查法：CT 平扫或者 MRI
  - MRI 在显示肿瘤侵入周围软组织内形成肿块及侵犯关节方面可能更佳

【鉴别诊断】

- 骨囊肿（bone cyst）
  - 多在干骺愈合前发生，位于干骺端而不在骨端
  - 骨囊肿膨胀不如骨巨细胞瘤明显，且沿骨干长轴发展
- 动脉瘤样骨囊肿（aneurysmal bone cyst）
  - 常有硬化边，CT 可显示囊壁有钙化或骨化影
  - 多见液 – 液平面

诊断与鉴别诊断精要

- 横向膨胀性多房偏心的骨破坏区
- 病灶内没有真正的骨性间隔
- 骨皮质可不连续，无硬化

典型病例

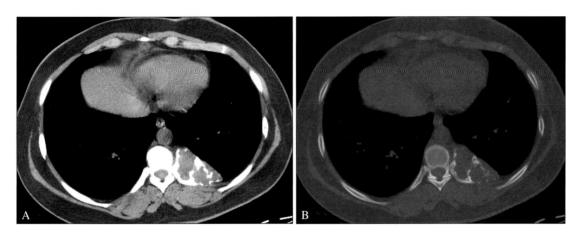

图 16-3-6　肋骨骨巨细胞瘤
A．CT 软组织窗；B．CT 骨窗示左侧肋骨膨胀性骨质破坏，内见残存的骨嵴（本例由中国医科大学附属盛京医院放射科林爱军教授提供）

七、软骨肉瘤

【概念与概述】
- 软骨肉瘤（chondrosarcoma）是有透明软骨分化的恶性骨肿瘤
- 可出现黏液样变、钙化和骨化

【病理与病因】
一般特征
- 遗传学尚无定论
- 病因学不明，部分可由良性肿瘤如骨软骨瘤恶变而来
- 流行病学
  - 是胸壁最常见恶性原发骨肿瘤，好发于肋骨、肋软骨交界及肋骨角处
  - 19% 的软骨肉瘤发生于肋骨，约 3% 的软骨肉瘤发生于胸骨，多在胸骨柄
  - 绝大多数为原发病变，约 10% 来自原有良性肿瘤如骨软骨瘤恶变

大体病理和手术所见
- 切面呈蓝灰色或白色透明状
- 可见黏液样物质及囊变，常见钙盐沉着
- 有时见骨皮质侵蚀、破坏扩散至软组织

显微镜下特征
- 蓝 - 灰色软骨基质，大小不等、形状不规则的软骨小叶
- 可见坏死和核分裂像

【临床表现】
症状与体征
- 常见表现是局部肿胀和（或）疼痛
- 大部分患者发病部位有软组织肿块
- 肿块压迫周围结构可导致相应症状

疾病人群分布
- 总体发病率男：女约为 2：1
- 20 岁以前和 50 岁以后发病率最高

治疗与转归
- 广泛切除
- 预后不佳，组织学分级是影响肿瘤局部复发和转移的重要指标

【影像表现】
概述
- 肋骨溶骨性骨质破坏及环状钙化影
- 发生在胸廓的软骨肉瘤，以肋骨多见，少数可发生于胸骨
- 分叶状胸壁肿块，内部见散在钙化点，钙化常呈环状、弧形、絮状或斑点状

X 线表现
- 大的分叶状胸壁肿块，常伴骨皮质破坏
- 内部见散在钙化点，钙化常呈环状、弧形、絮状或斑点状

CT 表现
- 边界清楚、内含钙化的软组织肿块，CT 检出钙化较平片及 MR 敏感（图 16-3-7）

- 恶性程度较低的肿瘤，肿块边界清楚，钙化较多
- 恶性程度较高的肿瘤，肿块边界模糊，钙化较少或无钙化

MRI 表现

- T1WI 类似于肌肉信号的分叶状肿块
- T2WI 信号等于或高于脂肪信号，内有点状低信号
- 黏液样软骨肉瘤不含软骨样钙化，T2WI 为明显高信号
- T1WI 增强：呈不均质增强，周围增强较明显

推荐影像学检查

- 最佳检查法：CT 或者 MRI
  - 在显示瘤软骨方面，CT 优于 MRI
  - 在显示肿瘤侵犯范围、区分正常与异常骨组织方面，MRI 优于 CT

【鉴别诊断】

- 骨肉瘤（osteosarcoma）
  - 通常骨肉瘤的骨样成分（特点：致密、云雾状或象牙骨）多分布于肿瘤中心部分，而软骨肉瘤的软骨样成分（环状、弧形、絮状或斑点状）多分布于周边

诊断与鉴别诊断精要

- 分叶状肿块，伴骨质破坏，内部散在环状、弧形、絮状或斑点状钙化
- MR T2WI 软骨成分呈明显高信号
- 发生在胸廓的病变以肋骨多见，少数发生于胸骨

典型病例

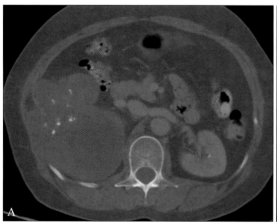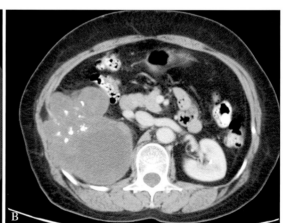

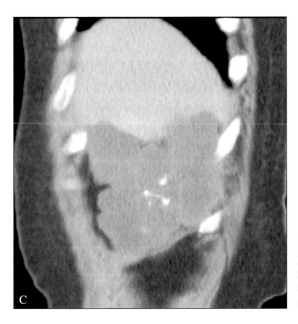

图 16-3-7 **胸壁软骨肉瘤**
女性，62 岁。CT 增强扫描（A. 横断面骨窗；B. 横断面软组织窗；C. 多平面重建矢状位）示右侧肋骨巨大软组织肿物，分叶状，边缘锐利，内有大片状黏液样低密度区及多发粗大环行钙化

八、骨肉瘤

【概念与概述】

- 骨肉瘤（osteosarcoma）是一种原发于髓内的高级别恶性肿瘤，其肿瘤性细胞产生骨样基质

【病理与病因】

一般特征

- 遗传学
  - 在普通型骨肉瘤中常见均质染色区、基因复制时间倍增和基因扩增的细胞遗传学表现
  - 肿瘤抑制基因 RB1 的改变，TP53 的突变
- 流行病学
  - 约 1% 发生于胸骨

大体病理及手术所见

- 一般体积大，肉质或硬质的肿瘤
- 破坏骨皮质并与软组织包块相连
- 成骨型骨肉瘤可呈灰褐色、颗粒状，似浮石或致密、硬化
- 成软骨型骨肉瘤则倾向于白色或黄褐色，有不同程度钙化，切面鱼肉样或有黏性物质

显微镜下特征

- 以血管为中心的细胞生长方式
- 高度间变、多形性的肿瘤细胞
- 有骨样基质

【临床表现】

症状与体征

- 症状常持续数周至数月

- 逐渐明显和加重的疼痛和包块
- 有时可伴有局部活动受限、皮温升高、血管扩张等症状

疾病人群分布

- 好发年龄为 10 ~ 30 岁
- 起自胸骨、肋骨、肩胛骨的患者常见于年轻人

治疗与转归

- 广泛切除
- 预后较差，发生在胸廓的骨肉瘤与发生于四肢骨肉瘤相比预后更差

【影像表现】

概述

- 骨破坏伴较大的软组织肿块，内有不规则钙化或骨化，芒状或针状的新生骨
- 胸骨、肋骨、肩胛骨
- 骨质破坏伴不规则的较大软组织肿物，钙化多位于病变中心

X 线表现

- X 线摄片
  - 有骨质破坏的软组织肿块
  - 有肿瘤成骨，呈针芒状或不规则形
  - 反应性新骨生成被肿瘤破坏形成骨膜三角形，即所谓的 Codman 三角

CT 表现

- 骨质结构广泛破坏与骨皮质增生可同时存在（图 16-3-8）
- 软组织肿块
- 钙化多位于病变中心

MRI 表现

- T1WI 与肌肉信号相仿的软组织肿块
- T2WI 为混杂信号，囊性成分呈高信号
- T1WI 增强：不均匀增强

推荐影像学检查

- 最佳检查法：CT 增强扫描 /MRI
  - CT 增强较 CT 平扫能更准确显示肿瘤范围
  - MRI 在显示骨髓侵犯、关节软骨受累等方面优于 CT

【鉴别诊断】

- 转移瘤（metastasis）
  - 转移瘤多为多发性
  - 成骨性转移瘤表现为松质骨内的多发性骨硬化灶，境界清楚，骨破坏少见，骨皮质一般不受累
  - 溶骨性转移瘤骨破坏区周围软组织肿块一般较小，软组织肿块内没有钙化及骨化
- 软骨肉瘤（chondrosarcoma）
  - 通常骨肉瘤骨样成分多分布于肿瘤中心部分，软骨肉瘤的软骨样成分多分布于周边

诊断与鉴别诊断精要

- 典型病灶有骨质破坏，针芒状或不规则的肿瘤骨，反应性新骨被破坏形成的 Codman 三角
- 发病年龄较轻

典型病例

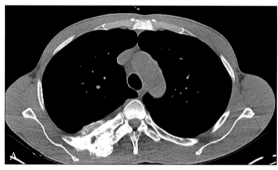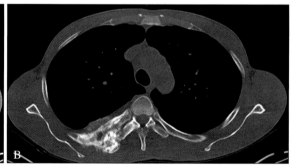

图 16-3-8　肋骨骨肉瘤
A. 平扫软组织窗；B. 骨窗示右侧肋骨成骨性骨质破坏伴局部软组织影，内可见肿瘤骨（本例由中国医科大学附属盛京医院放射科林爱军教授提供）

九、浆细胞骨髓瘤

【概念与概述】

- 浆细胞骨髓瘤（plasma cell myeloma）是骨髓来源浆细胞发生单克隆的肿瘤增生，常为多中心，侵犯不同器官
- 同义词：骨髓瘤（myeloma）、多发性骨髓瘤（multiple myeloma）

【病理与病因】

一般特征

- 遗传学
  - 尚无确定的结论
- 病因学
  - 可能与慢性感染、低剂量放射线暴露、长

期接触石棉、杀虫剂、石油产品等有关

- 流行病学
  - 是常见的原发性骨肿瘤
  - 最常累及的部位包括椎骨、肋骨、颅骨、骨盆骨、股骨、锁骨和肩胛骨约 5% 发生于胸骨

大体病理及手术所见

- 粉红色或灰色的柔软质脆肿物
- 部分呈鱼肉样外观
- 骨膨胀、椎体坍塌、病理性骨折等

显微镜下特征

- 可见不同成熟阶段的浆细胞起源的肿瘤细胞
- 分化好的肿瘤细胞排列紧密，细胞界限清楚，细胞间质少，胞内富含嗜酸性胞浆，核分裂像少见
- 分化不好的肿瘤细胞核仁增大、细胞界限不清，有明显的细胞异型性，伴有病理核分裂像

【临床表现】

症状与体征

- 广泛的溶骨性病变，可导致骨痛、病理性骨折、高钙血症和贫血
- 疼痛最常见于腰椎和胸椎病变的部位
- 出血、肾功能损害和免疫功能异常

疾病人群分布

- 多数患者为 50 ～ 70 岁
- 无性别差异

治疗与转归

- 化疗
- 多发性骨髓瘤一般难以治愈，平均生存年龄为 3 年
- 约 10% 的患者生存时间可达 10 年
- 孤立性病变的预后较其他类型略好

【影像表现】

概述

- 多发的椎体溶骨性破坏、骨质疏松伴软组织肿物，通常无骨膜反应及骨硬化
- 最多见于椎体，也可累及胸骨、肋骨、肩胛骨
- 广泛性骨质疏松，脊椎和肋骨常有病理性骨折
- 多发性骨质破坏伴软组织肿物

X 线表现

- 广泛性骨质疏松，脊椎和肋骨常有病理性骨折
- 多发性骨质破坏，破坏区呈穿凿状、鼠咬状、边缘清楚或模糊，无硬化边和骨膜反应
- 骨质硬化少见，骨髓瘤治疗后可出现硬化改变
- 软组织肿块位于骨破坏区周围

CT 表现

- 松质骨内弥漫分布的溶骨性破坏区，无明显骨膜反应
- 胸骨、肋骨破坏多呈膨胀性（图 16-3-9）
- 周围伴软组织肿块

MRI 表现

- T1WI 边界清楚的低信号，病变弥漫时，为多发、散在点状低信号分布在高信号的骨髓背景内，呈特征性的椒盐样改变
- T2WI 呈高信号，脂肪抑制序列上病变的高信号显示更明显

推荐影像学检查

- 最佳检查法：CT 或者 MRI

【鉴别诊断】

- 骨转移瘤（bone metastases）
  - 发生在椎体、肋骨的转移灶大小不一，边缘模糊，病灶间骨质密度正常
  - 转移瘤中椎弓根受累多见，椎体可塌陷
  - 椎体破坏而椎弓根保留，肋骨、锁骨破坏伴有膨胀，多为骨髓瘤

诊断与鉴别诊断精要

- 广泛性骨质疏松，脊椎常因病理性骨折而楔形变
- 多发性骨质破坏，破坏区呈穿凿状、鼠咬状，无硬化边和骨膜反应
- 本周氏蛋白尿，出血、肾功能损害、免疫异常等临床症状

典型病例

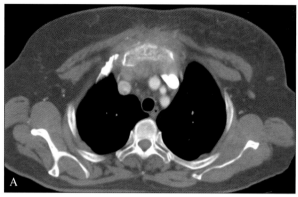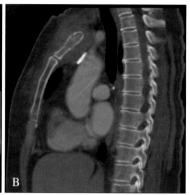

图 16-3-9 胸骨单发性骨髓瘤

女性，60 岁。CT 增强扫描（A．横断面；B．多平面重建矢状位骨窗）胸骨溶骨性骨质破坏，周围伴软组织肿物。皮下可见多发条索及小结节

十、尤文肉瘤 与原始神经外胚层肿瘤

【概念与概述】

- 尤文肉瘤（Ewing sarcoma）和原始神经外胚叶肿瘤（primitive neuroectodermal tumor, PNET）被定义为小圆细胞性肉瘤，显示不同程度的神经内胚层分化
- Ewing 肉瘤指那些缺乏神经内胚层分化证据的肿瘤，PNET 指有神经内胚层分化特点的肿瘤

【病理与病因】

一般特征

- 遗传学
  ○ 可见 t（11；22）（q24；q12）染色体易位，CDKN2A 的突变
- 流行病学
  ○ 罕见
  ○ 发生在胸廓的此类肿瘤可累及椎骨、肩胛骨和肋骨

大体病理及手术所见

- 棕灰色肿瘤，有出血和坏死
- 有些肿瘤与大的周围神经相关联
- 胸壁 Ewing 肉瘤为单发或多发肿块，呈偏心型生长
- 肿瘤常起自肋骨、肩胛骨、锁骨或胸骨，偶可骨外起源
- 胸壁肿瘤的延伸可引起肺萎陷或侵及肺
- 起自椎旁区的 Ewing 肉瘤常经椎间孔向外延伸

- 肿瘤常挤压周围软组织结构，较大肿瘤直接浸润周围结构

显微镜下特征

- 肿瘤形态多样，多数病例由单一的小圆细胞构成，包膜不清晰
- 有些肿瘤的瘤细胞较大，轮廓不规则
- 有的病例有 Homer-Wright 菊形团
- 胞浆常含 PSA 阳性的糖原
- 坏死常见，残存的瘤细胞常围在血管周围

【临床表现】

症状与体征

- 进行性加重的疼痛和包块
- 常有发热、贫血、白细胞增多和红细胞沉降率加快

疾病人群分布

- 约 80% 的患者小于 20 岁，男性稍多于女性

治疗与转归

- 预后差
- 现代治疗手段使该病的预后有改善，目前存活率可达 41%。

【影像表现】

概述

- 年轻患者，骨膜骨质增生，葱皮样改变
- 肋骨、椎体、胸骨
- 密度不均匀的软组织肿块，可见广泛囊变、坏死，可有钙化

X 线表现

- 骨髓腔增大，骨皮质增厚，骨膜骨质增生，形成层状结构，出现所谓"葱皮"样改变

CT 表现

- 密度不均匀的软组织肿块（图 16-3-10）
- 可见广泛囊变、坏死，可有钙化

MRI 表现

- T1WI 等于或高于肌肉信号，较大肿瘤可因出血而为信号不均匀
- T2WI 为不均匀高信号
- T1WI 增强：肿瘤实质部分明显强化

推荐影像学检查

- 最佳检查法：CT/MRI
  - MRI 在显示病变沿髓腔浸润、骨骺受累方面有优势

【鉴别诊断】

- 骨肉瘤（osteosarcoma）
  - 好发于肋骨及肋软骨交界部位，也可发生于胸骨及胸椎，常可见膨胀性骨破坏，常伴有较大的软组织肿块，肿块内出现不规则钙化或骨化
  - 骨膜骨质增生呈葱皮样改变是较特征性表现，但在胸壁此种征象较少见
  - 临床工作中仅靠影像学表现常难以与其他恶性肿瘤鉴别，需结合组织学检查

诊断与鉴别诊断精要

- 约 80% 的患者小于 20 岁
- 特征性的表现为骨膜骨质增生，葱皮样改变

典型病例

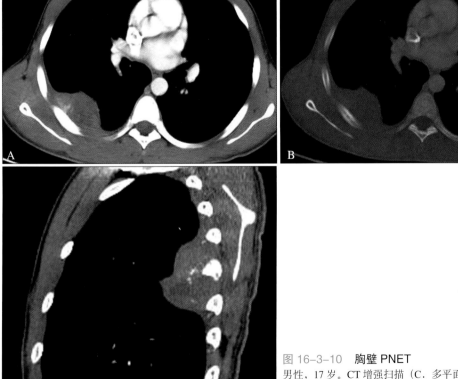

图 16-3-10　胸壁 PNET

男性，17 岁。CT 增强扫描（C. 多平面重建矢状位）示右后胸壁不规则软组织肿物，内有散在粗大骨化和大片低密度坏死区，相邻肋骨有破坏

十一、胸壁转移性肿瘤

【概念与概述】

- 胸壁转移性肿瘤（metastatic tumor of chest wall）大多来自肺癌、乳腺癌、甲状腺癌、肾上腺癌及肝癌等
- 是胸壁恶性肿瘤中最为多见的

【病理与病因】

- 流行病学
  - 有时原发肿瘤非常隐蔽，骨转移瘤是唯一的临床表现
  - 在恶性肿瘤患者尸检中发现 30% ~ 70% 有骨转移

【临床表现】

症状与体征

- 疼痛
- 原发肿瘤史
- 转移灶出现的时间因原发性肿瘤的性质不同而长短不一

疾病人群分布

  - 骨转移瘤好发于中老年，40 ~ 60 岁居多

【影像表现】

概述

- 原发肿瘤病史，多骨受累
- 肋骨、胸骨、椎体均可受累
- 溶骨性、成骨性和混合性三种

X 线表现

- 骨转移可一骨一灶、一骨多灶和多骨多灶
- 溶骨性、成骨性和混合性 3 种骨质破坏形式，溶骨性最多

CT 表现

- 肋骨、胸骨、椎体等胸壁骨质结构的破坏，有或无软组织肿块（图 16-3-11）
- 椎体病变易累及椎体后部及椎弓根

MRI 表现

- 溶骨性病灶：T1WI 呈低信号，T2WI 呈高信号
- 硬化性病灶：T1WI 呈低信号，T2WI 呈低信号
- 相应部位有软组织肿块

核医学表现

  骨骼内多发放射性浓聚或明显的放射性减低区

推荐影像学检查

- 核医学检查有利于早期发现骨多发转移灶，对成骨性骨转移尤佳
- MRI 可较好显示骨质破坏及形成的软组织肿块、髓腔跳跃性多发病灶、髓腔早期转移

【鉴别诊断】

- 胸骨骨肉瘤（sternal osteosarcoma）
  - 骨质结构广泛破坏，软组织肿块明显，早期发生肺转移
- 肋软骨肉瘤（chondrosarcoma of rib）
  - 好发于肋骨及肋软骨交界部，也可发生于胸骨及胸椎
  - 常伴有较大的软组织肿块
  - 肿块内出现不规则钙化或骨化是较特征性表现
- 转移性骨肿瘤有时还需与骨髓瘤、畸形性骨炎、甲状旁腺功能亢进症、骨网织细胞肉瘤、骨肉瘤、石骨症及氟骨症等疾病相鉴别

诊断与鉴别诊断精要

- 有原发肿瘤病史
- 多骨受累
- 易累及椎体后部及附件

典型病例

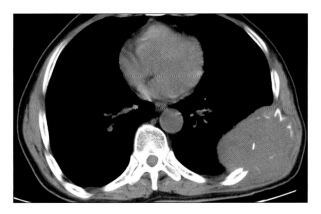

图 16-3-11 **胸壁转移瘤**

男性，64岁，左下肢腺泡状软组织肉瘤术后。CT平扫示左侧胸壁巨大软组织肿物，局部肋骨骨质破坏，呈多发碎片状改变，未见骨膜反应和软组织内钙化

（黄 遥 吴 宁 刘 莉）

重点推荐文献

[1] Murphey MD, Choi JJ, Kransdorf MJ, et al. Imaging of Osteochondroma: Variants and Complications with Radiologic-Pathologic Correlation[J]. Radiographics, 2000, 20 (5): 1407-1434.

[2] Athanassiadi K, Kalavrouziotis G, Rondoggianni D, et al. Primary Chest Wall Tumors: Early and Long-term Results

of Surgical Treatment[J]. Eur J CardiothoracSurg, 2001, 19 (2): 589-593.

[3] Tateishi U, Gladish GW, KusumotoM, et al. Chest wall Tumors: RadiologicFindings and Pathologic Correlation: Part 2. Malignant Tumors[J]. Radiographics, 2003, 23(6): 1491-1508.

主要参考文献

[1] Jeung MY, Gangi A, Gasser B, et al. Imaging of Chest Wall Disorders[J]. RadioGraphics, 1999, 19 (3): 617-637.

[2] Kublman JE, Bouchardy L, Fishman EK, et al. CT and MR Imaging Evaluation of Chest Wall Disorders[J]. RadioGraphics, 1994, 14 (3): 571-595.

[3] Sharif HS, Clark DC, Aabed MY, et al. MR Imaging of Thoracic and Abdominal Wall Infections: Comparison with Other Imaging Procedures[J]. AJR Am J Roentgenol, 1990, 154 (5): 989-995.

[4] O'Sullivan P, O'Dwyer H, Munk PL, et al. Soft Tissue Tumours and Mass-like Lesions of the Chest Wall: a Pictorial Review of CT and MR Findings[J]. The British Journal of Radiology, 2007, 80 (955): 574-580.

[5] Jafri SZ, Roberts JL, Bree RL, et al. Computed Tomography of Chest Wall Masses[J]. RadioGraphics, 1989, 9 (1): 51-68.

[6] Morris BS, Maheshwari M, Chalwa A. Chest Wall Tuberculosis: a Review of CT Appearance[J]. The British of Radiology, 2004;, 77 (917): 449-457.

[7] 程虹，金木兰，李增山，等主译. 软组织与骨肿瘤病理学和遗传学 [M]. 北京：人民卫生出版社，2006: 14-17.

[8] Tateishi U, Gladish GW, Kusumoto M, et al. Chest Wall Tumors: Radiologic Findings and Pathologic Correlation. Part 1. Benign Tumors[J]. RadioGraphics, 2003, 23 (6): 1477-1490.

[9] Tanaka O, Kiryu T, Hirose Y, et al. Neurogenic Tumors of the Mediastinum and Chest Wall. MR imaging Appearance[J]. J Thorac Imaging, 2005, 20 (4): 316-320.

[10] ZisisC, Dountsis A, Nikolaides A, et al. Desmoid Tumors of the Chest Wall[J]. Asian CardiovascThorac Ann, 2006, 14 (5): 359-362.

[11] Gladish GW, Sabloff BM, Munden RF, et al. Primary Thoracic Sarcomas[J]. RadioGraphics, 2002, 22 (3): 621-637.

[12] Nishida J, Morita T, Ogose A, et al. Imaging Characteristics of Deep-seated Lipomatous Tumors: Intramuscular Lipoma, Intermuscularlipoma, and Lipoma-like Liposarcoma[J]. J Orthop Sci, 2007, 12(6): 533–541.

[13] Murphey MD, Choi JJ, Kransdorf MJ, et al. Imaging of Osteochondroma: Variants and Complications with Radiologic-Pathologic Correlation[J]. Radiographics,

2000，20（5）：1407-1434.

[14] Athanassiadi K，Kalavrouziotis G，Rondoggianni D，et al. Primary Chest Wall Tumors: Early and Long-term Results of Surgical Treatment[J]. Eur J CardiothoracSurg，2001，19（2）：589-593.

[15] 杨军乐，郭佑民 . 胸廓骨肿瘤及肿瘤样病变的影像诊断 . 实用放射学杂志 [J]，2006，12（22）：1545- 548.

[16] Tateishi U，Gladish GW，KusumotoM，et al. Chestwall Tumors: RadiologicFindings and Pathologic Correlation: Part 2. Malignant Tumors[J]. Radiographics，2003，23（6）：1491-1508.

[17] Winer-Muram HT，Kauffman WM，Gronemeyer SA，et al. Primitive Neuroectodermal Tumors of the chest wall（Askin tumors）：CT And MR Findings[J]. AJR，1993，161（1）：265-268.

[18] 石木兰 . 肿瘤影像学 [M]. 北京：科学出版社，2003：359.

[19] Boyko OB，Cory DA，Cohen MD，et al. MR Imaging of Osteogenic and Ewing's Sarcoma[J]. AJR，1987，148（2）：317-322.

[20] Sundaram M，c GuireMH，Herbold DR. Magnetic Resonance Imaging of Osteosarcoma[J]. Skeletal Radiol，1987，16（1）：23-29.

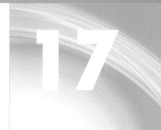

胸膜疾病

第 1 节　胸腔积液

【概述】

- 胸腔积液（pleural effusion）可分为游离性胸腔积液及包裹性胸腔积液
- 游离性胸腔积液（free pleural effusion）：胸膜腔内的液体随体位变动而自由流动，始终处于最低处
  - 当任何病理原因加速胸膜腔内液体产生或减少其吸收，导致液体积聚，即形成胸腔积液
  - 积液产生的原因可以是来自胸膜本身或肺的疾病，也可以是肺外疾病
- 包裹性胸腔积液（encapsulated pleural effusion）：由于脏壁层胸膜增厚、粘连，使液体局限于胸腔的某一部位而形成
  - 往往为多量胸腔积液局限化后形成：结核最为常见，亦可见于化脓性胸膜炎，另外可见于胸部较大手术后、其他治疗措施如治疗顽固性气胸的胸膜粘连术等
  - 常发生于胸腔后外侧壁，少数发生在前胸部，下部较上部多见，也可发生于纵隔胸膜

【临床表现】

症状与体征

- 游离性胸腔积液
  - 少量积液临床上无任何症状
  - 中到大量积液可以出现呼吸困难、胸闷、胸痛等症状
  - 体检呼吸音减弱，叩诊呈钝音

- 包裹性胸腔积液
  - 一般包裹性积液无临床症状
  - 积液量较大者可出现胸闷或呼吸困难，但症状相对较轻

治疗与预后

- 游离性胸腔积液
  - 首先是治疗原发病
  - 胸腔积液量不大时，不必特殊处理
  - 中到大量积液出现呼吸困难、胸憋等症状，需穿刺抽液或插管引流，以缓解症状，但对疾病的预后无明显影响
- 包裹性胸腔积液
  - 包裹性积液可以自行吸收缓慢，但可能引起继发感染
  - 较大慢性包裹性胸腔积液，可影响呼吸功能，此时可胸腔插管引流或手术切除
  - 术后遗留胸膜增厚、粘连，可伴有少量积液，应长期随诊

【影像表现】

X 线表现

- 游离性胸腔积液
  - 肋膈角变钝是胸片诊断游离性胸腔积液最早出现的征象
  - 随积液量的增多，胸腔下方呈均匀致密阴影，其上缘呈外高内低的凹面，肋膈角消失，膈面模糊
  - 大量积液可见膈肌下移，纵隔可向对侧移位
- 包裹性胸腔积液

- X 线正位胸片示片状密度增高影，单发或多发
- 张力高时可呈半球状影向肺野突出
- 与胸壁以钝角相交
- 可掩盖肺内病变

CT 表现

- 游离性胸腔积液
  - 游离性胸腔积液的仰卧位表现为胸廓下方的镰刀状阴影，呈液体密度（图 17-1-1）
  - 增强扫描更易将液体与强化的软组织影区分
- 包裹性胸腔积液
  - 表现为胸腔局限性均匀液性密度影，可为多部位（图 17-1-2）
  - 增强扫描可见胸膜强化、胸膜增厚、胸膜结节等
  - 胸片上隐匿的肺内病变可清楚显示

MRI 表现

- 游离性胸腔积液
  - 可对渗出性和漏出性液体进行鉴别
  - T2WI 可显示高信号的积液和胸膜外脂肪及相对低信号的脏层胸膜、胸膜结节和间隔线
- 包裹性胸腔积液
  - 乳糜胸在 T1WI 呈高信号，T2WI 与皮下脂肪信号相仿
  - 亚急性或慢性出血在 T1WI 和 T2WI 均呈高信号，在 T2WI 可见低信号的含铁血黄素带

超声表现

- 游离性胸腔积液
  - 胸腔积液在超声上表现为在锐利高回声的脏层胸膜外的无回声区
- 包裹性胸腔积液
  - 超声示胸壁局限性梭形液性暗区，边缘常较光滑

推荐影像学诊断方法

- X 线胸片是最常用的检查方法
- CT 可明确显示胸腔积液，应行增强扫描
- 超声对于检查少量积液和引导胸腔穿刺是一种可靠而经济的方法。是床旁检查的首选方法

【鉴别诊断】

- 游离性胸腔积液
  - 腹水（ascites）：少量胸腔积液有时需与腹水鉴别
    - 胸腔积液将膈脚推向前方，远离脊柱
    - 液体在膈肌内侧为腹水，在膈肌外侧为胸腔积液
    - 腹腔积液与肝的交界面清晰，而胸腔积液与肝的交界面略模糊
    - 肝裸区处无腹膜被覆，腹水不会出现在肝裸区的后方，肝裸区水平后方的积液为胸腔积液
- 包裹性胸腔积液
  - 胸膜肿瘤（pleural tumor）
    - X 线难以鉴别包裹性胸腔积液与胸膜肿瘤，可行超声检查加以明确
    - 对复杂的包裹性积液，根据 CT 可鉴别积液与胸膜肿瘤，一般积液的 CT 值为 ±10Hu

诊断与鉴别诊断精要

- 游离性胸腔积液：胸腔积液，随体位改变聚集区，始终处于最低位
- 包裹性胸腔积液：胸腔积液，部位固定、包裹，局部占位性效应明显

典型病例

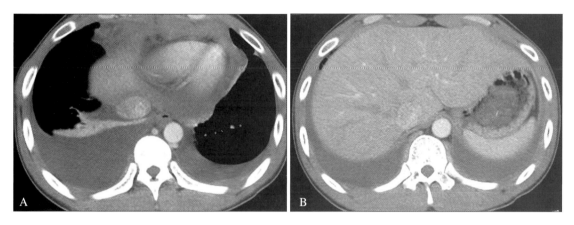

图 17-1-1　淋巴瘤合并双侧胸腔游离积液

男性，28岁。CT增强扫描（A，B. 横断面）示胸廓下方的镰刀状阴影呈液体密度；增强扫描清楚显示胸膜增厚。肺组织呈压迫性膨胀不全。同时显示心包少量积液，纵隔软组织肿物（淋巴瘤侵犯）

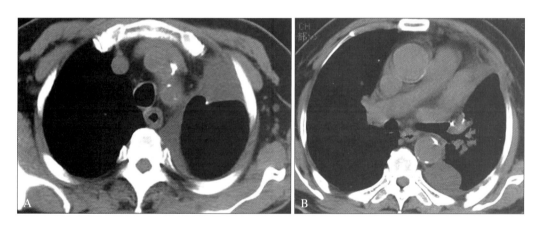

图 17-1-2　胸腔包裹性积液

男性，80岁。左肺上叶肺癌术后，CT平扫（A，B. 横断面）示左胸术后改变，左前上及左后胸腔包裹性积液形成

（黄　遥　吴　宁　唐　威）

重点推荐文献

[1] Light RW. The Undiagnosed Pleural Effusion[J]. Clin Chest Med, 2006；27（2）：309- 319.

[2] Peek GJ, Morcos S, Cooper G. The Pleural Cavity[J]. BMJ, 2000, 320（5）：1318–1321.

[3] Kublman J. Complex Disease of the Pleural Space: the 10 Questions Most Frequently Asked of the Radiologist-new Approaches to Their Answers with CT and MRI Imaging[J]. RadioGraphics, 1997；17（4）:1043-1050.

第2节　脓　胸

【概述】

- 脓胸（empyema）为脓性渗出液积聚于胸腔内的化脓性感染
- 按病程分类：急性脓胸、慢性脓胸
- 按渗出液的性质分类：化脓性、结核性、特异病源性脓胸
- 按病灶的范围分类：全脓胸、局限性脓胸

【病因与病理】

- 病因
  - 产生脓胸的致病菌多来自肺内的感染灶
  - 大多数非肺炎性脓胸是医源性所致，也可见于外伤、恶性肿瘤等患者
  - 大部分病例的致病菌是链球菌和革兰阴性杆菌

- 病理改变
  - 渗出期：高蛋白的液体渗入胸膜腔
  - 纤维素性及脓性期：大量炎性细胞及中性粒细胞进入胸膜腔；纤维蛋白附着于炎性的胸膜表面
  - 若病变进入慢性期，此期病理变化主要为纤维肉芽组织形成，并纤维蛋白沉着机化，在壁脏层胸膜上形成韧厚致密的纤维板，构成脓腔壁，其内含有脓液沉淀物和肉芽组织，肺组织受缚而严重影响肺功能

【临床表现】

临床表现

- 急性期：一般以临床起病 6 周内的脓胸为急性脓胸。此时主要症状为高热、脉快、呼吸急促、胸痛、全身乏力等全身感染症状。严重者可伴有发绀和休克。可有胸闷、咳嗽、咳痰等
- 慢性期临床上表现为慢性全身中毒症状，长期低热，食欲减退，消瘦，贫血，低蛋白血症等
- 实验室检查：血常规：白细胞增多，中性粒细胞达 80% 以上；病原菌检查：脓胸的确诊必须做胸腔穿刺抽得脓液，并作涂片镜检、细菌培养及抗生素敏感试验

治疗与预后

- 急性期治疗的原则是根据药敏试验选择有效的抗生素，彻底排净脓液，对症治疗等
- 慢性期的治疗原则为改善全身情况，消除中毒症状和营养不良，消灭致病原因和脓腔。外科治疗方法包括脓液引流，胸膜纤维板剥脱术、胸廓成形术及胸膜肺切除术等

【影像表现】

概述

- 脓胸最典型的影像学征象是包裹性积液

X 线表现

- 后肋膈角变钝或部分膈面显示不清

- 急性期表现为急进性大片致密阴影充填，甚至可达整个胸腔，纵隔向健侧移位，可有气－液平面
- 慢性期可见胸膜孤立性类圆形阴影

CT 表现

- 局限性或全胸腔性病变，前者类似于肿瘤表现，其内可见气液平面形成，单房或多房，可为多灶性
- 胸膜分离征：增强 CT 扫描示强化的脏层胸膜与壁层胸膜分离，其内是低密度的积液
- CT 在脓胸合并有支气管胸膜瘘或（和）食管胸膜瘘的诊断上明显优于胸部平片。（图 17-2-1）
- 慢性脓胸可表现为患侧胸廓缩小，胸膜肥厚及钙化，胸膜外脂肪密度增高，脓腔内密度增高，呈软组织密度

MRI 表现

- MRI 可提供胸壁清楚的解剖层次，以及是否有炎症浸润或恶性转移
- 恶性胸腔积液通常可见胸膜周围脂肪层和内层肋间肌的改变，有助于良恶性胸腔积液的鉴别
- 脓胸的胸壁浸润与恶性疾病类似

超声表现

超声在实时及多体位观察胸腔积液方面有其优势

推荐影像学诊断方法

- 常规胸片和 B 超可明确诊断
- 少量积液或疑难病例应行增强 CT 检查

【鉴别诊断】

- 胸膜下肺脓肿（lung abscess）
  - 脓胸的形态常呈椭圆形，脓胸内壁相对较规则，周围肺受压改变
  - 胸膜下肺脓肿壁厚不规则，肺脓肿周围肺实变，内可见通气支气管征，与胸膜呈锐角
  - 脓胸可在增强 CT 上表现为脏、壁层胸膜强化且分离

诊断与鉴别诊断精要

- 急性脓胸：单房或多房，局限性或全胸腔病变，可见气液平面，脓肿壁环形强化
- 慢性脓胸：患侧胸廓缩小，胸膜肥厚及钙化，胸膜外脂肪密度增高，脓腔内密度增高
- 全身感染症状，白细胞升高
- 胸穿：脓液，细菌涂片及细菌培养

典型病例

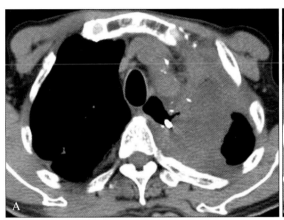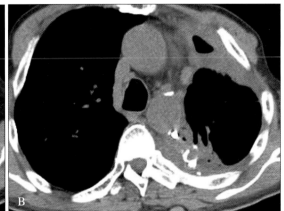

图 17-2-1　脓胸
男性，54 岁。食管癌术后，吻合口瘘合并脓胸。CT 平扫（A、B．横断面）显示左胸术后改变，弓上吻合，吻合口瘘形成，左侧胸膜广泛增厚粘连、积液、积气

重点推荐文献

[1] Peek GJ, Morcos S, Cooper G. The Pleural Cavity[J]. BMJ, 2000, 320（5）：1318-1321.

[2] Kublman JE, Stingba NK. Complex Disease of the Pleural Space: Radiographic and CT Evaluation[J]. RadioGraphic,

1997, 17（1）：63-79.

[3] Qureshi NR, Gleeson FV. Imaging of Pleural Disease[J]. Clin Chest Med, 2006；27（2）：193-213.

第 3 节　气　胸

【概述】

- 气体进入胸膜腔称为气胸（pneumothorax）。气胸使胸腔压力从负压变为正压，压迫肺组织，导致肺容积缩小
- 按病因分类：自发性气胸、外伤性气胸、医源性气胸
- 自发性气胸可根据是否存在基础性肺疾病进行分类：原发性自发性气胸、继发性自发性气胸

【病因与病理】

- 原发性自发性气胸患者无明确基础性肺疾病，通常由于胸膜下肺大泡破裂所致，患者多为瘦长体型
- 继发性自发性气胸常为某种肺疾病的并发症，最多见于 COPD
- 关于自发性气胸的发病机制存在着争论：
  ○ 吸烟是气胸发病的首要危险因素
  ○ 大约 10% 的自发性气胸患者有家族史
  ○ 部分为 X 染色体隐性遗传，部分表现为不

完全外显的常染色体显性遗传病特征

【临床表现】

症状与体征

- 临床上，自发性气胸以突发胸痛、呼吸困难和干咳为特征
- 体格检查患侧呼吸动度减弱，叩诊呈过清音或鼓音，呼吸音减弱或消失，如发生皮下气肿，可伴有捻发感及捻发音
- 约 30% 患者无任何症状或症状轻微，临床体征呈阴性。

疾病人群分布

- 自发性气胸最为常见，可见于各年龄组，而以 18 ～ 40 岁多见
- 男女比约为 6 : 1

治疗与预后

- 气体量较少的气胸可以短期内自行吸收，无需任何治疗措施，或给予吸氧以促进吸收
- 气体量相对较大的气胸需放置胸腔闭式引流管

- 对于继发性自发性气胸，需同时治疗原发肺病
- 对于外伤性气胸，则应针对骨折、穿通伤等给予相应的处理
- 气胸治愈后的复发率约为55%，两次复发率约为34%，三次以上复发率约为11%

【影像表现】

X线表现

- 与胸壁平行的厚度小于1mm的白色脏层胸膜线，其与胸壁之间为无肺纹理的透亮区
- 被压缩的肺组织较对侧透亮度减低
- 当气体量较大时，肺组织被显著压缩，表现为肺门软组织肿块影

CT表现

- CT的表现与胸片类似而敏感性更高（图17-3-1、图17-3-2）

超声表现

- 气胸在超声的一个主要征象是胸膜滑动征和彗

尾征消失。正常情况下，可以看到肺表面随呼吸运动沿着胸壁滑动，发生气胸后此征象消失，表明胸壁下的气体不是肺内气体

推荐影像学诊断方法

- 立位正侧位X线胸片是最常用的检查方法
- CT是气胸最敏感的检查方法
- 床旁检查可选用床旁胸片、B超

【鉴别诊断】

- 巨大胸膜下肺大泡及肺囊肿
  - 有时与气胸在胸片上很难鉴别，肺大泡的外侧可见少许肺组织结构，其内侧壁呈凹面朝向胸壁
  - 如果鉴别仍有困难，则可行CT检查，即可显示肺大泡及肺囊肿的轮廓、纤细分隔及周围受压的肺组织

典型病例

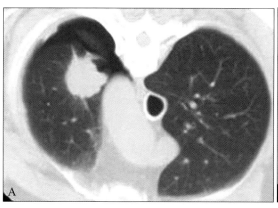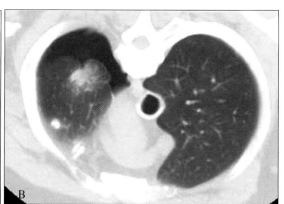

图 17-3-1　医源性气胸

男性，56岁。CT引导下穿刺活检术后形成气胸。CT俯卧位（A、B）显示肺癌原发灶，其前方同侧胸腔见气体影

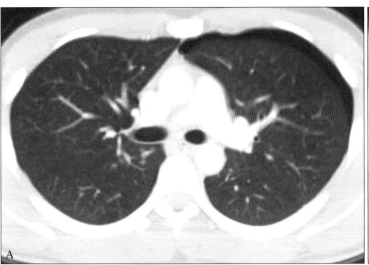

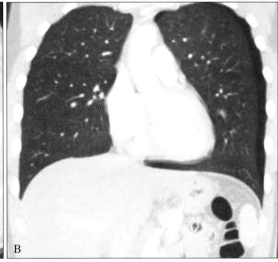

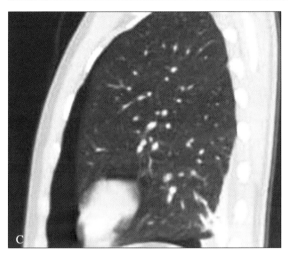

图 17-3-2　**自发性气胸**
男性，23 岁。CT 增强扫描（C．多平面重建冠状位及矢状位）示
左侧胸腔前部脏层胸膜与胸壁间条状气体密度影

（黄 遥 吴 宁 唐 威）

重点推荐文献

[1] Qureshi NR, Gleeson FV. Imaging of Pleural Disease[J].
Clin Chest Med，2006，27（2）：193-213.

[2] Slater A，Goodwin M, Anderson KE, et al. COPD Can
Mimic the Appearance of Pneumothorax on Thoracic

Ultrasound[J]. Chest, 2006, 129（3）：545-550.

[3] O'Connor AR, Morgan WE. Radiological Review of
Pneumothorax[J]. BMJ, 2005, 330（6）：1493-1497.

第 4 节　胸膜增厚

【概述】

- 多种疾病可累及胸膜，引起胸膜增厚（pleural thickening），可伴有或不伴有胸腔积液
- 胸膜增厚与粘连常同时存在
- 轻度增厚常见于肺尖或肋膈角处

【病因与病理】

- 主要引起胸膜增厚的病因
  - 细菌或病毒等引起的胸膜炎、胸膜渗出吸收期
  - 特殊感染肉芽肿性增生，如结核
  - 石棉暴露
  - 恶性肿瘤侵犯胸膜或胸膜转移瘤
  - 外伤或手术后

【临床表现】

症状与体征

- 胸膜增厚常发生在胸膜炎症或出血吸收后期，少数患者有胸痛症状
- 如胸膜为弥漫性增厚且伴有大量胸水可表现为呼吸困难
- 石棉相关的胸膜增厚一般发生于石棉接触史后 30～40 年，并可持续多年无变化，患者可长年无自觉症状
- 当胸膜明显增厚导致胸廓活动受限时，可出现呼吸困难、胸闷、憋气等症状

治疗与预后

- 良性、轻度胸膜增厚无需处理
- 弥漫性重度胸膜增厚、结核性胸膜炎所致胸膜弥漫性增厚伴钙化形成"胸膜甲"则需手术切除
- 恶性胸膜增厚及胸膜结节需要进行化疗等

【影像表现】

X 线表现

- 轻度胸膜增厚表现为肋膈角变浅、变平、膈肌运动轻度受限
- 广泛胸膜增厚粘连时，可见患侧胸廓塌陷，肋间隙变窄，肺野密度增高，肋膈角消失，膈肌升高且膈顶变平，纵隔可向患侧移位
- 合并胸膜结节时表现为胸膜表面不规则结节状、斑块状软组织影
- 可有胸腔积液

CT 表现

- 表现为沿胸壁的带状软组织影，厚薄不均匀，表面不光滑，与肺的交界面多可见小的粘连影（图 17-4-1）
- 胸膜增厚可达 1cm 以上，超过 2cm 时多为恶性
- 合并弥漫性胸膜肿瘤时多呈胸膜表面散在分布的小结节、斑块状增厚或弥漫扁平状增厚
- 石棉肺所致胸膜病变有如下特点：壁层胸膜增厚为主。扁平状胸膜增厚及钙化，胸膜增厚呈非连续性。胸膜病变多见于背侧胸膜、椎旁胸膜及横膈面胸膜

MRI 表现

- 对胸膜增厚、粘连的显示不如普通 X 线和 CT
- 胸膜结节 T1WI 呈低信号、T2WI 呈中高信号

超声表现

- 在胸膜与肺组织之间出现一层厚薄不一、大小不同的中等回声区
- 胸膜肿　块表现为与胸壁相邻的圆形或椭圆形中等回声肿块
- 良性肿瘤多回声均匀、可见包膜完整，恶性肿瘤回声多不均匀、常无完整包膜

推荐影像学诊断方法

- CT 增强扫描

诊断与鉴别诊断精要

- 良性胸膜增厚：轻度均匀增厚伴钙化，良性胸膜增厚多位于肺尖或肋膈角，
- 良性胸膜增厚≤ 5mm，结核病史、细菌等病原菌感染史
- 恶性胸膜增厚：胸膜增厚环绕肺全周，伴有胸膜结节的胸膜不规则增厚或胸膜肿块合并胸水，纵隔胸膜受累多为恶性，恶性胸膜增厚的厚度常＞1cm，有原发肿瘤病史

典型病例

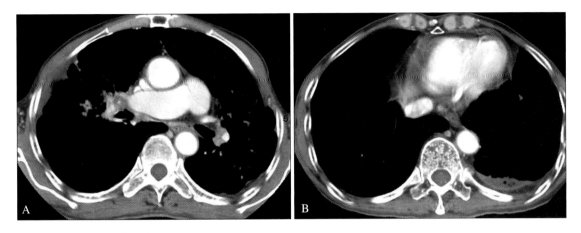

图 17-4-1 **双侧胸膜良性增厚**
男性，65 岁。30 年石矿工作史。CT 增强扫描（A、B．横断面）示双侧胸膜轻度线样增厚，同时合并少量左侧胸水

（黄 遥 吴 宁 唐 威）

重点推荐文献

[1] Muller NL. Imaging of the Pleura[J]. Radiology, 1993, 186
（2）：297-309.

[2] JeongYJ，Kim S，Kwak SW, et al. Neoplastic and Non
Neoplastic Conditions of Serosal Membrane[J]. Radio
Graphics, 2008, 28（3）：801-818.

[3] Remy-Jardin M，Sobaszek A，Duhamel A, et al. Asbestos-
related Pleuropulmonary Diseases: Evaluation with Low-
dose Four–Detector Row Spiral CT[J]. Radiology, 2004,
233（1）：182-190.

第 5 节 胸膜钙化

【概述】

- 胸膜钙化（pleural calcification）属于变质性病变，受到破坏的组织发生分解而引起局部酸碱度变化时，钙离子以磷酸钙或碳酸钙的形式沉积下来，一般发生在退行性变或坏死组织内
- 胸膜炎性纤维素渗出、肉芽组织增生、外伤出血机化均可引起胸膜肥厚、粘连、钙化

【病因与病理】

- 胸膜钙化常见原因：石棉接触史者、结核、慢性脓胸、外伤、血肿等，发生钙化的肿瘤性病变少见

【临床表现】

症状与体征

- 当钙化范围较广时，可明显影响呼吸功能

治疗与预后

- 陈旧性胸膜钙化，一般无需治疗
- 与石棉相关的胸膜钙化需长期随访
- 如钙化范围较大，影响肺功能者，则需行胸廓

成形术

【影像表现】

X 线表现

- 表现为密度很高、边缘清晰锐利、大小、形状、分布不同的阴影
- 病变范围较大时可伴患侧胸廓塌陷、肋间隙变窄，纵隔向患侧移位

CT 表现

- 纵隔窗上示钙化的密度明显高于软组织，CT值常可达 100Hu 以上，层状钙化多为良性病灶（图 17-5-1）
- 石棉肺的钙化斑常为散在、扁平状

MRI 表现

- T2WI 钙化呈低信号

【推荐影像学诊断方法】

- 胸片可显示较明显的钙化
- CT 可明确显示病变范围、性质及相关的基础疾病

典型病例

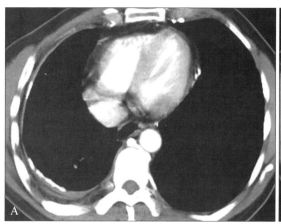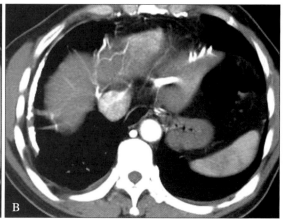

图 17-5-1　胸膜钙化
男性，57 岁。CT 增强扫描（A、B. 横断面）示右侧胸膜广泛扁平状钙化、增厚

（黄　遥　吴　宁　唐　威）

重点推荐文献

[1] Brown K, Mund DF, Aberle DR, et al. Intrathoracic Calcifications: Radiographic Features and Differential Diagnoses[J]. RadioGraphics, 1994, 14（6）, 1247-1261.
[2] Kim HY, Song KS, Goo JM, et al. Thoracic Sequelae and Complications of Tuberculosis[J]. RadioGraphics, 2001, 21（4）: 839-860.
[3] Qureshi NR, Gleeson FV. Imaging of Pleural Disease[J]. Clin Chest Med, 2006, 27（2）: 193-213.

第 6 节　恶性胸膜间皮瘤

【概述】

- 恶性胸膜间皮瘤（malignant pleural mesothelioma）是一种少见肿瘤，起源于胸膜、心包、胸膜腔的间皮细胞

- 少见，在所有恶性肿瘤中，所占的比例不到 2%，但在原发胸膜肿瘤中恶性间皮瘤是最常见的

- 根据 2004 年 WHO 胸膜肿瘤组织学分类，将胸膜间皮瘤分为三大类：弥漫性恶性间皮瘤、局限性恶性间皮瘤、间皮来源的其他肿瘤

- 弥漫性恶性间皮瘤又分为上皮样间皮瘤、肉瘤样间皮瘤、促结缔组织增生性间皮瘤、双相型间皮瘤；其中最常见的类型为上皮样间皮瘤（55% ~ 65%）

- 弥漫性恶性胸膜间皮瘤分类中，按其发病率由高到低排列：上皮型、双相型、肉瘤型、促结缔组织增生型

- 纯上皮型预后相对于双相型和肉瘤型要好，促结缔组织增生型尽管组织学表现温和，但其预后最差

【病因与病理】

一般特征

- 病因学
  - 最常见的危险因素是石棉接触史，特别是青石棉
  - 猿病毒也许是辅助致癌物质

- 流行病学
  - 少见
  - 在美国，MPM 的发病率为每年 2500 ~ 3000 人，其中 19% 为女性
  - 在西欧，死亡率每年约为 5000 人
  - 在全球范围内，MPM 的发病率呈上升趋势

大体病理及手术所见

- 沿浆膜面生长的实质性肿瘤

- 包绕和浸润邻近脏器
- 可以沿手术和腹腔镜路径转移

显微镜下特征

- 肿瘤细胞有不同的组织学表现
  - 为了诊断，经常需要手术活检而不是细针穿刺活检（FNA）
- 钙视网膜蛋白、角蛋白、弹性蛋白和血栓调节蛋白免疫染色阳性

【临床表现】

症状与体征

- 常见症状为进行性呼吸困难和（或）固定性胸痛
- 可出现干咳、体重下降、发热、疲乏、夜间盗汗等

部分肿瘤较大者可出现内分泌症状，如杵状指、骨病、低血糖、低钠等疾病人群分布

- 多见于 60 岁以上男性患者

治疗与预后

- Ⅰ期、Ⅱ期属手术适应证，Ⅳ期属手术禁忌证
- 标准治疗方案是手术 + 足量放疗，若患者身体条件允许可联合化疗
- 手术切除后容易发生局部或全胸腔内复发
- 中位生存期大约一年，死亡原因多为继发感染、肿瘤侵及周围结构、呼吸衰竭等

【影像表现】

X 线表现

- 可见胸膜增厚、胸廓塌陷、胸腔积液
- 显示纵隔向健侧或患侧移位
- 检出胸膜钙化的敏感性远不如 CT；可显示肋骨骨质破坏及气胸

CT 表现

- 胸膜增厚：常同时伴有纵隔及叶间胸膜的增厚（图 17-6-1）

- 胸膜钙化：可见于单侧或双侧
- 胸腔积液：较常见（图 17-6-2）
- 胸廓体积缩小和纵隔固定
- 胸膜外侵犯：初诊时很常见，还可因介入性诊疗而发生胸壁种植转移
- 胸内淋巴结转移：胸膜弥漫性间皮瘤的转移淋巴结较小，易漏诊
- 肺实质病变：同侧肺不张较多见。肺转移不常见，多表现为弥漫性结节灶或微小粟粒样病灶

MRI 表现

- 对胸腔积液敏感，通常胸腔积液 T1WI 呈低信号、T2WI 为亮白高信号
- 根据其信号强度还能对积液性质作出判断
- 可清楚显示胸膜间皮瘤呈较大不规则肿块，以广基底与胸膜相连，同时伴有胸腔积液和肺组织膨胀不全。肿瘤在 T1WI 呈低信号或中等信号，在 T2WI 呈较高信号
- T1WI 增强呈不均匀强化

推荐影像学诊断方法

- 增强 CT 扫描是首选的检查方法

【鉴别诊断】

- 胸膜转移（pleural metastasis）
  - 两者较难鉴别，需结合临床病史做出判断
  - 胸膜间皮瘤常为单侧胸膜弥漫性病变，胸膜不规则增厚及胸膜肿块常较大、较多，伴有的胸水量可多可少
  - 原发于胸外的肿瘤的转移常为双侧胸膜多发病变，病灶通常较小，而合并的胸腔积液量很大，且多为血性积液
  - 胸膜间皮瘤较少发生肺转移，而其他部位原发癌转移到胸膜者多伴有肺转移

诊断与鉴别诊断精要

- 单侧胸膜广泛甚至环绕全胸腔不规则增厚、多发结节及肿物
- 累及纵隔胸膜、心包、叶间胸膜；有石棉接触史；胸膜斑

典型病例

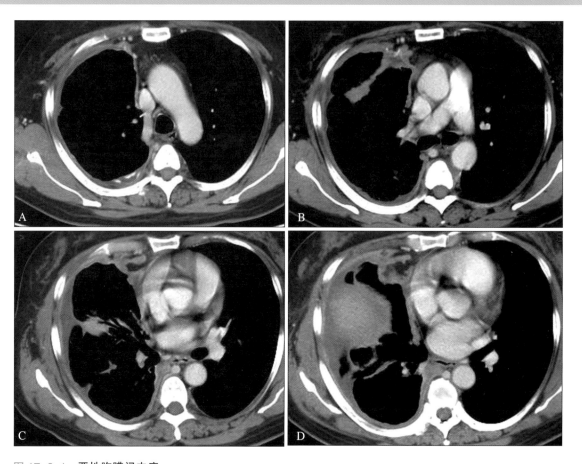

图 17-6-1　恶性胸膜间皮瘤

女性，52 岁。CT 增强扫描（A ~ D. 横断面）示右侧胸膜（肋胸膜、纵隔胸膜、叶间胸膜、膈胸膜）广泛不规则增厚，伴右侧胸腔少量积液

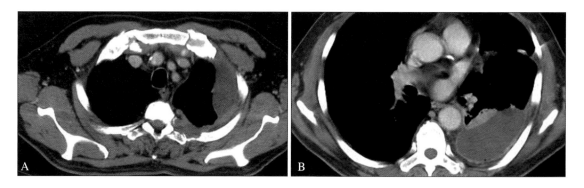

图 17-6-2　恶性胸膜间皮瘤

男性，66 岁。CT 增强扫描（A、B. 横断面）示左侧胸膜不规则增厚，病变累及胸壁伴左侧第 2 后肋骨质破坏，合并胸腔积液

（黄　遥　吴　宁　唐　威）

重点推荐文献

[1] Seely JM., Nguyen ET, Churg AM, et al. Malignant Pleural Mesothelioma: Computed Tomography and Correlation with Histology[J]. Eur J Radiol, 2009, 70（3）: 485-491.

[2] Armato SG 3rd, Entwisle J, Truong MT, et al. Current State and Future Directions of Pleural Mesothelioma Imaging[J]. Lung Cancer, 2008, 59（3）: 411-420.

[3] Qureshi NR, Gleeson FV. Imaging of Pleural Disease[J]. Clin Chest Med, 2006, 27（2）: 193-213.

第 7 节　胸膜孤立性纤维性肿瘤

【概述】

- 孤立性纤维性肿瘤（solitary fibrous tumor，SFT）是一种不常见的间叶性梭形细胞肿瘤，可能由成纤维细胞衍生而来，60% ~ 90% 为良性，10% ~ 40% 为恶性
- 同义词：局限型胸膜纤维性肿瘤、局限性纤维性间皮瘤、间皮下纤维瘤
- 根据 2004 年 WHO 胸膜肿瘤组织学分类，将孤立性纤维性肿瘤归入间叶来源肿瘤，不再采用其他既往命名。

【病因与病理】

病因学
- 未发现病因学因素

大体病理及手术所见
- 多起源于脏层胸膜
- 肿瘤界限清楚，常有一层薄的包膜，常有蒂
- 质地坚硬、白色
- 黏液样变、出血、坏死、肿瘤较大时，提示可能为恶性

显微镜下特征
- 无特征性结构。细胞稀疏区和细胞密集区共存，被纤维性间质分隔
- 恶性的特征是由较大细胞成分构成，呈浸润状生长，细胞异型性

【临床表现】

症状与体征
- 约 50% 的患者无临床症状，因体检偶然检出
- 肿瘤巨大时可出现胸痛、咳嗽、呼吸困难等症状
- 4% ~ 22% 的患者可伴增殖性骨关节病，当肿瘤直径大于 7cm 时更易出现
- 4% ~ 5% 病例伴低血糖症

疾病人群分布
- 男女发病比例相仿
- 可见于任何年龄（5 ~ 87 岁），发病高峰在 50 岁以上

治疗与预后
- 治疗以手术切除为主
- 复发肿瘤的治疗也以外科切除为主
- 所有的病例术后都需要进行长期随访，以监测有无肿瘤复发及恶变

【影像表现】

X 线表现
- 表现为从胸膜向肺野突出的球形、椭圆形或扁丘状肿块
- 在切线位片上呈宽基底，其上下缘与胸壁交角为钝角
- 边缘平滑整齐，密度均匀
- 肿瘤带蒂时具有移动性

CT 表现
- 以胸膜为基底的软组织肿瘤，好发于中下胸部（图 17-7-1）
- 界限清楚，形态可有分叶，大小不等；肿瘤可带蒂（图 17-7-2）
- 常见密度不均匀，25% 伴钙化；少数伴有胸腔积液
- 肿瘤较大时常压迫邻近结构
- CT 增强扫描呈明显强化

MRI 表现
- 可清楚显示孤立性肿物以广基底与胸膜相连，界限清楚
- T1WI 呈低信号或中等信号，T2WI 呈较高信号
- T1WI 增强呈明显均匀或不均匀强化

推荐影像学诊断方法
- CT 是主要检查手段，MRI 可用于进一步判断胸壁受累情况

【鉴别诊断】

- 需要与多种胸膜及胸壁肿瘤、边界清楚的周围型肺癌鉴别
- 位于下胸部的肿瘤尚需与膈膨出、膈疝、心包脂肪垫等鉴别
- 贴邻纵隔胸膜生长的病变还需要与纵隔内胸腺瘤、淋巴结病变相鉴别

> **诊断与鉴别诊断精要**
>
> - 孤立性、实性肿瘤，以胸膜为基底，可带蒂
> - 好发于中下胸部
> - 大小不一，直径 1 ~ 36cm
> - 病变较小时密度均匀，较大时密度不均匀，25% 伴钙化
> - 富血供，表面可见丰富的血管，CT 增强扫描呈明显强化

典型病例

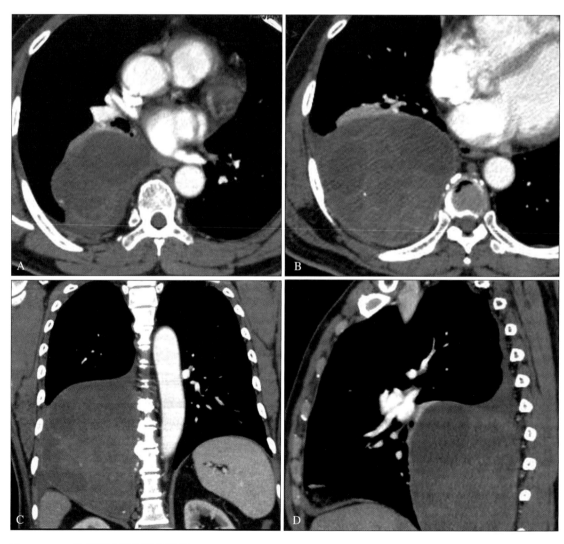

图 17-7-1 **胸膜孤立性纤维性肿瘤**

男性，67 岁。CT 增强扫描（A、B. 横断面；C、D. 多平面重建冠状位及矢状位）示右下后胸膜肿物，边界光滑，密度不均，可见囊变区

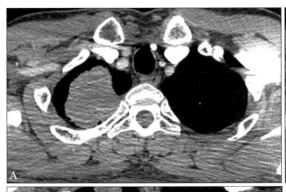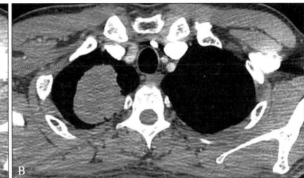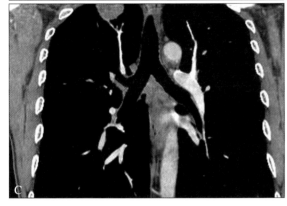

图 17-7-2　胸膜孤立性纤维性肿瘤

男性，50 岁。CT 增强扫描（A、B. 横断面，C. 多平面重建冠状位）示右上胸膜肿物，向肺野突出生长，边界光滑，密度均匀

（黄　遥　吴　宁　唐　威）

重点推荐文献

[1] Robinson LA. Solitary Fibrous Tumor of the Pleura[J]. Cancer Control, 2006, 13: 264-269.

[2] Regal MA, Rubaish AMA, GhoneimyYFA,et al. Solitary Benign Fibrous Tumors of the Pleura[J]. Asian Cardiovasc

Thorac Ann, 2008, 16（4）: 139-142.

[3] Lu C, Ji Y, Shan F, et al. Solitary Fibrous Tumor of the Pleura: An Analysis of 13 Cases[J]. World J Surg, 2008, 32: 1663-1668.

第8节　胸膜转移瘤

【概述】

● 胸膜转移瘤（pleural metastasis）是最常见的胸膜肿瘤，在胸膜肿瘤中占 90% ～ 95%。

● 胸膜转移瘤多同时累及脏层和壁层胸膜，少部分仅累及脏层（29%），单纯累及壁层胸膜者十分罕见

【病因与病理】

● 病因

　○ 除中枢神经系统肿瘤外，绝大多数恶性肿瘤均可发生胸膜转移

　○ 约 80% 的胸膜恶性渗出液是由肺、乳腺、

卵巢、胃的恶性肿瘤转移以及淋巴瘤侵犯胸膜引起

　○ 肺腺癌是最常见的病理类型

● 转移途径

　○ 肺癌、乳腺癌还可直接侵犯胸膜

　○ 肿瘤尚可经肺动脉瘤栓血行播散至胸膜

　○ 胸腺肿瘤等胸内肿瘤可直接种植于胸膜面形成肿瘤结节

【临床表现】

症状与体征

● 患者可无明显自觉症状，或表现为胸痛，伴有

胸水及压迫性肺不张者可有胸闷、憋气、呼吸困难等症状

治疗与预后

- 肿瘤一旦发生胸膜转移或出现恶性胸水，此时治疗方式主要以化疗为主
- 单发转移瘤可行手术切除或伽马刀治疗
- 出现弥漫胸膜转移伴大量恶性胸膜渗出者，提示预后不良

【影像表现】

X 线表现

- 胸膜表面不规则结节状、斑块状或弥漫性胸膜增厚，伴或不伴胸腔积液。
- 也可表现为仅见大量胸腔积液而见不到胸膜结节

CT 表现

- 表现为沿胸膜表面散在分布的小结节、斑块状增厚、或弥漫扁平状增厚（图 17-8-1）
- 肺腺癌转移引起胸膜极小但密集的转移结节，CT 扫描常仅见大量胸水，而不能显示胸膜上大量的转移结节
- 有时胸膜转移瘤也可包绕整个肺，包括纵隔及横膈胸膜，甚至侵入叶间裂，与弥漫型胸膜间皮瘤的表现相同
- 增强扫描显示转移瘤强化，增加其与胸腔积液的对比度，有利于诊断

MRI 表现

- 可利用自然对比区分转移瘤和胸水，转移瘤一般在 T1WI 呈低信号、在 T2WI 呈高信号，恶性胸膜渗出常含有丰富的蛋白质成分或血液成分，因而可在 T1WI 上表现为高于肌肉的信号

PET-CT 表现

- 较大胸膜转移结节可有代谢增高，较小结节常无放射性摄取

推荐影像学诊断方法

- CT 扫描显示胸膜转移的直接征象较胸片优越，尤其增强 CT 扫描
  - 但 CT 扫描显示的胸膜转移瘤的数目远较手术或尸检时少
  - MRI 显示微小转移灶远不如 CT，假阴性率更高

【鉴别诊断】

- 在原发灶不明的情况下，胸膜多发转移瘤需与弥漫性胸膜间皮瘤鉴别
- 胸膜单发转移瘤需在除外原发胸膜肿瘤的基础上才能作出诊断
- 单发转移瘤尚需与胸膜或胸壁原发肿瘤鉴别
- 位于纵隔胸膜面的单发转移瘤还需与纵隔肿瘤进行鉴别

诊断与鉴别诊断精要

- 原发肿瘤病史
- 胸膜增厚环绕肺全周
- 小结节、斑块状增厚或弥漫扁平状增厚
- 纵隔胸膜及叶间胸膜受累。壁层胸膜增厚的厚度常 > 1cm

典型病例

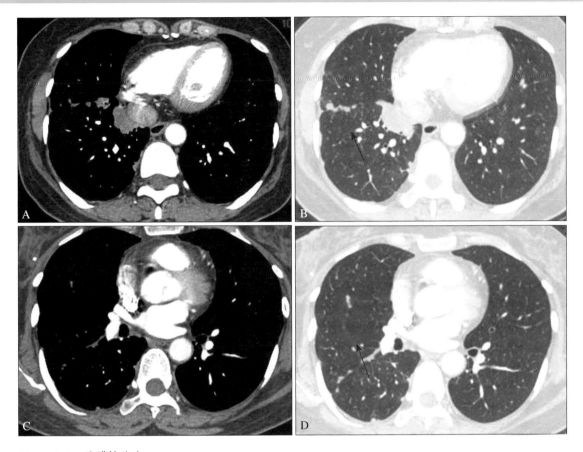

图 17-8-1 **胸膜转移瘤**

女性，49 岁。右耳道腺样囊性癌术后，胸膜及肺转移。CT 增强扫描（A、C. 纵隔窗；B、D. 肺窗）显示右侧胸膜多发结节样病变（箭示叶间胸膜结节）

（黄 遥 吴 宁 唐 威）

重点推荐文献

[1] Qureshi NR, Gleeson FV. Imaging of Pleural Disease[J]. Clin Chest Med, 2006, 27 :193-213.

[2] Heffner JE, Klein JS. Recent Advances in the Diagnosis and Management of Malignant Pleural Effusions[J]. Mayo ClinProc, 2008, 83（2）:235-250.

[3] Jeong YJ, Kim S, Kwak SW, et al. Neoplastic and Nonneoplastic Conditions of Serosal Membrane Origin: CT Findings[J]. RadioGraphics, 2008, 28（3）: 801-818.

主要参考文献

[1] Light RW. The Undiagnosed Pleural Effusion[J]. Clin Chest Med, 2006, 27（2）: 309- 319.

[2] Peek GJ, Morcos S, Cooper G. The Pleural Cavity[J]. BMJ, 2000, 320（5）: 1318–1321.

[3] Kublman J. Complex Disease of the Pleural Space: the 10 Questions Most Frequently Asked of the Radiologist-new Approaches to Their Answers with CT and MRI Imaging[J]. RadioGraphics, 1997, 17（4）: 1043-1050.

[4] JafféA, Cohen G. Thoracic Empyema Arch[J]. Dis. Child, 2003, 88（10）: 839-841.

[5] Kublman JE, Stingba NK. Complex Disease of the Pleural Space: Radiographic and CT Evaluation[J]. RadioGraphic, 1997,17（1）: 63-79.

[6] Koegelenberga CFN, Diaconb AH, Bolligera CT. Parapneumonic Pleural Effusion and Empyema[J]. Respiration, 2008, 75（3）: 241-250.

[7] Qureshi NR, Gleeson FV. Imaging of Pleural Disease[J]. Clin Chest Med, 2006, 27（2）:193-213.

[8] Slater A, Goodwin M, Anderson KE, et al. COPD Can Mimic the Appearance of Pneumothorax on Thoracic

Ultrasound[J]. Chest, 2006, 129（3）: 545-550.

[9] Weissberg D. Refaely Y. Pneumothorax[J]. Chest, 2000, 117（5）: 1279-1285.

[10] O'Connor AR, Morgan WE. Radiological Review of Pneumothorax[J]. BMJ, 2005, 330（6）: 1493-1497.

[11] Muller NL. Imaging of the Pleura[J]. Radiology, 1993, 186（2）: 297-309.

[12] JeongYJ, Kim S, Kwak SW, et al. Neoplastic and Non Neoplastic Conditions of Serosal Membrane[J]. RadioGraphics, 200828（3）: 801-818.

[13] Remy-Jardin M, Sobaszek A, Duhamel A, et al. Asbestos-related Pleuropulmonary Diseases: Evaluation with Low-dose Four–Detector Row Spiral CT[J]. Radiology, 2004, 233（1）: 182-190.

[14] Brown K, Mund DF, Aberle DR, et al. Intrathoracic Calcifications: Radiographic Features and Differential Diagnoses[J]. RadioGraphics, 1994, 14（6）: 1247-1261.

[15] Kim HY, Song KS, Goo JM, et al. Thoracic Sequelae and Complications of Tuberculosis[J]. RadioGraphics, 2001, 21（4）: 839-860.

[16] Schmitt WGH, Hübener KH, Rücker HC. Pleural Calcification with Persistent Effusion[J]. Radiology, 1983（3）, 149: 633-638.

[17] Ismail-Khan R，Robinson LA，Williams CC，et al. Malignant Pleural Mesothelioma: a Comprehensive Review[J]. Cancer Control, 2006, 13（4）: 255-263.

[18] Seely JM. , Nguyen ET, Churg AM, et al. Malignant Pleural Mesothelioma: Computed Tomography and Correlation with Histology[J]. Eur J Radiol, 2009, 70（3）: 485-491.

[19] Armato SG 3rd, Entwisle J, Truong MT, et al. Current State and Future Directions of Pleural Mesothelioma Imaging[J]. Lung Cancer, 2008, 59（3）: 411-420.[20] Robinson LA. Solitary Fibrous Tumor of the Pleura[J]. Cancer Control, 2006, 13: 264-269.

[20] Regal MA, Rubaish AMA, GhoneimyYFA,et al. Solitary Benign Fibrous Tumors of the Pleura[J]. Asian CardiovascThorac Ann, 2008, 16（4）: 139-142.

[21] Qureshi NR, Gleeson FV. Imaging of Pleural Disease[J]. Clin Chest Med, 2006, 27 :193-213.

[22] Lu C, Ji Y, Shan F, et al. Solitary Fibrous Tumor of the Pleura: An Analysis of 13 Cases[J]. World J Surg, 2008, 32: 1663-1668.

[23] 孟宇宏，张建中主译. 肺、胸膜、胸腺及心脏肿瘤病理学和遗传学 [M]. 北京：人民卫生出版社, 2006: 141-165.

[24] Heffner JE, Klein JS. Recent Advances in the Diagnosis and Management of Malignant Pleural Effusions[J]. Mayo ClinProc, 2008, 83（2）:235-250.

[25] Dynes MC, Wbite EM, Fry WA, et al. Imaging Manifestation of Pleural Tumors[J]. RadioGraphics, 1992, 12（6）: 1191-1201.

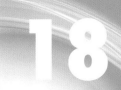

膈肌病变

第1节　膈麻痹

【概念与概述】

- 膈麻痹（diaphragmatic paralysis）是由于一侧或两侧的膈神经受损，神经冲动传导被阻断而产生，导致膈肌异常上升和运动障碍
- 单侧膈麻痹，双侧膈麻痹
- 完全性膈麻痹，不完全性膈麻痹

【病理与病因】

一般特征

- 一般发病机制
  - 膈神经受损伤导致由膈神经下行的冲动不能达膈肌，使膈松弛而上抬
  - 呼吸时无活动或出现反常活动（即矛盾运动）
- 病因学
  - 单侧膈麻痹（unilateral diaphragmatic paralysis）
    - 恶性肿瘤所致膈神经受侵
    - 损伤（自然或医源性）和心脏直视外科手术后所致"膈神经冻伤"
    - 带状疱疹、颈椎病、脊髓灰质炎和肺炎
  - 双侧膈麻痹（bilateral diaphragmatic paralysis）
    - 脊髓损伤
    - 伴随于全身神经肌肉系统疾病的并发症，如肌萎缩侧索硬化
    - 胎儿产伤、颈部外伤、因治疗需要而进行的膈神经封闭、切断

病理

- 膈肌被动延长和向上膨隆
- 长期膈肌麻痹产生膈肌萎缩而变成一层薄膜
- 最后形成后天性膈膨出

病理生理

- 单侧完全性膈麻痹
  - 由于健侧膈肌的代偿和人体肺通气功能储备能力，对平静状态或轻中度运动时的通气量无影响
- 双侧完全性膈麻痹
  - 肋间肌和辅助吸气肌肉并不能对膈肌麻痹起到较好的代偿作用。肺活量的降低通常超80%，静息状态下的通气亦受到明显的影响，导致明显呼吸困难和呼吸衰竭

【临床表现】

症状与体征

- 单侧膈麻痹
  - 通常无明显症状，多数为偶然行胸部平片检查时发现
  - 左侧膈麻痹时可能有嗳气、腹胀、腹痛等消化道症状
- 双侧膈麻痹
  - 表现为呼吸困难及端坐呼吸，腹部反常呼吸（吸气时腹部凹陷），呼吸费力和辅助呼吸肌动用。通常有发绀等呼吸衰竭的表现

治疗与预后

- 病因针对性治疗
- 单侧膈麻痹无症状者通常无需特殊治疗
- 牵拉性和炎症性的膈麻痹，大部分患者可在4～7个月内自然恢复
- 两侧膈麻痹引起严重呼吸困难和呼吸衰竭，需用机械通气辅助呼吸

- 双侧膈永久性麻痹，基础疾病稳定后可考虑作膈肌折叠术
- 胃肠蠕动功能差的患者应促进胃肠蠕动，减轻胃肠胀气
- 预后与原发疾病相关

【影像表现】

概述

- 鼻吸试验：嘱患者仅用鼻急速吸气，并在透视或超声直视下观察膈肌的活动情况
- 观察膈肌的矛盾运动：可采用卧位透视观察，嘱其急促吸气；若行胸部平片检查则应同时拍摄吸气相与呼气相对照比较
- 若膈麻痹是膈神经切断引起，则随时间推移逐渐出现异常，应随诊观察

胸片及胸透

- 膈麻痹的诊断标准：患侧膈肌上抬幅度超过 2cm
- 单侧膈麻痹
  - 患侧膈肌膨隆，呈圆拱状结构凸起，肋膈角及心膈角加深、变窄，结肠脾区含有更多气体
  - 透视下当深吸气或鼻吸气试验时患侧出现矛盾运动
- 双侧膈麻痹
  - 双侧膈面上抬
  - 双下肺可出现盘状肺不张
  - 透视下当深吸气或鼻吸气试验时双侧膈面出现向上的矛盾运动

CT 表现

- 明确原发病灶，观察病灶的形态、范围、与膈神经的关系及有无远处转移等（图 18-1-1）

MRI 表现

- 很少用于膈麻痹患者

超声表现

- 动态观察膈肌运动情况
- 观察膈肌厚度的变化
- 除外腹部病变等引起的膈膨升

推荐影像学检查

- 患者采用鼻吸试验，透视或 B 超直视下动态观察
- CT 可发现引起膈麻痹的原发病变

【鉴别诊断】

- 膈膨出或膈膨升（diaphragmatic eventration）
  - 膈升高显著
  - 膈肌运动减弱，通常无矛盾运动
  - 无其他原发病灶
- 肺底积液（infrapulmonary effusion）
  - 胸片示膈抬高
  - CT 示局限于肺底的水样密度影

诊断与鉴别诊断精要

- 在透视或超声直视下动态观察膈肌的活动情况
- 膈升高
- 矛盾运动
- 主要与膈膨出及肺底积液相鉴别

典型病例

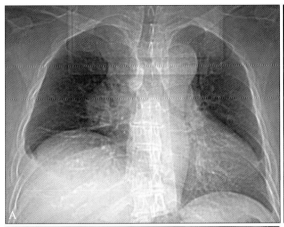

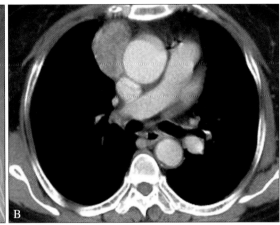

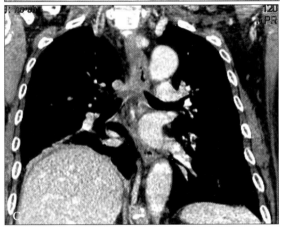

图 18-1-1　**膈肌麻痹**
女性，61 岁。胸腺瘤，右膈麻痹。正位胸片（A）示右侧纵隔增宽，右膈升高；增强扫描横断面（B）显示右前纵隔肿物，符合胸腺瘤诊断；多平面重建冠状位（C）示右膈升高

（黄　遥　吴　宁　程钱旋子）

重点推荐文献

[1] Billings ME, Aitken ML, Benditt JO. Bilateral Diaphragm Paralysis: a Challenging Diagnosis[J]. Respir Care, 2008, 53（10）: 1368-1371.

[2] Qureshi A. Diaphragm Paralysis[J]. Semin Respir Crit Care Med, 2009, 30（3）: 315–320.

[3] Chavhan GB, Babyn PS, Cohen RA, et al. Multimodality Imaging of the Pediatric Diaphragm: Anatomy and Pathologic Conditions[J]. RadioGraphics, 2010, 30: 1797–1817.

第 2 节　膈膨升

【概念与概述】

- 膈膨升（diaphragmatic eventration）是由于完整的横膈先天性发育不良或不同程度的肌纤维萎缩而抬高或隆起，使腹腔脏器向胸腔突出

- 分类：局限性、完全性、双侧性

- 局限性膈膨升，较完全性常见，多出现在 60 岁以上的老年人，右半膈面的前内侧多见，很少出现在左侧，偶尔可见于膈顶的中部

- 完全性膈膨升，通常是先天性，成人罕见，一般累及左膈

【病理与病因】

一般特征

- 病因学

  ◦ 先天性膈肌发育异常

  ◦ 后天性膈神经损伤或病变引起膈肌萎缩或肌纤维退化

- 流行病学
  - 发病率男性多于女性，约为 2：1
  - 可发生于任何年龄，以中老年多见
- 病理生理
  - 膈肌膨升时膈肌极度松弛和抬高，肺有效通气容积减少，同时加上膈肌的矛盾运动造成严重的通气功能障碍
  - 左侧膈膨升后，改变了胃食道角的正常解剖，还可出现消化道症状
  - 病侧的腹内脏器上移使两侧胸膜腔压力不平衡，心脏向健侧移位，不但影响静脉回流，还可导致心律失常

【临床表现】

症状与体征

- 部分患者临床表现不明显，无自觉症状
- 呼吸系统症状：胸闷气急、呼吸困难，严重者可出现心率过速或心律不齐、发绀
- 消化系统症状：饭后饱胀，嗳气恶心、呕吐或上腹部烧灼感
- 膈肌 – 心脏综合征
- 婴儿可出现呼吸困难、发绀，甚至急性呼吸窘迫和心血管功能障碍
- 心脏向健侧移位
- 患侧肺受压

治疗与预后

- 无临床症状或临床症状较轻者，不需外科治疗
- 新生儿或儿童有严重呼吸困难者，急症手术
- 因胃扭转而引起消化道症状者，手术治疗，手术包括切除或缩小膈的薄弱部分，疗效较佳
- 疗效评价：可治愈、好转或未改善

【影像表现】

概述

- 在标准胸部平片上，病变侧膈肌局限性或完全性抬高，有时还可看到基底段肺不张的表现，但不能明确抬高的原因
- 透视时病侧膈肌活动减弱

CT 主要作用在于区分膈肌轮廓改变的原因（重力、疝），也可显示其他原因造成的膈膨升或膈神经麻痹

- 局限性膈膨升（localized diaphragmatic eventration）
  - 膈顶面抬高呈弧状、菲薄，顶端呈弓形
  - 膈面光滑，左侧者可在其下方可见充气的胃肠道影
- 完全性膈膨升（complete diaphragmatic eventration）
  - 整个膈面抬高，患侧膈活动较对侧明显减弱，其前内方半圆形密度增高影向胸腔膨出，吸气时明显，呼气时可稍变平坦，密度均匀，边缘光整
  - 患侧膈运动幅度小于正常，且较对侧减弱，甚至出现矛盾运动
  - 心影受压移位及随呼吸运动而摆动
  - 邻近肺组织出现继发感染或肺不张
  - 左侧膈升高，使胃体上移可致胃扭转

CT 表现

- 横断面可看到连续的膈肌包绕在隆起的腹部内脏和腹膜后及网膜脂肪上方
- 多平面重建冠状位及矢状位，明确肝与膈面及肺组织的关系（图 18-2-1）

MRI 表现

- 在显示膈肌完整性方面具有显著特点
- 多方位及多参数重建，为膈膨升与膈疝的鉴别提供了大量的诊断信息

超声表现

- 超声实时评估膈肌及膈肌厚度在呼吸中的变化可能优于透视

推荐影像学检查

- 透视或 B 超直视下动态观察，可与膈麻痹鉴别
- CT 或者 MRI 可将膈膨升与其他膈肌病变鉴别

【鉴别诊断】

- 膈麻痹（diaphragmatic paralysis）
  - 膈升高
  - 膈肌有矛盾运动
  - 可发现原发灶或致病原因
- 膈疝（diaphragmatic hernia）
  - 多为局限性膈面升高
  - 疝囊
  - 囊内容物位于膈水平以上
  - 膈肌不完整，可见疝环

典型病例

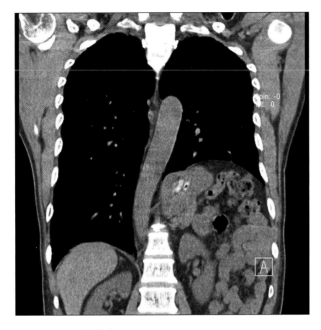

图 18-2-1 **膈膨升**
CT 冠状面示左侧膈肌明显抬高，腹腔脏器向上移位明显（本例由中国医科大学附属盛京医院放射科林爱军教授提供）。

（黄 遥 吴 宁 程钱旋子）

重点推荐文献

[1] Eren S, Ceviz N, Alper F. Congenital Diaphragmatic Eventration as a Cause of Anterior Mediastinal Mass in the Children: Imaging Modalities and Literature Review[J]. Eur J Radiol, 2004, 51（1）: 85-90.

[2] Mantoo SK, Mak K. Congenital Diaphragmatic Eventration in an Adult: a Diagnostic Dilemma[J]. Singapore Med J, 2007, 48（5）: e1 36-137.

[3] Chavhan GB, Babyn PS, Cohen RA, et al. Multimodality Imaging of the Pediatric Diaphragm: Anatomy and Pathologic Conditions[J]. RadioGraphics, 2010（7）, 30: 1797–1817.

第 3 节 膈 疝

一、食管裂孔疝

【概念与概述】

- 食管裂孔疝（hiatus hernia）是指腹腔内脏器（多为胃）通过膈肌的食管裂孔进入胸腔的疾病
- 是非创伤性膈疝中最常见的一种
- 形态分类：短食管型食管裂孔疝（先天性）、滑动型食管裂孔疝、食管旁食管裂孔疝、混合型食管裂孔疝

【病理与病因】

一般特征

- 发病机制

食管裂孔增大，膈食管膜与食管周围韧带松弛变性，胃向上疝入而形成。疝囊内容物也可以是腹膜后脂肪、部分脾或肾，或者网膜

- 病因学
  - 先天性
    - 先天发育不全
  - 后天性
    - 外伤、手术及腹内压升高、高龄
    - 慢性食管炎、食管溃疡的瘢痕收缩、食管癌浸润

【临床表现】

症状与体征

- 大部分患者无明显临床症状
- 少部分可有反流性食管炎及溃疡，如胸骨后上腹部不适、灼热感及疼痛，常在饱食后发生，并可向背部、季肋部及肩部放射
- 胸内胃并发疝囊扭转与嵌顿时引起相应的严重症状

疾病人群分布

- 好发于西方人，性别无明显差异
- 发病率随年龄的增加而增多

治疗与预后

- 滑动型食管裂孔疝
  - 轻、中度反流性食管炎者先行内科治疗
    - 服制酸剂，多数采用 H_2 受体阻滞剂
    - 调节饮食，避免腹部压力升高的活动，睡眠时取高枕位、左侧卧位
  - 反流性食管炎Ⅲ级时，应考虑手术
- 食管旁疝
  - 不论有无症状都应及早手术
- 混合型裂孔疝
  - 应行手术治疗避免并发胃梗阻和绞窄
- 对重症病例，所有抗酸药虽有近期疗效，但并不能改变其自然病程，停药后复发率较高

【影像表现】

概述

- 部分食管裂孔疝患者临床症状与影像学表现无相关性
- 消化道低张双对比造影站立、侧、斜及俯仰卧等多体位动态观察，为诊断食管裂孔疝的首选方法
- 胸部 CT 检查亦可以确诊此病，并通过多平面重建（MPR）技术可以清晰显示病变的位置、形态、大小、密度，膈肌裂孔情况及病变与邻近结构的关系
- MRI 不列为常规检查，但其多方位扫描及多参数成像可为食管裂孔疝的诊断提供一定诊断和鉴别诊断信息

X 线表现

- 胸片
  - 胸部正侧位片上显示重叠于心影内及心后区的含气囊腔影
- 双对比上消化道造影
  - 不同类型食管裂孔疝表现
    - 短食管型裂孔疝表现为略短的食管下方

衔接扩大的膈上疝囊，衔接处可见局限性环形狭窄，胃内钡剂可通过此狭窄直接向上反流
    - 食管旁型表现为贲门在正常位置，钡剂先沿食管贲门流入胃腔，再进入膈上之疝囊内
    - 混合型显示贲门位置在膈上，钡剂入食管贲门同时进入膈下之胃腔与膈上之疝囊内
    - 滑动型表现为膈上疝囊不固定存在
  - 特征性表现
    - 疝囊的上界与食管间有一收缩环，即上升的食管下段括约肌收缩形成的环或称"A"环。
    - 当胃食管前庭段上行时，因其上皮交界环位于膈上，管腔舒张时，显示为管腔边缘的膈状切迹，即食管胃环，或称"B"环，此环浅时仅 1～2mm，深时可达 5mm 左右，呈对称性或单侧性切迹表现，通常位于"A"环下方的 2cm 处
    - 疝囊内可见粗而迂曲或呈颗粒状的胃黏膜皱襞，且经增宽的裂孔与膈下胃黏膜皱襞相连
  - 共同的间接表现
    - 食管反流、食管胃角变钝、食管下段黏膜迂曲增宽及消化性食管炎

CT 表现

- 表现为后下纵隔近膈肌平面区域包块，其密度根据疝内容物的不同而不同（图 18-3-1）
- 在显示病变的位置、形态、密度，特别是膈肌裂孔增宽，疝入胸腔的疝囊内容物的结构及病变与邻近组织的关系上有不可取代的作用
- 多排螺旋 CT 多平面重建（MPR）技术的应用，使得病变的三维形态的显示及观察有了明显提高

MRI 表现

- 在病变的位置、形态及膈肌裂孔的显示方面成为诊断食管裂孔疝的有益补充

推荐影像学检查

- 如果疝内容物为胃时，双对比上消化道造影常可明确诊断
- CT 可详细显示膈肌裂孔增宽，疝入胸腔的疝囊内容物的结构及病变与邻近组织的关系等

【鉴别诊断】

- 食管膈壶腹
  - 膈上一段管腔扩大略呈椭圆形的食管，长 4～5cm，边缘光滑

- 随其上方食管蠕动到达而收缩变小,显示出纤细平行的黏膜皱襞
- 其上方直接与食管相连而无收缩环存在
- 食管下段憩室
  - 憩室与胃之间常有一段正常食管相隔
  - 且憩室本身多呈类圆形,与食管有一狭颈相连

典型病例

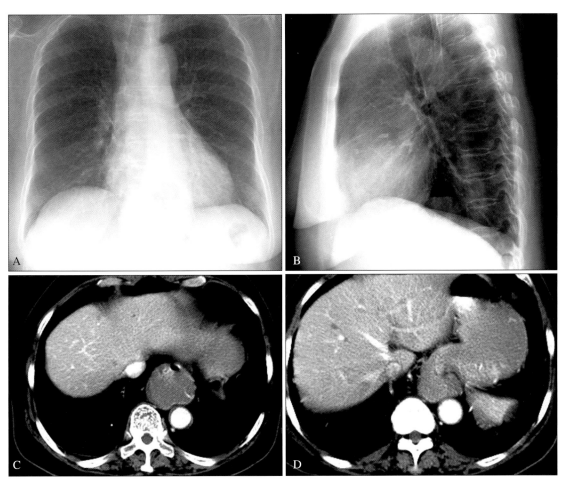

图 18-3-1　**食管裂孔疝**
女性,77岁。胸部正侧位片(A、B)示膈上显示气液平,并隐约看见膈上胃轮廓。CT增强扫描(C、D)示食管裂孔增大,胃疝入后纵隔

二、博哈达利科疝

【概述】
- 博哈达利科疝(Bochdalek hernias,BH,胸腹膜裂孔疝)系婴儿最常见的先天性膈疝。右侧由于肝的保护,疝常出现在左侧
- 又称胸腹膜裂孔疝或先天性后外侧膈疝

【病理与病因】
- 是由于胚胎时期胸腹膜裂孔发育不良造成
- 常与肥胖或其他腹内压增高(如咳嗽)等

因素有关
- 可伴有其他先天异常
- 多数无疝囊
- 疝入物可为网膜、小肠,胃、结肠和脾

【临床表现】
症状与体征
- 成人与婴儿不同,多数无症状
- 膈肌缺损较大或合并其他发育异常时可出现呼吸系统及消化系统症状

疾病人群分布

- 成人中小的胸腹裂孔疝较婴儿普遍，在 CT 检查中，有 5% ~ 10% 的成人会出现有小的胸腹膜裂孔疝
- 随年龄的增加发病率逐渐增高，70 岁以上者约占 35%

治疗与预后

- 膈肌缺损较大者或有症状者，应施手术治疗
- 约 1/4 病例并无症状，可在门诊严密观察

【影像表现】

概述

- X 线检查病变检出与否与疝入到胸腔的脏器多少有密切关系，部分裂孔较小的患者 X 线上可呈阴性或不能确诊
- 疑诊为博哈达利科疝时可采用 CT 扫描，可显示疝入的胃、肠段、网膜、肝、脾实质性脏器。且利用薄层扫描及多平面重建可更清楚显示膈肌缺损的部位
- 同时 CT 可以观察是否合并其他异常，如是否合并肺的膨胀不全等

X 线表现

- 胸部正侧位
  - 表现为一侧膈的局限性膨隆
  - 因含脂肪成分，部分病变密度低于软组织密度
  - 在胸片上可表现为类似肺内、纵隔内或脊柱旁的肿物
  - 若为胃肠道疝入表现为密度不均匀，并可见不规则气体影
  - 若合并肠扭转，则出现双气液平面形成
- 消化道双对比造影
  - 可明确是否为胃肠道的疝入物
  - 仰卧头低足高位，见膈下胃腔内钡剂进入胸腔内气囊，并见粗大黏膜与膈下胃壁相连

CT 表现

- 疝入物为实质性脏器时显示其各自的内部特征及强化特点
- 疝入物为网膜时表现为脂肪密度影（图 18-3-2）
- 疝入物为结肠时可见含气结肠呈环形，部分见糊状积粪
- 疝入物为小肠时则多不含气呈条块状，增强扫描可清楚显示相应黏膜
- 大网膜血管和受压肺组织亦清晰显示
- 部分患者 CT 扫描上显示横结肠位于腹部高位，且位于前腹部甚至贴邻腹膜，较有特征性

MRI 表现

- 不是常规的影像学检查方法
- 可用于非急性患者，是对 CT 的补充

推荐影像学检查

- CT 扫描
  - 矢状位 / 冠状位重建

【鉴别诊断】

- 气胸（pneumothorax）
  - 气胸致肺外缘受压向肺门区聚拢，压缩肺外缘及外带无肺纹理区
  - 膈疝见肺下缘受压上移、肺外缘无受压向内移透光度较气胸低
- 一侧膈肌麻痹（diaphragmatic paralysis）
  - 膈肌有矛盾运动，吸气时麻痹侧横膈升高，呼气时下降
- 先天性膈膨升（congential diaphragmatic eventration）
  - 先天性膈肌发育不全，局部薄弱而膨出，多见于右侧横膈中央部呈一半圆形膨隆、基底位于横膈向肺野隆起，随呼吸与膈同时移动，边缘光滑、密度均匀，胃泡影及肠道内气体影均位于膈下

典型病例

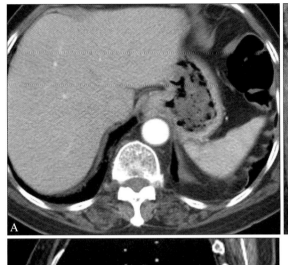

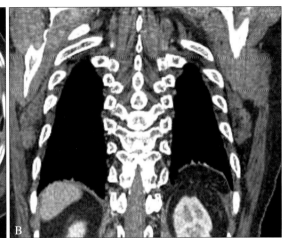

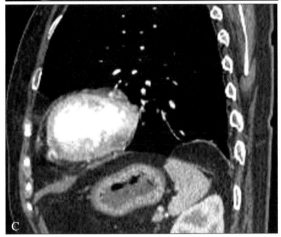

图 18-3-2　博哈达利科疝

女性，78 岁。CT 增强扫描（A．横断面 B 及 C．多平面重建冠状位及矢状位）示左侧膈肌缺损，腹腔脂肪疝入胸腔

三、莫尔加尼疝

【概念与概述】

- 莫尔加尼疝（Morgagni hernias，MH，经胸骨旁裂孔）又称胸骨旁疝，较博哈达利科疝少见
- 构成膈肌的肋骨部分的两束肌肉，在胚胎发育时形成的薄弱区是一潜在的孔隙，称为胸骨旁裂孔。腹腔脏器由此裂孔疝入胸腔形成的膈疝称为胸骨旁疝

【病理与病因】

- 膈肌先天性发育异常
- 左侧受心脏的限制，疝常出现在右侧
- 常与肥胖或其他腹内压增高（如咳嗽）等因素有关
- 较常见的疝内容物依次为：网膜、结肠、胃、肝和小肠

- 大多数有疝囊

【临床表现】

症状与体征

- 大部分患者无症状，查体时偶然发现心膈角处的阴影
- 有症状者，通常以胃肠道症状为主，亦可有呼吸系统症状

疾病人群分布

- 成人较儿童常见

治疗

- 疝入的内容物易发生嵌顿或绞窄，一旦明确诊断，通常推荐手术治疗

【影像表现】

X 线表现

- 胸部正侧位
  - 典型表现为心膈角水平不透光的均匀密度

影，边界清楚、边缘光滑完整

- ○ 有时因含气的肠管或者疝内容物中含大量脂肪成分而呈不均匀状
- 消化道双对比造影
  - ○ 可明确是否为胃肠道的疝入

CT 表现

- 显示疝入胸腔的组织、器官的结构特征、强化特点
- 右侧多见，常位于膈肌前内侧

MRI 表现

- 与博哈达利科疝一样，不是首选检查方法

推荐影像学检查

- CT 扫描
  - ○ 矢状位 / 冠状位重建

四、外伤性膈疝

【概念与概述】

- 外伤性膈疝（traumatic diaphragmatic hernia）系刀伤或钝器伤引起膈肌破裂，腹腔脏器疝入胸腔。近 75% 是由于钝器伤导致膈肌破裂，另 25% 为穿通伤，少部分还可发生于开胸或开腹术后。
- 种类：闭合性膈外伤，开放性膈外伤

【病理与病因】

一般特征

- 一般发病机制
  - ○ 病变常发生于左膈，并有部分病例发展到对侧。
  - ○ 右膈其下因有肝保护和缓冲，故不易发生破裂
  - ○ 疝入胸腔的脏器可以是除直肠和泌尿生殖器以外的任何腹腔内脏器
  - ○ 如疝环小则易阻断所疝入脏器的供血，而发生嵌顿或绞窄
- 病因学
  - ○ 闭合性膈外伤
    - 多见于车祸，腹部挤压伤可使腹腔内压骤然增大，内脏冲击固定的膈肌导致膈肌破裂
  - ○ 开放性膈外伤
    - 多见于下胸部刀刺伤或枪伤，开放性膈损伤的范围比钝性暴力造成的膈肌裂口小

【临床表现】

症状与体征

- 如膈肌损伤严重，疝入胸腔的脏器由于机械性移位于胸腔内破裂之后导致气胸，可有呼吸窘迫等症状
- 外伤性膈疝可以为突发或迟发。多数表现为创伤愈合后，由于胃肠道、大网膜等脏器反复进出于疝环，而出现左上腹间歇性隐痛、腹胀等症状，有的可出现肠梗阻表现
- 疝入的内容物可刺激膈神经引起左胸痛、甚至可反射到左肩和左臂

治疗

- 胸腹联合伤的患者症状重、病情紧急，除作必要的急救处理，应积极做好手术前准备，纠正休克，处理张力性气胸和及时作胸腔肋间引流
- 呼吸困难者作气管切开术，控制胸壁反常呼吸，待一般情况好转后进行剖胸或剖腹探查手术
- 非穿透性创伤，如患者症状不重，可仔细观察
- 晚期创伤性膈疝可做择期手术

【影像表现】

概述

- 胸部平片在创伤性膈疝特别是钝器伤的诊断中价值有限
- 消化道钡餐造影可显示胃及肠袢的移位情况，有助于显示疝入胸腔的胃及肠袢的移位情况
- 若疝入胸腔为实质性脏器则 CT 横断位图像可以明确诊断，CT 冠状位及矢状位的多平面重建在显示小的膈裂和疝内容物上有独到之处
- MRI 很少被用来评估膈疝，但在评价病情稳定的患者和 CT 表现上不能确诊的患者还可以提供有价值的帮助

X 线表现

- 直接征象
  - ○ 左侧膈面部分或全部消失；左侧胸腔内密度不均匀的异常阴影，其内有时可见含气液面的肠袢
  - ○ 胸片中有时表现为"环颈征"，即疝入的胃、肠在通过膈肌的破损处局部明显变窄
  - ○ 胸部异常阴影站立位与卧位检查其形态大小有改变，甚至站立位可消失，或动态观察短时间内形态变化较大，提示疝内容物为滑动性

- 相应部位如可见骨折征象有助于提示诊断
- 间接征象
  - 膈肌轮廓不规则，膈肌无力，或形似肺不张及膈上肿物，但肺不张不会引起半侧膈的局部膨隆
  - 心脏纵隔向健侧移位，患侧肺因受压而膨胀不全
  - 右侧横膈破裂之后，部分肝通过膈裂疝入至半侧胸腔形成蘑菇形肿物

CT 表现

- 最敏感的征象之一是右侧膈肌破裂造成肝上1/3 与右后肋相贴邻，左侧膈肌破裂引起胃、肠甚至脾、肾疝入胸腔造成胃、肠等与左后肋相贴邻，有学者将此征象称为"内脏依靠征"

- 创伤性膈疝的特征性 CT 表现包括横膈面尖锐、不连续；腹腔内的内脏疝出；患侧膈不显影；膈裂孔水平肠、胃收缩等（图 18-3-3）
- 一个罕见的并发症是胸廓内脾植入。脾植入是脾的自体移植，最常出现在膈肌和脾的复合伤之后。CT 表现为非特异性，表现为脾植入结节的 CT 值与正常脾相仿

MRI 表现

- 便于观察膈的形态及疝入物在胸腹腔的连续性，增强扫描可以确诊

推荐影像学检查

- CT 扫描
  - 矢状位 / 冠状位重建

诊断与鉴别诊断精要

- 腹腔脏器疝入胸腔
- 膈肌有缺损

典型病例

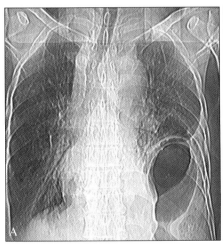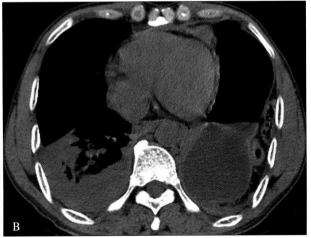

图 18-3-3　**外伤性膈疝**
A．胸部 X 线片示胃泡明显上移进入胸腔；B．纵隔窗示胸腔内胃泡影及肠管影，右下肺实变（本例由中国医科大学附属盛京医院放射科林爱军教授提供）

（黄 遥 吴 宁 程钱旋子）

重点推荐文献

[1] Chavhan GB, Babyn PS, Cohen RA, et al. Multimodality Imaging of the Pediatric Diaphragm: Anatomy and Pathologic Conditions[J]. RadioGraphics, 2010, 30: 1797–1817.

[2] Eren S, Ceviz N, Alper F. Congenital Diaphragmatic Eventration as a Cause of Anterior Mediastinal Mass in the Children: Imaging Modalities and Literature Review[J]. Eur J Radiol, 2004, 51 (1): 85-90.

[3] Dillon E, Renwick M, Wright C. Congenital Diaphragmatic Herniation: Antenatal Detection and Outcome[J]. Br J Radiol, 2000, 73 (868): 360-365.

第4节　膈肿瘤

【概念】

- 原发性膈肌的肿瘤少见，继发性膈肌肿瘤常可由邻近脏器的恶性肿瘤侵犯所致

【病理与病因】

- 原发性膈肌肿瘤
  - 多为间叶组织来源，大多起源于膈肌肌腱或肌层
  - 良性多于恶性
  - 良性：脂肪瘤最常见，其他如间皮瘤、纤维瘤、神经纤维瘤、血管瘤、纤维肌瘤、淋巴管瘤、畸胎瘤、错构瘤、皮样囊肿
  - 恶性：大部分为纤维组织、肌肉组织、血管组织和神经组织来源的肉瘤，以纤维肉瘤最多
  - 两侧膈肌肿瘤发生概率大致相同
- 继发性膈肌肿瘤
  - 来源于肺底部、肝的肿瘤可直接蔓延致膈肌受侵
  - 最常见的原发肿瘤是肺癌
  - 通过血行或淋巴转移至横膈

【临床表现】

症状与体征

- 膈肌原发性肿瘤
  - 良性肿瘤者无明显症状，当肿瘤较大时上腹部可扪及肿块，压迫肺底组织可能导致咳嗽、咯血、呼吸急促，并于深吸气时加重
  - 恶性肿瘤者常有乏力、体重减轻和厌食，部分出现上腹部或下胸部的疼痛、胃肠道不适或咳嗽、呼吸困难
- 膈肌继发性肿瘤
  - 疼痛可放射至肩部，并有原发病灶的相应体征
- 其他症状

- 左膈肿瘤由于压迫胃部而产生胃肠症状
- 右膈肿瘤压迫肝可出现疼痛和肝向下移位
- 神经源性膈肌肿瘤可有杵状指（趾）和（或）肥大性骨关节病

治疗与预后

- 良性肿瘤或界限清楚的局限性恶性肿瘤应行手术切除
- 术后充分引流及抗感染治疗，避免形成膈下脓肿，依病理类型决定是否放化疗
- 良性肿瘤预后良好

【影像表现】

概述

- 胸部X线平片对膈肌病变有一定提示作用，价值有限
- 超声、CT、MRI则对膈肌病变可进行进一步评估

X线表现

- 常见的表现是边缘光滑的弧形致密阴影或呈分叶状，透视下随膈肌上下活动
  - 良性肿瘤轮廓清楚，少数可见钙化阴影
  - 恶性肿瘤侵犯范围较大或有广泛粘连时，表现类似膈膨升，可引起患侧胸腔积液和腹水

CT表现

- 膈肌原发性肿瘤（primary tumor of the diaphragm）（图18-4-1）
  - 可位于膈肌任何部位
  - 揭示不同组织来源肿瘤的特点，提示诊断
  - 肿瘤巨大时可能难以判断是否来自膈肌
  - 除脂肪瘤外，其他肿瘤表现常缺乏特征性
- 膈肌继发性肿瘤（secondary tumor of the diaphragm）
  - 膈肌局限性增厚或盘状隆起，表面凹凸不平

- 增强后有不同程度强化
- CT 对整个扫描范围内的观察，有助于检出原发病灶
- 恶性肿瘤常伴胸水 / 腹水

- 多平面重建结合横断位影像观察肿瘤的形态、密度、边界等及与周围脏器及大血管的关系

推荐影像学检查
- CT 扫描
  - 矢状位、冠状位重建

诊断与鉴别诊断精要

- 肿瘤与膈肌交成钝角
- 肿瘤可向上下任何方向突出

典型病例

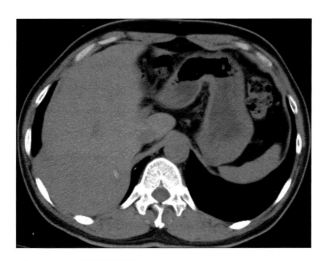

图 18-4-1 膈肌纤维瘤
CT 平扫纵隔窗示右侧膈肌肿块，内可见点状钙化影

（黄 遥 吴 宁 程钱旋子）

重点推荐文献

[1] Deniz PP, Kalac N, Ucoluk GO, et al. A Rare Tumor of the Diaphragm: Pleomorphic Rhabdomyosarcoma[J]. Ann Thorac Surg, 2008, 85（5）：1802-7805

[2] Cho Y, Hishiyama H, Nakamura Y, et al. A Case of Leiomyosarcoma of the Diaphragm[J]. Ann Thorac Cardiovasc Surg, 2001, 7（5）：297-300.

[3] Chatterjee JS, Powell AP, Chatterjee D. Pleomorphic Rhabdomyosarcoma of the Diaphragm[J]. J of the Nation Medical Association[J]. 2005, 97（1）：95-98.

主要参考文献

[1] Qureshi A. Diaphragm Paralysis[J]. Semin Respir Crit Care Med, 2009, 30（3）: 315–320.

[2] Chavhan GB, Babyn PS, Cohen RA, et al. Multimodality Imaging of the Pediatric Diaphragm: Anatomy and Pathologic Conditions[J]. RadioGraphics, 2010, 30: 1797–1817.

[3] Tiryaki T, Livanelioğlu Z, Atayurt H. Eventration of the Diaphragm[J]. Asian J Surg, 2006, 29（1）: 8–10.

[4] Eren S, Ceviz N, Alper F. Congenital Diaphragmatic Eventration as a Cause of Anterior Mediastinal Mass in the Children: Imaging Modalities and Literature Review[J]. Eur J Radiol, 2004, 51（1）: 85-90.

[5] Jeanty C, Nien JK, Espinoza J, et al. Pleural and Pericardial Effusion: a Potential Ultrasonographic Marker for the Prenatal Differential Diagnosis between Congenital Diaphragmatic Eventration and Congenital Diaphragmatic Hernia[J]. Ultrasound Obstet Gynecol, 2007, 29（4）: 378-387.

[6] Dillon E, Renwick M, Wright C. Congenital Diaphragmatic Herniation: Antenatal Detection and Outcome[J]. Br J Radiol, 2000, 73（868）: 360-365.

[7] Govoni AF, Whalen JP, Kazam E. Hiatal Hernia[J]. RadioGraphics, 1983, 3（4）: 612-644.

[8] Panicek DM, Benson CB, Gottlieb RH, et al. The Diaphragm:anatomic Pathologic, and Radiologic Considerations[J]. RadioGraphics, 1988, 8（3）: 385-425.

[9] Lee GHM, Cohen AJ. CT Imaging of Abdominal Hernias[J]. AJR, 1993, 161（12）: 1209-1213.

[10] Gale ME. Bochdalek Hernia: Prevalence and CT Characteristics[J]. Radiology, 1985, 156（8）: 449-452.

[11] Miller PA, Mezuwa DG, Feczko PJ, et al. Imaging of Abdominal Hernias[J]. RadioGraphics, 1995, 15（2）: 333–347.

[12] Iochum S, Ludig T, Walter F, et al. Imaging of Diaphragmatic Injury: A Diagnostic Challenge[J]. RadioGraphics, 2002；22（10）: S103-S118.

[13] Shackleton KL, Stewart ET, Taylor AJ. Traumatic Diaphragmatic Injuries: Spectrum of Radiographic Findings[J]. RadioGraphics, 1998, 18（1）: 49–59.

[14] Deniz PP, Kalac N, Ucoluk GO, et al. A Rare Tumor of the Diaphragm: Pleomorphic Rhabdomyosarcoma[J]. Ann Thorac Surg, 2008, 85（5）: 1802-7805

[15] Cho Y, Hishiyama H, Nakamura Y, et al. A Case of Leiomyosarcoma of the Diaphragm[J]. Ann Thorac Cardiovasc Surg, 2001, 7（5）: 297-300.

[16] Akinci D, Akhan O, Ozmen M, et al. Diaphragmatic Mesothelial Cysts in Children: Radiologic Findings and Percutaneous Ethanol Sclerotherapy[J]. AJR, 2005, 185（10）: 873–877.

[17] Chatterjee JS, Powell AP, Chatterjee D. Pleomorphic Rhabdomyosarcoma of the Diaphragm[J]. J of the Nation Medical Association[J]. 2005, 97（1）: 95-98.

胸部外伤

19

- 胸部外伤的发生率和死亡率都较高，尤其是出现连枷胸（flail chest）、大范围肺挫伤（pulmonary contusion）、大量气胸（pneumothorax）和（或）血胸（hemothorax）的患者，死亡率更高。
- 钝性胸部损伤（blunt thoracic trauma），占所有胸部创伤的 70% ~ 80%，常由车祸、坠落、压砸伤等原因引起。
- 胸部穿通伤或锐器伤（penetrating thoracic injuries）相对少见，但常导致开放性损伤，伤情往往比较重
- 临床上，胸部外伤的主要症状是胸痛，并伴有压痛，在呼吸运动时加重，尤其以肋骨骨折患者表现明显。其次表现为呼吸困难、咳嗽、咯血等。
- 其体征主要包括胸壁软组织损伤、胸廓畸形或出现反常呼吸运动、局部压痛或伴骨擦感、皮下气肿或伴捻发音、气管及心脏偏移等
- 胸部影像学检查常首选 X 线平片
- 计算机体层成像技术（computed tomography, CT）检查能更准确、全面地显示胸廓、肺实质以及纵隔、横膈异常
- 除用于胸椎骨折及脊髓损伤诊断外，核磁共振成像（magnetic resonance, MR）一般不用于胸部创伤的诊断
- 超声检查可以协助了解胸腔积血和心脏损伤的情况

第 1 节　胸壁骨折

通常所说的胸壁骨折包括肋骨骨折、胸骨骨折和胸椎骨折，从影像学角度来讲，大多数学者将胸片及胸部 CT 图像中所能观察到的胸部区域的骨性结构，包括锁骨、肩胛（解剖上属上肢带骨）也纳入胸壁骨折一并描述

一、肋骨骨折（Rib fracture）

【概念与概述】

- 肋骨骨折是胸部损伤的主要类型，发生率可达 38.7%
  - 儿童肋骨富有弹性，即使在较强外力作用下，也不易出现骨折情况，但此时其肺实质和纵隔损伤常常已经较重

- 老年人合并严重骨质疏松时，偶尔可因咳嗽或喷嚏引起肋骨骨折，需提高警惕
- 肋骨骨转移瘤伴有明显骨质破坏时，可在较轻外力作用下发生病理性骨折

【临床表现】

- 肋骨骨折的主要症状是胸痛，并伴有压痛，在呼吸运动时加重。其次表现为呼吸困难，严重者可出现循环障碍或衰竭
- 其体征主要包括胸壁软组织损伤、胸廓畸形或出现反常呼吸运动、挤压前后胸部时疼痛加重甚至出现骨擦感、皮下气肿或伴捻发。肋骨骨折通常伴有皮下气肿、气胸、血胸等，并常伴肺实质损伤

【治疗】

- 治疗原则：镇痛、清理呼吸道分泌物、固定胸廓恢复胸壁功能和防治并发症
  - 单处闭合性肋骨骨折：宽胶条固定、多带条胸布固定或弹力胸带固定
  - 连枷胸：纠正反常呼吸运动、抗休克、防治感染和处理合并损伤
    - 固定胸廓方法
      - 厚敷料固定包扎
      - 胸壁牵引固定
      - 呼吸机"内固定"
      - 手术内固定
  - 开放性骨折的治疗：及早彻底清创治疗

【预后】

肋骨骨折的数目可以作为创伤严重性的良好指标，3 支以上肋骨骨折常提示预后不良，患者死亡率随骨折数目的增加而增加，总的死亡率约 5.7% ～ 10%。对于肋骨骨折而言，最严重的情况是连枷胸，此时患者出现反常呼吸运动，可严重影响换气和静脉血回流，导致呼吸和循环衰竭，其死亡率可达 10% ～ 20%

【影像表现】

概述

- 最佳诊断依据
  - 肋骨断裂，可伴有走形改变或伴有断端错位
  连枷胸的影像诊断依赖于发现相邻 3 支或 3 支以上肋骨每支均出现至少 2 处或 2 处以上骨折（图 19-1-1）
- 部位
  - 常见于第 4 ～ 7 肋
  - 第 1 ～ 3 肋骨较短，且常有锁骨、肩胛骨及胸壁肌肉的保护，所以较少发生骨折但是一旦发现第 1、2 肋骨骨折，常提示严重性

胸部创伤，14% 可伴随有胸内大血管损伤

- 第 8 ～ 10 肋骨前端肋弓较有弹性、第 11、12 肋骨前端游离，均不易发生骨折，第 11、12 肋骨骨折时，需警惕合并上腹部脏器损伤
- 以腋前线和腋后线为标志线，将肋骨分为前肋、腋段和后肋时，腋段最容易出现骨折

X 线表现

- 肋骨走形改变、出现低密度骨折线或伴有断端错位（图 19-1-2）
- X 线平片容易发现腋段和后肋的骨折，对于前肋骨折及肋软骨骨折，则较难发现
- 对与儿童，肋骨的青枝骨折或不全骨折，有时在急性期难以发现，经过数天后复查，可以发现骨折处出现骨痂而得以诊断

CT 表现

CT，尤其是多排 CT（multidetector CT，MDCT），结合三维重建及表面遮盖显像（surface shaded display，SSD）技术，能够发现无走形改变的细微肋骨骨折或隐匿骨折，也能发现皮质不完全断裂的不全骨折（图 19-1-3）

推荐影像学检查

首选胸部平片，当胸片可疑肋骨骨折或需要显示合并胸部损伤时，可选择 CT 薄层扫描检查

鉴别诊断

- 陈旧性骨折
  - 骨折断端变光滑
  - 周边通常有骨痂形成
- 病理性骨折
  - 有其他部位肿瘤病史
  - 伴有骨质破坏或成骨性改变
  - 出现周围软组织肿块

诊断与鉴别诊断精要

表 19-1-1 胸部外伤诊断与鉴别诊断

骨折类型	病史	断端情况	骨痂	周围软组织改变
新鲜骨折	外伤后 4 周内	锐利	早期无，后期有	软组织肿胀、血肿
陈旧性骨折	外伤 4 周后	光滑	有	常无
病理性骨折	肿瘤病史	不规则，伴有骨质破坏	可有	常有软组织肿块

典型病例

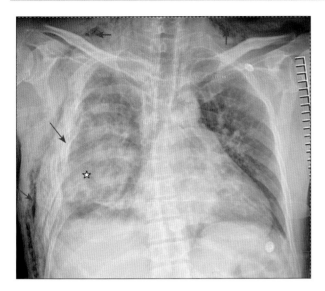

图 19-1-1 胸部正位平片显示右侧多发肋骨骨折，形成连枷胸（红长箭头）
可见右肺挫伤（星），纵隔气肿（绿箭头）及双侧颈部和右侧胸壁皮下气肿（红短箭头）

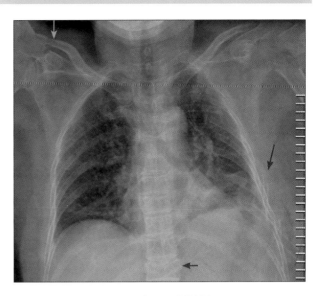

图 19-1-2 胸部正位平片显示肋骨骨折
左侧第 2～8 肋多发骨折（红长箭头），伴有断端明显错位。左侧胸腔下部已放置引流管。注意第 11 胸椎变扁，上缘不规则，提示压缩骨折（红短箭头）。可见右侧锁骨远端骨折（绿箭头）

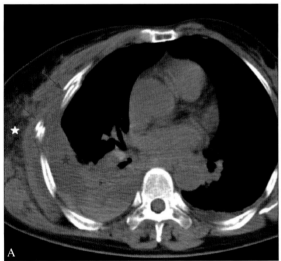

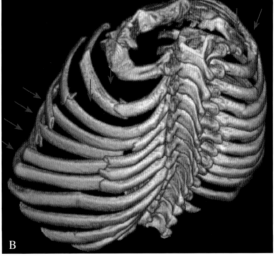

图 19-1-3 CT 显示肋骨骨折
A. 轴位图像显示右侧肋骨骨折（红长箭头），伴有断端错位。可见右侧胸腔积血（红星）及右肺下叶不张改变，右侧胸壁软组织肿胀（白星）。左侧胸腔少量积液；B. SSD 重组图像清晰显示双侧多发肋骨骨折伴部分断端错位（箭头）

二、胸骨骨折（Sternal fracture）

【概念与概述】

● 胸骨骨折较少见，需严重暴力才会出现，是胸部损伤严重程度的一个指标。大多数是由车祸伤所引起的，压砸伤也可导致胸骨骨折，其发生率随年龄增长而增高

● 胸骨骨折通常伴有胸骨后血肿心包挫伤、心包积血、主动脉撕裂伤、气管 – 支气管撕裂伤以及胸椎损伤

【治疗】

● 无移位胸骨骨折，挺胸位卧床休息 3～4 个月

● 疼痛剧烈者可口服镇静镇痛药

● 有移位胸骨骨折，可采取过伸复位法复位，一般保持过伸卧位半个月即可复位

● 有合并伤的者，首先处理危害生命的损伤，如

失血性休克、心脏压塞、张力性气胸、活动性血胸等。此时，对于移位的胸骨，应积极采取手术治疗

【预后】

死亡率可达30%，主要死于严重的合并损伤，而非胸骨骨折本身

【影像学表现】

概述

- 最佳诊断依据：胸骨断裂，可伴有断端错位
- 部位
  ○ 体部骨折多见
  ○ 有时可见胸锁关节脱位

X线表现

高质量侧位胸片上，可见骨折透亮线，伴或不伴有断端错位，但因受体位及伴发肋骨骨折等的影响，有时显示困难（图19-1-4）

CT表现

- 骨折线和断端错位（图19-1-5）
- 局部软组织肿胀或伴有血肿形成
- 当胸骨后方的血肿和主动脉之间显示有脂肪间隙时，即可判断血肿并非起源于主动脉本身

推荐影像学检查

当临床或胸片怀疑胸骨骨折或需要显示合并胸部损伤时，可选择CT检查

鉴别诊断

发现胸骨内骨折负影或伴有断端错位时较易诊断胸骨骨折，与胸骨角处不规则骨缝容易鉴别

诊断与鉴别诊断精要

- 胸部外伤史
- 断端锐利、可有错位
- 周围软组织肿胀、血肿，可伴有心包或心脏损伤

典型病例

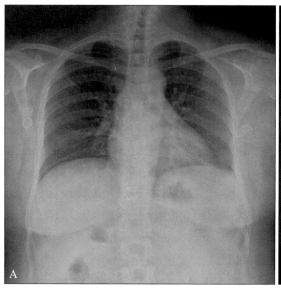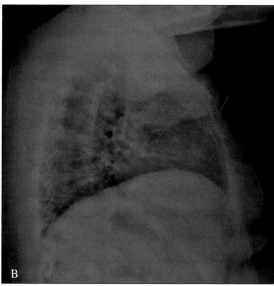

图19-1-4　胸片显示胸骨骨折
A. 正位胸片未见胸骨异常；B. 同一患者侧位胸片显示胸骨体部骨折伴错位（箭头）

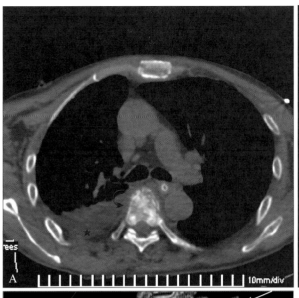

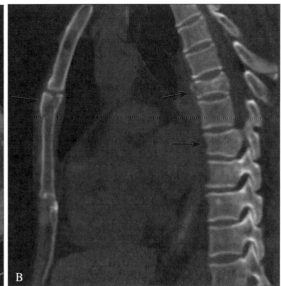

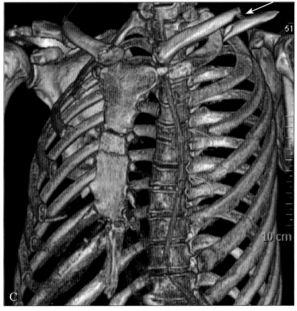

图 19-1-5　CT 显示胸骨体部骨折

A．轴位图像显示胸骨体部骨折（红箭头），可见胸椎骨折（红弯箭头）及右侧胸腔积血（星）；B．矢状位重组图像显示胸骨体部骨折（红箭头），胸 6 椎体爆裂骨折及胸 8 椎体压缩骨折（红箭头）；C．SSD 显示胸骨体部骨折（绿箭头），胸 6、8 椎体骨折（绿弯箭头）、双侧锁骨中段骨折（红箭头）及左侧第 4 肋骨骨折

三、胸锁关节脱位（sternoclavicular dislocation）

【概念与概述】

- 胸锁关节脱位约占上肢带骨损伤的 3%，常由车祸或运动损伤引起。由于外力作用的方向和部位不同，既可出现前脱位，也可向后脱位，前脱位较后脱位常见
- 因为紧邻气管、大血管和其他纵隔结构，后脱位可伴发纵隔损伤，其中，静脉阻塞、动脉 / 食管 / 气管受压以及神经损伤的发生率可达 30%
- 在胸片上，可见双侧胸锁关节不对称

- CT 可以显示患侧胸锁关节面相对位置改变、关节间隙增宽以及关节周围软组织肿胀等改变。冠状重组图像和 SSD 更有助于显示关节脱位

四、锁骨骨折（fractures of clavicles）

【概念与概述】

　　锁骨骨折占全部骨折的 4% ～ 5%，占上肢带骨损伤的 35% ～ 44%。多因肩部摔伤、运动相关性损伤所致。新生儿可因为产伤，出现锁骨骨折

【临床表现】

- 局部肿胀、淤斑，肩部活动时加剧，头部常向

患侧偏斜

- 骨折处局限性压痛及骨擦感

【预后】

预后较好，少数遗留外观改变、疼痛或臂丛神经刺激症状

【治疗】

- 青枝骨折及成人无移位骨折可仅用三角巾悬吊患肢
- 有移位中段骨折，可采用手法复位，横行"8"字绷带固定
- 根据患者依从性、外观要求、开放性骨折、锁骨远端骨折合并喙锁韧带断裂、合并神经、血管损伤时，需考虑切开复位内固定手术治疗

【影像表现】

概述

- 最佳诊断依据：锁骨断裂，可伴有断端错位
- 部位
  - Nowak 等的分段（第一肋外缘和锥状结节为分段标志）
    - 72% 的锁骨骨折发生在中段
    - 26% 发生于肩峰段
    - 2% 发生于胸骨段
  - Allman 锁骨骨折分型
    - Allman Ⅰ型：锁骨中 1/3 骨折
    - Allman Ⅱ型：锁骨外 1/3 骨折
    - Allman Ⅲ型：锁骨内 1/3 骨折
    - 无移位者为亚型 a，伴有移位者为亚型 b，锁骨中段粉碎性骨折为亚型 c
- 断端错位
  - 肩峰段或外 1/3 骨折后，远端向下移位，近端向上移位
  - 中段骨折后，近端向上后方移位，远端向前下方移位，并伴有重叠移位

X 线表现

- 常规胸片或锁骨斜位片
  - 骨折透亮线，伴或不伴有断端错位（图 19-1-6）
  - 双侧锁骨外形不对称，患侧锁骨横"S"形态改变，提示旋转错位
- DSA
  - 胸廓入口区域血管受压移位、变形
  - 血管局部小充盈缺损影常提示局部血栓形成，其阻塞严重时，远端血管充盈不佳或完全无充盈
  - 有时可见造影剂通过撕裂血管处外渗改变

CT 表现

- 骨折线和断端错位，SSD 图像能清晰显示断端错位情况（图 19-1-7、图 19-1-8）
- 局部软组织肿胀
- 增强 CT 或 CT 血管造影（CT angiography，CTA）可见类似 DSA 改变

推荐影像学检查

首选胸部平片，当胸片可疑锁骨骨折或需要显示合并胸部或血管损伤时，可选择 CTA 检查。

鉴别诊断

- 陈旧性骨折
  - 骨折断端变光滑
  - 周边通常有骨痂形成
- 病理性骨折
  - 有其他部位肿瘤病史
  - 伴有骨质破坏或成骨性改变
  - 出现周围软组织肿块
- 滋养血管孔
  - 特定部位（多位于锁骨中 1/3 段的外后方，多指向外侧端）
  - 两端光滑，有均匀硬化带，无错位
  - 周围软组织无异常

诊断与鉴别诊断精要

- 发生在外伤后
- 断端锐利，锁骨中 1/3 段常见，常伴错位
- 常伴软组织肿胀、血肿

典型病例

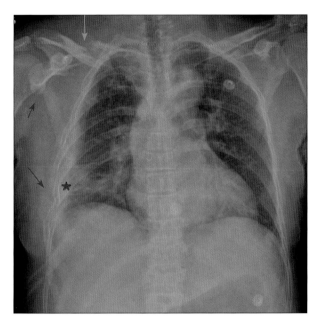

图 19-1-6 胸部正位平片显示右侧锁骨中段骨折（绿箭头）

近端向上方移位，远端向下方移位。可见右侧肩胛骨颈部和肩峰骨折（红短箭头）、右侧肋骨骨折（红长箭头）及右侧胸腔积血（星）

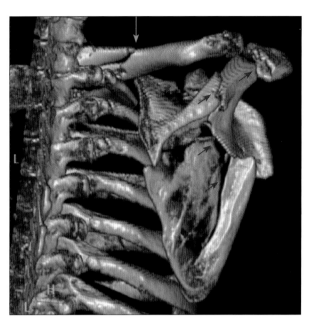

图 19-1-7 SSD 重组图像清晰显示右侧锁骨中段骨折及断端错位（绿箭头）

SSD 清晰显示右侧肩胛骨多处骨折（红短箭头），累及体部及上、外和内缘、累及肩胛冈和肩峰

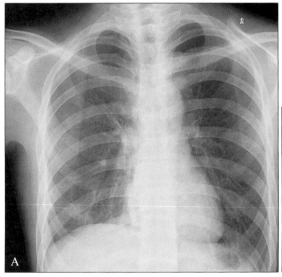

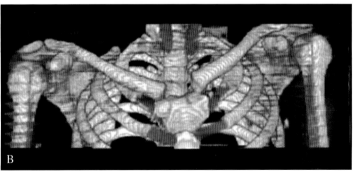

图 19-1-8 胸锁关节脱位

A．正位胸片；B．CT 三维重建显示双侧胸锁关节不对称，左侧脱位（本例由中国医科大学附属盛京医院放射科林爱军教授提供）

五、肩胛骨骨折 (fractures of scapula)

【概念与概述】

- 由于肩胛骨周围肌肉的保护，肩胛骨骨折通常需要较大外力作用才会出现，因此，肩胛骨骨折也容易合并其他类型胸部损伤如锁骨骨折、肋骨骨折和胸椎骨折等
- 可有多达 40% 的肩胛骨骨折患者合并出现肺挫伤、气胸或血胸。在某些极强暴力作用下，肩胛骨骨折若合并同侧锁骨骨折或肩锁关节脱位，则称为浮肩损伤

【临床表现】

局部肿胀、疼痛，肩部、上臂活动受限

【预后】

预后较好，少数遗留肩周疼痛，外展肌力下降，严重者可出现骨性关节炎或关节强直

【治疗】

- 多采用保守治疗，骨折块未损伤周围重要组织，给予颈腕吊带、三角巾或外展架制动
- 目前，采用手术治疗肩胛骨骨折者增多，以减少保守治疗所引起的肩关节外展疼痛及无力等并发症的发生

【影像表现】

概述

- 最佳诊断依据：肩胛骨骨皮质断裂，或发现骨折片
- 部位
  - 体部骨折常见
  - 其他骨折部位
    - 盂缘骨折
    - 盂窝骨折
    - 解剖颈骨折
    - 外科颈骨折
    - 肩峰骨折
    - 肩胛冈骨折
    - 喙突骨折
- 形态学：粉碎性骨折多见

X 线表现

- 肩胛骨体部斜行、纵行或星形骨折线，亦可贯通至肩胛冈（图 19-1-9）
- 关节盂和体部分离、错位
- 喙突变形、移位，喙突或其基底部可见线性骨折负影
- 肩胛骨周围软组织肿胀

CT 表现

- 因为肩胛骨形态特殊、解剖结构复杂，且与肩部肌肉、骨质重叠，常规正侧位 X 线片往往难以了解肩胛骨正常的解剖关系和细小骨折，易漏诊、误诊，常需加照肩胛骨切线位进一步协助诊断
- CT 检查可发现 X 线检查难以分辨的骨折线和碎骨片，可显示关节盂骨折及关节间隙有无异常（图 19-1-10）

推荐影像学检查

当临床或胸片怀疑肩胛骨骨折时，可选择 CT 检查

鉴别诊断

- 肩胛骨骨折影像学特点明确，通常容易诊断。有时患者肩胛骨体部过薄显示不清时，可调整 CT 图像窗宽、窗位，以显示连续骨质，与骨折鉴别

典型病例

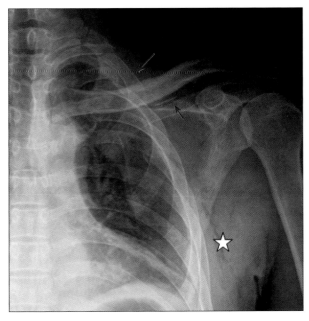

图 19-1-9 左肩胛骨骨折
左肩正位平片显示左侧肩胛骨骨折（红短箭头）、左侧多发肋骨骨折（红长箭）及左侧肩部软组织肿胀、积气（星）

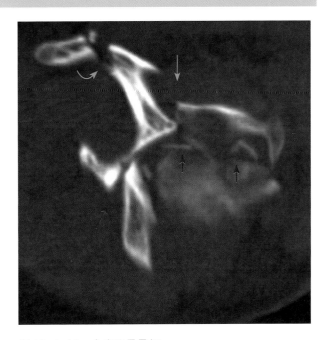

图 19-1-10 右肩胛骨骨折
CT 多平面重组图像清晰显示右侧肩胛骨多处骨折，累及体部（红短箭头）及外缘（绿长箭头）、肩胛冈（绿箭头）和肩峰（绿箭头）

六、胸椎骨折（fracture of thoracic vertebra）

【概念与概述】

胸椎骨折相对少见，仅占椎体骨折的 16%～30%，通常需要较大外力才会出现。对于合并肋骨、胸骨骨折或者心肺创伤的多发性损伤患者，需警惕胸椎骨折的可能性

【临床表现】

- 严重外伤如严重车祸伤、高坠伤、压砸伤病史
- 局部疼痛、站立和翻身困难，有时伴发腹胀、腹痛等腹腔神经节刺激症状
- 可有外伤局部肿胀或后突畸形，棘突压痛等，严重者出现受伤平面以下感觉和（或）运动障碍
- 神经功能损伤的 Frankel 分级法
  - A 级　运动感觉功能完全丧失
  - B 级　不完全 - 仅保留某些感觉
  - C 级　不完全 - 仅保留无功能运动
  - D 级　不完全 - 保留有功能运动
  - E 级　所有运动和感觉功能均完全恢复

【预后】

- 胸椎骨折本身很少危及患者生命，其预后往往

取决于伴发的其他严重损伤
- 合并胸段脊髓损伤者，常遗留程度不同感觉和运动功能障碍，影响患者生活质量

【治疗】

- 单纯压缩性骨折：保守治疗
  - 仰卧位硬板床，使脊柱过伸
  - 过仰复位法手法复位
- 爆裂骨折：手术治疗
- 安全带型骨折或 chance 骨折：手术治疗
- 脊髓损伤
  - 固定，防止再损伤
  - 激素及高压氧治疗减轻脊髓水肿和继发损害
  - 手术治疗解除脊髓压迫和恢复脊柱稳定性

【影像表现】

概述

- 最佳诊断依据：椎体骨皮质或骨小梁断裂，或发现附件骨折改变
- 部位
  - 胸 12 椎体骨折最常见
  - 胸 1～10 椎体骨折相对少见

- 形态学
  - 主要损伤（Denis 四分法）
    - 单纯屈曲压缩型（Compression, C 型）
    - 爆裂型（Burst，B 型）
    - 安全带型（Seat-belt，S 型）
    - 骨折脱位型（Fracture-dislocation，F 型）
    - 椎体撕脱骨折
  - 次要损伤：横突、棘突、小关节突和峡部骨折
  - 椎管的狭窄程度（以狭窄程度最大的层面测量结果为准）
    - 0 级，无狭窄
    - 1 级，狭窄程度达椎管面积的 1/3
    - 2 级，狭窄程度达椎管面积的 2/3
    - 3 级，椎管完全狭窄

X 线表现

- 脊柱生理曲度突然改变，局部椎体变扁或楔形变，椎体间可有半脱位或错位（图 19-1-11、图 19-1-12）
- 椎体前缘皮质断裂呈阶梯状或"双边征"，骨小梁嵌插呈横行密度增高影
- 椎体间半脱位或错位
- 棘突间隙增宽或变形
- 有时正位 X 线平片可发现椎旁线向侧方隆起、移位，提示椎旁血肿

CT 表现

- 脊柱曲度、椎体形态及椎体序列的改变（图 19-1-13、图 19-1-14）
- 椎体边缘皮质断裂、椎体内横行或纵向裂隙、骨小梁局部断裂或密度增高
- 爆裂骨折时可显示椎体后部折片后移，导致椎管变形、狭窄
- 椎体附件骨折线及折片移位
- 棘突间隙增宽或变形，棘上韧带和棘间韧带肿胀
- 可清晰显示椎旁血肿及周边软组织损伤

MRI 表现

- 椎体骨折（图 19-1-15）
  - 椎体挫伤或小梁断裂表现为椎体内等 T1WI、线样高 T2WI 信号
  - 压缩性骨折，骨小梁嵌插，T1WI 和 T2WI 都呈低信号
  - 粉碎性骨折，T1WI 呈混杂信号等或低信号、T2WI 高信号
- 椎间盘损伤主要表现为 T1WI 等呈信号、T2WI 呈高信号
- 脊髓损伤
  - 急性期 T1WI 以等信号为主，可有低信号或高信号，T2WI 多呈高信号，少数为低信号
  - 亚急性期 T1WI 呈稍低、等、高信号，T2WI 呈高信号
  - 慢性期 T1WI 呈低、等信号，T2WI 呈高信号
- 韧带损伤，表现为韧带附着部位低信号连续性中断，见稍长 T1WI 长 T2WI 信号

核医学表现

外伤后第 3 天起，如果进行放射性核素扫描，可以显示骨折区的放射性浓聚

【推荐影像学检查】

当临床或胸片怀疑胸椎骨折时，可选择 CT 检查，需了解脊髓损伤情况时，可行 MRI 检查

鉴别诊断

- 病理性骨折
  - 椎体转移瘤
    - 有其他部位肿瘤病史
    - 常累及多个不相邻椎体
    - 伴有骨质破坏或成骨性改变，且常累及椎弓根处
    - 出现周围软组织肿块
  - 椎体结核
    - 可有肺结核等椎体外部位结核病史
    - 常累及相邻两个椎体，并累及椎间盘
    - 常伴有椎旁冷脓肿
- 椎体滋养血管
  - 特定部位（椎体后方中心部位）
  - 周围软组织无异常

诊断与鉴别诊断精要

表 19-1-2　胸椎骨折诊断的鉴别诊断

损伤类型	病史	受累椎体	骨质改变	椎间盘受累	周围软组织改变
骨折	外伤史	单个或多个椎体	皮质、小梁断裂，"双边征"	常无	软组织肿胀、血肿
病理性骨折	肿瘤病史	相邻或不相邻多个椎体	骨质破坏，常累及椎弓根	常无	常有软组织肿块
结核	椎体外结核感染史	相邻两个椎体	骨折破坏，死骨形成	常有	椎旁冷脓肿
滋养孔	无类似病史	椎体特定部位	无	无	无

典型病例

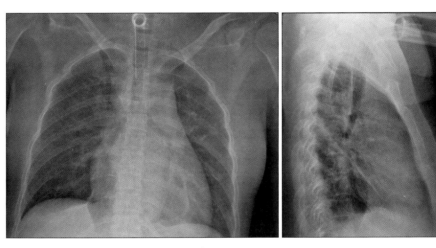

图 19-1-11　胸椎爆裂性骨折正侧位片
（本例由中国医科大学附属盛京医院放射科林爱军教授提供）

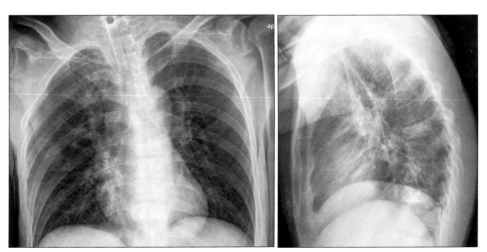

图 19-1-12　胸椎压缩性骨折正侧位片
（本例由中国医科大学附属盛京医院放射科林爱军教授提供）

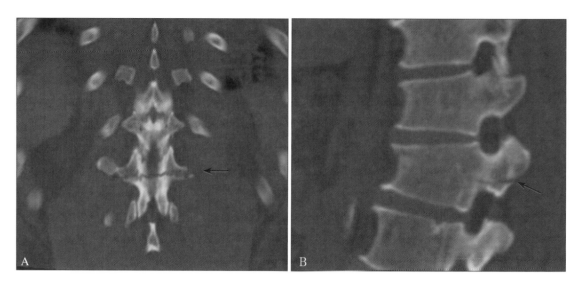

图 19-1-13　CT 多平面重组图像清晰显示安全带型（Seat-belt，S 型）骨折
A．冠状位重组显示椎板及双侧横突横行骨折（红箭头）；B．矢状位重组显示椎弓横行骨折

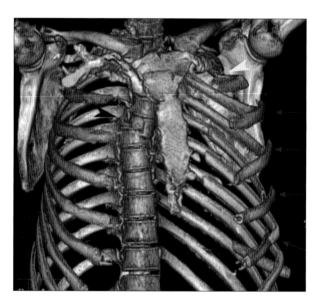

图 19-1-14　SSD 图像清晰显示骨折脱位型（Fracture-dislocation，F 型）
胸椎 5～7 骨折伴错位，胸骨柄骨折及左侧多发肋骨骨折

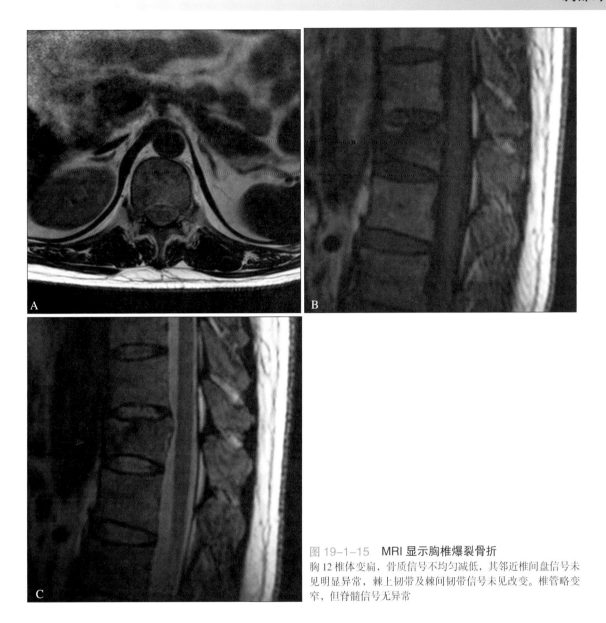

图 19-1-15　**MRI 显示胸椎爆裂骨折**
胸 12 椎体变扁，骨质信号不均匀减低，其邻近椎间盘信号未
见明显异常，棘上韧带及棘间韧带信号未见改变。椎管略变
窄，但脊髓信号无异常

（杨志刚）

重点推荐文献

[1] Freixinet J, Beltran J, Rodriguez PM, et al. Indicators of Severity in Chest Trauma. Arch Bronconeumol. 2008，44:257-262.

[2] Kaewlai R, Avery LL, Asrani AV, Novelline RA. Multidetector CT of Blunt Thoracic Trauma.

RadioGraphics 2008；28（6）:1555–1570.

[3] Livingston DH, Shogan B, John P, Lavery RF. CT diagnosis of Rib fractures and the prediction of acute respiratory failure. J Trauma. 2008，64:905-911.

第2节 胸膜损伤

- 胸膜损伤（pleural injuries）既可由胸部钝性损伤引起，也可由胸部锐器伤或穿通伤引起。最常见的表现是气胸（pneumothorax）、血胸（hemothorax）或二者同时存在，即血气胸（hemo- pneumothorax）
  - 气胸及胸膜腔内积气，可因为肺组织、支气管破裂，致使空气进入胸膜腔而出现，也可因为胸壁伤口穿破胸膜，导致胸膜腔于外界沟通，外界空气进入胸膜腔而出现。一般分为闭合性、开放性和张力性气胸，其中，张力性气胸是临床急症，需紧急处理
  - 血胸是指胸膜腔内积血，可因肺组织裂伤、肋间血管或胸廓内血管损伤、心脏大血管受损破裂出血而引起。中到大量血胸应早期进行胸膜腔穿刺，抽出积血

一、气胸

【概念与概述】

胸膜腔内积气即为气胸。气胸在钝性胸部创伤患者中的发生率仅次于肋骨骨折，高达 15% ~ 40%

【临床表现】

- 少量气胸通常不引起症状
- 单侧气胸肺压缩超过 25%，即可引起气促、发绀和呼吸困难
- 张力性气胸时，患者胸痛、呼吸困难以及发绀均进行性加重

【治疗】

- 闭合性气胸
  - 少量不需治疗
  - 大量者需胸膜腔穿刺或胸腔引流
  - 预防感染
- 开放性气胸
  - 紧急封盖伤口，使之转为闭合性气胸，穿刺抽气减压
  - 入院后清创、缝合创口，闭式胸腔引流，对症支持治疗，预防感染等
- 张力性气胸
  - 立即排气降低胸膜腔内压
  - 入院后行闭式引流，有时需负压吸引，预

防感染
  - 若经正规治疗后，漏气仍严重，应及早剖胸探查、修补裂口或行损伤肺段、肺叶切除术

【预后】

- 预后较好
- 张力性气胸进展较快，不及时治疗，可导致死亡

【影像表现】

概述

- 最佳诊断依据
  - 胸膜腔内游离积气
  - 伴有肺组织压缩并移向肺门处
- 压缩肺组织体积的大致估算（Kircher 公式，依据站立位胸片）
  - 无肺纹理带宽度相当于患侧胸廓宽度 1/4 时，肺被压缩约 35%
  - 无肺纹理带宽度相当于患侧胸廓宽度 1/3 时，肺被压缩约 50%
  - 无肺纹理带宽度相当于患侧胸廓宽度 1/2 时，肺被压缩约 65%
  - 患侧肺组织被压缩至肺门部为 90% 以上

X 线表现

- 站立位胸部 X 线平片
  - 少量气胸（图 19-2-1）
    - 肺尖部和（或）胸壁下方带状无肺纹理区
    - 脏层胸膜向肺门处移位，呈几乎和胸壁平行的弧形细线状影
  - 大量气胸或张力性气胸（图 19-2-2）
    - 压缩的肺组织移向肺门处呈密度均匀增高的团块影
    - 患侧肋间隙增宽
    - 患侧横膈变低平甚至向下翻转
    - 纵隔向健侧偏移
- 仰卧位后前位投照 X 线平片（图 19-2-3）
  - 下胸及上腹部透亮度增高
  - 双横膈征
  - 肋膈角加深
  - 纵隔边缘变清晰

CT 表现

- 可显示内移的脏层胸膜，呈弧形细线状影（图 19-2-4）
- 脏壁层胸膜间为无肺纹理区
- 压缩的肺组织密度增高，并移向肺门处

大量气胸或张力性气胸时，可伴纵隔向健侧偏移

推荐影像学检查

首选胸部 X 线平片，当临床或胸片怀疑少量气胸时，可选择 CT 检查

【鉴别诊断】

肺气肿或肺大泡

- 通常双肺改变基本对称
- 常见肺动脉高压征象
- 肺大泡呈局限性囊泡状无肺纹理区，而非胸膜下弧形无肺纹理区

诊断与鉴别诊断精要

表 19-2-1　气胸诊断的鉴别诊断

损伤类型	外伤史	部位	形态	伴发改变
气胸	有	胸膜下	新月形、带状	血胸、肋骨骨折
肺气肿	无	双肺，任何部位	圆形	常见肺动脉高压征象
肺大泡	无	双肺，任何部位	圆形囊状	有或无肺动脉高压征

典型病例

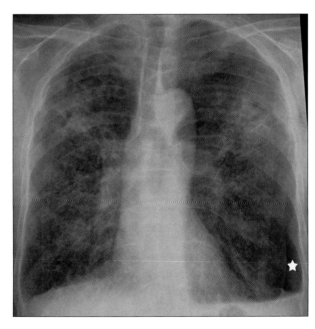

图 19-2-1　胸部正位平片显示左侧少量气胸

因胸膜粘连等原因，位于左下胸腔，可见胸壁下方带状无肺纹理区（星），及向内移位的脏层胸膜（红短箭头），左侧肋膈角消失，见浅液平面显示，提示胸腔少量积液

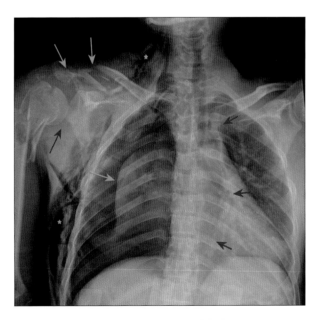

图 19-2-2　胸部正位平片显示张力性气胸

胸膜下见无肺纹理区（红星），肺组织压缩移向肺门处，呈密度均匀增高的团块影（红短箭头），纵隔向左侧偏移（红长箭头）。可见右锁骨远段粉碎性骨折和肩胛骨肩峰骨折（绿箭头），并见右侧胸壁皮下气肿（绿星）。右侧肱骨骨折，右肩关节半脱位

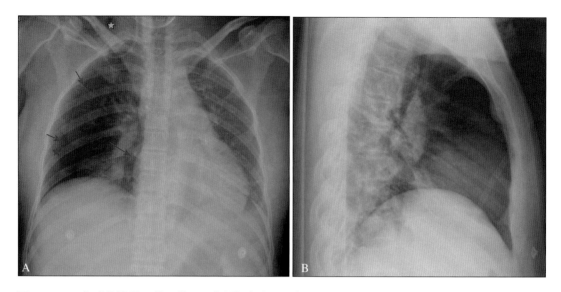

图 19-2-3 仰卧位投照 X 线平片显示右侧气胸（红星）

A. 后前位平片显示脏层胸膜向内移位（红短箭头），右侧纵隔边缘变清晰（红长箭头）。可见右侧颈部皮下积气（绿星）；B. 侧位片显示胸骨下区域透亮度增高

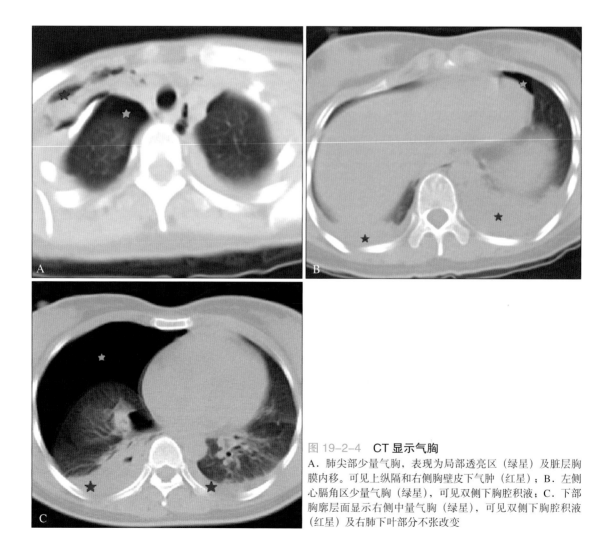

图 19-2-4 CT 显示气胸

A. 肺尖部少量气胸，表现为局部透亮区（绿星）及脏层胸膜内移。可见上纵隔和右侧胸壁皮下气肿（红星）；B. 左侧心膈角区少量气胸（绿星），可见双侧下胸腔积液；C. 下部胸廓层面显示右侧中量气胸（绿星），可见双侧下胸腔积液（红星）及右肺下叶部分不张改变

二、血胸

【概念与概述】

肋间血管、肺、纵隔和膈肌血管破裂，导致血液聚集在胸膜腔内，称为血胸。大量的积血一般来自于肺外

【临床表现】

- 少量血胸（0.5L 以下）通常不引起症状
- 中量（0.5～1.0L）和大量血胸（超过 1L）可出现低血容量休克症状及胸腔积液征象
- 合并感染时，出现高热、寒战、疲乏等症状

【治疗】

- 非进行性血胸
  - 少量不需治疗
  - 出血较大时，应及早进行胸膜腔穿刺抽血或闭式胸腔引流
  - 预防感染
- 进行性血胸
  - 补充血容量
  - 剖胸探查，手术治疗
- 凝固性血胸
  - 剖胸清除积血和血块
  - 合并感染则按脓胸处理

【预后】

- 预后较好。
- 心脏和大血管破裂所致血胸，出血量多且进展较快，不及时治疗，可导致失血性休克而死亡

【影像表现】

概述

- 最佳诊断依据：外伤后出现胸腔积液导致患侧肋膈角消失
- 部位：肋膈角区改变出现最早

X 线表现

- 站立位胸部 X 线平片（图 19-2-5）
  - 患侧肋膈角及后肋膈角变浅、消失、膈面模糊
  - 患侧下胸腔外高内低的弧形高密度影，合并气胸时可见到液平面
  - 患侧肺野透亮度减低

  可伴有纵隔向健侧移位
- 仰卧位后前位投照 X 线平片（图 19-2-6）
  - 患侧胸腔密度较对侧增高
  - 部分患者可见"肺尖帽征"（apical cap）：肺尖部密度均匀的软组织影，下缘锐利或不规则，厚度不一

CT 表现

- 后下胸膜腔内弧形凹面向上液性密度影
- 通常 CT 值在 30～70Hu 之间，高于单纯积液的 CT 值
- 积血中的局限性高密度影常提示血凝块形成

超声表现

胸部超声检查也可发现胸腔内积血和血凝块

推荐影像学检查

首选胸部 X 线平片，当临床或胸片怀疑少量血胸时，可选择 CT 检查

【鉴别诊断】

需要与食管破裂引起的胸腔积液、胸导管破裂引起的乳糜胸鉴别，需借助胸腔穿刺液化验确定

诊断与鉴别诊断精要

- 通常有外伤史
- 后下胸膜腔，新月形影
- 可有气胸、肋骨骨折

典型病例

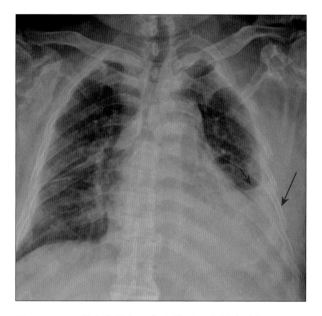

图 19-2-5　站立位胸部正位平片显示左侧胸腔积血
左侧肋膈角消失，积血呈外高内低弧形高密度影（红短箭头），
可见左侧多发肋骨骨折（红长箭头）

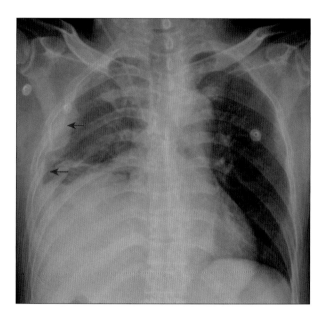

图 19-2-6　仰卧位正位平片显示右侧胸腔积血
右侧胸腔密度增高，右侧肋膈角消失，右胸膜下区带状高密度影
（红短箭头），提示积血

（杨志刚）

重点推荐文献

[1] Lomoschitz FM, Eisenhuber E, Linnau KF, Peloschek P, Schoder M, Bankier AA. Imaging of chest trauma: radiological patterns of injury and diagnostic algorithms. Eur J Radiol, 2003；48:61-70.

[2] Kaewlai R, Avery LL, Asrani AV, Novelline RA. Multidetector CT of Blunt Thoracic Trauma. RadioGraphics，2008，28（6）:1555-1570.

第3节　肺实质损伤

　　胸部钝性损伤中肺实质损伤（pulmonary parenchymal injuries）通常包括肺挫伤和肺撕裂伤，其发生机制包括外力的直接压迫作用、对冲力的压迫作用、剪切力损伤以及肋骨骨折断端的直接撕裂作用等。

一、肺挫伤（pulmonary contusion）

【概念与概述】

- 肺挫伤是胸部钝性损伤，如挤压伤或减速伤等所造成肺部损伤，常与多发肋骨骨折有关，是评估胸部创伤严重性的一个重要指标。局部肺组织出血、水肿，范围大的重症肺挫伤往往演变成创伤后呼吸窘迫综合征

- 肺挫伤是最常见的胸部损伤，主要因为外力作用使胸壁撞击肺组织，以及随后的负压波使肺碰撞胸壁所致。挫伤肺组织的间质和肺泡内都有出血、水肿等改变，发病率 23.7% ~ 49.6%

- 肺挫伤也是评估胸部创伤严重性的一个重要指标，由其引起的死亡率可高达 16.2%

【病理与病因】

- 发病机制
  - 外力作用使胸壁撞击肺组织，以及随后的负压波使肺碰撞胸壁所致

- 流行病学
  - 最常见的胸部损伤
  - 发病率 23.7% ~ 49.6%

- 病理学改变
  - 挫伤肺组织的间质和肺泡内出血、水肿
  - 在受伤后最初 6 小时内迅速发展，其后 1 ～ 2 小时表现为间质出血伴水肿，24 小时后血液和蛋白质即可在肺泡腔内聚积，并在 48 小时左右达到顶峰，导致肺顺应性下降从而引起肺通气 / 血流比例异常，出现通气不足和低氧血症
  - 多数会在 7 ～ 14 天内被吸收，可仅遗留少许瘢痕条索影

【临床表现】
- 以咯血、吐白色泡沫痰为主
- 轻型肺挫伤多无特殊症状，且常被合并伤所掩盖
- 严重病例可有呼吸困难、发绀、心动过速，甚至血压下降

【治疗】
- 给氧
- 保持呼吸道通畅
- 应用抗生素预防肺部感染
- 如果肺挫伤的范围超过肺实质的 1/3，常需机械通气治疗
- 处理合并损伤如血胸、气胸等

【预后】
- 肺挫伤也是评估胸部创伤严重性的一个重要指标，由其引起的死亡率可高达 16.2%
- 肺挫伤也是发生呼吸窘迫综合征的重要因素，是后期死亡的重要原因

【影像表现】
概述
- 最佳诊断依据
  - 肺内边界不清的云雾状影或斑片影
- 部位
  - 通常位于肺外周区域，邻近脊柱、肋骨或胸骨
  - 小气管及血管周围出血位于支气管周围
- 形态学
  - 肺内病灶边界不清，形态各异，范围不受胸膜的限制
  - 既可单发，也可多发或弥漫存在于单侧或双侧肺实质内
  - 小气管及血管周围出血表现为线状分布的不规则的浸润

X 线表现
- 70% 可在伤后 1 小时内出现改变
- 肺外周区域云雾状、斑片状边缘模糊阴影，可融合成大片病灶（图 19-3-1）
- 单发、多发或弥漫分布，范围不受胸膜的限制
- 沿支气管周围呈线状分布的不规则的浸润，提示小气管及血管周围出血

CT 表现
- 边界不清的云雾状影、磨玻璃阴影或斑片影（图 19-3-2）
- 肺外周区域分布为主，不受肺叶、段范围限制
- 可早期发现有无合并肺撕裂伤，表现为边界清晰囊泡状影或椭圆形较高密度血肿影

【推荐影像学检查】
- 首选 X 线胸部检查，临床怀疑肺挫伤而 X 线检查阴性者，应进行胸部 CT 扫描或随访复查胸片
- CT 发现的 6 个小时以内的肺挫伤，有 21% 在胸部 X 线平片中不能被显示

【鉴别诊断】
- 肺水肿
  - 以下肺野或肺门区病变为主
  - 自肺门向外分布磨玻璃状阴影，典型者呈"蝶翼状"分布
  - 变化较快，可在数小时或 1 ～ 2 天内完全消失
- 急性呼吸窘迫综合征
  - 可由重症肺挫伤发展而来
  - 肺部病变加重，变化迅速
  - 弥漫性遍布全肺的磨玻璃影或云雾、斑片状影
- 肺炎
  - 发热病史
  - 斑片状阴影类似肺挫伤，但其分布于肺叶、肺段一致
  - 病变变化较慢，需数天至 1 ～ 2 周才完全消退，抗感染治疗有效
  - 与肺挫伤合并存在时鉴别困难
- 脂肪栓塞
  - 通常合并有严重骨折
  - 胸膜性胸痛症状
  - 早期局部肺血减少，肺透亮度增高
  - 典型梗死为密度均匀楔状阴影，位于胸膜下区，基地与胸膜面相邻，尖端指向肺门

诊断与鉴别诊断精要

表 19-3-1　肺实质损伤的诊断及鉴别诊断

损伤类型	病史	受累肺叶	形态	演变过程
肺挫伤	外伤史	胸壁下，不受叶裂限制	云雾状、斑片状	5～14天吸收
肺水肿	心、肾疾病	中心区域肺实质，"蝶翼状"	磨玻璃影	数小时或1～2天内消失
急性呼吸窘迫综合征	重症感染、损伤、中毒等病史	弥漫分布，变化迅速	磨玻璃影或云雾、斑片状影	随病情变化而定，死亡率高
肺炎	发热、咳嗽、咳痰	沿支气管或按肺段、肺叶分布	斑片状	数天至1～2周消退，抗感染治疗有效
脂肪栓塞	股骨等长骨骨折病史	典型者呈胸膜下楔状影，尖端指向肺门	致密楔形	过程长，后期可形成纤维条索

典型病例

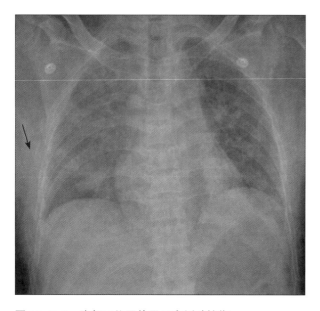

图 19-3-1　胸部正位平片显示右侧肺挫伤
表现为右肺中下野不规则斑片状稍高密度影，边缘不清晰。可见右侧多发肋骨骨折（红长箭头）

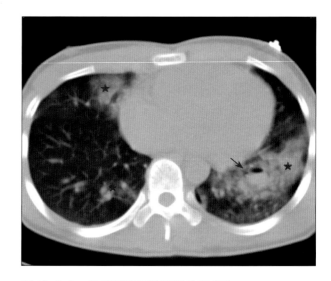

图 19-3-2　CT 清晰显示双侧肺实质损伤
肺挫伤表现为右肺中叶及双肺下叶不规则斑片状云雾状影，边缘不清晰（红星）。左肺下叶挫伤灶内可见肺撕裂伤，呈圆形囊状影，内有气液平面显示（红短箭头）

二、肺撕裂伤（pulmonary laceration）

【概念与概述】

● 肺实质的急性破裂导致肺撕裂伤，此类损伤往往只有数厘米大小。胸膜下的表浅性撕裂伤常

由折断的肋骨直接刺破而致，患者常合并气胸

● 实质深部的撕裂表现为圆形的含气腔隙，形成肺气囊，当血液进入之后则表现为类圆形血肿影，有时可以见到气液平面。典型的肺撕裂伤可在数周后被吸收，撕裂伤内的血凝块则可能

存在数月时间，最后变小"皱缩"呈球形病灶

【病理与病因】

- 发病机制
  - 胸膜下的表浅性撕裂伤常由折断的肋骨直接刺破而致，患者常合并气胸
  - 肺部剪切力可造成实质深部撕裂
  - 依据受损机制、CT 表现和相关肋骨骨折部位的肺撕裂伤分型
    - 1 型撕裂伤（压迫性破裂损伤），直接压迫外力导致的肺深在部位撕裂
    - 2 型撕裂伤（压迫性剪切损伤），下半胸廓受突然严重打击，导致脊柱周围的下肺肺叶突然移位的直接压迫外力导致的肺深在部位撕裂
    - 3 型撕裂伤（肋骨穿刺撕裂），断裂肋骨直接刺破邻近肺实质所致，位于肺表浅部位，常伴有气胸
    - 4 型撕裂伤（附着点撕裂），肺胸膜附着点区域的撕裂，常在术中或尸检时发现
- 病理学改变
  - 胸膜下的表浅性撕裂伤常合并气胸
  - 实质深部的撕裂早期形成肺气囊，当血液进入之后则形成类圆形血肿
  - 典型的肺撕裂伤可在数周后被吸收，其内的血凝块则可能存在数月时间，最后变小"皱缩"呈球形病灶

【临床表现】

- 咯血、气促、呼吸困难等血气胸症状

【治疗】

- 深部小肺撕裂伤，保守对症治疗即可
- 合并胸膜损伤的小病灶，可行胸腔闭式引流术，裂口可自行愈合
- 大的撕裂伤应行手术修补或行肺叶切除术

【预后】

单纯肺撕裂伤预后良好，其死亡原因主要取决于合并的其他严重损伤

【影像表现】

概述

- 最佳诊断依据
  - 肺内边界清晰囊状透亮影，内可有液气平面，或类圆形较高密度血肿影
- 部位
  - 1 型撕裂伤，肺深在部位

- 2 型撕裂伤，下半胸廓脊柱周围区域肺深在部位
- 3 型撕裂伤，肺表浅部位
- 4 型撕裂伤，肺胸膜附着点区域
- 形态学
  - 多呈类圆形
  - 既可单发，也可多发
  - 既可呈单房性，也可呈多房性

X 线表现

- 边界清晰囊状透亮影，内可见液 – 气平面
- 血肿表现为边界清晰类圆形较高密度阴影
- 周边常见云雾状、斑片状肺挫伤改变，早期数小时内常掩盖肺撕裂伤而使其不能被观察到
- 囊状影在 2 周左右吸收，血肿随访 2～3 个月逐渐吸收减小以至消失

CT 表现

- 可早期发现肺挫伤区域合并的肺撕裂伤
- 边界清晰囊泡状影或椭圆形较高密度血肿影（图 19-3-3）
- 各型撕裂伤有其特定的好发部位，CT 可以明确显示肺浅表区域、深部或脊柱旁肺实质内的气囊或血肿

【推荐影像学检查】

临床或 X 线检查可疑肺撕裂伤时，应进行胸部 CT 扫描

【鉴别诊断】

- 肺囊肿和肺大泡与撕裂伤气囊鉴别
  长期复查，肺囊肿和肺大泡形态无变化
- 肺肿瘤、球形肺炎、结核球与撕裂伤血肿鉴别
  - 肺肿瘤、球形肺炎、结核球则形态不甚规则
  - 灶周有毛刺、条索或卫星病灶
  - 结核球病灶内多有钙化
  - 随访复查，肿瘤病灶变大，球形肺炎和结核球可长期无明显变化
- 肺脓肿
  多有发热病史，灶周有炎性渗出，抗感染治疗有效
- 肺结核空洞
  - 病史较长
  - 以肺尖部、下叶背段分布多见
  - 病灶形态不规则，囊壁密度不均匀，可有钙化

- ○ 周边可以较多条索及渗出改变
- ○ 痰检及结核分枝杆菌素试验阳性，抗结核治疗有效

- ● 空洞性肺癌
  - ○ 囊壁厚薄不均，内有壁结节
  - ○ 随访空洞逐渐增大

诊断与鉴别诊断精要

表 19-3-2　肺损伤的鉴别诊断

损伤类型	病史	受累肺叶	形态	演变过程
肺撕裂伤	外伤史	特定好发部位	囊状（可有气液平面）、球形	囊状者 2 周左右吸收血肿 2～3 月内逐渐吸收
肺大泡	无外伤、感染史	双肺，任何部位	圆形囊状	长期复查无变化
肺脓肿	发热、咳嗽、咳浓痰	下肺、肺周边部多见	灶周有炎性渗出	抗感染治疗有效
空洞型肺结核	肺结核中毒症状	肺尖部、下叶背段多见	不规则，囊壁可有钙化，灶周有条索或卫星灶	病程长，抗结核治疗有效
肺部其他类型肿块	无外伤史	结核球常位于肺尖部、下叶背段，其他肿块分布不典型	不规则，灶周有毛刺、条索或卫星病灶	肿瘤病灶逐渐变大

典型病例

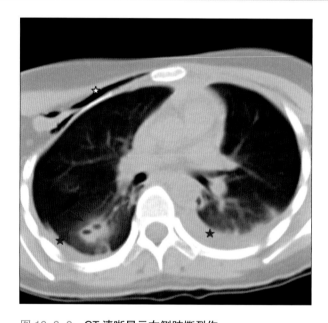

图 19-3-3　CT 清晰显示右侧肺撕裂伤

表现为右肺中叶及下叶多发类圆形囊状影（红短箭头），下叶撕裂伤灶内有气液平面显示，灶周边见淡薄云雾状肺挫伤改变。可见双侧胸腔积血（红星）及右侧皮下气肿（白星）

（杨志刚）

重点推荐文献

[1] Wagner R. B, Crawford W. O, Schimpf P. P. Classification of parenchymal injuries of the lung. Radiology，1988，167:77-82.

[2] Kaewlai R, Avery LL, Asrani AV, Novelline RA. Multidetector CT of Blunt Thoracic Trauma. RadioGraphics，2008，28 (6) :1555–1570.

[3] Bastos R, Calhoon JH, Baisden CE. Flail chest and pulmonary contusion. Semin Thorac Cardiovasc Surg. 2008，20:39-45.

第 4 节　支气管损伤

【概念与概述】

- 创伤性气管支气管损伤（traumatic tracheobronchial injury）可占钝性胸部创伤的 0.2% ~ 8%
- 该类型损伤往往比较严重，其院前死亡率较高，所以临床上比较少见。因为发生率低、临床表现及影像学改变不典型，气管支气管损伤往往延误诊断
- 其致死原因可包括合并重要脏器损伤、出血、张力性气胸或气道损伤导致的呼吸功能不全等

【病理与病因】

- 发病机制
  - 减速伤导致气道损伤的主要机制
    - 胸骨及其后方的脊椎对气管的压迫作用
    - 气道固定点受到的剪切力作用
    - 为了对抗闭塞的声门而使胸腔内压力过度提高
  - 关于 Macklin 效应（Macklin effect）
    - 强调了纵隔气肿的发生过程：肺泡破裂；气体沿着支气管血管鞘弥散；游离气体到达纵隔
    - CT 上表现为沿支气管血管束分布的条带状气体，以及纵隔内的游离积气
    - 出现 Macklin 效应可能合并气管支气管损伤
- 病理学改变
  - 支气管损伤：裂口常平行于支气管软骨环
  - 气管撕裂：通常呈纵向沿气管长轴分布

【临床表现】

- 主要表现为咳嗽、气促和呼吸困难，伴有轻重不一的咯血，出现发绀
- 有颈部皮下或纵隔气肿、气胸、血气胸的症状和体征
- 当患者出现以下情况时，要警惕气管支气管损伤的可能性
  - 患者已经进行胸腔插管处理，还一直存在大量气胸
  - 皮下和纵隔气肿不断增多
  - 患者有持续性肺膨胀不全

【预后】

- 死亡率与合并的其他脏器损伤有关
- 较大裂伤的患者多因急性呼吸衰竭死于现场
- 单纯小的支气管撕裂较少造成患者死亡
- 主要并发症
  - 吻合口瘘
  - 吻合口缝线周围肉芽肿形成，导致支气管狭窄

【治疗】

- 清除积存在气管的血液，保持呼吸道通畅，处理合并的气胸等损伤
- 状况许可时，及早进行支气管镜检查，以明确诊断
- 撕裂口较小时，保守治疗后多能自愈
- 一旦发现有修补手术适应证，应及早手术治疗

【影像表现】

概述

- 最佳诊断依据：直接显示气管支气管的撕裂、支气管壁的破裂或断裂
- 部位
  - 支气管损伤通常发生在距离气管隆突 2.5cm 的范围内，右侧较左侧常见
  - 气管损伤常发生于气管软骨部和膜部连接处

X 线表现

- 支气管撕裂
  - 持续存在的大量气胸
  - 皮下和纵隔气肿不断增多
  - 持续性肺膨胀不全
  - "肺下坠征"的出现，提示一侧支气管完全横断，即肺萎陷并远离肺门，向侧后胸壁移位。当患者站立时，离断肺向下移位，

当患者仰卧位时，则向后移位

- 气管撕裂
  - 颈部皮下气肿和纵隔气肿
  - 气管内插管的异常
    - 插管的末端向右侧偏移
    - 位于撕裂水平的气管内套囊，可过度扩张或自气道撕裂处疝出

CT 表现

- 直接显示气管支气管的撕裂、支气管壁的破裂（图 19-4-1）
- 多平面重组图像有时能观察到气管支气管直径突然改变或突然成角

- 气管周围的游离积气也是气道损伤的间接征象发现气道损伤潜在的并发症包括气道堵塞、肺炎、支气管扩张、肺脓肿和脓胸等

【推荐影像学检查】

首选薄层 MDCT 检查，能够明确 70% ~ 100% 的气管撕裂的部位，可疑诊断需结合支气管镜检查

【鉴别诊断】

需要与胸膜或食管损伤引起的气胸及纵隔气肿鉴别，确诊需结合支气管镜检查

诊断与鉴别诊断精要

表 19-4-1 支气管损伤的诊断与鉴别诊断

损伤类型	临床表现	典型征象
气管损伤	咳嗽、气促和呼吸困难	颈部皮下气肿和纵隔气肿 气管内插管的异常
支气管损伤	咳嗽、气促和呼吸困难	持续、大量气胸、 持续性肺膨胀不全、"肺下坠征"
胸膜损伤	胸痛、呼吸困难	以气胸、血胸或血气胸为主
食管损伤	颈部或胸骨后剧痛、吞咽痛、食管内出血，或急性腹膜炎的症状和体征	食管造影：造影剂自破裂处漏出 CT：食管内气体与纵隔或纵隔旁含液和（或）气腔相通 CT：损伤区食管旁局限性纵隔积气、积液 CT：纵隔蜂窝织炎

典型病例

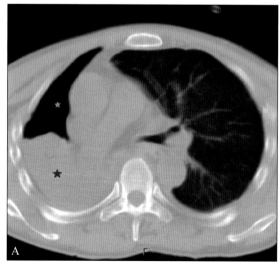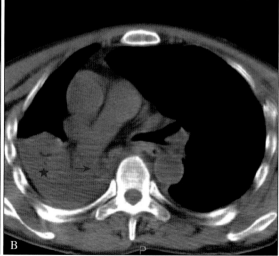

图 19-4-1　CT 显示右肺下叶支气管损伤

右肺下叶支气管移位，管腔变形，腔内见稍高密度影充填致管腔闭塞（红短箭头），右肺下叶不张（红星）。可见右侧气胸（绿星）

（杨志刚）

重点推荐文献

[1] Scaglione M, Romano S, Pinto A, Sparano A, Scialpi M, Rotondo A. Acute tracheobronchial injuries: Impact of imaging on diagnosis and management implications. Eur J Radiol, 2006, 59（3）:336-343.

[2] Lomoschitz FM, Eisenhuber E, Linnau KF, Peloschek P, Schoder M, Bankier AA. Imaging of chest trauma: radiological patterns of injury and diagnostic algorithms. Eur J Radiol, 2003, 48:61-70.

[3] Kaewlai R, Avery LL, Asrani AV, Novelline RA. Multidetector CT of Blunt Thoracic Trauma. RadioGraphics, 2008, 28（6）:1555-1570.

第 5 节　　纵隔外伤

在本节将要叙述的纵隔外伤（mediastinal trauma）包括食管损伤、心脏创伤以及胸部大血管损伤。此类损伤虽然相对少见，但是患者一旦出现心脏破裂或胸部大血管损伤，其死亡率很高。比如，心脏破裂会导致患者迅速死亡；胸主动脉损伤的患者有 85% ～ 90% 在送达医院前已经死亡，而最初存活的患者，如果得不到恰当的治疗，还有约一半的人会在 1 周内死亡

一、纵隔气肿（pneumomediastinum）

【概念与概述】

游离气体进入纵隔的结缔组织间隙内时称为纵隔气肿。其最常见原因是胸部外伤，其他少见原因还有气管 - 支气管破裂、食管破裂等

【病理与病因】

- 气管 - 支气管破裂、食管破裂
- Macklin 效应（见支气管损伤）

【临床表现】

- 积气少量发生缓慢时，可无明显症状
- 积气量多、压力高、发病突然时，出现胸闷、咽部梗阻感、向两侧肩部和上肢放射的胸骨后疼痛
- 上腔静脉受压或伴发张力性气胸时，患者烦躁、呼吸困难、心率加快，严重者可出现血压下降和休克
- 体检
  严重时头面、颈部和胸部皮下充气，极度肿胀，触诊时有捻发音
  呼吸困难明显时出现青紫，颈静脉怒张

【治疗】

- 纵隔气肿症状不明显可不必治疗，一般 1 ～ 2 周内气体可自行吸收
- 积极处理原发性疾病，如食管穿孔修补术、气管、支气管破裂的手术等
- 若纵隔积气量大、压力高，可行胸骨上切口，剥离气管前筋膜，行前上纵隔引流排气减压
- 处理合并的胸膜损伤，如张力性气胸胸腔闭式引流术，胸腔积液抽液等
- 预防和控制感染

【预后】

突发或大量纵隔气肿压迫纵隔内器官，可导致呼吸循环障碍，严重者危及患者生命

【影像学表现】

X 线表现

- 纵隔内纵向透亮带（图 19-5-1）
- 纵隔胸膜轻微抬起，呈平行于纵隔和心缘的细线状影
- 常与颈部和皮下气肿同时出现

CT 表现

- CT 可清晰显示纵隔内气肿，效果优于 X 线平片（图 19-5-2）
- 纵隔软组织影内泡状或裂隙状气体密度灶
- 呈局限性或弥漫性分布，以上纵隔多见
- 常与颈部和皮下气肿同时出现并相互沟通
- 食管破裂所致纵隔气肿常合并纵隔炎改变

【推荐影像学检查】

可疑纵隔气肿时，首选 CT 检查，可以了解气肿情况并了解气肿原因

【鉴别诊断】

纵隔气肿在 CT 上容易诊断，通过窗宽、窗位的调节可发现少量气肿

诊断与鉴别诊断精要
● 纵隔气肿诊断容易，关键是明确其原因

典型病例

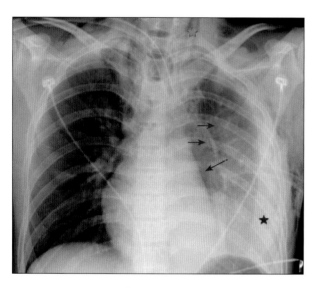

图 19-5-1　仰卧位胸部正位平片显示纵隔气肿
纵隔及颈根部气肿表现为条带状低密度区（绿星），纵隔侧脏层胸膜移位后被清晰显示（红短箭头）而心左缘显示清晰（红长箭头）。可见左侧胸腔积血（红星）和皮下气肿征象

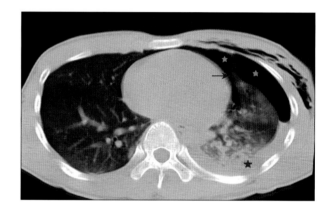

图 19-5-2　CT 显示纵隔气肿
纵隔气肿呈低密度区（绿星），纵隔侧脏层胸膜移位（红箭头）可见左侧胸腔积血（红星）、积气（绿星）和内移脏层胸膜（红箭头）。左肺下叶肺挫伤

二、食管损伤（esophageal Injury）

【病理与病因】

● 因为纵隔的保护，食管损伤非常少见，且损伤部位大多发生在颈段
● 大多数由穿通伤所引起
● 部分也可因为邻近脊柱的骨折片穿破食管所致
● 少数可由颈部打击或 burst-type force 而引起

【临床表现】

● 主要为颈部或胸骨后剧烈疼痛、吞咽痛、食管内出血
● Mackler's 三联症，即呕吐、下胸痛、下颈部皮下气肿，后期为纵隔脓肿或脓气胸
● 可表现为急性腹膜炎的症状和体征
● 部分伴有呼吸困难、心率增快、血压下降，甚至出现休克
● 大多数患者有发热，白细胞计数增高

【预后】

● 食管破裂的并发症和死亡率与从发病到诊断时间有明显关系
● 处理不及时，常出现急性纵隔炎、食管胸膜瘘等，严重者困难可能致死

【治疗】

● 目的：防止污染范围从破口进一步扩大、清除已出现的感染灶、恢复食管的完整性、恢复和维持营养
● 根据损伤食管的情况、致病原因、纵隔及胸腔受污染情况、距离受伤的时间等选择保守或手术治疗

【影像表现】

概述
● 最佳诊断依据
　○ 食管内气体与临近纵隔或纵隔旁含液和（或）气腔相通
　○ 食管 X 线造影检查时，造影剂自破裂处漏

出食管外
- 部位
  - 颈部打击引起的食管损伤大多发生在颈段
  - burst-type force 引起的食管损伤多发生下段
  - 因为受到的脏层胸膜和心脏的保护相对较少,食管下段撕裂好发于食管左侧壁

X 线表现
- 常规 X 线表现
  - 持续或原因不明的纵隔气肿、左侧气胸、左侧胸腔积液等
  - 颈段食管损伤还可见气管移位,食管后间隙增宽,正常的颈椎生理弯曲消失等
  - 胸部食管穿孔时可见纵隔影增宽、纵隔内气液平
  - 腹部食管穿孔时可发现膈下游离气体
- 食管 X 线造影表现
  - 显示破裂的部位和食管腔改变
  - 造影剂自破裂处漏出食管外为直接征象
  - 仍有 10% 的假阴性,不能完全除外食管穿孔时,可借助食管镜检查进一步助诊

CT 表现
- 在损伤区可见食管旁局限性纵隔积气、积液
- 食管损伤部位管壁肿胀、浆膜面模糊,周围脂肪间隙消失
- 食管内气体与临近纵隔或纵隔旁含液和(或)气腔相通为直接征象
- 纵隔蜂窝织炎
- 其他可见左侧气胸、左侧胸腔积液等,但均不典型

【推荐影像学检查】

首选食管 X 线造影。胸部 CT 可协助了解伴发改变

【鉴别诊断】

需要与气管损伤等导致的纵隔气肿鉴别,与其他原因导致的食管 – 纵隔瘘鉴别

诊断与鉴别诊断精要

表 19-5-1　纵隔外伤的诊断及鉴别诊断

损伤类型	临床表现	典型征象
食管损伤	颈部或胸骨后剧痛、吞咽痛、食管内出血,或急性腹膜炎的症状和体征	食管造影:造影剂自破裂处漏出 CT:食管内气体与纵隔或纵隔旁含液和(或)气腔相通 CT:损伤区食管旁局限性纵隔积气、积液 CT:纵隔蜂窝织炎
气管损伤	咳嗽、气促和呼吸困难	颈部皮下气肿和纵隔气肿 气管内插管的异常

三、心脏损伤(heart injury)

【概念与概述】

心脏损伤包括心脏挫伤、心脏裂伤或破裂、室间隔破裂、瓣膜撕裂、腱索或乳头肌断裂、心包损伤等

【病因与病理】
- 多由车祸伤引起
- 心脏破裂和心包破裂多由锐器、子弹、弹片等穿透胸壁及心脏所致,少数由暴力撞击前胸而引起
- 损伤机制
  - 直接作用:胸骨和肋骨传导的外力直接作用于心前区造成损伤,可伴胸骨和肋骨骨折的刺伤
  - 间接作用:大量血液因腹部突然挤压而突然涌入心脏和大血管,引起心腔内压力剧增,导致心脏破裂性损伤
  - 减速作用:心脏因惯性作用,在人体突受减速时冲撞于前胸壁或脊柱上,或因不等同的减速而发生扭转,引起心脏损伤
  - 挤压作用:心脏因胸骨与脊柱之间的挤压而损伤
  - 爆震作用:心脏因冲击波直接作用而损伤
- 心脏挫伤可见于 76% 的胸部钝性创伤患者,且多发生于心脏前部的右心房室
- 心脏破裂以右心室破裂最常见,其次为左心室和右心房

【临床表现】
- 心脏挫伤

- 轻者无明显症状
- 重者多表现为心前区疼痛，可伴有心悸和呼吸困难等
- 心肌酶升高和心电图异常
- 心脏破裂和心包破裂
  - 开放性胸部损伤心脏破裂的患者，其伤口不断涌出鲜血，且伴有出血症状
  - 闭合性胸部损伤的患者，可见 Beck 三联征（心脏压塞）：静脉压升高、心脏搏动微弱而心音遥远、动脉压降低时
  - 心包穿刺有血液
- 室间隔破裂、瓣膜撕裂、腱索或乳头肌断裂
  - 室间隔破裂者因心室内分流而引起急性心衰改变，听诊有胸部左缘下方收缩期响亮杂音，伴震颤
  - 瓣膜、腱索或乳头肌损伤者因瓣膜关闭不全而引起心衰，听诊根部损伤区域有不同杂音

【预后】
- 心脏破裂和心包破裂死亡率很高
- 室间隔破裂、瓣膜撕裂、腱索或乳头肌断裂也可导致患者心力衰竭而死亡

【治疗】
- 心脏挫伤需卧床休息、监护，并行对症治疗
- 心脏或心包破裂应立即手术抢救
- 室间隔破裂可保守治疗至病情稳定时施行瓣膜修补手术
- 瓣膜撕裂、腱索或乳头肌断裂需行瓣膜成型或瓣膜替换术

【影像表现】
　　心脏挫伤的影像学表现并不典型，可以见到心包积血、心包积气等，超声新动图能够显示心脏结构和功能的改变

X 线表现
　　不典型，通常不用于心脏损伤的诊断

CT 表现
- 心包积血、心包积气
- 造影剂自破裂心腔漏入心包腔或纵隔为直接征象（图 19-5-7、图 19-5-8、图 19-5-9）

超声心动图表现
- 心包积血（图 19-5-3、图 19-5-4）
- 发现室间隔不连续
- 室壁异常运动
- 瓣膜关闭不全（图 19-5-5、图 19-5-6）

【推荐影像学检查】
　　首选超声检查，患者状态许可时可行 CT 增强检查

【鉴别诊断】
　　大血管损伤
- X 线检查可显示上纵隔阴影增宽
- CTA 或主动脉造影可明确主动脉损伤的部位及范围

诊断与鉴别诊断精要

- 心前区疼痛、Beck 三联征（心脏压塞）、心脏杂音
- 造影剂自心腔漏入心包或纵隔
- 心包积液、积气

典型病例

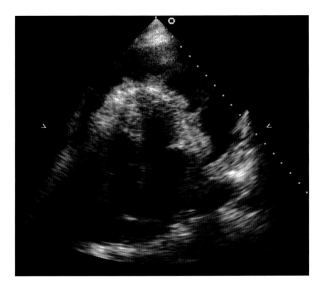

图 19-5-3　超声显示心包积血

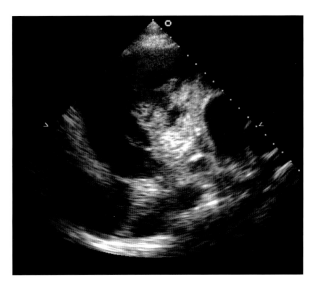

图 19-5-4　超声显示心包积血
心包腔积血去纤维化后呈絮状稍强回声附着在心包脏层

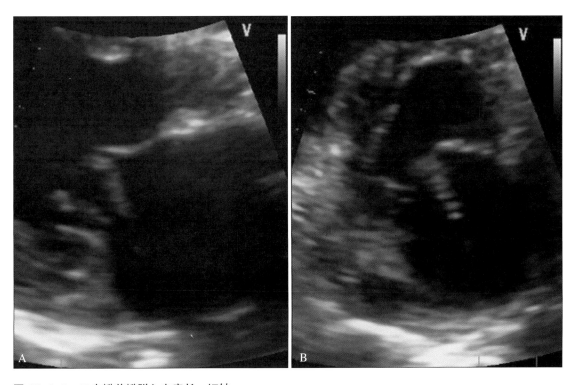

图 19-5-5　二尖瓣前瓣脱入左房长、短轴
A．为短轴；B．为长轴，脱垂的前瓣位于左房内

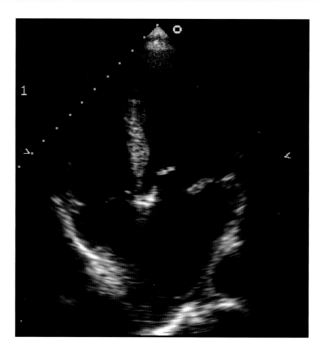

图 19-5-6　二尖瓣后瓣脱垂

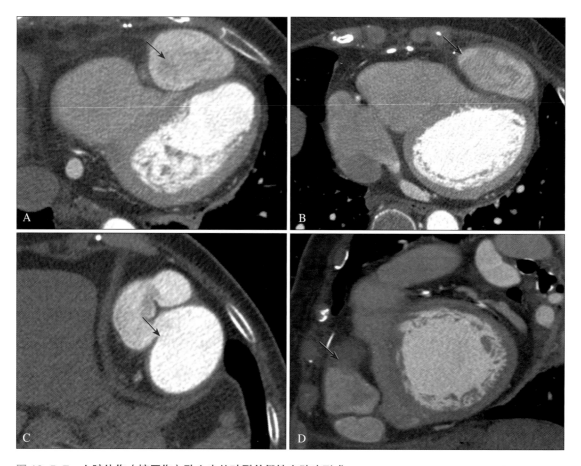

图 19-5-7　心脏外伤（挤压伤）致心尖处破裂并假性室壁瘤形成

女性，69 岁。A，B. 断层图像示紧贴胸廓前壁可见较大假性室壁瘤体，大小约 30mm×50mm。并推挤右心室心尖处；C. 断层图像示心脏破裂破口，横径 7.8mm。瘤体颈部较为迂曲；D. 矢状位重建图像示瘤体位于心前三角，可见少量血栓形成（本例由中国医学科学院阜外心血管病医院放射科吕滨教授提供）

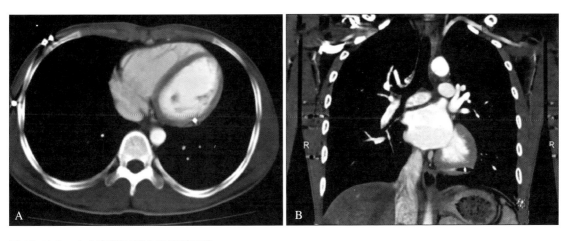

图 19-5-8　左心室后下壁心肌子弹异物
A. 横断面；B. 冠状图像示左心室后下心肌内点状致密影（本例由中山大学附属第一医院放射科杨有忧教授提供）

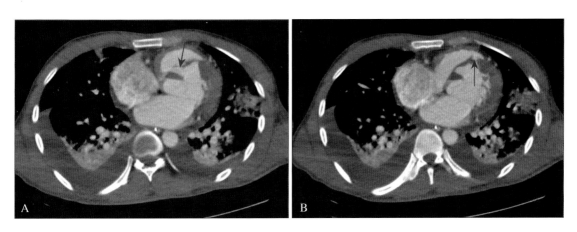

图 19-5-9　外伤后室间隔穿孔
CT 增强图像 A、B 示室间隔两处穿孔（本例由广东省人民医院放射科赵振军教授提供）

四、胸主动脉损伤（injury of thoracic aorta）

【病因与病理】

- 胸主动脉损伤常因突然减速外力而引起，多见于车祸伤和高坠伤患者
- 减速伤最初导致主动脉壁内膜撕裂，随后撕裂可进展至主动脉壁全层，伴动脉周围血肿形成
- 动脉周围血肿内的出血被认为是来自局部小静脉或主动脉自身的血管壁滋养血管

【临床表现】

主要表现为胸、背疼痛，伴胸闷、呼吸急促，以及低血压休克等症状

胸主动脉损伤非常罕见，大约还不到车祸伤的 1%

【预后】

预后极差，死亡率可高达 95%，占车祸伤死亡患者的 10% ～ 15%

【治疗】

一旦诊断明确，应急诊手术

【影像表现】

概述

- 最佳诊断依据：胸主动脉破口及其内血液外漏征象
- 损伤的部位
  - 典型部位是主动脉的附着处
  - 最常见部位是主动脉峡部远端（占损伤的 90%，为动脉韧带附着处）
  - 其次为主动脉弓、升主动脉近端近主动脉瓣处（主动脉根部）及降主动脉远端近主动脉裂孔处

X 线表现

- 主要为主动脉周围血肿引起的纵隔异常
  - 纵隔增宽
  - 主肺动脉窗消失

○ 主动脉弓变形模糊

○ 气管旁软组织密度影增宽伴气管向右侧推移

○ 左侧脊柱旁线增宽而不伴有局部骨折

● 这些征象均很敏感（敏感性达 90% ~ 95%），但特异性很低，仅有 5% ~ 10%

● 若主动脉周围血肿很小或不伴有周围血肿，胸部 X 线平片则呈阴性而漏诊

DSA 表现

● 显示急性主动脉损伤的直接征象

○ 主动脉假性动脉瘤

○ 主动脉形态或直径改变

○ 内膜片和血栓

○ 造影剂外渗提示活动性出血

○ 确定损伤与左锁骨下动脉主动脉弓开口之间的距离

○ 明确损伤的长度

○ 明确损伤近侧和远侧节段主动脉的直径

○ 显示合并的解剖异常

CT 表现

● 直接显示主动脉周围血肿

● 显示急性主动脉损伤的直接征象（图 19-5-10、图 19-5-11）

○ 主动脉假性动脉瘤

○ 主动脉形态或直径改变

○ 内膜片和血栓

活动性出血导致的造影剂外渗

● CT 多平面重组图像以及容积再现技术有利于主动脉腔内支架置入术方案的制订

○ 确定损伤与左锁骨下动脉主动脉弓开口之间的距离

○ 确定损伤的长度

○ 明确损伤近侧和远侧节段主动脉的直径

○ 显示合并的解剖异常

【推荐影像学检查】

首选 CTA 检查，术前需 DSA 检查

【鉴别诊断】

借助 CTA 或 DSA 技术，创伤性胸主动脉破裂诊断较容易，易与其他疾病鉴别

诊断与鉴别诊断精要

● 胸、背撕裂样剧痛，伴胸闷、呼吸急促

● 心腔、心包腔无异常或心腔继发增大

● 主动脉增宽、内膜片游离、假腔形成、动脉周围血肿

典型病例

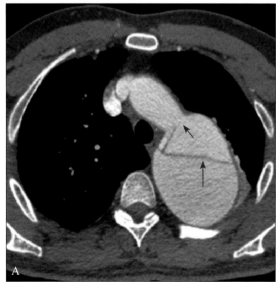
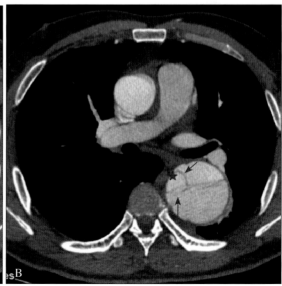

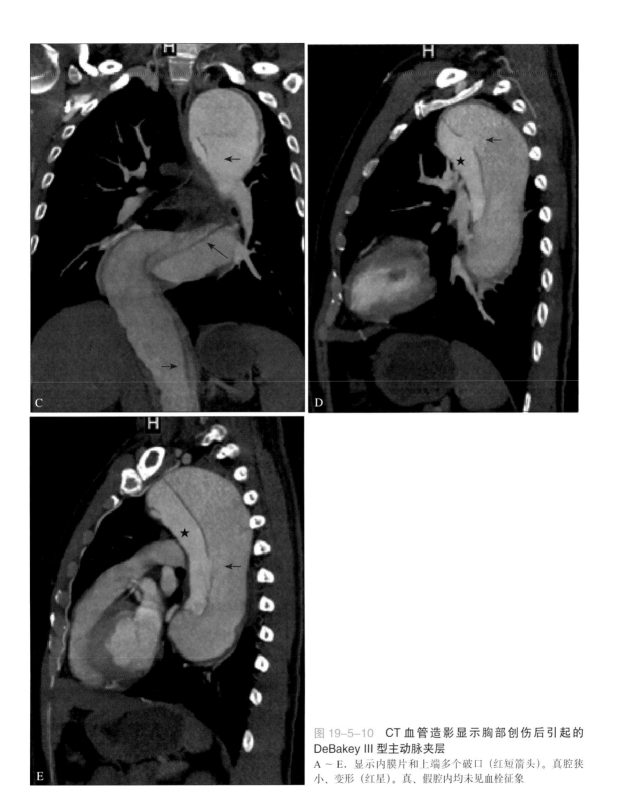

图 19-5-10　CT 血管造影显示胸部创伤后引起的 DeBakey III 型主动脉夹层

A ～ E. 显示内膜片和上端多个破口（红短箭头）。真腔狭小、变形（红星）。真、假腔内均未见血栓征象

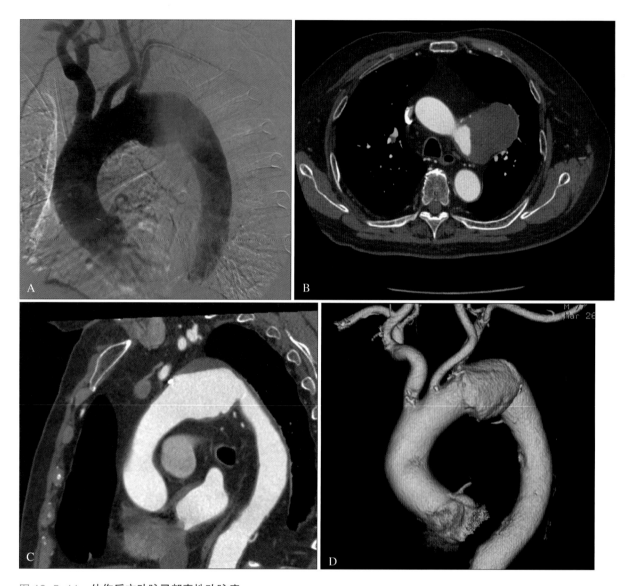

图 19-5-11 外伤后主动脉弓部真性动脉瘤

女性，77 岁，车祸，胸部撞伤，间断胸痛 3 个月。CT 和造影均显示在主动脉弓部形成一真性动脉瘤（本例由中国医学科学院阜外心血管病医院放射科吕滨教授提供）

（杨志刚 萧 毅）

重点推荐文献

［1］ Alkadhi H, Wildermuth S, Desbiolles L, et al. Vascular Emergencies of the Thorax after Blunt and Iatrogenic Trauma: Multi-Detector Row CT and Three-dimensional Imaging. RadioGraphics, 2004, 24:1239-1255.

［2］ Steenburg SD, Ravenel JG. Multi-detector computed tomography findings of atypical blunt traumatic aortic injuries: a pictorial review. Emerg Radiol, 2007, 14:143-150.

［3］ Neschis DG, Scalea TM, Flinn WR, Griffith BP.Blunt Aortic Injury. N Engl J Med, 2008, 359:1708-1716.

主要参考文献

［1］ Balci A. E, Kazez A, Eren S, Ayan E, Ozalp K, Eren M. N. Blunt thoracic trauma in children: review of 137 cases. *Eur. J. Cardiothorac. Sur*, 2004, 26:387-392.

［2］ Freixinet J, Beltran J, Rodriguez PM, et al. Indicators of Severity in Chest Trauma. *Arch Bronconeumol*, 2008, 44:257-262.

［3］ Virgos Senor B, Nebra Puertas AC, Sanchez Polo C, Broto Civera A, Suarez Pinilla MA. Predictors of outcome in blunt chest trauma. Arch *Bronconeumol*, 2004, 40:489-494.

［4］ Sirmali M, Turut H, Topcu S, Gülhan E, Yazici U, Kaya S, Taştepe I. A comprehensive analysis of traumatic rib fractures: morbidity, mortality and management. *Eur. J. Cardiothorac. Surg*, 2003, 24:133-138.

［5］ Livingston DH, Shogan B, John P, Lavery RF. CT diagnosis of Rib fractures and the prediction of acute respiratory failure. *J Trauma*, 2008, 64:905-911.

［6］ Flagel BT, Luchette FA, Reed RL, et al. Half-a-dozen ribs: the breakpoint for mortality. Surgery, 2005, 138:717-725.

［7］ Holcomb JB, McMullin NR, Kozar RA, Lygas MH, Moore FA. Morbidity from rib fractures increases after age 45. *J Am Coll Surg*, 2003, 196:549-555.

［8］ Lomoschitz FM, Eisenhuber E, Linnau KF, Peloschek P, Schoder M, Bankier AA. Imaging of chest trauma: radiological patterns of injury and diagnostic algorithms. *Eur J Radiol*, 2003, 48:61-70.

［9］ Livoni J. P, Barcia T. C. Fracture of the first and second rib: incidence of vascular injury relative to type of fracture. *Radiology*, 1982, 145:31-33.

［10］ Bastos R, Calhoon JH, Baisden CE. Flail chest and pulmonary contusion. *Semin Thorac Cardiovasc Surg*, 2008, 20:39-45.

［11］ el-Khoury G. Y, Whitten C. G. Trauma to the upper thoracic spine: anatomy, biomechanics, and unique imaging features. *Am. J. Roentgenol*, 1993, 160:95-102.

［12］ Vialle LR, Vialle E. Thoracic spine fractures. *Injury*, 2005, 36 (Suppl 2):65-72.

［13］ meyer PR. Fractures of the thoracic spine: T1 to T10. *In: Merer PR, ed. surgery of spine trauma*. New York: Churchill Livingstone, 2007:527-571.

［14］ Knobloch K, Wagner S, Haasper C, Probst C, Krettek C, Vogt PM, Otte D, Richter M. Sternal fractures are frequent among polytraumatised patients following high deceleration velocities in a severe vehicle crash. Injury, 2008, 39:36-43.

［15］ Wagner R. B, Crawford W. O, Schimpf P. P. Classification of parenchymal injuries of the lung. Radiology, 1988, 167:77-82.

［16］ Cupitt JM, Smith MB. Missed diaphragm rupture following blunt trauma. Anaesth Intensive Care, 2001, 29:292-296.

［17］ Esme H, Solak O, Sahin DA, Sezer M. Blunt and penetrating traumatic ruptures of the diaphragm. *Thorac Cardiovasc Surg*, 2006, 54:324-327.

［18］ Alkadhi H, Wildermuth S, Desbiolles L, Schertler T, Crook D, Marincek B, Boehm T. Vascular Emergencies of the Thorax after Blunt and Iatrogenic Trauma: Multi-Detector Row CT and Three-dimensional Imaging. *RadioGraphics*, 2004, 24:1239-1255.

［19］ Steenburg SD, Ravenel JG. Multi-detector computed tomography findings of atypical blunt traumatic aortic injuries: a pictorial review. *Emerg Radiol*, 2007, 14:143-150.

［20］ Kaewlai R, Avery LL, Asrani AV, Novelline RA. Multidetector CT of Blunt Thoracic Trauma. RadioGraphics, 2008, 28 (6):1555-1570.

［21］ Neschis DG, Scalea TM, Flinn WR, Griffith BP.Blunt Aortic Injury. N Engl J Med, 2008, 359:1708-1716.

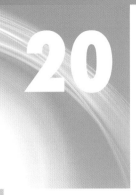

20 胸部介入治疗

第1节 咯血经支气管动脉栓塞

【概述】

- 大咯血（hemoptysis）是危及生命的急症，常规的保守治疗死亡率在 50% ~ 100%。直到 40 年前，外科治疗一直被认为是治愈咯血的唯一方法，而多数患者因肺功能储备较差或伴随疾病而不适合外科手术，死亡率仍超过 40%
- 经支气管动脉栓塞术（transcatheter bronchial arterial embolization，BAE）作为一种微创的方法，现已成为治疗急性大咯血或咯血复发的首选治疗方法

【适应证】

- 急性大咯血，内科保守治疗无效、有气道阻塞可能者（图 20-1-1）
- 急性大咯血、外科择期手术前的姑息性手段
- 反复咯血者

【禁忌证】

- 对比剂和麻醉剂过敏
- 严重心、肝、肾功能不全及其他严重的全身性疾病
- 极度衰弱和严重凝血功能障碍者

【解剖要点】

- 咯血的主要是责任血管为支气管动脉或相关的体循环动脉，仅约 5% 的病例源于肺动脉。支气管动脉的数目、起源和走行存在较大差异
  - 一般左右支气管动脉各 1 ~ 2 支，少数人左右共有 4 ~ 5 支
  - 60% ~ 70% 的支气管动脉位于胸 5 椎体上缘至胸 6 椎体下缘的降主动脉；10% 的支气管动脉起源于降主动脉动脉其他层面或主动脉弓；20% 的支气管动脉异位起源于锁骨下动脉、头臂干、内乳动脉、甲颈干、膈下动脉、腹主动脉等
  - 根据支气管动脉的行程分布，可分为左支气管动脉、右支气管动脉和共干支气管动脉。最常见的为右支气管动脉肋间干，起源于胸 5 至胸 6 椎体水平降主动脉内侧壁，见于 80% 患者；左支气管动脉多起源于主动脉前壁；共干支气管动脉并不少见，多起源于主动脉前壁，在右支气管动脉肋间干下方层面

【术前准备】

- 向患者及家属交代造影目的及可能出现的并发症和意外，签订知情同意书
- 询问病史，研究胸片、CT、纤维支气管镜等检查，了解出血的可能原因和部位
- 建立静脉通道，检查血常规、心肝肾功能及出凝血时间；检测患者生命体征、动脉血氧分压和血氧饱和度；保持血压稳定和呼吸道通畅；纠正凝血障碍，原则上血小板应在 7×10^9/L 以上、国际标准化比值（INR）≤ 1.5、部分凝血活酶时间不超过正常的 2 倍
- 碘剂及麻醉剂按药典规定进行必要的处理
- 术前 4 小时禁饮食，术前 0.5 小时肌注地西泮（安定）10mg
- 急症大咯血者应有相关科室医师陪同，以防治

窒息或低血压等可能

【支气管动脉插管和造影】

- 透视下将 Cobra 导管送至降主动脉水平，也可用 Simmons、Shepherd、Mikaelsson 或 Yashiro 等导管，经导管或静脉通路运用地塞米松 5～10mg
- 导管头在胸 5～胸 6 椎体水平即左主支气管与主动脉交叉上下各一椎体范围内的主动脉各壁依次上下缓慢移动，当导管头有嵌顿感或挂钩感时推注少量对比剂，判断是否为支气管动脉。支气管动脉沿中央气管走行，与肋间动脉的走行不同
- 当证实为支气管动脉后，以 1～2ml/s 的速度注入 45%～60% 的非离子型对比剂 5～10ml，行数字剪影血管造影（DSA），了解支气管动脉的走行、分布、有无脊髓动脉分支和其他侧支交通。提示出血支气管动脉的征象有：
  ○ 动脉增粗（>3 mm）、扭曲，肺实质血管增多和实质染色
  ○ 支气管动脉瘤
  ○ 支气管动脉 – 肺静脉瘘
  ○ 支气管动脉 – 肺动脉瘘
  ○ 对比剂外渗

【支气管动脉栓塞】

- 栓塞剂选择：一般根据支气管动脉与肺动静脉瘘口的大小，选择 300μm 以上的不同直径规格的聚乙稀泡沫醇（PVA）颗粒，也可使用吸收性明胶海绵颗粒，但易再通致咯血复发。大的支气管动脉 – 肺静脉瘘时可采用吸收性明胶海绵大颗粒或条。支气管动脉瘤时可选用钢圈栓塞
- 固定导管头，透视下将在对比剂中混合均匀的颗粒缓慢经导管推注入血管，避免反流，直至血管闭塞、造影剂滞留。提倡使用微导管插入血管较远端
- 生理盐水冲静导管后复查造影，观察栓塞效果

【注意要点】

- 找不到支气管动脉时，要采取以下措施：扩大寻找范围；更换导管；有无迷走的支气管动脉的可能，如胸主动脉、邻近的肋间动脉、内乳动脉、锁骨下动脉、腹主动脉、膈动脉、肾动脉、无名动脉、甲状颈干等体循环动脉，必要时可作升主动脉和降主动脉造影

- 找到一支责任支气管动脉后，也应判断有无多支责任动脉的可能，根据出血的部位扩大寻找，如其他支气管动脉、邻近的肋间动脉、内乳动脉、膈动脉等
- 有条件时，术前行胸部 CT 平扫和增强，范围从下颈部至上腹部，并行 CT 血管造影（CTA），对所有可能的责任血管予以预判和定位，可显著减少操作时间、确保治疗效果
- 栓塞剂浓度应适中，推注应缓慢，以免栓塞剂在导管嵌塞、或近端血管嵌塞或反流
- 造影未见明显支气管动脉或其他体循环血管异常、或经满意栓塞后仍未能控制咯血时，应考虑肺动脉病变的可能，如肺动脉瘤或肺动静脉瘘等，可用钢圈或可脱性球囊栓塞

【并发症预防和处理】

- 脊髓损伤　术后数小时内可出现双下肢无力甚至瘫痪，伴感觉障碍和尿潴留。原因主要是与支气管动脉共干的肋间动脉可发出根髓动脉，造影剂或细小颗粒致脊髓化学性或缺血性损伤
- 预防脊髓损伤应：
  ○ 造影时应使用低渗非离子型对比剂
  ○ 仔细观察 DSA 图像上有无供应脊髓的分支，呈典型的发夹行，出现脊髓供血分支时应使用微导管超选以避开，并避免反流。支气管动脉与肋间共干时，原则上使用微导管避开肋间动脉
  ○ 栓塞剂直径不应过细
  ○ 插管操作时应轻柔，以免夹层或血栓形成
  ○ 一旦出现脊髓损伤症状要积极处理，包括使用血管扩张剂，如罂粟碱、丹参等改善脊髓血液循环；使用地塞米松和甘露醇减少脊髓水肿等
- 体循环误栓　除近端反流外，栓塞剂可经支气管动脉 – 肺静脉瘘进入体循环而造成异位栓塞，严重时可造成颅内栓塞。应根据造影选择合适直径的栓塞剂
- 气管支气管或食道坏死　支气管动脉除供应支气管肺外，还供应气管、食道、横膈和纵隔的脏层胸膜、主动脉和肺动脉的血管滋养层、心肌等，过细的栓塞颗粒可引起组织坏死
- 介入一般并发症　如暂时性动脉痉挛、穿刺点血肿或假性动脉瘤或动静脉瘘形成、导管动

内折断、动脉内膜夹层、动脉粥样硬化斑块脱落、血管破裂、血栓和气栓以及对比剂过敏或对比剂所致肾病等，均应严格细致地按照规范操作予以避免

【疗效评价】

● 文献报道经过支气管动脉栓塞 73% ～ 99% 的患者都能达到立刻止血的目的，而复发率一般在 10% ～ 55.3%，在术后第 1 周或者第 1 个月的再次出血一般是由于责任血管栓塞未完全

或者是潜在的疾病的进展所致。而晚期复发率可能是由于原发病的进展所致，对于早期复发，仍可再次行支气管动脉栓塞，并寻找未完全栓塞的责任血管

● 一组 1114 例的慢性结核病患者的尸检结果发现，45 例（4%）存在肺动脉瘤，其中 38 例由于动脉瘤破裂而导致患者死亡，因此对于体循环责任血管栓塞很彻底的患者，应该考虑肺动脉出血的可能

典型病例

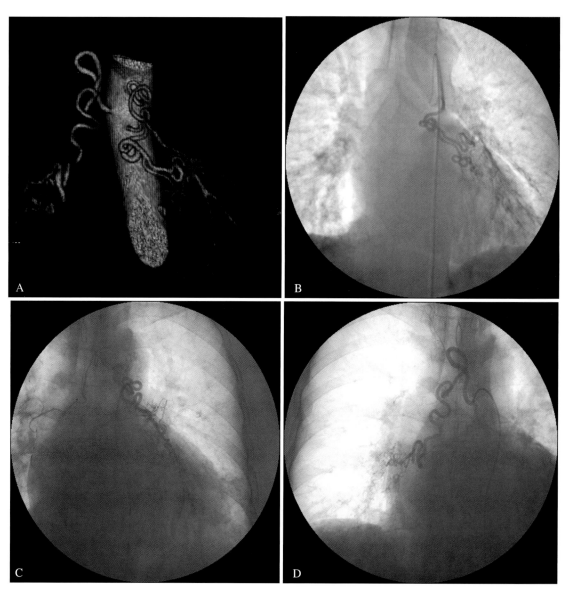

图 20-1-1　介入治疗咯血患者

A ～ D 图示一位反复咯血患者，介入术前 CTA（A.）直观显示多支增粗的支气管动脉；B ～ D. 示 DSA 下分别超选该动脉后造影，可见支气管动脉明显增粗，迂曲，远端可见扩张的血管

（董伟华　孟小茜）

重点推荐文献

[1] Jiang S, Sun XW, Jie B, Yu D. Endovascular Embolization of an Aberrant Bronchial Artery Originating from the Vertebral Artery in a Patient with Massive Hemoptysis. Cardiovasc Intervent Radiol, 2013.

[2] Kalva SP. Bronchial artery embolization. Tech Vasc Interv Radiol, 2009 Jun, 12(2):130-138

[3] Wang GR, Ensor JE, Gupta S, et al. Bronchial artery embolization for the management of hemoptysis in oncology patients: utility and prognostic factors. J Vasc Interv Radiol, 2009 Jun, 20(6):722-9. Epub 2009 May 5.

第2节 肺癌经支气管动脉化疗和栓塞

【适应证】

- 中晚期的中央型与周围型肺癌（lung cancer）为主要对象（图 20-2-1，20-2-2）
- 虽能手术切除，但有手术禁忌或拒绝手术者
- 手术前需局部化疗提高疗效者
- 小细胞肺癌患者不接受全身化疗者
- 虽有胸内外转移，但不接受全身化疗者

【禁忌证】

- 恶病质或心、肺、肝、肾衰竭竭
- 高热、严重感染或白细胞计数明显低下（低于 $3 \times 10^9/L$）
- 严重出血倾向和碘过敏等血管造影禁忌

【术前准备】

- 明确诊断
  - 常规胸片，增强 CT 明确肿瘤大小、位置、数目、肿瘤供血动脉（CTA）
  - 头、腹部、盆腔 CT 或 MR，必要时行 PET-CT 明确有无转移
  - 痰液、气管镜或胸腔或经皮穿刺获得组织学诊断
  - 化验检查：血常规、出凝血时间、肝肾功能、神经元特异性烯醇化酶（NSE，肺癌特异性指标）
- 患者准备：术前谈话，签署知情同意书；碘过敏试验；术前 4 小时禁食

【技术操作】

- 支气管动脉等供血动脉的寻找，见咯血的栓塞治疗
- 支气管动脉灌注化疗术（bronchial arterial infusion, BAI）
  - 参考全身化疗的方案，推荐以铂类加用吉西他滨或者紫杉醇类等为主的二联疗法，用量为静脉化疗总量的三分之二。药物稀释后经动脉缓慢推注，也可利用动脉泵经导管维持滴注 1 ~ 2 小时。老年或总体状况较差的患者，可酌情减少化疗药物的用量
- 支气管动脉栓塞（BAE）
  - 肿瘤血供丰富，供血动脉较粗或有支气管动脉 - 肺动脉或肺静脉瘘且无脊髓营养动脉和头颈部交通支或能超选避开者
  - 透视下经导管将吸收性明胶海绵颗粒和造影剂混合液缓慢推注，流速明显减慢时即可停止，避免反流或过度栓塞主干造成永久闭塞

【并发症预防和处理】

- 详见咯血的治疗
- 应当强调的是，由于化疗药的化学毒性，支气管动脉化疗灌注时脊髓损伤和气管支气管或食道损伤的可能性远高于咯血治疗时单纯的栓塞
- 另外，行内乳动脉和肋间动脉化疗灌注时，还可出现皮肤坏死的可能。因此，应充分稀释化疗药并缓慢灌注，原则上避开肋间动脉，多运用微导管技术和保护性栓塞技术

【疗效评价】

- 由于病例选择上的差异、化疗药物及用量的不同、肿瘤的病理类型及介入治疗的次数及介入治疗人员操作能力等多种原因，治疗的效果报道不一：CR+PR 为 51.5% ~ 86.0%，1 年生存率 58.8% ~ 67%，均高于单纯全身化疗。BAE+BAI 疗效更优于 BAI，多数报道有效率在 50% ~ 90% 之间。远期疗效方面，尚缺乏大宗报道

典型病例

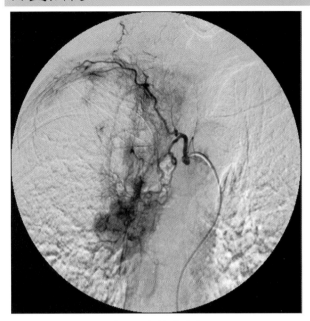

图 20-2-1 肺癌患者行支气管动脉造影
右肺癌患者行支气管动脉造影，见右侧支气管动脉起自支气管肋间动脉干，可见右肺肿瘤明显染色，血供丰富

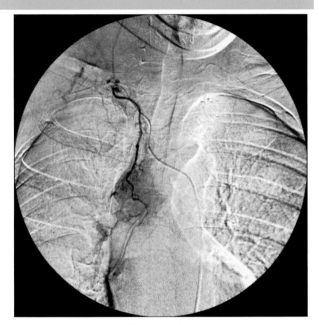

图 20-2-2 异位支气管动脉为肿瘤供血
图示异位支气管动脉起自内乳动脉的分支，DSA 造影证实为肿瘤供血动脉，可见肿瘤明显染色

（董伟华 孟小茜）

重点推荐文献

[1] Nakanishi M, Demura Y, Umeda Y, et al. Multi-arterial infusion chemotherapy for non-small cell lung carcinoma--significance of detecting feeding arteries and tumor staining. Lung Cancer, 2008 Aug, 61(2):227-34. Epub 2008 Feb 19.

[2] Neyazaki T, Ikeda M, Seki Y, et al. Bronchial artery infusion therapy for lung cancer. Cancer, 1969, 24:912–922.

[3] Kaseda S, Shimizu K, Yamane T, Sugiura H. Bronchial arterial infusion with cisplatin followed by irradiation successfully treats recurrent stage IVb thymic large cell carcinoma. Eur J Cardiothorac Surg, 1999, 16:471–474.

第 3 节 上腔静脉阻塞综合征

【概述】

● 上腔静脉阻塞综合征（superior vena cava obstruction syndrome，SVCOS）是由于上腔静脉或者双侧头壁静脉显著狭窄或阻塞引起的一组临床征候群，以颜面、颈部、臂部肿胀为特点，常伴有呼吸困难、端坐呼吸、恶心、咳嗽和胸部侧支循环形成，有时可出现头痛、头晕甚至晕厥

● 其病因多由胸部和纵隔的恶性肿瘤引起，预后差。如不及时有效地治疗，可出现危及生命的并发症如喉部或脑部水肿等。放、化疗的疗效缓慢，而支架置入可快速缓解症状

【适应证】

● 疾病发展快、静脉回流障碍明显，尤其是伴有呼吸困难及颅内高压症状，需及时解除梗阻者

● 上腔静脉综合征患者经正规放疗、化疗等抗肿瘤治疗效果不佳

● 肿瘤晚期、体质无法耐受放化疗或手术、合并上腔静脉综合征者（图 20-3-1）

【禁忌证】

● 如无碘剂或者麻药过敏者以及严重感染者，一般无绝对禁忌证。对侧支循环建立良好而无明显临床症状、体征者，则无需介入治疗

【术前准备】

● 除明确引起梗阻的病因外，还需行增强 CT 或 MR，明确上腔静脉梗阻的部位及梗阻的程度和长度，以及侧支循环建立的情况

● 患者准备

　○ 血常规、出凝血时间、INR、肝肾功能、电解质、心电图等入院常规

　○ 局麻药和碘过敏试验

　○ 术前与家属说明病情、治疗大致经过及可能的并发症，并签订手术知情同意书

○ 术前禁食 4 小时，以及术前镇静
- 器械和药物准备
  ○ 导管：推荐 MPA 导管，其他导管如椎动脉导管，猎人头导管等可以根据实际情况选用
  ○ 导丝：0.035 亲水导丝，0.038 超硬导丝
  ○ 球囊：直径 8 ~ 18 mm，长度 4 ~ 8cm
  ○ 支架：自膨胀式支架，长度 4 ~ 8cm，直径 10 ~ 20mm
  ○ 造影剂：应选用非离子造影剂，浓度 45% 左右。
  ○ 减少过敏反应药：地塞米松 10mg、异丙嗪 25 ~ 50mg；术中抗凝药物，肝素 5000UI
  ○ 其他：包括心电监护仪、急救器材和药物

【技术操作】
- 静脉入路 一般采用股静脉入路，如术中操作困难，也可选用颈内静脉途径，而锁骨下静脉甚至是腋静脉也是可选择的途径
- 腔静脉造影及测压 导丝帮助下导管通过狭窄段，进入上腔静脉远心端。造影观察梗阻的部位、狭窄程度和长度及有无血栓形成并测压。若未发现血栓，则直接行球囊扩张治疗；若有血栓形成，则先行溶栓治疗
- 球囊扩张 拟行球囊扩张前，应根据患者体重给予全身肝素化。选用和正常血管直径相适合的球囊，可由小到大进行扩张，扩张球囊的压力不宜过大，以防血管破裂，导致出血、休克甚至死亡
- 支架植入 多选用自膨胀式支架，直径比正常血

管管径大 10% 为宜，长度超出狭窄段上、下各 1 ~ 2 cm。支架释放后，若支架尚未完全展开，可不再作进一步处理，靠支架本身的张力逐渐展开到理想直径
- 复查造影 观察支架位置、上腔静脉开通情况，造影剂有无外溢，确保血管无破裂出血，然后测压、记录数值

【术后处理】
- 常规观察生命体征。抗生素预防性使用 3 天，低分子肝素钠 5000 U 皮下注射，1 次 /12 小时，持续 3 天，口服华法林和阿司匹林，同时监测凝血时间（PT）、活化凝血酶原时间（APTT）以及 INR（控制在 2.0 ~ 3.0），持续 3 ~ 6 个月

【并发症及防治】
- 上腔静脉综合征介入治疗的严重并发症较少。理论上上腔静脉内支架植入可发生支架移位、支架梗阻、肺栓塞、血管破裂甚至心包填塞等并发症，但临床上类似的并发症报道并不多见。其他不常见的并发症包括：发热，穿刺部位的感染，以及球囊扩张时出现一过性的疼痛

【疗效评价】
- 多数患者的临床症状在 24 ~ 72 小时内缓解，再狭窄或闭塞往往和原发病的治疗相关，也有部分患者因抗凝治疗不当而致血栓形成，因此术后 3 个月内如无禁忌，应正规抗凝治疗。

典型病例

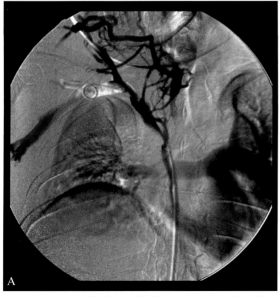
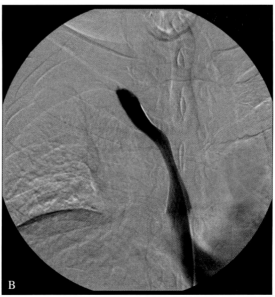

图 20-3-1　上腔静脉阻塞综合征行静脉支架植入术

A．示上腔静脉阻塞综合征患者于右侧锁骨下静脉行 DSA 血管造影，见上腔静脉明显狭窄，颈部静脉血管增粗迂曲，侧枝开放明显；B．示上腔静脉支架植入术后，DSA 血管造影示静脉回流迅速，血流通畅，支架位置良好

重点推荐文献

[1] Cho TH, Janho K, Mohan IV. The role of stenting the superior vena cava syndrome in patients with malignant disease. Angiology，2011 Apr，62(3):248-52.

[2] Lauten A, Strauch J, Jung C, Endovascular treatment of superior vena cava syndrome by percutaneous venoplasty. Heart Lung Circ，2010 Nov，19(11):681-3. Epub 2010

Aug 11. Review.

[3] Hochrein J, Bashore TM, O'Laughlin MP ,et al. Percutaneous stenting of superior vena cava syndrome: a case report and review of the literature. Am J Med，1998 Jan，104(1):78-84.

（董伟华　孟小茜）

第 4 节　肺动静脉瘘的栓塞治疗

【概述】

　　肺动静脉瘘（pulmonary arteriovenous fistula）亦称肺动脉脉畸形，为少见的肺血管疾病，多为先天性，主要病理变化是肺内动静脉血管之间形成异常短路，短路血管逐渐扩张形成囊瘘，未经氧合的肺动脉血直接进入体循环，从而导致低氧血症。若分流量大可出现活动后气促、胸闷、发绀、杵状指（趾）及继发性红细胞增多，肺血管内小血栓脱落可致脑血栓或脑脓肿，当囊瘘破裂可出现咯血和血胸。该病临床上少见，且临床表现多样，无特异性，易误诊。同时它也是遗传性出血性毛细血管扩张症（hereditary hemorrhagic telangiectasia，HHT）特征表现之一

【适应证】

- 有低氧血症、脑血栓或脓肿或咯血等症状的患者
- 对于直径 ≥ 3mm 的 PAVM，即使无症状也可作为栓塞的选定标准。原因是瘤体越大，破裂的可能性越大，同时约 80% 的大 PAVM 中伴有小的 PAVM，且这些小的 PAVM 易致感染、异位栓塞甚至脑脓肿（图 20-4-1）

【禁忌证】

- 如患者一般情况良好，无严格禁忌证

【具体方法】

- 应明确是单纯性还是复杂性动静脉瘘，对供应动脉应逐一予以处理，尽可能靠近瘘口栓塞
- 原则上使用永久性栓塞材料对瘘进行封堵，栓塞材料包括常规弹簧圈、电解可脱式弹簧圈、可脱式球囊、封堵器等，也可考虑多种栓塞

材料联合使用，甚至包括利用腔静脉滤器辅助栓塞

【并发症】

- 术后并发症包括自限性的胸膜炎、气体栓塞及栓塞材料的移位栓塞等
  - 自发性胸膜炎约发生于 1/3 的患者，一般术后 48 小时内出现，3 ～ 6 天后自行缓解，有时会伴有高热
  - 气体栓塞考虑与术中弹簧圈反复操作相关
  - 而移位栓塞常与栓塞材料的选择不当及操作者的经验有关

【疗效评价】

- 尽管技术成功率很高，短期内可达到彻底封堵瘘口的目的，但仍有约 10% 患者在术后 1 年内复发，因此术后随访非常重要。一般认为至少需满足以下三个标准之一
  - 栓塞大于 9 个月后的 DSA 造影，明确 PAVM 无血流供应
  - 稳定的动脉血氧分压至少维持 1 年，变动小于 10%
  - 胸部 X 线或 CT 增强提示病变消失或比术前小 70% 或 PAVM 和引流静脉均缩小且血氧值稳定。较大的 PAVM 栓塞 1 年后有必要行 CT 随访，可确认畸形血管是否仍栓塞满意，且评价未行栓塞的畸形是否有增大的迹象

典型病例

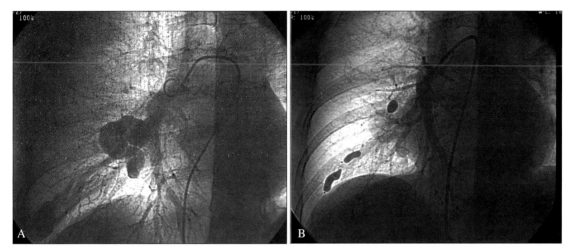

图 20-4-1　肺动静脉瘘的栓塞治疗

A 示猪尾巴导管于右侧肺动脉主干行 DSA 血管造影，见多发类园形或椭圆形增粗的血管影，血流迅速，肺静脉早期显影，考虑诊断多发肺动静脉瘘。B 示利用可脱式球囊行肺动静脉瘘封堵后，再次于右侧肺动脉主干造影，未见明显肺静脉早期显影

（董伟华　孟小茜）

重点推荐文献

[1] Lee DW, White RI, Jr., Egglin TK, et al. Embolotherapy of large pulmonary arteriovenous malformations: long-term results. Ann Thorac Surg，1997，64(4): 930-939; discussion 9-40

[2] Mager JJ, Overtoom TT, Blauw H, et al. Embolotherapy of pulmonary arteriovenous malformations: long-term results in 112 patients. J Vasc Interv Radiol，2004，15(5): 451-456.

[3] White RI, Jr. Pulmonary arteriovenous malformations: how do I embolize? Tech Vasc Interv Radiol，2007，10(4): 283-290.

第5节　急性肺动脉栓塞的介入治疗

【概述】

● 肺动脉栓塞（pulmonary embolism, PE）为内源性或外源性栓子堵塞肺动脉和（或）分支的病理及病理生理状态，在此基础上发生肺组织坏死（多为出血性）者称为肺梗死。最常见的栓子源于下肢和盆腔的深静脉血栓。治疗方法包括

　○ 抗凝治疗及二级预防

　○ 静脉溶栓

　○ 介入治疗（interventional therapy）等，其中经导管药物溶栓辅以机械技术应用较多

　○ 外科手术取栓

● 重度肺动脉栓塞（pulmonary embolism, PE）定义为：急性肺动脉栓塞伴有持续的低血压（收缩压＜90mmHg 至少持续 15 分钟，或需辅助呼吸支持，并除外非肺动脉栓塞相关的其他原因，包括心律失常，低血容量，败血症或者左室功能不全等），无脉或者持续严重的心动过缓（心率＜40 次/分且有休克症状或体征）

【适应证】

● 对于轻中度的肺动脉栓塞，如血流动力学稳定，右室大小和功能正常，应选择单纯抗凝治疗；但对于重度肺动脉栓塞，如何选择治疗方式仍存在争议，文献推荐有下列情形之一者可行经导管治疗：

　○ 动脉血压降低（收缩压＜90mmHg 或下降＞40mmHg）

　○ 心源性休克伴外周低灌注及缺氧

　○ 循环衰竭需行心肺复苏者（晕厥）

　○ 超声心动图显示右室后负荷增加和（或）肺动脉高压

　○ 肺毛细血管前压增高（＞20mmHg）

○ 动脉肺泡氧分压差增大（＞50mmHg）

○ 临床上重度肺动脉栓塞伴静脉抗凝或溶栓禁忌者，或正规静脉溶栓失败者

【禁忌证】

● 活动性内出血或近期自发性颅内出血者，应权衡溶栓利弊

【操作方法】

● 单纯抗凝

○ 常规肝素：80 IU/kg 静脉注射，继以 18 IU/（kg·h）持续静脉滴注。须检测活化的部分凝血活酶时间（APTT），控制在基础值的 1.5 ～ 2.5 倍，INR 控制在 2.0 ～ 3.0。或低分子肝素，每次 100 IU/kg 或每次 1mg/kg，皮下注射，每日 1 ～ 2 次

● 经导管溶栓

○ 经股静脉或其他静脉途径将导管"插入"肺动脉血栓中，团注溶栓药物，继以持续滴注 12 ～ 24 小时，配合机械碎栓或取栓效果更佳

○ 文献推荐剂量

■ 尿激酶：25 万 IU/h，持续 2 小时，继以 10 万 IU/h 持续 12 ～ 24 小时

■ rt-PA：团注 10mg 继以 20mg/h 持续 2 小时，共计 50mg，或 100mg 持续 7 小时

● 经皮机械碎栓术及取栓术

○ 最简单的是旋转猪尾巴导管并配合导丝，以达到碎栓的目的。其他器械有 Greenfield 取栓设备、旋转篮状碎栓导管、网管碎栓器、Lang 氏负压抽吸除栓导管、Amplatz 除栓导管、Rotarex 导管等

【并发症预防和处理】

● 出血

○ 多发生于穿刺部位。预防出血的主要是定期检测凝血时间，以调整溶栓药物的剂量

● 动脉夹层形成

○ 局部反复操作易致动脉内膜损伤及夹层形成，如无明显狭窄可无需特殊处理，严重者可考虑放置支架

【预后】

● 静脉溶栓的出血风险约 20% 以上，其中 3% ～ 5% 为脑出血，且一些患者存在溶栓禁忌或无法在短时间能达到溶栓治疗剂量，介入治疗在这方面有着充分的优势。一份 594 例患者的 Meta 分析显示，重度肺动脉栓塞患者，经导管直接溶栓的成功率可达到 86.5%，轻微并发症和严重并发症分别为 7.9% 和 2.4%

重点推荐文献

[1] Stein PD, Matta F, Musani MH. et al. Silent pulmonary embolism in patients with deep venous thrombosis: a systematic review.Am J Med, 2010 May, 123(5):426-431. Review.

[2] Jaff MR, McMurtry MS, Archer SL.et al. Management of massive and submassive pulmonary embolism, iliofemoral deep vein thrombosis, and chronic thromboembolic pulmonary hypertension: a scientific statement from the American Heart Association. Circulation，2011 Apr 26，123(16):1788-1830. Epub 2011 Mar 21.

[3] Kuo WT, Gould MK, Louie JD. et al. Catheter-directed therapy for the treatment of massive pulmonary embolism: systematic review and meta-analysis of modern techniques. J Vasc Interv Radiol, 2009 Nov;20(11):1431-1440.

（董伟华 孟小茜）

第 6 节 经皮穿刺肺活检

【概述】

经皮穿刺肺活检术（percutaneous lung puncture biopsy）是一项应用比较广泛的技术，能为诊断和治疗提供有效的帮助。尽管极少导致患者死亡，但仍需呼吸内科医生、胸外科医生以及放射科医生的多学科协作

【适应证】

● 胸片或 CT 上新增或者逐渐增大的孤立性结节或肿块，且支气管镜取材不易达到

● 肺内的多发结节，患者无恶性肿瘤病史、或患有超过一种恶性肿瘤病史、或者恶性肿瘤治疗后缓解

- 持续的局部浸润，无论单个或多个，经痰检、血液培养、血清学检查或支气管镜均无法诊断

【禁忌证】

- 血小板 < 10^9/ml
- INR > 1.5
- 严重的肺气肿

【手术步骤以及要点】

- 根据患者穿刺前的 CT 图片，拟定最佳的穿刺途径并选择适合的穿刺体位。嘱患者扫描时制动并平静状态下呼吸，切忌大口呼吸。步骤包括：
  - 定位图像扫描
  - 预扫描：在定位片上选择病变所在的层面，扫描范围需包括完整病灶。在扫描图像上，利用肋间隙的位置以及标尺测量的距离确定皮肤穿刺点
  - 2% 的利多卡因麻醉穿刺点后，嘱患者屏气，根据预测的进针角度和深度进行穿刺，重复扫描确认针尖的位置，调整进针的角度和深度，甚至调整穿刺点和路径，直至针尖位置与病变合适，取出标本
  - 复查 CT 了解有无短期并发症

【注意事项】

- 强调穿刺前增强扫描的必要性，既可排除穿刺禁忌证如肺动静脉畸形等血管性病变，又可明确病灶活性成分所在的位置，避免穿刺坏死组织，还可了解病灶与大血管、重要器官间的位置，避免穿刺带来不必要的损伤
- 强调薄层扫描的利用，可利用连续薄层图像准确判断穿刺针的走向，减少部分容积效应对针尖判断的影响，而对于因肋骨阻挡或其他原因需向头侧或足侧大角度偏斜的操作而言，三维重建可更直观地显示穿刺针偏斜的角度，提高操作预判的准确性

- 逐步穿刺法避免反复穿刺。反复多次穿刺胸膜易增加并发症（如气胸和出血）的发生率，影响穿刺的操作和结果，采用逐步穿刺法，即穿刺时逐步进针，并在穿刺途径中调整针尖走行的方向，特别是位于下肺中央或者肺底部穿刺路径较长或者随呼吸活动度较大的结节性病灶（小于 3cm），此法尤为适合

【并发症预防和处理】

- 致死率
  - 文献报道肺活检致死的病例极少，一般在 0.07% ~ 0.47%，原因有急性肺出血或肺血肿、气体进入肺静脉致脑血管或者冠状动脉气体栓塞、严重的血气胸
- 气胸
  - 发病率为 0 ~ 61%，仅 3.3% ~ 15% 的患者需胸腔引流。胸膜下病变及距胸膜 < 2.0cm 的病变，活检时气胸的发生率明显增高，其次是肺门周围的病灶，因穿刺肺的距离较长。对于非张力性气胸，如患者无明显缺氧症状，一般无需特殊处理，严重者可给以胸腔引流。对于严重的肺气肿患者应列为穿刺禁忌
- 肺出血
  - 发生率在 5% ~ 16.9%，可伴或不伴有咯血。一般无需特殊处理，如咯血量较大，可给以止血药物
- 血胸
  - 发生率约 1.5%。明显的血胸很少见，可能是由于内乳动脉或肋间动脉或静脉出血
- 其他并发症
  - 个案报道提及肿瘤的针道种植转移、心包填塞及肺部感染（胸膜炎）致胸腔积脓

重点推荐文献

[1] Wu RH, Tzeng WS, Lee WJ, et al. CT-guided transthoracic cutting needle biopsy of intrathoracic lesions: Comparison between coaxial and single needle technique. Eur J Radiol, 2011 Jun, 22.

[2] Meng XX, Kuai XP, Dong WH, et al. Comparison of lung lesion biopsies between low-dose CT-guided and conventional CT-guided techniques. Acta Radiol, 2013, 54(8): 909-915.

[3] Smith JC, Jin DH, Watkins GE, et al. Oyoyo UE. Ultra-low-dose protocol for CT-guided lung biopsies. J Vasc Interv Radiol, 2011, 22(4): 431-436.

（董伟华　孟小茜）

第 7 节　经皮肺穿刺术前定位术

【概述】

对早期不典型的孤立性肺结节（直径＜20mm）和磨玻璃样病变，无论是开胸探查或胸腔镜手术，对其定位切除较为困难。20世纪90年代初，国外就有人对此类病变的术前辅助定位进行了研究，尝试了各种方式和材料，如染料、金属钩、对比剂和凝胶等

【注射亚甲蓝染色】

● CT引导下千叶针经皮穿刺至肺内病灶，然后注射适量的亚甲蓝，对病灶、针道和脏层胸膜表面进行染色，随即进行胸腔镜或开胸手术。年龄较大或长期吸烟者，其肺泡内碳末沉积，肺表面颜色变深，可致亚甲蓝识别困难；若注射后不能随即手术，则亚甲蓝在肺表面迅速弥散，同样无法识别注射部位（图20-7-1）

【金属钩（Hookwire）定位】

● Hookwire是一根细长的前端弯曲成钩状的金属丝，直径约0.3 mm，长度约35 cm，将其置入穿刺针内，在CT引导下经皮穿刺到病变部位或附近后，将其释放，其前端展开成钩状起到固定作用，然后在胸腔镜下沿金属丝周围一定范围内作楔形切除。可同时沿针道和脏层胸膜表面注射亚甲蓝染色，提高定位的准确性

● 该定位方式理论上具准确可靠、简单易行的特点。多家实践表明，Hookwire的移位发生率（或定位失败）＜20%；气胸发生较多，达半数以上，但大多不需要处理；其他并发症如肺出血、肋间出血和胸痛等，同样症状轻微

● Hookwire定位后也需立即进行手术，因其释放后不能在体内长时间驻留

典型病例

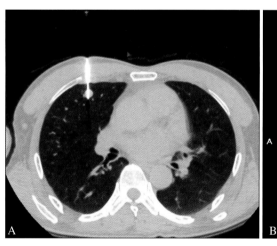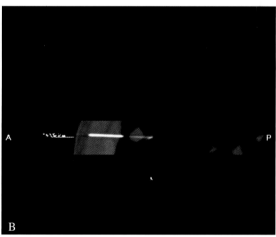

图 20-7-1　**经皮肺穿刺术**
A．示小结节位于右中肺近胸前壁，穿刺针经结节中央，准确穿透病变；B．MPR重建后，见矢状面上 Hookwire 经过结节中央，可见穿透结节的前端倒钩

重点推荐文献

[1] Torre M, Ferraroli GM, Vanzulli A,et al. A new safe and stable spiral wire needle for thoracoscopic resection of lung nodules. Chest. 2004 Jun，125(6):2289-2293.

[2] Pittet O, Christodoulou M, Pezzetta E. Video-assisted thoracoscopic resection of a small pulmonary nodule after computed tomography-guided localization with a hook-wire system. Experience in 45 consecutive patients. World

J Surg, 2007 Mar, 31(3):575-578.

[3] Nakashima S, Watanabe A, Obama T, et al. Need for preoperative computed tomography-guided localization in video-assisted thoracoscopic surgery pulmonary resections of metastatic pulmonary nodules. Ann Thorac Surg, 2010, 89(1): 212-218.

（董伟华　孟小茜）

第 8 节　经皮穿刺胸腔或肺引流术

【适应证】

- 原则上需要胸腔引流或肺脓肿引流均可采用经皮穿刺胸腔或肺引流术（percutaneous puncture chest or lung drainage）（图 20-8-1）

【禁忌证】

- 患者有严重的心肺功能异常，无法耐受手术者
- 严重的凝血功能障碍

【经皮穿刺置管引流】

- CT 或超声透视下选择适合的穿刺路径以及穿刺点
- 2% 的利多卡因穿刺点局部麻醉，尽量麻醉至胸膜处，用刀片破皮，约 0.5cm
- 利用 Seldinger 技术穿刺后交换植入超硬导丝，

引入 8 ~ 12F 猪尾巴引流管，抽出导丝后，固定引流管于皮肤，以防脱出

- CT 或超声确定引流管位置，并可通过引流管进行冲洗

【并发症】

- 该治疗并发症较少，可能的并发症同穿刺活检，主要是出血、气胸、咯血等

【注意事项】

- 先选择较细的引流管，若引流欠通畅，再考虑更换较粗的引流管
- 穿刺时应该避开明显的肺气肿组织
- 拔管时如窦道闭合困难，可用吸收性明胶海绵条封堵

典型病例

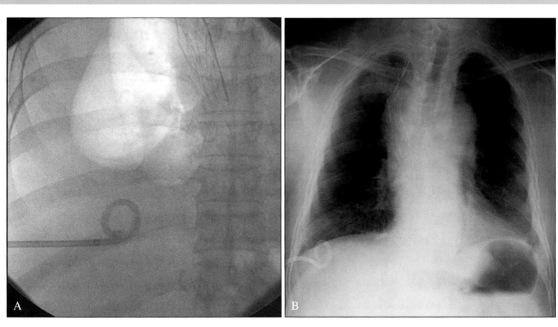

图 20-8-1　经皮肺引流术

A．透视下，经皮穿刺于胸腔积液处置入外引流管，可见引流管 mark 位于胸腔内；B．引流数天后，原胸腔积液明显减少，肺复张良好，肺透亮度明显增加

重点推荐文献

[1] Klein JS, Schultz S, Heffner JE. et al. Interventional radiology of the chest: image-guided percutaneous drainage of pleural effusions, lung abscess, and pneumothorax. AJR Am J Roentgenol，1995 Mar，164(3):581-588.

[2] Cantin L, Chartrand-Lefebvre C, Lepanto L, et al. Chest tube drainage under radiological guidance for pleural effusion and pneumothorax in a tertiary care university

teaching hospital: Review of 51 cases. Can Respir J, 2005 Jan-Feb;12(1):29-33.

[3] Palmer SL, Kelly PD, Schenkel FA, et al. CT-guided tube pericardiostomy: a safe and effective technique in the management of postsurgical pericardial effusion. AJR Am J Roentgenol，2009 Oct;193(4):W314-320.

（董伟华　孟小茜）

第9节 经皮肺肿瘤射频消融术

【概述】

- 随着经皮射频消融术（radiofrequency ablation，RFA）在肝、肾、前列腺等脏器的运用，其在肺部肿瘤上的应用也日益增多。目前国内外常用消融技术包括热消融如射频、微波、激光、高强度聚焦超声等以及冷消融技术如氩氦刀等，在肺部以射频消融的经验最为丰富
- 经皮消融治疗的优势在于：定位准确、疗效高；创伤小、并发症低、几乎无副作用；一次可治疗多个病灶、无治疗次数的限制；难度相当于肺穿刺活检

【适应证】

- 射频消融最适合治疗病灶是位于周围 2/3 完全由肺包围，且不与大血管、胸膜以及纵隔相连且直接 < 3.0cm 的病灶（图 20-9-1）
- 目前射频消融术已报道用于：
  - 拒绝手术的早期肺癌患者，或者合并心、肺等重要脏器功能不全不能耐受手术者
  - 中晚期原发性肺癌患者；肺癌伴其他部位转移者
  - 肺癌手术未能完全切除或术后复发者
  - 各种肺转移性肿瘤

【禁忌证】

- 相对禁忌证
  - 临近血管距离小于 3mm
  - 临近食管、心包和气管等重要脏器者
  - 临近斜裂或胸膜由于消融不彻底，易复发
  - 肺功能储备较差（FEV1 < 0.6L）、严重的肺动脉高压
- 理论上绝对禁忌证有
  - 肺部有弥漫性转移病灶者
  - 肺门病变伴有较大空洞者
  - 中央型肺癌合并严重阻塞性肺炎者
  - 伴有肺部感染及大量胸水者
  - 重要脏器功能严重衰竭如严重心、肝、肾功能不全，肺功能不全致无法平卧及患者体质不能耐受射频过程者
  - 对麻醉药物过敏及凝血功能障碍者

【并发症】

- 气胸（pneumothorax）最主要的并发症，发病率在 11% ~ 63%。大多程度较轻，保守治疗均可缓解，必要时可置管引流
- 胸腔积液（pleural effusion）发生率可达 50% 上，多为少量，且无症状
- 支气管胸膜瘘（bronchopleural Fistula BPF）可发生于最初的 4 周内，主要是由于消融组织周边持续的坏死，导致的气道和胸膜沟通，大多为暂时的，但可持续数月且部分 PET-CT 上能发现活性肿瘤组织；如有症状且持续扩大可以通过外科引流或者纤维蛋白封堵坏死腔
- 肺出血（pulmonary hemorrnage）或咯血发生率约 5.9% 以上
- 肺炎 在原有慢性肺疾病或者阻塞性肺疾病的患者，其发生率可达 16%
- 血气胸 一般为少量且无症状，但特别是对于正压通气的患者可持续进展
- 皮肤烧伤（skin burns）发生率较低，贴板局部皮肤皱褶多为形成了小的电流所致
- 穿刺重要脏器，如心脏、大血管等导致的患者死亡均考虑和操作相关
- 消融后可出现乏力，低热，肌痛等，较为普遍，可持续 2 周，考虑可能为肿瘤毒素释放入血所致
- 其他 还包括纵隔气肿、肋骨坏死、气体栓塞、肺动脉假性动脉瘤、急性呼吸窘迫综合征甚至肾功能不全，均有个案报道

【肺射频消融后的 CT 影像表现】

- CT 为最常用的胸部肿瘤随访的工具，射频消融后可立刻见到肿瘤周围磨玻璃样密度改变，且在随后的 1 周内可见其增大，1 个月后磨玻璃密度可逐渐密实，且一般从周边向内部发生，这样的变化一般持续 3 个月。约 50% 病例可出现空洞，为非感染性的，无需抗感染治疗，典型的表现为 6 个月后消失。CT 强化的部位一般提示局部可能复发
- 反应性变化还包括，局部肺门和纵隔淋巴结的增大，一般可以在 1 ~ 3 个月内发生，6 个月后可见其随之变小。胸腔积液比较常见，一般为少量且无症状，对于增厚的胸膜 PET 可见明显放射浓聚

【疗效评价】

研究发现肿块的大小（直径 > 3cm），消融术

后病变周围的磨玻璃密度（＜5mm）以及靠近大血管周围的病变（热降效应）均影响着局部消融的疗效。有研究表明，射频消融治疗 I 期非小细胞肺癌其 2 级和 3 级的术后并发症的发生率分别为 12% 和 6%，1 年、2 年和 3 年的总体生存率、癌症特异性存活率（cancer specific survival rate）和无疾病生存率分别为 94%、100%、82%，86%、93%、64% 和 74%、80%、53%。另一组 I 期非小细胞肺癌的数据中，外科切除术和射频消融术的患者平均生存时间分别为（45.49±7.21）个月和（33.18±7.90）个月，两者无明显统计学差异。最近的一组对照研究发现，对于 I 期、II 期的非小细胞肺癌患者，单纯外科手术和单纯射频治疗的中位生存期分别为 33.8 个月和 28.2 个月，而对于 III 期和期的非小细胞肺癌患者，单纯化疗或射频加化疗的中位生存期分别为 29 个月和 42 个月。由此可见，射频消融术在治疗非小细胞肺癌方面值得推荐

典型病例

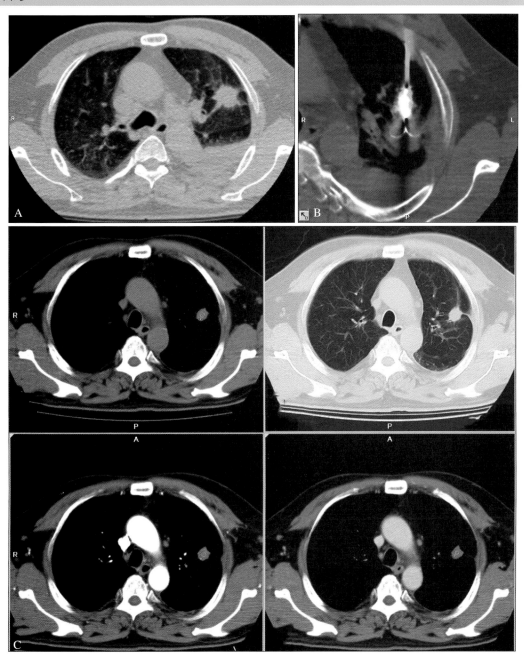

图 20-9-1　经皮肺肿瘤射频消融术

A．为一肺癌脑转移患者（穿刺病理证实为腺癌）。CT 平扫肺窗见一左肺肿块，可见明显毛刺及一侧胸腔积液；B．CT 横断面，可见射频针穿刺至肿瘤，多极探头张开后，显示拟消融区域覆盖整个瘤体；C. 术后 16 个月复查，肿块明显缩小，CT 增强无强化，原胸腔积液消失

重点推荐文献

[1] Kim SR, Han HJ, Park SJ, et al. Comparison between surgery and radiofrequency ablation for stage I non-small cell lung cancer. Eur J Radiol，2011 Feb 8.

[2] Lee H, Jin GY, Han YM, et al. Comparison of Survival Rate in Primary Non-Small-Cell Lung Cancer Among Elderly Patients Treated With Radiofrequency Ablation, Surgery, or Chemotherapy. Cardiovasc Intervent Radiol，2011 May 28.

[3] Wolf FJ, Grand DJ, Machan JT. et al. Microwave ablation of lung malignancies: effectiveness, CT findings, and safety in 50 patients. Radiology，2008 Jun，247(3):871-879.

（董伟华　孟小茜）

第 10 节　经皮放射性粒子植入术

【概述】

　　经皮放射性粒子植入术（percutaneous radioactive particle implantation）最早应用于前列腺癌的治疗，后陆续应用于胰腺癌、肺癌、颅内肿瘤、鼻咽癌等，常用的放射性粒子包括 ^{198}Au、^{192}Ir、^{103}Pd 以及 ^{125}I 等，尤其是新型、低能、安全、易防护的放射性核素 ^{125}I 粒子成功研制以及计算机治疗计划系统（Treatment planning system，TPS）的出现使该技术应用日益广泛。放射性粒子 ^{125}I 外形为圆柱状钛合金封装体，长度 4.5 mm，直释 0.8 mm，平均能量 27 ～ 32 keV，半衰期 59.6 d，组织穿透能力 1.7cm，初始剂量率 7cGy/h，单个粒子活性 0.023 ～ 0.030GBq，单个射线的剂量率为 13Gy/ 周

【放射性粒子剂量的计算】

- 一般采用治疗计划系统（TPS 系统），也可采用临床常用的 Halafis 公式计算放射粒子剂量，即所需放射粒子的总活度（mCi）=Da×5，Da 为靶组织长、宽、高的平均值（即长 + 宽 + 高除以 3）单位为 cm。用所需粒子的总活度除以拟选用粒子的活度就可得到粒子的数量

【适应证】

- 非小细胞肺癌（图 20-10-1）：非手术适应证者，或拒绝手术者；直径 < 7.0cm

- 小细胞肺癌：对化疗不敏感者，或治疗后复发者
- 肺转移瘤：单侧病灶小于 3 个（图 20-10-2），如为双侧病变，每侧小于 3 个，应分次治疗

【治疗原则】

- CT 扫描，确定肿瘤大小以及穿刺路径
- 穿刺针间距控制在 1 ～ 1.5cm，建议用模板，确保粒子治疗的精确度
- 粒子植入后应立刻验证
- 根据肿瘤分期决定是否联合化疗

【注意事项】

- 穿刺时可结合其他影像设备，如超声，MRI 等
- 粒子分布至少应该靠近肿瘤边界 0.5 ～ 1.0cm
- 理论上粒子应该距离血管、大气管等重要脏器 1.0cm
- 既往有外照射史者慎用
- 推荐术后质量验证

【并发症和预防】

　　^{125}I 粒子植入对晚期肺癌的近期疗效明显，并发症发生率不高，主要有血痰、气胸及粒子移位、游走造成的肺栓塞和异位栓塞等，而对正常组织的放射性损伤并不多见。预防的重点是术前评估植入粒子的量化要准确，避免局部植入粒子数过多，同时又要兼顾粒子布源的全面性

典型病例

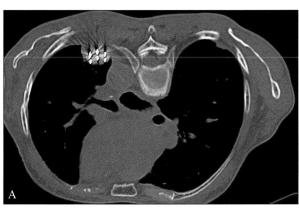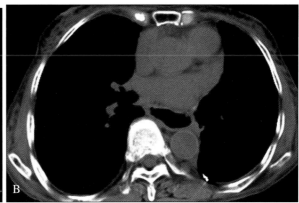

图 20-10-1　经皮放射性粒子植入术
原发性支气管肺癌（穿刺活检证实为腺癌）患者，男性，74 岁，因拒绝外科手术而行粒子植入术，术中共植入 21 放射性粒子 ^{125}I 颗。A．示放射性粒子分布均匀，位置良好；B．示放射性粒子植入术 6 月后，肿块基本消失，粒子聚集成团，贴于胸膜

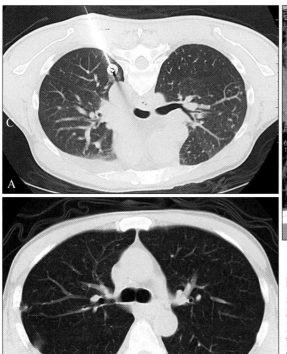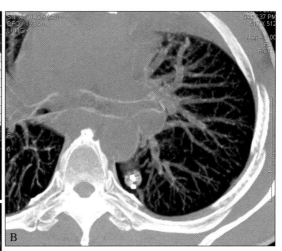

图 20-10-2　经皮放射性粒子植入术
男性，55 岁，因"肝癌切除术后 1 年，发现肺转移灶 1 周"入院。在 CT 引导下行放射性 ^{125}I 粒子植入术。A．示支气管隆突水平左下肺结节，近主动脉旁，直径约 1.0cm，穿刺针准确穿刺至病灶中央，并植入放射性粒子 3 颗；B．MIP 图像示 ^{125}I 放射性粒子 2 颗分布于瘤内以及 1 颗分布于边缘，可见少量穿刺道出血；C．示粒子植入术后 6 个月复查 CT，支气管隆突水平，原转移瘤病灶消失，残留粒子聚集成团，可见粒子周边局限性放射状纤维条索影

重点推荐文献

[1] Powell JW, Dexter E, Scalzetti EM.et al. Treatment advances for medically inoperable non-small-cell lung cancer: emphasis on prospective trials. Lancet Oncol, 2009 Sep, 10(9):885-894.

[2] Martínez-Monge R, Pagola M, Vivas I .et al.CT-guided permanent brachytherapy for patients with medically inoperable early-stage non-small cell lung cancer (NSCLC). Lung Cancer, 2008 Aug, 61(2):209-213.

[3] 吴沛宏、申文江、张红志等，08 中国放射粒子组织间近距离治疗肿瘤专家共识（讨论稿）．2008，厦门．

（董伟华　孟小茜）

第 11 节　气管支气管支架术

【适应证】

　　各类良恶性病变导致的气管、支气管狭窄或阻塞并失去手术机会时均可考虑气管支气管支架术（tracheobronchial stenting）（图 20-11-1）

【禁忌证】

- 严重的心肺动脉不全不能植入气管支架者

【操作方法】

- 定位
  - 可通过 X 线或 CT 三维重建定位出病变远端和近端，可利用体表标记或者椎体作为定位标记
- 麻醉
  - 经口 1% 利多卡因从喉口、声门、气管、支

气管全段的麻醉。如在纤维支气管镜下行插管者可在纤维支气管镜的帮助下麻醉上述部位。也可经过环甲膜穿刺行气管、支气管麻醉，必要时也可在全麻下进行

- 支架植入同常规支架释放

【并发症和处理】

- 支架移位或脱落　操作需谨慎，定位需准确，支架的大小约大于临近支气管的 20%，同时应超出狭窄远端及近端各 1 ~ 2cm
- 胸痛　由于支架扩张牵拉，可出现胸痛，可对症处理
- 支架再狭窄　恶性肿瘤的进展常为再狭窄的原因

典型病例

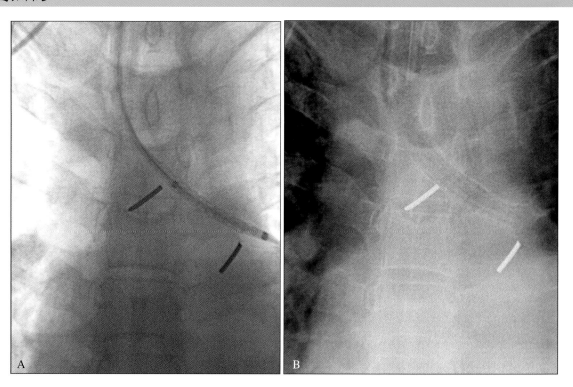

图 20-11-1　气管支气管支架术

A，B. 示经气管植入左侧支气管支架，支架完全张开，位置良好

重点推荐文献

[1] Serrano C, Laborda A, Lozano JM, et al. Metallic stents for tracheobronchial pathology treatment. Cardiovasc Intervent Radiol 2013; 36(6): 1614-1623.

[2] Tan JH, Fidelman N, Durack JC, et al. Management of recurrent airway strictures in lung transplant recipients using AERO covered stents. J Vasc Interv Radiol, 2010, 21(12): 1900-1904.

（董伟华　孟小茜）

第12节　肺减容术

【概述】

1957年首次报道利用肺减容手术治疗重度肺气肿，直到1995年Cooper等重新应用并取得显著效果时，才引起关注。临床试验证明：对特定的中、晚期肺气肿患者进行肺减容手术，可以改善患者的呼吸功能、运动能力和呼吸困难。为了降低围手术期的发病率和死亡率，经支气管镜或X线下的肺减容术也随之出现。主要方法包括：单向支气管内活瓣、支气管封堵术、支气管开窗术等。理论上单向支气管内活瓣适用于上叶病变为主的不均一型肺气肿患者；支气管封堵术目前还处于动物实验阶段；支气管开窗术可能更适用于均一型肺气肿患者，而最近支气管开窗术相关临床对照实验发现，术后短期临床症状可有明显改善，而长期疗效却无明显差异，这提示如何提高这一方法的远期效果还需要进一步研究。

重点推荐文献

[1] Gelb AF, McKenna RJ, Jr., Brenner M. Expanding knowledge of lung volume reduction. Chest, 2001, 119(5): 1300-1302.

[2] Maxfield RA. New and emerging minimally invasive techniques for lung volume reduction. Chest, 2004, 125(2): 777-783.

（董伟华　孟小茜）

主要参考文献

[1] Chun JY, Morgan R, Belli AM. Radiological management of hemoptysis: a comprehensive review of diagnostic imaging and bronchial arterial embolization. Cardiovasc Intervent Radiol, 2010 Apr, 33(2):240-250.

[2] Healey TT, Dupuy DE. Radiofrequency ablation: a safe and effective treatment in nonoperative patients with early-stage lung cancer. Cancer J, 2011 Jan-Feb, 17(1):33-37.

[3] Hiraki T, Gobara H, Mimura H, et al. Percutaneous radiofrequency ablation of clinical stage I non-small cell lung cancer. Thorac Cardiovasc Surg, 2011 Jul;142(1):24-30. Epub 2011 Apr 29.

[4] Sharma A, Moore WH, Lanuti M, et al. How I do it: radiofrequency ablation and cryoablation of lung tumors. J Thorac Imaging, 2011 May;26(2):162-174.

[5] Carrafiello G, Mangini M, De Bernardi I .et al. Microwave ablation therapy for treating primary and secondary lung tumours: technical note. Radiol Med, 2010 Sep, 115(6):962-974

[6] 黄自桥，李绍东. 支气管肺癌介入治疗效果观察. 临床肺科杂志，2005 10（6）：744-745.

[7] 张瑞珍，江涛. 中晚期肺癌的介入治疗进展. 实用放射学杂志. 2010，（5）；747-749.

[8] Cartin-Ceba R, Swanson KL, Krowka MJ. Pulmonary arteriovenous malformations. Chest, 2013, 144(3): 1033-1044.

[9] Rosenberg C, Puls R, Hegenscheid K. et al. Laser ablation of metastatic lesions of the lung: long-term outcome. AJR Am J Roentgenol, 2009 Mar;192(3):785-792

[10] B. Jeremic, J. Classen and M. Bamberg, Radiotherapy alone in technically operable, medically inoperable, early-stage (I/II) non-small-cell lung cancer, Int J Radiat Oncol Biol Phys 2002，54（1）：119-130.

[11] Yim CD, Sane SS, Bjarnason H. Superior vena cava stenting. Radiol Clin North Am, 2000 Mar;38(2):409-424.

[12] Stein PD, Matta F, Musani MH. et al. Silent pulmonary embolism in patients with deep venous thrombosis: a systematic review.Am J Med, 2010 May;123(5):426-431. Review.

[13] Cartin-Ceba R, Swanson KL, Krowka MJ. Pulmonary arteriovenous malformations. Chest, 2013, 144(3): 1033-1044.

中英文专业词汇索引

附　　录

图目录

表目录